中医药畅销书选粹·名医传薪

张琪临证治验实录

编著　张　琪

整理　张佩清　朱永志　张少林

中国中医药出版社·北京

U0346496

图书在版编目（CIP）数据

张琪临证治验实录/张琪编著．–2 版．—北京：中国中医药出版社，2012.1（2012.6 重印）

（中医药畅销书选粹·名医传薪）

ISBN 978 – 7 – 5132 – 0544 – 3

Ⅰ．①张…　Ⅱ．①张…　Ⅲ．①中药学：临床医学 – 经验 – 中国 – 现代　Ⅳ．①R249.7

中国版本图书馆 CIP 数据核字（2011）第 156445 号

中 国 中 医 药 出 版 社 出 版
北京市朝阳区北三环东路 28 号易亨大厦 16 层
邮政编码　100013
传真　010 64405750
北京市泽明印刷厂印刷
各地新华书店经销

＊

开本 880×1230　1/32　印张 15.625　字数 415 千字
2012 年 1 月第 2 版　2012 年 6 月第 2 次印刷
书　号　ISBN 978 – 7 – 5132 – 0544 – 3

＊

定价　29.00 元
网址　www.cptcm.com

出版者的话

　　中国中医药出版社作为直属于国家中医药管理局的唯一国家级中医药专业出版社，自创办以来，始终定位于"弘扬中医药文化的窗口，交流中医药学术的阵地，传播中医药文化的载体，培养中医药人才的摇篮"，不断锐意进取，实现了由小到大、由弱到强、由稚嫩到成熟的跨越式发展，短短的20多年间累计出版图书3600余种，出书范围涉及全国各级各类中医药教材和教学参考书；中医药理论、临床著作，科普读物；中医药古籍点校、注释、语译；中医药译著和少数民族文本；中医药政策法规汇编、年鉴等。基本实现了"只要是中医药书我社最多，只要是中医药教材我社最全，只要是中医药书我社最有权威性"的目标，在中医药界和社会上产生了广泛的影响。2009年我社被国家新闻出版总署评为"全国百佳图书出版单位"。

　　为了进一步扩大我社中医药图书的传播效应，充分利用优秀中医药图书的价值，满足更多读者，尤其是一线中医药工作者的需求，我们在努力策划、出版更多更好新书的同时，从早期出版的专业学术图书中精心挑选了一批读者喜欢、篇幅适中、至今仍有很高实用价值和指导意义的品种，以"中医药畅销书选粹"系列图书的形式重新统一修订、刊印。整套图书约 100 种，根据内容大致分为七个专辑："入门进阶"主要是中医入门、启蒙进阶类基础读物；"医经索微"是对中医经典的体悟、阐释；"名医传薪"记录、传承名医大家宝贵的临证经验；"针推精华"精选针灸、推拿临床经验；"特技绝活"展现传统中医丰富多样的特色疗法；"方药存真"则是中药、方剂的精编和临床应用；"临证精华"汇集临床各科精妙之法。可以说基本涵盖了中医各主要学科领域，对于广大读者学习中医、认识中医和应用中医大有裨益。

今年是"十二五计划"的开局之年，我们将牢牢抓住机遇，迎接挑战，不断创新，不辱中医药出版人的使命，出版更多、更好的中医药图书，为弘扬、传播中医药文化知识作出更大的贡献。

中国中医药出版社

2011 年 12 月

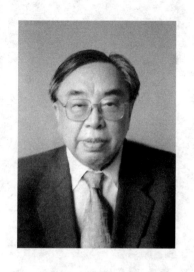

张琪，男，1922 年生，河北乐亭县人。当代著名中医学家。黑龙江省中医研究院研究员、主任医师并兼任黑龙江中医学院教授、博士生指导教师，担任中华全国中医学会常务理事、黑龙江中医学会副理事长、《黑龙江中医药》杂志主编、国家中医药管理局科技进步奖评委会委员等职，曾被选为第五、第六届全国人大代表。

著有《脉学刍议》、《临床经验集》等专著，发表论文七十余篇，由其主持或直接指导完成的多项科研课题屡获省级以上科技进步奖。

1989 年被载入英国剑桥国际传记中心出版的《世界知识分子名人录》、《世界男人名人录》，1991 年又被美国 ［ABI］国际传记中心提名入选《世界 5000 名人录》。

自　序

予年少时，即蒙家教，矢志岐黄之术，随祖父习医。诵读《内》、《难》，精研医理；熟玩《伤寒》、《金匮》，以彰经旨；博览《肘后》、《千金》、《惠民》、《普济》，方知"千方易得，一效难求"；细读金、元、明、清诸贤之高论，方悟"勤求古训，博采众方"乃医家之坦途也。

予自1942年悬壶应诊后，倍感责任重大，人命重于千金，于是勤奋尤加，白日出诊，夜间攻读，终岁以为常。迄今已五十余载矣。常以投药不中而自责，以患者向愈而感快慰。诊疗中，理有所悟，法有所立，方有所变，治有所得，皆笔之记之，日积月累，旧稿盈尺。为发展中医之大业计，予曾于1984年著成《临床经验集》一帙，由黑龙江科技出版社出版发行。该书面世后，颇受中医同道之青睐，很快售罄。许多读者纷纷来信要求再版，但因条件所限，未能如愿以偿，予亦因之而深感不安。

光阴荏苒，转眼已过八年，予临证又有所获，科研亦有进展，遂嘱助手对原书详加修订，择其精华，与近年之新作数十篇合为完璧，名之曰：《张琪临证经验荟要》①，以为同道献芹。

本书内容共分为四个部分：一为治学思想，阐述了对中医学术一些重大理论问题的认识及如何学好中医的切身体会；二为治病法则，介绍了各种治法的临床运用经验；三为杂病论治，总结了数十种内科疾病的诊断和治疗规律；四为方药新用，介绍了一些经方和时方的临床应用心得。共四十余万言，较全面地反映了自己的学术水平。予向来注重实际，不尚空谈，书中所录，皆源自临床实践，确有效验者，方敢书于笔端，传之与人。医乃活人之道，予不自欺亦不欺人也。

---

① 《张琪临证经验荟要》为原书名。

予已届古稀之年，精力尚丰，但诊务繁忙，外事活动甚多，无暇顾及著述之事。幸得高徒张佩清、朱永志副主任医师及张少林医师全力相助，收集、整理、修订的大量工作，都是由他们完成的。黑龙江中医学院程宝书副教授在本书的编辑出版过程中也付出了辛勤的劳动，是书方得如期印行。值此成书之际，谨向他们表示感谢！他们都是我的学生，但"弟子不必不如师"，希望他们"青出于蓝而胜于蓝"，成为中医界之佼佼者。

中医学博大精深，余之所学，仅沧海之一粟耳。虽毕生为之殚精竭智，仍觉医理难穷，尚需不断探索，疾病万变，还应继续钻研。余之所得，愚者千虑而已。一家之言，难免纰缪，敬希大家斧正焉！

张　琪

1992 年 11 月 14 日

70 寿辰之际于哈尔滨

目　录

治 学 思 想

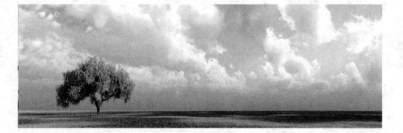

关于如何学好中医的几点看法

有不少青年中医同志们询问如何能学好中医这门学科，我以一名老中医的身份，结合亲身经历，作为识途老马，不揣冒昧谈谈看法，供同志们参考。

一、热爱专业，矢志不渝

中医学历史悠久，源远流长，是我国历代劳动人民长期同疾病做斗争的经验积累，既具有丰富的临床经验，又形成一套独特的理论体系。由于她来之于人民用之于人民，与人民的生老病死息息相关，所以历久而不衰。如今在社会主义四化建设、防病治病保卫人民健康中，与西医一起担负着重要的作用，所以我国把发展现代医药与传统医药一同列入宪法中，二种医学并驾齐驱为我国医疗卫生事业的二支生力军，这是从我国实际情况和人民需要出发的。青年中医同志们要想在中医学术上有所造诣，首先必须树立坚强信念，热爱中医学这颗光辉灿烂的中国文化宝库中的明珠，才能学而有成，才能有所建树。目前正在高等院校学习中医的同学们，绝大多数是热爱中医学专业而踊跃入学的，但也不能否认有部分同学并不一定从内心里热爱中医，只是由于各种原因而入学，没有正确的动机，思想基础不牢固，"身在曹营，心在汉"，就不会学而有成，岂不可惜！殷切希望这部分同学要端正学习态度，纯洁学习动机，矢志不渝，最后才能达到成功的彼岸。

回顾我在弱冠之年，亲眼看到中医能够为人民群众治好许多疑难疾病，在脑海里埋下了种子，从思想上喜好她，所以，尽管遇到重重困难，毫未动摇我学习中医的意志。

现在时代不同了，中医受到党和人民的无比重视，全国各省、市、自治区成立了中医的高等学府——中医学院，青年中医同志们，你们不啻为天之骄子，同我当年学医那个时代相

比，有天渊之别，千万不要辜负党和人民对你们的期望，要珍
惜自己的青春年华，充分利用大好的学习条件，树立民族自信
心，继承好中医学这门科学，努力进取，挖掘瑰宝，学以致
用，争做一代有才华的名医，作为中医事业的接班人。

二、知难而进，持之以恒

学好中医的另一个条件，需要有知难而进、持之以恒的决
心。中医学是一门高深的科学，她拥有浩如烟海的文献典籍、
浸透着历代医家对疾病斗争的结晶，是取之不尽、用之不竭的
宝藏。有人说学好中医要比学好西医困难得多，是不无道理
的，当今高等院校编了统一教材，从基础到临床趋向于系统
化、条理化，要比硬啃原著容易多了，尽管存在着这样那样的
问题，需要修改补充，但"高以下为基"（老子语）对初学者
来说还是必要的。然而单凭教材内容是远远不能深入下去，必
须浏览历代名著，每部著作都有它的长处，要博览古今医籍，
吸取众长为我所用。但这些书不是也不可能一下子都要学完，
而是要你朝着这个方向迈进，日积月累，就会学而有成。不容
讳言，这样做是有困难的，困难是否可以克服呢？我认为只要
有决心"知难而进，持之以恒"，是完全可以克服的。古语
说："精诚所至，金石为开"。古文基础差可以借助于工具书，
对中医术语或基础课内容不太理解时可以查阅《中医大辞
典》，当一个问题、一个字、一句话不懂，弄清了之后，就增
长一点知识，不要小看这一点知识，日积月累则"涓涓不壅，
终成江河"，从不知到知之，从知之不多到知之甚多。一个人
不可能生而知之，都是学而知之。革命前辈徐特立说过："有
困难是坏事也是好事，困难会逼着人，困难环境能锻炼出人才
来。"做学问正是这样，"学如逆水行舟，不进则退"。青年同
志们，你们既然立志学好中医，这点困难又算得了什么？关键
在于你们是否有志树立知难而进的决心，迎着困难向前，还是
在困难面前当逃兵？是成功和失败的分水岭。

三、勤奋学习是成功之本

唐朝大文学家韩愈说过："业精于勤，荒于嬉。"试观古今中外有成就的科学家、文学家，包括医学家，都是焚膏继晷地勤奋学习。学中医也毫不例外，没有这种勤奋好学锲而不舍的精神，要想学而有成是不可能的。有人说："凡是有成就的人，皆是具备天才者。"我们并不否认天资有一定作用，但它并非主要的，主要的还是在于勤奋学习。我国当代大文学家郭沫若说："形成天才的决定因素应该是勤奋……有几分勤学苦练，天资就能发挥几分。"一个人尽管天资如何颖悟，但懒惰不学习，必定是不会有成就的。所以学习中医关键不在于天资如何，而是在于是否勤学苦练。拿我本人来说，头脑并不聪明，之所以对中医学有一点造诣，主要是勤奋学习，我从学医至今已五十多年，养成一种习惯，一天不看书，就如同没吃饭一样。看书要辅之以思考，更要结合实际，毛泽东同志说："读书是学习，使用也是学习。"边工作边学习，是一种学习的好方法，有时我对一个病辨证不清，治疗效果不好，就查阅有关文献资料，以求得开拓思路，往往在冥思苦想中寻找出有效方法，那么就提高了一步，这同样是学习，而且是更重要的学习。所有这些都离不开勤奋二字。不少同志问我学中医有无秘诀？我回答，"书山有路勤为径，学海无涯苦作舟"。这就是秘诀，此外再没有其他捷径了。

四、重视实践，结合理论

中医之所以经历数千年而不衰，深为广大人民信仰，主要是因为能为人民解除疾病痛苦，具有自身的特色，尽管旧社会在反动统治下，中医遭到排斥打击，甚至废止取缔，而在人民群众心目中却享有崇高的威望，所以她具有强大的生命力。但是，目前在中医教育战线上，存在着重理论轻实践倾向，从书本到书本，枯燥乏味，理论与实践脱节，培养出来的学生缺乏实践的本领。这一点应该是青年同志们引以为戒的。我主张安排实习课，最好是边学理论，边临床诊病，使理论与实践密切结合，收效较好。十几年前，我在农村办过培训乡村医生班，学生边听课边利用课余时间看病，学用结合，取得了好的效果，同时也激发了同学们的学习兴趣。所以无论是本科生还是自学的同学们，你们千万要重视临床这个最主要的环节。医生的天职是为了解除患者的疾苦，一个高明的医生时时刻刻离不开患者。我国著名内科专家张孝骞八十多岁还坚持查病房出门诊，著名中医专家蒲辅周亦是八十多岁还为患者诊治，一方面反映了老前辈们高尚的医德，另一方面也反映了他们精湛医术是从千千万万患者的反复实践中总结出来的。医学的理论来源于实践，反过来又指导实践，不实践不能证实理论、发展理论，这是二者的辩证关系。当前我国中医事业要求具备既有理论又有实践本领的人才，"青出于蓝而胜于蓝"，是历史发展的规律。相信青年同志们，只要你们勤奋学习，努力进取，不久的将来一定会成为高层次的人才，成为一代名医而胜过我们这些人。

五、中西并蓄，摆正主从

现在时代不同了，这个年代的中医应该掌握一些现代医学基本知识，因为这是无论从事医疗，还是搞教学、科研都不能回避的问题。但是有一个问题，作为中医专业的人，首先必须把自身专业掌握好，打下坚实的基础，同时学习一些现代医学知识，二者相辅相成对中医学术会有提高和发展。不少前辈及当代的名中医都是这样做的，如张锡纯、恽铁樵、陆渊雷、秦伯末等都是中医功底深邃，又吸取了现代医学知识，因而在中西医结合方面做出了突出的贡献。最可怕的是对中医基本功掌握不牢，浅尝辄止，没钻进去，这样的同志学习西医自然就会用西医把中医冲击了。

在这些同志们的眼里"中医不如西医好"，其结果必然沦为不中不西，自然谈不到发挥中医的特色了。正确的道路是有主有从，中医为主，西医为从，吸取现代医学来丰富和发展中医，合理采取拿来主义，这才是我们中医应该走的道路。

继承和发扬中医药学的管见

中医药学有几千年的历史，它对我国的民族繁衍起过重大作用，历代医药家在长期同疾病作斗争的过程中，不仅积累了丰富的临床经验，而且形成了一套独特的理论体系，经历了从实践到理论反过来又指导实践的认识过程，具备很强的科学性。对这一伟大珍贵宝库如何挖掘继承和发扬光大使之造福于人类，目前存在着许多不同的看法，仅就个人管见提出以下二点看法，错误之处尚希高明不吝赐教。

一、纠正在继承中医学中忽视理论的偏向

当前在学习中医中存在着一种偏向，即重视方剂药物而忽视中医理论，方药能治病固然是事实，但必须在理论指导下进行，脱离理论的方药犹如"无源之水，无根之木"。我仍看到一些现象即用西医诊断中医治疗，抛弃中医辨证论治之特色，其实质是走废医存药的老路，那么只会造成有继承之名无继承之实的局面。中医学的理论和实践是不可分割的统一体，它是我们祖先在长期同疾病做斗争的过程中，经历了由实践到认识，由认识到实践的无数次循环往复，由感性认识上升到理性认识，逐步产生了我国传统医学的理论体系，源于实践反过来又指导实践，所以说它具有较强的科学内容。中医诊治疾病的特色是辨证论治，内容概括了理、法、方、药。理，是病理机制；法，是治疗法则；方，是方剂；药，是药物组成。四者是密切联系不可分割的，如果不用理法指导只凭方药就难以治疗疾病，即使某些单方草药治疗某些病有效，但亦绝不可能脱离理法的指导。例如《金匮要略》甘麦大枣汤治疗脏躁病，其病机是从"心藏神"，"神不足则悲"，心血不足则神不足，所以临床表现"悲伤欲哭"，于是在治疗此病时于原方加一些养心安神的药有良好疗效。如果属于肝郁气滞的脏躁病亦悲伤欲

哭不仅无效反而促使病情加重。再以单味药为例，玄胡有镇痛作用，但它只能治疗气滞血瘀性的痛，对急性炎症的痛则无效，如果只知镇痛，不用理论指导就不能取效。

再如我们治疗肾病综合征的水肿，尤其对一些反复发作顽固肾病水肿，根据中医理论调整肺、脾、肾三脏功能，宣肺以通调水道，健脾以运化水湿，温肾以调节开合，取得良好的疗效，在水肿消退的同时，血浆蛋白相应的提高和胆固醇下降，水肿不再重复，疗效得以巩固。《内经》认为人体水液的代谢，是由胃到脾，经过脾的运化上输到肺，又经肺的通调功能下达肾和膀胱。这种生理机制显然和现代医学水液的生理代谢不一致，但中医用其指导临床，能够取得疗效，就不能否认其科学性。真理的标准，只能是实践，只要它能有效的指导临床实践，毫无疑问就应该很好地学习继承，当然两千多年前的理论不能说到此为止就不需要再提高了，这是固步自封的思想，还需要发展，更需要用现代科学手段使之整理提高，但问题首先必须把它很好地继承下来，不然又怎么能提高呢？

方药内容丰富多彩，的确是一个伟大宝库，在理论指导下还可以变通应用，如根据"痛则不通，通则不痛"的理论，临床用活血化瘀治疗痛证有效，但据不完全统计活血化瘀方药有近百种，常有甲方不效，改用乙方，乙方不效，改用丙方的情况。其原因有瘀血的部位不同，瘀血的新久不同，因寒因热的不同等，有的需凉血活血，有的需温经活血，有的需益气活血，活血的药物有其共性，又要注意其不同处，用哪类药治疗哪类瘀血，必须在辨证指导下应用，归根结底，还必须用理论指导。

研究中药用现代科学的方法，经过药理分析，提取有效成分，向前大大地发展和提高了。但不能只注意单味药的研究，更要研究其复方。因此，同样不能忽视继承工作。中药是中医学理论体系不可分割的统一体。两千多年来，一直是在中医理论指导下应用，如果忽视这一点，不学习继承，单凭用西医、西药观点对号入座，必然会产生片面性和盲目性。如我曾看到有人把中药清热解毒药和西药抗菌消炎药对号入座，一见到炎症性疾病就清热解毒药上阵，结果有的有效，有的无效。有的不仅无效，还出现不良反应。例如：治疗胆囊炎患者，临床表现发热、胁痛、呕吐等症，认为是炎症不错，治疗用清热解毒的药，如：柴胡、黄芩、蒲公英等等，也无可非议。但是，有的病例有效，有的病例服过若干剂后，症状虽有好转，但发热不退，最后经过辨证患者舌红、脉数、气短无力，属于气阴两虚，随之用益气滋阴的药物治疗而愈。实践使我认识到用清热解毒药治疗，只注意了炎症，是从西医"病"的观点出发的，而忽视了机体抗病能力（正气），忽视了中医从正邪两个方面考虑的理论指导，所以不能取得应有的疗效。

中西医是两种不同的理论体系，各有特点，各有不同之处，彼此都不能取而代之。中医的特点是辨证，西医的特点是辨病。"证"与"病"是不同的。因此，就不能用西医的病和中医的证（中医也有"病"）硬套。西医的一个病包括中医的若干个证，如神经官能症，包括中医的惊悸、怔忡、不寐等等。相反，中医一个病也包括西医若干个病，如中风，包括西医的脑血管病、颜面神经麻痹等疾患。比较理想的是西医的病和中医的证相结合，可以互相取长补短。有的病西医诊断很明确，中医就相形见绌；有的病中医诊断明确，西医检查无结果。从这里可以看出，各有所长，各有所短。在临床中，遇到这方面的例子很多，如曾经治疗一例患者，患者不能说话，据家人代述，两周前和邻居吵架生气后，失语，西医检查未见阳性体征。中医诊断属于类中风失语，用了九剂祛风顺气、清热开窍的药，患者就能说话了。像这样的例子很多，如"大气下陷"、"奔豚"等。就不一一列举了。如果对中医的继承工作浅尝辄止，必然不能掌握其精华所在，自然就反映不了其特色，中医的优势就很难发挥。至于西医诊断明确的病，中医四诊不明确的例子也较多，因为重点是谈继承中医的问题，所以西医方面就从略了。

二、谈谈怎样继承和提高的问题

对中医的课程系统的学习后，首先需要接触患者，中医与西医一样，都必须通过临床，在实践中提高，只有不断地临证实践，才能不断掌握辨证论治，才能对所学到的书本上的知识有所领悟和体会。中医理论虽然未经现代实验室实验，但它是经过长期医疗实践得出来的结论，并且是科学的。我初学医时，对中医理论虽然学了，但知其然，不知其所以然，觉得不如现代医学有科学根据。以后从事临床久了，在实践中认识到中医理论同样有科学根据，只不过是建筑于临床实践罢了。正因为它建筑于实践，所以必须经过临床，才能证实其科学性，这方面的例子举不胜举。如《内经》病机十九条有"诸风掉眩，皆属于肝"的记载。当时学习并无体会，后来在临床中见到不少肝阳上亢证型的眩晕患者，出现舌红，脉弦等证候，属于肝阳上亢，用平肝息风药物治疗，眩晕症状得以解除。这时才认识到《内经》理论的正确性。再有对"心肾不交"这一病机，过去一直体会不深，通过临床遇到心烦不寐、怔忡、心悸，出现舌尖赤，脉滑数，用养心安神无效，才认识到属于心火亢盛、肾水不足，由于心肾水火平衡失调，才产生出上述一系列证候。用黄连阿胶汤一类药物，清心火、滋肾水治疗，很快取得疗效。这些例子充分说明了理论必须和实践结合，才能把所学到的知识真正继承过来。反之，只学到一些书本上的知识，不在临床上应用，必然成为本本医生，走向另一个偏向。

再谈一下怎样读中医书籍的问题。中医书籍很多，是前人同疾病做斗争的经验总结，是宝贵的遗产，我们应当很好地学习继承。只有浏览百家，才会有渊博的学识、广阔的思路和坚实的理论基础。但浩如烟海的书，怎么读呢？统统都读完，一个人的精力有限，亦不可能。怎么办呢？必须遵照"取其精华，弃其糟粕"的原则。至于哪些是精华，哪些是糟粕，怎样识别呢？应该用辩证唯物论和历史唯物论的观点去识别。中医书籍虽然多，但只有一个理论体系。从秦汉时期的《内经》开始，以至近代的著作是一代一代逐渐发展起来的。在学习时，首先抓住它的理论体系。如阴阳、五行、藏象、经络、病机、治则等等。必须把基础理论掌握了，再学习《伤寒论》、《金匮要略》，因为这两部书提供了辨证论治的范例，内容比较丰富，不仅有治疗急性传染病的方法，而且对慢性病（如：消化、呼吸、循环、神经、内分泌、泌尿等各系统的疾病），都有不少有效的治疗方法。学习本书时，重点应该学习辨证、立法、用药。对其糟粕的地方要淘汰。汉以后，历代劳动人民有更多的创造，在学习中要注意吸收各家之长。如金元之刘、李、朱、张四大家，各有所擅长。李东垣重视脾胃，在他著作的《脾胃论》、《兰室秘藏》等书中创造出补脾胃、升阳益气的方法，这就是他的所长，我们就应该继承他这一点。例如升阳益胃汤、补中益气汤等，只要辨证属于脾胃虚、清阳下陷的病，用之就有效。张景岳注重补肾，创造了左归饮、右归饮，对肾中元阴、元阳有所阐发，对肾虚的患者，从阴阳互根的道理论治用药，疗效很好。其他如清代唐容川的《血证论》，擅长治血证。王清任的《医林改错》，虽然本本很薄，但他创造了许多活血化瘀的方剂，对医学有贡献。温病学说是在伤寒的基础上发展起来的，丰富了伤寒论的内容。在诊断上，观察舌的变化，比《伤寒论》的辨证大大前进了。创造了三焦、卫气营血辨证。应用的方剂如安宫牛黄丸、紫雪丹、银翘散、桑菊饮等，在治疗急性热性病方面，更加丰富了。对当代的著作，医学杂志等，更应该学习，因为当代的著作在某些方面比古代更完善，古代毕竟受历史条件的限制，有一定的局限性，不像现代科学这么发达，历史是发展的，中医也应在发展中前进。

最近喜读《现代名中医医案精华》，此书集中全国名中医治疗经验结晶，不少病案在辨证论治同时结合西医诊断，病证结合较古代医案更为精确。再如全国成立了急症协作组，为中医药治疗急症开辟了新纪元。如对流行性出血热、重症肝炎等取得了新的进展。过去流行一种风气，说中医是"慢郎中"不能治急性病，这是不符合客观实际的。伤寒、温病都是急性病，古代和近代不少名医都是以治疗急性病见长，如肺炎、麻疹、脑炎、痢疾、疟疾等，疗效都十分明显。问题在于医生必须解放思想，敢于向急症进军才能有所建树和突破。

书本上的要学，书本上没有，散在民间的单方、验方、中草药，也是中医学的一个重要组成部分，也要学。目前涌现出许许多多过去书本上没有过记载而行之有效的中草药，如满山红治疗气管炎，雷公藤治疗类风湿关节炎和肾小球肾炎，青蒿素治疗疟疾等都有较好的疗效，远远超出了《本草纲目》的内容。这些例子生动地证明了："客观现实世界的变化运动，永远没有完结，人们在实践中对于真理的认识，也就永远没有完结。"同时使我们真正认识到中医药学确实是一个取之不尽、用之不竭的伟大宝库，有待于我们努力发掘，加以提高。

继承和发扬是辩证的统一体。继承是为了更好地发扬，发扬是在继承的基础上进行的，没有继承就谈不到发扬。因此，拒绝学习和继承是错误的。只有认真的继承，才能真正发扬，真正做到"古为今用"、"推陈出新"。学习前人、他人的，自己要有独创，把学习与独创相结合，才能"有所发现，有所发明，有所创造，有所前进"。

提高中医疗效之管见

中医之所以延续几千年而不衰，主要在于疗效，可以说疗效是中医的生命力。从 20 世纪 90 年代开始，直到现在，存在着中医和西医竞争的问题。目前西医之发展一日千里，中医如不发挥自己的优势，不断提高临床疗效，势必有被淘汰的可能。那么如何提高疗效，笔者认为应从以下三方面着手。

一、高质量教育是提高疗效的根本

提高疗效的基础，必须从育人开始，培养一代新的名中医是当务之急。但名中医不是自封的，首先靠自己精湛的医术和高深的造诣，只有具备过硬的功底和丰富的临床经验，才能提高辨证论治水平，同时也才有较高的疗效。反之没有过硬的基本功，要想提高疗效，犹如缘木求鱼。不断探索，日久自能水到渠成。试观古今有成就的名医，没有一个人不是这样做的。现代的中医自然要学习一些多学科知识，这也是教学科研医疗工作所必需的，但有一条，必须把中医这门学科学好，不然就要形成样样通而样样松不成材的废品，很难完成振兴中医的巨任，所以我认为提高中医素质是提高中医疗效的根本问题。

二、专科之建设是提高疗效的措施

目前，中医除了外、妇、儿和眼、耳鼻、肛门等极少数小科外，一般是大内科，失之于广泛而难于专。有些名老中医临床经验丰富，但仍然是以对某类或某些疾病有深入研究，疗效卓著而闻名的。例如当代名医邹云翔擅治肾病，关幼波擅治肝病，皆是如此。当然他们都有广博的知识基础。我认为中医就应该朝着这个方向发展，只有专才能有深度，才能掌握疾病的规律，在此基础上才能提高疗效，否则只能是失之泛泛，达不到精深的程度，当然就不能提高疗效。特别是当前一些疾病，如肝硬化、慢性活动性肝炎、慢性肾小球肾炎、再生障碍性贫血、白血病、癌症等都属于老大难疾病，国内外都还没有好的治疗办法，中医药对类似这些病只能是探索性的治疗，从中医学伟大宝库中挖掘有效的治疗方法，积累大量的病例，在目前治疗的水准上进一步提高。进行专科建设，创造性地运用中医辨证与西医辨病相结合的方法，尤其是在传统医学治疗的基础上，敢于创新，才能有所突破，要源于传统，又要高于传统，才能具有强大的生命力。

还有一个值得重视的问题，临床及科研不能只着眼于西医认为老大难的疾病，有些病西医无较好的治法，而中医疗效却较好，如某些神经系统疾病、功能性疾病、妇科疾病等。从这些方面确定主攻方向，较为容易提高疗效，取得突破性进展。自从抗生素问世以来，许多发热性疾病几乎都不用中药或都用的很少，在一般人的心目中，西医治急性病好，中医只能治慢性病，实际上是不公正的。中医治疗发热急症（包括传染性和感染性疾病）是有其特长的，无论是古代和当代的名老中医，不少人是以治疗急症而成名的。在振兴中医的今天，我们应把治疗急症的课题承担起来，用中药治疗急症有其简、廉、验的特点，而且收效快，这也是提高中医疗效很重要的一个环节。

三、中西医结合是提高疗效的关键

中西医是两种不同的医学体系，从两个角度对疾病进行探索，从客观上看各有所长，也各有不足之处。如果把两者有机地结合起来，取长补短，将会大大地提高疗效，而且在疗效的基础上会产生一系列规律，反过来指导临床，使疗效进一步提高。例如，治疗慢性肾炎用肾上腺皮质激素与中药清热利湿或补肾健脾，其完全缓解率优于单纯西医或中医的疗法；再如糖尿病的治疗，西药降糖比中药快但不巩固，停药后血糖、尿糖即上升，中西药合用不仅能巩固疗效而且改善症状明显，且减少副作用；其他如肝硬化、再生障碍性贫血、心血管及胶原性疾病等都有类似问题。但这种结合是有机的结合，不是中西药滥用，用中药和西药都必须有针对性，使其相辅相成。目前有两种偏差值得注意，一是用西药就不能用中药，当然用一种药能解决，就不需再用其他药，事实上是单用一种药不能解决，而中西两种药合用解决了，偏偏不予承认，而且持反对态度，这是不客观的，缺乏具体问题具体对待的态度。二是在治疗上以西药为主，用点中药做点缀，美其名曰中西医结合，实际面貌全非，完全西医化了，这样怎么能发挥中医的优势呢？如此情况在我们中医单位并非少数，其原因在于中医功底差，辨证论治水平不高，疗效自然难以提高。目前中医临床科研不少是拼凑一个中药复方或单方，搞几项指标和动物实验，我认为这虽然是科研工作不可少的，必须具备，但一个关键问题是那个方剂究竟疗效如何？能否经得起重复验证，据我所知，不少是经不起重复验证的，那么这样的成果不论指标怎么先进，又有什么作用呢？我认为以上这两种偏差是阻碍中西医结合的绊脚石，要达到中西医真正的结合，必须纠正这两种偏差，才能发挥两者结合的作用，使疗效大大地提高，以造福于人民。

漫谈辨证论治

　　辨证论治是中医学对疾病诊断治疗总的概括，是中医学理论体系的核心，但是迄今为止对证的确切概念尚缺乏一致的认识。如有人认为"证"是症候群，把《伤寒论》六经辨证视为六类症候群；有人认为"证"是对患者机体当时出现的各个症状和体征，按照八纲进行综合归纳，给整个机体疾病状态所作的一个总的评定；再者认为"证"是现象是证据。言人人殊，都有其合理部分，也都有一定的片面性。笔者结合辩证法的学习，认为中医学是从宏观的角度，结合从实践可得的人体生理、病理反映及其变化规律，反复推敲、类比、综合、概括、找出正确的结论。辨证论治必须用哲学观点加以阐释，方能易懂易识。

一、"证"和"辨证"的涵义

　　中医学有"六经辨证"、"八纲辨证"、"脏腑辨证"、"卫气营血辨证"、"三焦辨证"等等，所有这些都说明了前人在认识疾病中不断深化和不断发展的过程，如外感病从《素问·热论》到张仲景《伤寒论》六经辨证，直至叶天士卫气营血辨证，吴鞠通三焦辨证等都说明了中医学在对外感病认识的不断丰富和发展，那么"证"是什么？如何辨证？这个问题确有加以探讨的必要，我认为"证"是机体在疾病发展过程中的某一阶段出现病因病机的概括，分析病变的部位、原因和性质，因而全面准确地反映着疾病的实质。

　　辨证就是首先通过望、闻、问、切诊察方法，广泛收集资料，深入了解病情，在此基础上利用脏腑经络、卫气营血病因病机等，进行分析、归纳、综合、概括，从而辨别疾病属于何种证候，作出正确诊断的过程。哲学上认为事物有现象和本质，两者是客观事物固有的、相互联系不可分割的两个方面，现象是本质的外部表现，本质是现象的内部联系，没有离开本质的现象，也没有离开现象的本质，本质总是通过大量现象表现出来的。疾病也是如此，有它的现象和本质，《内经》说"治病必求于本"，本就是本质，求本就是通过辨证而找出其本质，由此可更确切地说："证"是赅括疾病现象和本质两个组成部分以及两者的总和。一个疾病的病理变化是隐藏在机体内部的，但其外部必然会出现一系列证候，前者必须通过思维才能把握，后者可以被感官直接感受，但是前者必须通过后者才能把握。如《伤寒论》太阳中风证，发热汗出，恶风，脉缓，是其外部表现，外中风邪表虚营卫不和是其本质。伤寒证，发热恶寒，体痛，呕逆，脉紧是其外部现象，寒邪外束是其病之本质。医者必须通过外部表现，才能确定其内在本质，所以说："证"是现象和本质的总和。辨证就是通过外部现象而寻求其内在本质。

二、辨证抓主证

如上所论，每一种病理变化，其外部都反映一系列证候群，《伤寒论》依据不同的症候群分属于六经之所属，立方遣药。但这些症候群其中必然有一些起决定性和影响作用的，其他证候都是随着这种证候的产生而产生，随着这种证候转变而转变的，前者就是主证，后者是兼证。医者就必须善于识别哪个是主证，哪个是兼证，抛开兼证，抓住主证。解决了主证，兼证就可以迎刃而解，因为主证反映病的本质，兼证常由主证连带而生往往是非本质的反映，因此抓主证是一个高明医生在临床上技术高超的具体体现。又如《伤寒论》太阳中风桂枝汤证共八条，第2、12、13条是从正面反映出来的，如头痛发热，汗出恶风，脉浮缓等。其他各条则不典型是从侧面反映出来的，如53条"病常自汗出"和97条"发热汗出"这样就往往使人不易辨识，从正面反映的证候可一目了然，无需费解，从侧面反映的证候则需要探微索隐，《伤寒论》之所以具有辩证法思想是它在《内经》治病求本的思想指导下，认识到疾病的本质和其外部现象的相互关系，因此我们就不能用模式化来要求某某证必须具备，方可用某某方，应该遵从仲景"但见一二证便是，不必悉具"的教导。

再有现象从反面反映病的本质构成假象，病情隐蔽出现的症状表里不一，如"格阴"、"格阳"和"假虚"、"假实"之证，"患者身大热反欲近衣者，热在皮肤，寒在骨髓也；身大寒，反不欲近衣者，寒在皮肤热在骨髓也。"外表寒热，均属假象，而内在的寒热才是实质，"大实有羸象，至虚有盛候"，这些都是在告诫我们不要被假象所迷惑。因为现象和本质之间有时会存在差别的矛盾，它们是对立的统一。如《伤寒论》少阴病有手足厥冷、脉象微细等阴寒内盛证，同时又伴有里寒外热、身反不恶寒之真寒假热证。阳明病的热邪深伏，出现热深厥亦深的手足厥冷之真热假寒证，如果辨证不清虚虚实实必致造成恶果。用哲学的观点来阐明辨证，抓主证舍次证，舍假从真是最恰当不过了。毛泽东同志曾经将这个过程精辟地概括为"去粗取精，去伪存真，由此及彼，由表及里"。在错综复杂扑朔迷离的证候中，必须认清真伪抛弃非本质部分，抓住疾病的实质，达到辨证准确，论治中肯。《素问·标本病传论篇》谓："谨察间甚，以意调之，间者并行，甚者独行……"必须明察标本，辨轻重缓急，分清主次，才能找出疾病症结。

三、"证"要标准化规范化

"证"作为认识疾病的环节来把握，应该力求稳定，这正是系统方法论对人体病态的成功认识。因为只有像太阳证、阳明证、少阳证等这样一种稳定的现象，能反映疾病内在稳定的病理实质，这种稳定的系统构成了"证"的系统化规范化，它正是中医治疗疾病着眼之处，也是诊断疾病所赖之指标，如虚证、实证、寒证、热证等等。当然这种指标还有待利用现代科学加以验证提高。国内不乏这方面的报导，今后应该朝着这个方向努力。除此之外，目前对中医传统指标的"证"应该系统化规范化。应当承认，由于历史条件，中医学对形态结构的研究还不免粗糙，辨证指标尚缺乏定量性分析标准，而且即使有标准也不够统一，这就给临床运用带来了一定困难。例如舌诊，以红舌为例，有绛红、艳红、深红、紫红、正红、淡红之分，如何求得一致的标准？脉诊也是如此，前人就有"胸中易了，指下难明"之说，不无一定道理，因此急需统一辨证的客观标准，加强各种客观指标的定量分析，使其达到系统化规范化，以提高辨证论治的水平。在临床体会中，首先是诊断标准化，中医辨证的各项指标也像西医那样，逐步做到标准化规范化，只有辨证各项指标规范化，观察才能客观化。中医四诊指标的观察，防止带有主观成分，今后努力要使指标客观化。例如：上面谈的脉诊问题，如何利用现代科学方法，用图像、曲线等把它显示起来。目前国内有些单位正在进行研究，到目前为止尚不够理想。不可否认这个问题难度较大，但是相信逐步会取得成功的。总的看中医四诊指标的标准化是辨证规范化的基础，无论难度多么大，势在必行，这是时代的需要，愿与国内中西医同道共同努力来完成这一伟大光荣的任务。

四、辨证与辨病

中医重视辨证，"证"是认识疾病治疗疾病的主要依据，理、法、方、药基本上是以证为基础的。但是在中医学中，在重视证的同时也不忽视病，就是说既着眼于证、又着眼于病。从客观上看辨证是对疾病进行动态的观察，是对疾病程序的诊断，如伤寒六经的传变，温病卫、气、营、血的传变等；而辨病则是对疾病进行静态的鉴别，如中风、鼓胀、痹证、虚劳等基本上属于静态不变的。从证和病的概念来说，证反映着各种致病因素所引起的非特异性反应，反映着疾病的共性，而病反映其特定的病因所引起的特异性反应，反映着疾病的个性。中医虽然有同病异治、异病同治，以证为主共性的特点，但是这种共性却非漫无边际而是有一定范围的。因此证必须和病结合起来，也就是共性和个性相结合才能全面地反映疾病的规律，例如外感温病的湿热与杂病的湿热病机虽然同，立法用药却不尽相同。寒邪外袭之伤寒与痹证之寒痹，虽然同属寒邪，治疗亦存在差异。仲景《伤寒论》虽然以辨证论治为核心，但皆与病相联系，如太阳病、阳明病、少阳病、厥阴病等，言证必言病、言病必言证，树立了证与病结合的范例。

中西医结合把西医的病与中医的证结合起来，尤其能弥补中医辨证的不足，因为西医的病，是建立在现代自然科学发展的基础上的，特异性比较强，中医辨证虽然具有许多优越之处，然而毕竟受着历史条件的限制，对疾病中的好多问题，特别是在某些疾病，局部问题认识还不够深入和确切。随着医学科学的发展，把西医的各种理化指标纳入到中医辨证论治中来，已是水到渠成。可以认为中医的辨证如能和西医的辨病结合起来，发挥两者之长，将会对中医辨证大大提高。例如一个肾炎患者水肿消退没有明显的证候，只有尿蛋白不消失，就必须对尿蛋白辨证施治。糖尿病三消症状已消失，只剩下高血糖和高尿糖，那么就按病针对血糖、尿糖施治，这是新时代赋予我们中医辨证论治新内容，新意义，新的活力。只有如此，中医才能不断发展和提高，当然在强调中西医辨证和辨病相结合的同时，并不意味着贬低中医辨证论治的特色，我们应该充分肯定，有许多西医无法解决的疾病，经过中医辨证论治而得到痊愈，我们应该实事求是地既要看到它的特点，又要看到它的不足之处，才能给予客观正确的评价。

有关学习《伤寒论》若干问题

《伤寒论》为东汉张仲景所著，迄今已一千七百余年，为中医学经典著作之一，它揭示了外感热病传变规律和辨证论治理法方药的内涵，一直被后人奉为圭臬。但如何学习掌握运用，其实用价值如何，其内容囊括哪些疾病以及其与其他经典著作之关系等，笔者仅就学习此书体会，结合临床实践，就这些问题谈几点认识。

一、明确学习目的

学习《伤寒论》不仅仅是背熟几首方剂，或者能说出几个条文，更主要的是必须把条文前后连贯起来，理法方药融会贯通，掌握其辨证论治要领，把书本知识运用于临床，以达到学以致用的目的。

学习《伤寒论》，应该对其内容进行剖析，从中总结出一些规律性的东西，执简驭繁，纲举目张。例如六经辨证为本书之总纲，在总纲前提下有数不尽的细目，如太阳以表证为纲，有表虚表实之目，进一步又有表寒里饮、表寒里热之分，层次分明，有条不紊。

《伤寒论》一书在一定意义上，可以认为是治疗病例的记载，其特点为朴实无华、实事求是，有治验成功的记载，也有失误的教训，特别对病证的描述有典型和非典型之分，确属难能可贵。综观古今中外学者对其研究注释者不下数百家，人们的兴趣与其说是此书，毋宁说是借此书提供的病例可以指导辨证论治。因此，学习本论必须与临证结合，临证愈久，则对本书体会愈深，对其辨证之精、方药之灵、运用之妙愈感兴趣。

二、伤寒的含义及《伤寒论》的实用价值

《素问·热论篇》谓："今夫热病者，皆伤寒之类也。"

《难经》谓："伤寒有五：有中风，有伤寒，有湿温，有热病，有温病。"可见，伤寒已经囊括温病学家所指的温病在内，伤寒应泛指一切外感性疾病，包括感染和传染性疾病在内。

《伤寒论》的实用价值有如下诸方面：

1. 六经辨证不仅用于外感病，内、妇、外、儿科杂病也同样适用。四川名医陈达夫善用六经辨证治疗眼科疾病，著有《中医眼科六经法要》一书，丰富和发展了中医眼科学内容。因此，凡涉及脏腑经络病机者皆可适用，正如前人柯韵伯云："是六经之为病，不是六经之伤寒，乃六经分司诸病之提纲，非专为伤寒一证立法也"。

2. 六经能统司诸病之根据主要有以下几点：（1）对六经主要证候作了高度概括，在《素问·热论篇》的基础上有了新的发展，指导临床有很高的实用价值，其内涵系把错综复杂的证候及其演变加以总结，提出完整的六经辨证体系；（2）把《内经》的脏腑经络、病因病机学说及诊断治疗法则有机地联系在一起，具体运用于临床；（3）在治疗学上有长足的发展，如《素问·热论篇》只提出汗下二法，谓："其未满三日者可汗而已，其满三日者可泄而已。"《伤寒论》则根据病情的发生发展规律、正邪之消长进退演变，运用汗、吐、下、和、温、消、清、补八法，提出切合实际的辨证纲领和具体的治疗措施，显然在治疗学上具有较大创新和突破。

3. 《伤寒论》之方，后世称为经方，其特点为立法严谨，配伍精当，药味简单，疗效卓著，为后世方药奠定了基础。迄今虽已历一千七百余年，但只要辨证准确，必然有桴鼓之效，尤其是古方新用，化裁变通，运用范围非常广泛，能治愈许多疑难重症，其造福人类的价值是无法估量的。

4. 《伤寒论》蕴藏着古代哲学辩证法思想，熔铸着作者的惊人智慧，至今仍然放射着耀眼的光芒。书中体现了作者"以表知里"的方法，依靠外部表现的证候，观察疾病的本质，认识到现象与本质。同时由于人体的差异性，现象有时又不能全部反映本质，只能出现部分表现，例如桂枝汤证，其病机为中风表虚，营卫不和，身热汗出、恶风、脉缓为其全部表现，而"病者自汗出者，此为营气和，营气和者外不谐，以卫气不共营气谐和故尔"，同样是桂枝汤证，其病者外部表现只是自汗出，则是其部分表现。其他如白虎、承气、柴胡证等皆有典型与非典型之表现，所以作者谆谆告诫医者，"但见一证便是，不必悉具"。可见作者认识到，现象虽然和本质是一致的，但现象不一定能够全部反映本质，由此使我们认识到，《伤寒论》这部伟大著作是在古代哲学辩证法思想指导下，提示外感疾病发生发展规律，从而掌握辨证论治。

三、《伤寒论》与其他经典著作之关系

1. 与《内经》的关系

仲景在《伤寒论》自序中提到："撰用《素问》、《九卷》。"伤寒病名、六经辨证都源于《内经》，系在《内经》脏象经络阴阳正邪消长演变的基础上综合铸成的，实质上是证候的分类，而《内经》的手足六经是指经脉循行道路，"是动所生病"，《素问·热论篇》六经病证就是建筑在经脉道路之上，与伤寒六经证候不同。《内经》的诊法治则很多在《伤寒论》中得到具体运用。

因此我们认识到，《伤寒论》与《内经》所论述内容，既有联系又有区别，在某些方面源于《内经》，又对《内经》有所发展，《内经》为中医学理论体系的渊源，《伤寒论》则是临床医学之滥觞，二者有密不可分的关系。

2. 与《神农本草经》的关系

据医史家考证，《神农本草经》与《伤寒论》几乎是同一时代的产物。前者要比后者略早些，前者是总结东汉以前的药物大成，后者则是东汉以前的临床经验总结，医药同步发展，相互促进，奠定了中医药的基础，同时也显示出我们中华文明古国在东汉时期医药之发展，为世界各国所望尘莫及。

《神农本草经》所收载药物365种，说明当时发现的药物品种尚不多。《伤寒论》113方（佚一方），立方遣药源于

《本经》，所用药物 82 种，说明当时能总结出应用于伤寒的药物为数更少，因而使我们对仲景方有两点体会：《伤寒论》在这 82 种药物中配伍运用，组方严谨，加减有法，为后人提供了执简驭繁的方药配伍规律；另一点必须承认因为当时药物发现不多，也给仲景临床实践带来了一定的局限性，不能认为《伤寒论》完整无缺。有关《神农本草经》阐发仲景方药的著述甚多，见仁见智各有千秋。最突出的为清代邹澍的《本经疏证》，该书对仲景方用药精义多有发挥，颇具匠心，通过此书可窥见《伤寒论》与《神农本草经》关系之密切。

3. 与《金匮要略》之关系

《伤寒杂病论》原本包括《金匮》在内，后才一分为二，《伤寒论》有针对性的指外感热病，《金匮要略》则指杂病证治，大部分指内科，部分含妇科。正因是同一作者著，原书又在一起，所以两书之间不但有许多方药互通，互相补充证治之不足，更重要的诊治思想方法，即朴素的辩证法思想是一致的。前者突出外感病传变规律证治特点，后者着重在脏腑辨证，如果能将二书结合研究，可以比较完整地探索张仲景的学术思想体系。

4. 与温病的关系

伤寒与温病同是指外感热病，伤寒伤于寒邪，温病伤于温邪，但伤寒论中却包括温病在内，温病又比伤寒论内容全面系统。因为温病学说肇始于《内经》《难经》和《伤寒论》，到了清代，叶、吴、薛、王等集其大成，反映出中医学外感病的长足发展。二者病因不同，但病理变化及治法方面却异中有同，伤寒按六经辨证，温病按卫、气、营、血及三焦辨证，虽然名义不同，但都是针对临床证候体征，从不同角度概括一个"证"来认识，都是以此来说明病邪传变规律，提示病变部位性质，提出治疗原则，其逻辑方法均一致。《伤寒论》的治疗方剂仅 112 方，温病学在治疗方剂方面则大为发展，如著名的凉开三宝，辛凉解表的桑菊饮、银翘散，治疗湿温的三仁汤、甘露消毒丹，邪伏膜原的达原饮等等已经远远超出《伤寒论》

的范围,弥补了《伤寒论》的不足。因此,《伤寒论》为温病学建立了外感热病辨证论治的基础,而温病学则是《伤寒论》的延续和发展。我赞同寒温统一,但又应该尊重温病各家流派,以发挥各家之长,不能简单地强求统一。

四、怎样阅读《伤寒论》

1. 理解条文　把每条条文从词句到文义全面理解,因条文是作者临证经验的记录,不弄清条文,就很难理解作者如何辨证论治。当然也要弄清条文有否错简、缺漏及各家校勘意见有何异同。因为《伤寒论》是东汉时代作品,中间经过战乱散失,后人收集整理,错讹之处甚多,有疑义之处,既要参考古今注家意见,又要有自己的见解,不能随文衍义。另外,每读完一篇,可把全篇条文分成若干段,理解段落大意。如太阳上篇第 1～11 条是太阳病总纲,指出太阳病定义、分型、转归、诊断及鉴别诊断;第 12～22 条中叙述桂枝汤的运用、加减法等等。

2. 前后对比　不少条文必须经过前后对比才能全面理解,如四逆汤为少阴病的主方,查少阴病篇对本方证记载只有第323 条,“少阴病,脉沉者,急温之,宜四逆汤”。只举出脉未列证,非常简略,如果同第 353 条“大汗出,热不去,内拘急,四肢疼,又下利厥逆而恶寒者,四逆汤主之”联系起来,证与脉合参就全面了。又如第 181 条“伤寒脉浮滑,此表有热,里有寒,白虎汤主之”,外热里寒不能用白虎汤,若与第350 条联系起来,就可以证明第 181 条有错简,“伤寒,脉滑而厥者,里有热,白虎汤主之”,属于热厥,用白虎汤清热则厥愈,方为符合。

3. 类证对比　伤寒六经,每一经病系由若干个脉证组合而成的,而许多相同的脉证又可散见于六经病中,因此,如能将相同的脉证一个证一个脉交叉对照,就可以加深对辨证论治的理解。以烦躁为例,大青龙汤的无汗烦躁,白虎人参汤的大汗出、大热烦躁,栀子豉汤的汗吐下后虚烦,茯苓四逆汤、甘草干姜汤的虚寒烦躁等，同类证对照，结合其脉证就不难识别是属于哪类烦躁。当然还必须认识到，原文限于历史条件很简略，四诊及辨证是不断发展的，如以后的察舌、望色及望形态等，都大大超过了仲景时代，研讨《伤寒论》应该本着古书今读、古为今用的精神，不要为其所限。类证对比以成无己《伤寒明理论》为较好的著作，可供参阅。

4. 类方对比　　有些方剂叙证简略，如半夏泻心汤原方只提出"若心下满，而不痛者，此为痞"宜本方，如果把五个泻心汤综合对照就能使半夏泻心汤的适应证增补完整。《医宗金鉴》吴谦把五个泻心汤类方、柴胡汤类方皆如此，如能综合分析，才能比较全面明确其适应证，以方测证、探索其病因病机。徐大椿的《伤寒论类方》专门论述这些问题，可以一读。前后对比有助于对条文的正确理解：类证对比可以提高辨证能力；类方对比可以提高运用方药的本领。

5. 结合实践　　《伤寒论》是实践经验的记录，如不经过临床，从书本到书本，不能加深对全书的理解，必须与临床相结合，临床愈久则对《伤寒论》体会愈深，不临床很难体会其精髓。陈修园说："经方愈读愈有味，愈用愈神奇，凡日间临证立方，至晚间——与经方查对，必别有神悟……"陈氏为我们提示了学习《伤寒论》的方法，我从事临床五十余年，深深体会到，学习《伤寒论》也好，读其他医书也好，一点儿也不能离开实践，离开实践而读书，只能是纸上谈兵，不会提高医术本领。毛泽东同志在其名著《实践论》中说："实践是检验真理的唯一标准。"《伤寒论》这部著作之所以历一千七百多年而不朽，其原因主要是经得起临床实践验证，一代名著造福人类其功伟哉，后人称之为医中之圣是当之无愧的。

论伤寒与温病

伤寒与温病为中医学论治外感病两大流派，二者的关系是中医界长期以来争论不休的问题之一。一则认为伤寒与温病有别，不能强求统一；一则认为温病是伤寒的延续，寒温应该统一。笔者不揣浅陋，对此问题略陈管见，不当之处尚望不吝赐教。

一、伤寒与温病的形成和发展

伤寒与温病均溯源于《内经》、《难经》，当时的温病概括在伤寒之内。《素问·热论篇》曰："今夫热病者，皆伤寒之类也。"《难经》曰："伤寒有五：有中风、有伤寒、有湿温、有热病，有温病。"张仲景《伤寒论》虽以伤寒命名，而在太阳篇中分别列举了伤寒、中风、温病的证候，如"太阳病，发热而渴，不恶寒者，为温病"。可见该书中所称之伤寒有广义和狭义之分，而两者之分在于外邪性质的不同，即寒与温的不同。再如《素问·六元正纪大论篇》曰"……寒气行，雨乃降，民病寒，反热中……"，"气大凉交至，寒气行，因而民病寒"。此属寒邪，即狭义的伤寒。又"……气乃大温，草乃早荣，民乃厉，温病乃作……"，"……寒乃去，候乃太温……温病乃起……"。上述"温病乃起"、"温病乃作"，皆为气候反常，如"气乃大温"、"候乃太温"，此外邪性质为温，因而民病温厉，为热性传染病最早记载。《伤寒论》有不少条文，系温病用辛温解表而致误，如"……若发汗已，身灼热者，名风温……"，"发汗后，不可更行桂枝汤，汗出而喘，无大热者，可与麻黄杏仁甘草石膏汤"，"服桂枝汤，大汗出后，大烦渴不解，脉洪大者，白虎加人参汤主之"。以上条文都属于温病误用辛温解表而招致的结果。综上所述，足以说明《内经》、《难经》、《伤寒论》已将温病囊括在广义伤寒之内了。晋代王叔和《脉经》论述了伤寒与温病的不同脉象。隋代巢元方《诸病源候论》有伤寒、时气、温病、斑毒证病诸候，从证候学进行了系统阐发。《千金方》、《外台秘要》二书中载有较多防治温病的方剂。由此可见，伤寒与温病起源于《内经》，而后汉、晋、唐历代医家在《内经》基础上，对病因学、证候学、治疗学等认识皆有较大进展。其中张仲景《伤寒论》系统地总结了一套理、法、方、药规律，从而奠定了中医学治疗热性病的基础。

金元时期我国医学出现了百家争鸣的新局面，促进了伤寒、温病学突飞猛进地发展。随着医家们的实践认识不断开拓，已经意识到温病必须从伤寒窠臼中脱离出来。在《伤寒论》的基础上，必须有所发展和创新，才能适应新形势的需要，这是完全符合历史发展规律的。

如当时被誉为四大家之一的刘河间，继往开来，创立了"六气皆从火化"的观点，明确主张"热病只能作热治，不能从寒医"，创立了双解散、凉膈散等表里双解法，大胆开创了治疗温病的先河，为温病学发展的一个转折点，亦为温病学形成独立体系奠定了初步基础。

同时期研究伤寒者也日益增多，如金代成无己，研究伤寒数十年，对《伤寒论》详加注解，著有《注解伤寒论》、《伤寒明理论》。继成氏之后，注解伤寒者一直延续到明清近代，不下数百家，对伤寒的证因脉治颇多阐发，于《伤寒论》方的运用亦有很大发展，形成为伤寒派，亦即后人所称为经方派。实际《伤寒论》方的应用，远不限于外感病，也应用于许多内科杂病。

明清时期，温病有了飞跃的发展。明崇祯十四年，鲁、浙、冀一带温疫流行，死人甚多，医者按伤寒治之无效，吴又可创立了戾气自口鼻而入的病因学说，提出"非风、非寒、非暑、非温，乃天地间别有一种异气所感"，摆脱了六淫致病的窠臼。杨栗山踵其后，认为属于杂气为害，戾气、杂气非六淫之气，乃天地间别有一种异气。吴氏、杨氏突出的贡献是对疫毒致病的认识，并总结出一套行之有效的理法方药的治疗规律，对外感温病学有较大的贡献。

明清时期可谓温病学鼎盛时期，盛行于大江南北，以叶桂、薛生白、吴瑭、王孟英等为代表的温病学家，他们继往开来，在实践的基础上总结出一套比较完整的理论体系和系统治疗方法，例如《外感温热篇》、《温热病篇》、《温病条辨》、《温病经纬》、《霍乱论》、《疫疹一得》、《温热逢源》等，提出了卫气营血辨证和三焦辨证等，创造了许多行之有效的方药，大大丰富了外感温热病的辨证论治内容，从而形成了温病学派，与《伤寒论》学派相媲美，构成了中医学外感热病的诊疗体系。

二、六经与卫气营血、三焦辨证

伤寒六经辨证是以经络脏腑定位和八纲定性为基础，外邪由、表入里，由经络入脏腑，由三阳入三阴，反映了外邪传变层次与治疗规律。温病的卫、气、营、血辨证，三焦辨证，同样是阐发外感病邪由表及里，由上焦、中焦至下焦的浅深层次和治疗规律。伏气温病则由里达外，由血→营→气→卫，与外感温病正好相反。

六经、卫气营血、三焦辨证都反映了外感病证治规律，有些是相同的，有些则是相互补充的。它反映了前人对外感病的认识不断深化和发展，如伤寒太阳表证与温病卫分证，虽有表寒、表热的不同，但皆属表证，在病位上并无差异。又如伤寒阳明病为里热实证，与温病中焦气分实热证又是一致的。伤寒少阳半表半里与温病邪入膜原气分证又相同，温病中焦寒证与伤寒太阴病亦相符，下焦属肝肾，温病传入下焦与伤寒少阴厥阴二经证多有近似，如伤寒少阴病从热化之黄连阿胶汤证与温病传入下焦灼伤阴液相类似，伤寒少阴阳虚用真武汤、四逆汤等，温病下焦阳虚、舌自身痛、足跗浮肿，用鹿附汤、安肾汤等，病位相同，方义亦无异。《伤寒论》厥阴病中乌梅丸、白头翁汤等皆为温病下焦所采用，又《温病条辨》"久痢伤及厥

阴，上犯阳明，气上撞心，饥不欲食，干呕腹痛，乌梅丸主
之。""噤口痢，热气上冲，肠中逆阻似闭，腹痛在下尤甚者，
白头翁汤主之。"类似例子不胜枚举。通过以上可以看出，伤
寒六经，温病三焦、卫气营血辨证并不矛盾，而是一脉相承。
而温病学又在许多方面补充了伤寒之不足，伤寒详于寒略于
温，温病详于温略于寒，六经与三焦、卫气营血辨证各有所
长，有一致性也各有不足之处，两者不可偏废，不能一方代一
方，所以作为一名中医学者，既要掌握《伤寒论》的六经辨
证，又要通晓卫气营血、三焦辨证，如此才能称为全面。

三、对寒温统一的看法

伤寒与温病既然同是外感病，后者是前者的延续和发展，
无疑二者是可以统一的。但是温病本身也存在各种流派，内容
非常丰富。如除了叶天士《外感温热论》、吴鞠通《温病条
辨》外，有王孟英的《温热经纬》，薛生白《温热论》，余师
愚《疫疹一得》，雷丰《时病论》，特别是独树一帜的吴又可
《温疫论》，阐发外感戾气而致病、邪伏膜原证有九传之论，
戴麟郊著《广温热论》，倡五兼十夹学说，杨栗山《伤寒温疫
条辨》更明于辨疫，力倡杂气为病，列以升降散为主的十五
方，以苦寒泄热解毒为法，柳宝诒《温热逢源》，突出了邪伏
少阴，伏气为病，论多精湛，张凤逵《伤暑全书》、王孟英
《霍乱论》等各家学说林立，反映了各自的特点，形成了温病
学说，存在着各种流派绝非一家所能替代。笔者认为，如果能
撰写一部外感病专著，能熔各家学派之特长于一炉，将是对中
医治疗急性热病一大贡献。不然只将《温病条辨》或《外感
温热论》与《伤寒论》某些内容合二而一，称之为寒温统一，
势必挂一漏万，因叶、吴只能是代表一家之言，上述温病学家
见仁见智，各有千秋，对其不同的学术观点，应兼容并蓄，使
之共存并发扬光大，不能强求统一而遗弃精华。

四、寒温纵横与展望

外感六淫性质不同，在表或侵犯上焦应针对其外邪性质不同论治，如伤寒温病在表，有辛温、辛凉解表之不同，辛温解表宜桂枝汤、麻黄汤，辛凉解表宜桑菊饮、银翘散。伤寒学派每以桑菊、银翘为果子药不能治大病，实际吴氏乃根据其"上焦如羽，非轻不举"之治则，以轻可去实治疗风温犯肺之大病。笔者曾遇一肺炎患者喘咳，前医用石膏、生地黄等重剂，患者不仅咳喘未愈而反腹泻，余以桑菊饮轻宣肺热，加扁豆、葛根以止泻，迅速好转，继续调治而愈。可见轻可去实之法是很实用的。

外邪性质不同，发病初期治疗有别，及其传变以后随证候施治，则无甚差别。俞根初《通俗伤寒论》虽以伤寒命名，其中囊括温病在内，笔者同意张锡纯之论断"伤寒温病始异而终同"。温病的辨证、方剂治疗大大地丰富了外感热病的内容，较《伤寒论》有了大的发展。如热病出现神昏谵语，《伤寒论》有经证、腑证，分别用白虎汤、承气汤治疗；温病增补了热闭心包、神昏谵语、舌红绛、脉细数，用清心开窍法，安宫牛黄丸、《局方》至宝丹或紫雪丹类治疗；还有浊痰蒙蔽心包出现神识如蒙、昏愦不语，用豁痰开窍法之菖蒲郁金汤等治疗；再如清营泄热的清营汤、气营两燔的增减玉女煎、化斑汤、清瘟败毒饮，具有清热解毒化斑之功效，在临床应用上效如桴鼓。仲景之《金匮·痉湿暍篇》论湿，只有麻杏苡甘汤、麻黄加术汤证等寥寥数方，温病学则有一系列湿证的阐发，包括内湿、外湿、湿热、寒湿等，内容极为丰富。如用三仁汤、薏苡竹叶散淡渗利湿，宣展气机；湿邪伤表，阳为湿困用辛开温散、芳香化湿之三物香薷饮；湿热阻于膜原用疏利辛开化湿之达原饮等；湿阻中焦，症见身热不扬、汗出不解、渴不欲饮、胸闷泛恶、苔白腻等，治用辛开苦降、芳香利湿法，如吴鞠通氏之五加减正气散，王孟英氏之甘露消毒丹等，可随证选用。薛生白《湿热病篇》对湿热病阻于卫分、气分、入络、在表、在里等条分缕析，辨证论治尤为精湛。

　　温病学在辨证上也较《伤寒论》时代大有进步，如察舌验齿是一大贡献，温病学辨证舌脉并重，尤其突出舌诊的重要地位，如从舌质的红绛辨为邪入营分、血分，白苔绛底为湿遏热伏，察舌之润燥腐腻老嫩等以辨表里寒热。还有观察斑疹、白㾦色泽的荣枯等，皆为温病所独创。《伤寒论》仅有少数舌苔的记载，与温病学比较，则不免相形见绌。

　　由汉张仲景《伤寒论》到清温病学派，经历了近一千七百年的历史，温病学在《伤寒论》的基础上有突飞猛进的发展，形成了中医学外感温热病（包括传染病）丰富多彩的内容，它是我们治疗急性热病的珍贵文献，但在另一方面也要看到它毕竟受着历史条件的限制，在某些方面需要改革和提高，如剂型问题与抢救危急患者不适应等，我们要在前人的基础上有所创新，注意辨证与辨病，筛选针对病原菌的中草药，把证与病有机地结合起来，在抢救急性热性病上创出抗感染抗休克的新剂型，改进给药途径，使中医药在治疗急重热性病方面，发挥其独特优势，做出重大的贡献！

谈《伤寒论》的辩证法思想

《伤寒论》以六经辨证为纲，全书内容贯穿着辨证求因，审因论治的辩证法思想。作者"勤求古训，博采众方"，在《内经》治病求本的思想指导下，从大量临床实践中结合古代朴素辩证法，认识到疾病本质和现象的关系，病机实质的变化，必然透过现象表达于外。医者运用四诊，通过外部现象便可探索其病机实质，即所谓辨证，随证立方遣药，每一证必有一方，证以方为基础，方以证为归宿。《伤寒论》一书的核心实质是建立在辨证论治上，而辨证又是以辩证法思想为指导的，本文拟就此问题谈一下粗浅的体会。

一、重视整体但不忽视局部——谈全部证候与部分证候的关系

证候的全部出现与部分出现，都是疾病实质的外部反映，所不同的在于，全部证候是一组症候群的综合表现，部分证候是少数证候的表现。用哲学的观点分析，前者是病机实质从整体全部反映于外部的现象，后者是病机实质从局部部分反映于外部的现象，"证"的概念实际是包括以上两个方面。如桂枝汤证"发热、汗出、恶风、脉缓"，小柴胡汤证"往来寒热，胸胁苦满，默默不欲饮食，心烦喜呕"等，都属于一组证候的表现，其他如白虎、承气、真武、四逆等等都是一组证候的表现，通过一组证候便可一目了然，抓住病的症结。不少研究《伤寒论》学者都着眼在症候群上，试图以规范化作为辨证的指征，这样勿需花费更多的精力，便能找到病的实质，当然是无可非议的。但值得注意的是不具备一组证候群，但见其中部分证候而恰好是病理实质的外部反映，在这种情况下，就不能用公式化的方法对待了。《伤寒论》这样的条文并非少数，我们日常临证这样的情况也时常遇到，可见仲景的书是实践记

录，一是一，二是二，实事求是。以桂枝汤为例，除上面所举的一组症候群外，53条"病常自汗出"，和97条"时发热汗出"，都属于桂枝汤证，但只是部分证候出现，辨证便要花费精力，否则容易贻误病机而成变证。小柴胡汤四证俱备，当然一目了然，但有时只见胁下满（101）条，或见往来寒热（267条），或呕与热并见（387）条，皆可用小柴胡汤治疗，说明了症候群虽不俱备，但邪入少阳的病机是一致的，医者只要抓住其病机实质，便能辨证准确，施治中肯，所以仲景提示我们"但见一二证便是，不必悉具"。

不少注家注释《伤寒论》，把条文简单者归结为错讹或遗漏。此书成于后汉末年，经战乱散失，固然不能排除某些条文有错漏，但总观其大部条文则系属于非典型之部分证候，仲景是在告诉我们辨证时不能忽视，必须善于透过局部现象而掌握其病机实质。实际探讨《伤寒论》辨证法更应该从这些方面入手，懂得全部证候群与部分证候的关系，才能算掌握了辨证法的内涵，不然光靠症候群俱备，那样就不能如实地反映病机的全貌，势必把一部分非典型证候误诊误治了。

二、抓主要矛盾，兼顾次要矛盾——谈主证、次证、兼证的关系

抓主证思想贯通于《伤寒论》全部内容，什么是主证？主证即在全部证候中居于主导地位的证候。根据主证而制定主方，每一方都有与之相适宜的主证，只有掌握住主证，才能从错综复杂的证候中，找到反映病机的症结，从而予以恰如其分的治疗。以白虎加人参汤证为例，26条"服桂枝汤，大汗出后，大烦渴不解，脉洪大者，白虎加人参汤主之"。173条"伤寒，若吐若下后，七八日不解，热结在里，表里俱热，时时恶风，大渴，舌上干燥而烦，欲饮水数升者，白虎加人参汤主之"。174条"伤寒无大热，口燥渴，心烦，背微恶寒者，白虎加人参汤主之"。三条都是白虎加人参汤证，一是大烦渴不解，一是大渴欲饮水数升，一是口燥渴，可见热盛伤津烦渴

为主证。由于热盛于里，有时表里俱热（173 条），有时身反无大热（174 条），因此掌握了热盛伤津烦渴主证，就不被微恶寒（174 条），时时恶风（173 条）所干扰了。同时也不强调身大热、大汗出、脉洪大俱备了。再如大结胸证为水与热互结，其主证为心下痛按之石硬，或从心下至少腹硬满痛拒按，其余则是次证，只要掌握了腹诊主证，则一举抓住了病之证结。四逆汤证以四肢厥逆下利清谷为主证，理中丸以腹痛吐利为主证等不胜枚举，以方名证实际是建立在主证的基础上。

《伤寒论》虽然强调掌握主证，但同时又要照顾次证和兼证，这些问题都浸透在全书内容之中。次证可作为掌握主证的佐证，补充主证的不足。例如小青龙汤证以表不解心下有水气为病机，主证为发热而咳，次证为喘、渴、呕、哕、下利，在提示主证的同时，也提出了次证，原文以或字概括，或见，或不见，不一定俱见，但见一二证，即可作为帮助掌握主证的佐证，补充主证之不足。再以四逆散证为例，其病乃肝气郁结气机不利，阳气郁不能布达四肢，以四肢厥逆为主证，其中或咳、或悸、或小便不利、或腹中痛、或泄利下重，所有或见诸症，都属肝气郁结常见症，但非必见症，故作为次证或见或不见，但这些次证，又可作为辅助气郁致厥与其他因素致厥辨证类别的佐证。类似问题甚多，限于篇幅不一一列举，但可以说明次证在辨证中的地位也是不容忽视的。

兼证是附于主证而出现的，换言之，凡是在主证的基础上而出现新的证候便是兼证，如中风表虚证兼项背强几几之桂枝加葛根汤证；兼喘之桂枝加朴杏汤证；兼身痛之桂枝新加汤证；兼阳虚漏之汗桂枝加附子汤证等。伤寒表实证兼项背强几几葛根汤证；兼呕者葛根加半夏汤证；兼内热烦躁者大青龙汤证等都属兼证。治疗上必须处理好主证与兼证的关系，即在治疗主证的基础上附加治疗兼证的药物。如果只强调主证，置兼证于不顾，则会给治疗带来障碍。

合病与并病实际也属于兼证的范畴，如少阳兼太阳的柴胡桂枝汤证，既有发热微恶寒，肢节烦痛的桂枝汤证，又有微呕心下支结的柴胡汤证，故柴桂合用，和解与发表兼施。少阳兼阳明用大柴胡汤；少阳兼水饮内蓄用柴胡桂枝干姜汤等等，都是在少阳证基础上，根据附加证候而随证施治的。

三、透过现象看本质，同中求异——谈类证之鉴别

《伤寒论》全书内容前后连贯，必须用综合分析的方法对比鉴别。例如三阳经皆发热，太阳病是由于邪在表，出现"发热恶寒"；阳明病是由于热邪在里出现"发热不恶寒而恶热"；少阳为邪在半表半里，出现"往来寒热"。少阴之发热为阴盛格阳之热，如通脉四逆汤证之里寒外热；麻黄附子细辛汤证为太阳与少阴合病之发热；厥阴病之发热为厥热胜复，与三阳发热有本质之不同。可见同是发热则有阴阳表里之殊，即使同属阳证发热，而三阳亦各不相同。再如喘证，麻黄汤治表实无汗、肺气失宣之喘；麻杏甘石汤治邪热壅肺、汗出而喘；桂枝加朴杏汤治表邪不解、气逆而喘；大承气汤治腹满便闭、短气、实热内结上攻作喘。同一喘证，通过相互对比分析，则有寒热虚实的差异。其他如恶寒、身痛、渴、下利、心下悸、烦躁等，亦皆具有阴阳表里寒热虚实之不同。由于病机之不同，同一症状其表现亦有差异。以烦躁为例，阳证热证实证之烦躁，如大青龙汤证、白虎汤证、承气汤证、栀子豉汤证等，与阴证虚寒证之烦躁，如干姜附子汤证、茯苓四逆汤证、吴茱萸汤证，和少阴阳气欲绝之烦躁，虽同是烦躁，其表现各自有别。热证实证之烦躁，声壮气促，脉滑疾有力，热除烦自解；阴证虚寒之烦躁常躁扰不宁声微气弱，阳气垂危之烦躁则躁烦四逆或烦躁不得卧寐，此为残阳内扰心神，预后多危。由此可知，寒热虚实皆可出现相同症状，除有其他脉症相伴可资鉴别外，其临床表现细心体察，也同中有异。因此必须对比分析，才能得出正确结论。

《伤寒论》中还有不少条文用张冠李戴的方法，作对比鉴别，如不细心剖析则易被忽视。如本为太阳病却冠以阳明病，本是阳明病却冠以少阴病等等不一而足，如15条十枣汤证冠

以太阳中风，实际是要和太阳中风鉴别，因其水饮结于胸胁，外证有漐漐汗出头痛，类似太阳中风之汗出头痛，但发作有时，心下痞硬满引胁下痛，则可作为鉴别要点，非太阳中风而冠以太阳中风，乃提示对比鉴别之法。瓜蒂散证本来与太阳病风马牛不相及，因其主证有气上冲咽喉不得息，有似桂枝汤之上冲证，因而指出"头不痛项不强"以资鉴别。36条"太阳与阳明合病，喘而胸满者，不可下，宜麻黄汤"。此条本非阳明病，麻黄汤亦非治阳明病之方，为何提出与阳明合病呢？因阳明病大承气汤证有"腹满而喘"，极易与太阳寒邪外来"胸满而喘"相混，故尔冠以太阳与阳明合病以资鉴别。少阴病急下证与阳明病急下证究竟有什么不同？注家皆不能正确解释，竟称千古疑案。其实皆属热炽津竭之证，故皆用大承气汤急下之以泄热存阴，之所以冠以少阴病者，缘其外证与少阴病有相似之处。如320条"少阴病，得之二三日，口燥咽干者，急下之，宜大承气汤"。311条"少阴病，二三日，咽痛者……"。313条"少阴病咽中痛……"。三条对比咽中干与咽中痛极相似，但前者属于实热内结热炽津伤，后者属于少阴邪从热化客于少阴经脉，因而同列入少阴篇，冠以少阴病以作鉴别。321条"少阴病自利清水，色纯青，心下必痛，口干燥者，急下之，宜大承气汤"。此实热内结热结旁流，本属阳明腑实证，却冠以少阴病，实是拟与少阴病下利清谷之虚寒证对比鉴别。像以上张冠李戴之条文在全论中颇不罕见，如不对比分析，很难了解其真意。

四、总结正反两方面经验启迪后人——谈失治误治的变证

《伤寒论》作为一部经典著作，除了记载大量成功的经验外，还记载了一些失治误治的变证，作为正反两方面经验总结以启迪后人。如不当汗而误汗，不当吐而误吐，不当下而误下，或者应汗吐下而未予及时的治疗，皆可酿成变证。全书内容约有1/3的篇幅记载了失误变证，如引证了有汗后亡阳桂枝

加附子汤，茯苓四逆汤证等；有因吐下引起眩冒振颤苓桂术甘
汤证、真武汤证等；有因下后虚中小建中汤、桂枝甘草汤证
等；结胸痞硬陷胸汤与泻心汤证；或下利不止桂枝人参汤、葛
根黄芩黄连汤证等；有因吐后烦满栀子豉汤证；有因温针火劫
发汗变生诸逆，如惊狂不安，桂枝去芍药加蜀漆龙骨牡蛎救逆
汤等。同时也有辨证不完善，通过用药后逐渐认识即所谓以药
试探性治疗的记载。所有这些内容，作者都一一如实记录作为
经验总结，供后人借鉴。众所周知，一种疾病的诊断往往不能
一次确定，需要在观察治疗中逐步检验原来的诊断是否正确，
使之符合疾病的本来面貌。有的疾病需要几次检查，才能得出
正确的结论，这在临床上是屡见不鲜的。我们曾看到过一些古
今名医医案，其中多记载成功的经验，固然可贵，但对误治或
几经周折之后才得以治愈的经验却记载很少，这是不符合事物
的客观规律的。《伤寒论》则不然，既有成功的经验，也有失
误的教训，使后人在学习时，如实的接受正反两方面经验，更
有益于临证时之借鉴。可以看出仲景在撰写《伤寒论》一书
时，这种朴实无华，实事求是的科学态度，是极为难能可贵
的，为后人树立了良好的范例。

五、析方剂配伍特色——谈作用相反药物之运用

《伤寒论》中共有 112 方（除重复和佚方外），方剂的组
成概括为汗、吐、下、和、温、补、清、消八法，其遣药组方
以药物精炼，疗效卓著为后世所著称，被誉为方剂之祖。组方
除了用麻桂汗法、承气下法、柴胡和法、理中四逆温法等外，
常针对病机之错综，应用两类药物作用相反或者性质完全对立
而组成同一方剂，利用其相反相成的作用，以达到治疗的目
的，体现出辩证法的内涵。兹撷择其部分方剂探索如下：

（一）散与敛合用法

散，即发散，具有驱逐外邪的作用；敛，收也，具有收敛
固涩的功能。其作用相反，然而有时表虚邪不解，使其微汗，

可散与敛合用，如桂枝汤以桂枝为君，辛温而散，解肌发表驱邪于外，芍药酸寒敛阴和营于内，二药合用，散中寓敛，开中有合，使散不伤阴，敛不留邪，表邪解营卫和而愈。正如吴谦所云："桂枝君芍药是于发散中寓敛汗之意，芍药臣桂枝，是于固表中有微汗之功焉。"再如小青龙汤治表寒里饮证，麻桂解表，半夏、干姜、细辛温肺宣散化饮，辅以五味子、芍药酸以敛阴，并监制麻桂细姜之辛温燥烈，亦散与敛合用之例，张锡纯谓："肺具阖辟之力，其阖辟之力适均，且机关灵动活泼，则呼吸自顺。"本方干姜、细辛以司肺之辟，五味子以司肺之阖，一开一合即散与敛相反相成之意，所以陈修园谓："小青龙汤中当以此三味为主味故他药皆可加减，此三味则缺一不可。"乃借其相互对立相互依赖以理顺开合之功能而奏效。另有四逆散主治阳气内郁不得外达之四肢厥逆，后世以之治胁痛颇效，方中用柴胡、枳实宣通疏散，使阳气外达，芍药、甘草敛阴和营，柔肝止痛，以防阳气外泄，一面使其外达为主，一面又防其外泄为辅，为散与敛、疏与柔，相反相成之又一例证。

(二) 寒与温合用法

"寒者热之，热者寒之"，是一般治疗原则，寒与热性质相反，有时可用于一方以奏相成之功，在《伤寒论》中颇不罕见。如半夏泻心汤（包括生姜、甘草二泻心汤），治伤寒心下痞，其中主要药物有半夏、干姜、黄连、黄芩，姜、夏为辛热药，芩、连为苦寒药，辛开与苦降，两者合用而奏相反相成之效。本证以呕与心下痞为主证，其病机乃伤寒表解之后，脾胃素弱，寒热错杂，升降失常，气机痞塞所致，脾寒则清阳不升，胃热则浊阴失降，酿成脾胃不和，本方以干姜、人参、大枣、甘草温脾补脾以助其健运功能，使清阳得升，黄连黄芩清胃泄热，更用半夏为主药以降逆，胃热清则浊阴下降，辛开苦降，寒温并用，从而使阴阳调脾胃和，升降功能恢复正常，则痞呕诸症自然而除。再以附子泻心汤为例，原文"心下痞而复恶寒汗出者，本方主之"。本方为治热痞兼阳虚，攻痞用大黄、黄芩、黄连，扶阳用附子，此亦大寒大热合用一方。尤在泾谓："此证邪热有余而正阳不足，设治邪而遗正则恶寒益甚。若补阳而遗热，则痞满益增。"尤氏对本方证分析极为精辟，乃虚实寒热夹杂之证，故必须寒热补泻并投方能切中病机。

乌梅丸亦寒温并用之方，既用椒桂姜附辛温以散寒，又用连柏苦寒以清热，君乌梅酸收化阴柔敛肝气之亢逆，辅以人参益气当归养血，寒温并施，刚柔共用，以之灵活化裁，可治诸多寒热错杂之病。本方为厥阴病主方，足厥阴肝经为风木之脏，内寄相火，相火亢盛，疏泄失常，肝热上冲，如风之消物，于是有消渴气上冲心，循经上扰，所以心中疼热，嘈杂似饥，另外由于肝木乘脾，脾家虚寒不能运化，所以不欲食，现本证乃肝热脾寒，除用乌梅为君，酸以化阴，敛以收肝气亢逆外，又必须苦寒清热，辛温散寒以适应寒热错杂之病机。

（三）补与泻合用法

补与泻包括补消兼施，在《伤寒论》中亦不乏应用，如柴胡加龙骨牡蛎汤证，原方由柴胡、黄芩、桂枝、茯苓、半夏、大黄、铅丹、生姜、红枣、牡蛎、龙骨、人参十二味药物组成，治"伤寒误下后胸满烦惊，小便不利，谵语，一身俱重不可转侧"。本证为邪陷少阳枢机不利，胆胃热邪郁结，又由于误下损伤正气，心气不足，形成虚实互见之变证。方中用柴胡、黄芩以疏少阳邪热而利枢机，大黄泄胃府实热，人参、大枣、龙骨、牡蛎、铅丹益气补心宁神镇惊，桂枝、半夏、生姜温阳化痰利湿，散与敛、泄与补、温与清共组一方，可见其相辅相成之妙用。又如桂枝加大黄汤，原文"本太阳病，医反下之，因腹满实痛者，属太阴也，桂枝加芍药汤主之。大实痛者桂枝加大黄汤主之"。桂枝加芍药汤所治之腹满时痛，虽属太阴病，但毕竟与提纲所载之腹满时自痛有别，彼是纯属太阴脾虚为理中丸证，本证是误下损伤脾阳而肝气乘脾证，故用桂枝汤温阳益脾，重用芍药柔肝以制肝气之横逆，为益脾柔肝、培土抑木之方，如兼大实痛，则是脾家有腐秽壅滞，则于方中加大黄以下其瘀滞，此亦补与泻同用之法，病机为虚中夹实，则必补泻兼施以扶正除邪。厚朴半夏生姜甘草人参汤为治腹胀满消补兼施法，方中人参、甘草补脾而助运化，厚朴宽中消满，半夏、生姜降逆和胃，补与消合用，补而不壅邪，消而无伤正，此消补兼施之妙用也。

(四) 刚与柔合用法

刚柔合用亦《伤寒论》用药一大特色，刚柔相济，既无偏燥偏润之弊，而又能发挥相反相成之效。如炙甘草汤之配伍用地黄、麦门冬、麻子仁、阿胶补血育阴润燥，属于柔，又用炙甘草、干姜、桂枝、清酒，温而燥，通阳行血，属于刚，刚柔相济，相对立又相助长，以治血虚脉道不利之心动悸脉结代证，成为千古之名方。小建中汤亦刚柔并用法，方中桂姜饴糖，辛甘温助阳，芍药甘草酸甘化阴，乃刚柔互济调和阴阳之方。《伤寒论》用以治中虚"心中悸而烦"，《金匮要略》治"虚劳里急，悸衄，腹中痛，梦失精，四肢酸痛，手足烦热，咽干口燥"。盖因阳虚则阴盛，故里急腹中痛，阴虚则不能涵阳，虚阳上泛或外越，故导致手足烦热，咽干口燥，心中悸而衄，阳不摄阴则失精，气血失调不能温濡四肢，是以四肢酸痛，种种见证，皆气血亏损阴阳失调之证。气血之源在于脾胃，然脾与胃一属阴一属阳，故用小建中汤，以桂枝、生姜、红枣、饴糖甘温辛温以扶脾阳，芍药、甘草酸甘化阴以助胃阴，平调脾胃之阴阳，以扶持中气资助气血，此刚柔互用之妙。

尤在泾以问答形式阐述本方颇为精辟：或问和阴阳调营卫是矣，而必以建中者何也？曰：中者脾胃也，荣卫生成于水谷，而水谷转输于脾胃，故中气立则荣卫流行而不失其和。又中者四运之轴而阴阳之机也，故中气立则阴阳相循如环无端，而不极于偏，是方甘与辛合而生阳，苦得甘助而生阴，阴阳相生，中气自立，是故求阴阳之和必于中气，求中气之立，必以建中也。观尤氏之论建中，可知仲景用刚柔相互资助，调和阴阳，诚乃别开生面之法，宜其称为医中之圣也。

治 病 法 则

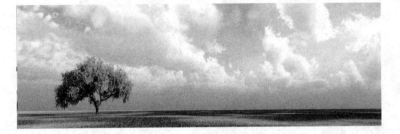

漫谈补气法的临床应用

气的病变有虚实两个方面：一般可概括为气虚、气陷、气滞、气逆四类。前二者属于虚证范畴，后二者则属于实证范围。本文拟就气虚、气陷证加以探讨，重点就补气法临床运用经验心得作一初步介绍。

气虚病证，多由劳伤过度、久病耗伤、或饮食失调等因素所致。一般常见的气虚证有肺气虚、心气虚、肾气虚，肾不纳气等。由于气虚病机是元气不足，脏腑功能衰退，元气不足则宗气必虚。宗气出喉咙而司呼吸，贯心脉而行气血。宗气虚损，故而少气懒言声低而怯。同时宗气不足则卫气虚，卫表不固，腠理疏松，汗孔开合失司，因而自汗气乏。气为血帅，血为气守。气虚则化源不足，血行无力而虚少，故见舌质淡，脉象细软无力等。

气虚除了其共同脉证外，尚须根据各脏腑功能特点，进一步分析其虚属于何脏何腑。如肺气虚的特点，是"主气"的功能衰退；心气虚的特点是"主血脉"、"藏神"功能衰退；脾胃气虚的特点是腐熟水谷和运化精微的功能衰退以及中气下陷；肾气虚的特点，是"肾藏精"、"生髓"、"主骨"和"气化"、"封藏"等功能的衰退。

气陷，是气虚病变的一种，是以气的升举无力为主要特征，主要表现为脾气虚陷。气陷证多由气虚而来，多因中气不足，失其统摄、维系升举之职，其临床表现既可有气虚的共同脉证，如头目昏眩，少气倦怠等外，主要还有胸闷、呼吸困难，或腹部胀坠感、脱肛、子宫脱垂，大小便滑泄失禁等。

"虚则补之"。对于气虚之证当采用补气之法自不待言。但气之所属不同，兼杂证候各异，因而补气之法，又有多种形式。如益气甘温除热法，益气补心脾法，益气摄血法，益气活血法，益气利水法，益气补肾法，益气升陷法等等。补气之方，古方甚众，皆可随证选用。巧在随证加减。补气之药，余多用黄芪、人参、党参之类，尤喜用黄芪。黄芪为补气之要药，张元素谓其用有五：补诸虚不足一也；益元气二也；壮脾胃三也；去肌热四也；排脓止痛，活血生血，内托阴疽，为疮家圣药五也。自《金匮要略》以来用黄芪为主的复方不可胜数，且随着配伍之不同，其作用亦因之而异。笔者临床运用其复方治疗各种以气虚为主的疑难重症常随手奏效。余将近年来治疗一部分疾病的经验笔之于下。

一、益气升阳治疗虚热（甘温除热法）

东垣谓：饮食劳倦伤及脾胃，元气不足，火乘土位，火与元气不两立，一胜则一负，气虚则火旺，火胜则乘其脾土，脾虚元气下陷则阴火上升，会发生"气高而喘，身热而烦，短气懒言"。又云："脾胃一伤，五乱互作，其始遍身壮热，头痛目眩，肢体沉重，四肢不收，怠惰嗜卧，为热所伤，元气不能运用，故四肢如此。"此即李东垣首创的阴火论。"火与元气不两立"，此火不是温养脾胃生长之气的"少火"。"少火"发源于命门，又名"肾阳"或曰"元阳"，这种火与元气是互相资生的。至于东垣所说的"阴火"，即是"生气"的"少火"变为"食气"的"壮火"，既助心火上盛，又损脾胃元气。阴火越升，元气越陷，谷气下流，这是产生脾胃病的主要原因。东垣认为这种"食气"的"壮火"，是"元气之贼"。因此在诊断治疗上非常注意这种矛盾的偏激，原则上应用甘温之剂以升其阳，补其中，稍佐苦寒以泻火，以解决火与元气之间的矛盾，这是颇有创见的。如补中益气汤，升阳益胃汤，补脾胃泻阴火升阳汤，皆属此类，临床用之，确有良效。

脏腑肢体皆禀气于脾胃，故称"脾胃为后天之本"。饥饱劳役伤其脾胃，则众体元气无以禀附，故阳气下陷，阴火上乘，即《内经》所谓"阳气者烦劳则张"。此类发热多见于过劳后增重，一经休息则热减，但多低热缠绵，经久不退，经西医各种检查无异常，因而不能确诊。

刘某，女，42岁，干部。1977年1月13日初诊，低热不退2年。2年前感冒发热，高热退后体温一直未复正常，经常波动在37.5℃～37.8℃之间，过劳则增重，休息稍好。经哈市各医院检查未能确诊，又去京沪某医院检查亦未确诊，曾用抗生素及中药滋阴清热之剂治疗皆无效。来诊时体温37.6℃，自觉倦怠乏力，午后发热；伴短气懒言，口苦纳减，右季肋及后背疼痛；舌淡红，苔薄，脉浮濡。此属内伤脾胃。阳气下陷，阴火上乘之证。宜甘温除热法，以升阳益胃汤治之。黄芪20克、白术10克、党参20克、黄连7.5克、半夏10克、陈皮15克、茯苓15克、泽泻10克、防风7.5克、羌独活各7.5克、柴胡10克、白芍15克、生姜7.5克、红枣3枚。水煎服。

1月24日二诊：服上方10剂，病情明显好转，服药2剂后全身微汗，体温降至36.8℃，继续服药全身逐渐有力，短气好转，背痛减轻，全身仍不断微汗出；脉象较前有力。此脾胃元气渐复佳兆，继以前方守服。

2月8日三诊：服上方9剂，体温一直稳定在36.5℃左右，自觉全身有力，饮食增加，诸症消除；舌润，脉缓。后又服上方数剂，体温未再升高乃愈。

按：此案即升阳益胃汤原方，用黄芪、党参、白术补气益脾胃，诸风药升阳，茯苓、泽泻利湿，佐黄连以清热。补中有散，发中有收，为治气虚发热之妙方，笔者屡用之以奏效。

二、益气固表止自汗

《素问·生气通天论篇》谓："阴者藏精而起亟也，阳者卫外而为固也。"阳虚不能卫外，则阴津外泄而自汗，玄府不密藩篱失守，病者常自汗而畏风，有似《伤寒论》中风证，但彼为表虚邪不解，营卫不和，宜桂枝汤解肌以和营卫；本证为表虚不固，故宜用黄芪以固表。桂枝能解营卫中邪，不能益营卫之气，益营卫中气舍黄芪则莫属。

王某，男，17岁，学生。1975年3月4日初诊。自诉1

年来常自汗出，近半年病情加重，稍事活动及精神紧张则汗出不止，夜间床褥尽湿，身体日渐羸瘦，疲倦乏力，微恶风无热，舌润色正，脉虚弦。西医检查：心肺无异常。诊断为植物神经（自主神经）紊乱。中医辨证为卫气不固，阴津外泄。宜益气固表敛液止汗法。拟方：黄芪40克、白术20克、防风5克、煅龙骨20克、煅牡蛎20克、白芍20克、麻黄根15克、当归15克、甘草10克。水煎服。

3月9日二诊：服上方4剂，汗渐少，全身略有力，精神稍好，舌脉同前，继以上方加五味子10克。

3月18日三诊：服上方10剂，自汗基本停止，但活动后仍汗出，全身觉有力，精神转佳，舌润脉弦。此卫气已固，嘱其再服10剂巩固疗效。此后活动亦不自汗出，病告痊愈。

按：本方即玉屏风散加龙牡、麻黄根等敛液止汗之品而治愈。

三、益营卫气血以调气血之偏颇

张元素谓："黄芪益气，活血生血。"由于气为血帅，气充则血随之而行，黄芪主要功能在于补气，气旺则血行。邹润安谓："黄芪专通营卫二气，升而降，降而复升，一日一夜五十周于身，升即降之源，降即升之根，凡病营卫不通，上下两截者，唯此能使不滞于　偏　"工清仕创补阳还五汤，重用黄芪治元气亏损过半偏注于一侧之半身不遂，笔者运用此方增味治疗脑血栓及脑栓塞后遗症之半身不遂常收效满意。此外治一例体位性低血压亦取得显效，分别附病例如下：

高某，女，52岁，干部。1973年2月18日初诊。素罹风心病，二尖瓣狭窄，心衰Ⅱ度，并出现过心房纤颤，常年用地高辛维持。于本年1月20日突然左半身偏瘫，舌强语謇，当即入某医院，诊断为脑栓塞，经用低右（低分子右旋糖酐）、丹参、甘露醇等药物治疗，病情好转，但仍左半身不能行动，语言不利，出院后来门诊求余诊治，症状如上，舌质紫，苔薄，脉结。辨证为气虚，脉络阻滞之偏枯证，宜益气通络法，用补阳还五汤增味：黄芪50克、赤芍15克、当归15克、地龙15克、红花15克、玉竹20克、生地20克、枸杞15克、丹参15克、甘草10克。水煎服。

3月6日二诊：服上方十余剂，左侧肢体功能恢复大半，能独立在室内步行。语言亦较前清楚，自觉舌仍不太灵活；舌苔薄黄，脉仍结但较前有力，效不更方。继以前方主治。

3月20日至5月8日4次复诊，连用上方四十余剂，左侧肢体功能已完全恢复，语言正常，仅稍觉舌转不利。全身有力，已能步行1500米；舌苔薄润，脉弦滑。嘱其避免感冒，防止过劳，以免病情复发。

按：笔者认为此种病，气虚为病之本，脉络不通为病之标。用补阳还五汤治疗脑血栓形成及脑栓塞后遗症颇多，审其脉症如有热则不可用，无热者用之多效，并可将黄芪加大用量。

吕某，男，63岁，干部。1974年8月2日初诊。反复发生晕厥1年余。经检查诊断为体位性低血压，血压直立位时90~100/50~60毫米汞柱，卧位时220~230/120~130毫米汞柱，伴头晕眼花，甚则晕厥，两腿软，行路摇摆欲倒，直立位时面色苍白，冷汗出，舌润口和，脉濡；卧位时面色红润，舌苔干，脉洪大无伦。患者曾去省内外大医院，确诊无疑，后延余会诊，踌思之下，应按邹氏气虚不能帅血，营气随体位偏注论治，投以补阳还五汤：黄芪150克、赤芍15克、川芎15克、归尾15克、地龙15克、桃仁15克、红花15克。水煎服。

连服上方五十余剂，患者血压卧位直立位皆在150~160/90~100毫米汞柱之间，头晕腿软亦随之好转。可惜患者2年后因肺感染，高热休克，抢救无效而死亡。

四、益气与补肾合用治疗肢体之萎废

马某，男，22岁，工人。1980年5月29日初诊。1年前救火时被烟熏倒，意识丧失，经抢救4天意识转清，但现表情淡漠，语言不清，智力及记忆力减退，两手臂阵发性缓缓徐动，两下肢颤抖行路不稳。曾来哈及去京沪等地各医院神经科诊治，一致认为系一氧化碳中毒后遗症，因中毒较重时间已久，脑细胞已变性，难以恢复。来诊时症状同前，舌润，脉缓，始用地黄饮子补肝肾，息内风法施治，初获小效，但后无进展，反复构思。《灵枢·口问》谓："上气不足，脑为之不满，耳为之苦鸣，头为之苦倾，目为之眩。"王清任、张锡纯氏对肢体萎废皆责之于气虚，诚以气为血之帅，气行则血行，该患者由于气虚无力推动血液上行灌注于脑，故出现肢体不遂颤抖等症，依此准则，以补元还五汤，可保立苏汤二方化裁，益气补肾以平息内风。黄芪 75 克、赤芍 15 克，川芎 15 克、当归 20 克、地龙 15 克、丹参 15 克、故纸 15 克、枸杞 20 克、苁蓉 20 克、丝子 20 克、巴戟 15 克、核桃 1 个（带壳捣）。

服上方 100 剂，面容僵木淡漠消失，已有笑容，两腿有力，步履已恢复正常，两手臂阵徐动基本消失，仅时有小动，智力及记忆力皆有明显恢复，已能上班工作，并于 1982 年结婚后育一男孩。

按：《灵枢·邪客》有 "……故宗气积于胸中，出于喉咙，以贯心脉而行呼吸焉" 的记载。张锡纯对本条经文独有会心，谓宗气即大气，他从 "以贯心脉而行呼吸" 之语体会到 "大气不但为诸气之纲领，并可为周身血脉之纲领"。气为血之帅，血为气之宗，气行血行相依互倚，气血运行不息，内而脏腑，外而皮毛、筋骨皆得到温养，润泽灌溉，所以《灵枢·本脏》说："卫气者，所以温分肉，充皮肤，肥腠理，司开合者也"。《灵枢·邪客》说："营气者，秘其津液，注之于脉，化以为血，以荣四末，内注五脏六腑。"可见人体的生命活动一刻也离不开营卫气血之正常运行。

本案即属于宗气亏虚，不能上荣于脑，精明之府失去气血之营养，而出现上述一系列证候。大补宗气以黄芪为首选药物，气足则血充，故诸症向愈。

以补阳还五汤为主加入补肾药物者，因本病病位在脑，

《内经》谓脑与肾有直接联系，如《灵枢·经脉》谓："人始生，先成精，精成而后脑髓生。"《灵枢·海论》谓："督脉者……入络脑。"《素问·痿论篇》说："肾主身之骨髓。"从以上经文可见中医学十分注重精、髓、脑三者的密切关系，而且认为肾对三者起绝对性作用。历代医家通过大量临床实践，观察、总结、引申和发挥了《内经》的理论，如明代张介宾云"精藏于肾，肾通于脑……故精成而后脑髓生。"张锡纯更强调对化生脑髓的决定作用，以及"肾—督脉—脑"之间的组织联系。张氏说"肾为髓海乃聚髓处，非生髓之处，究其本源，实乃肾中真阴真阳之气酝酿化合而成……缘督脉上升而灌注于脑。"因此，可知脑髓的有余或匮乏，其实质乃是肾气盈亏的表现，本方加入一些温补肾阳的药物，其意义即在于此，尤其是胡桃一味，《医林改错》可保立苏汤用以治疗内风，张锡纯补脑振痿汤用以治疗肢体萎废偏枯，近人刘正才报道，曾以肾气丸加胡桃治疗大脑发育不全的患儿，取得了显效。本案两上肢抽动，实乃内风之证，故撷前贤之经验而用之。

刘某，男，14岁，学生。1980年5月13日初诊。患者自幼体弱多病，系早产儿，迨至6周岁尚不能行走，至7~8岁始能倚墙走几步，嗣后虽能行走，但步态不稳易跌倒，两足跟不能着地，跛行。查体：身躯较矮，头型大，智力语言皆无异常，两下肢肌肉松弛，两足畸形。西医诊断为小脑发育不全，脑型麻痹（痉挛型）。经中西医结合治疗无效，故来我所门诊求余诊治。中医辨证属于五迟、五软之证。《医宗金鉴》谓："小儿五迟之证，系因父母气血虚弱，先天有亏，致儿生下筋骨软弱，行步艰难，齿不速长等，要皆肾气不足之故。"五迟分"行迟、立迟、发迟、齿迟、语迟"。五软则指"头软、项软、手软、脚软、肌肉软"。多系禀赋不足，气血不充，故骨脉不强，筋肉萎弱。"原其要总归于胃。盖胃为水谷之海，为五脏六腑之本，六腑之大源也。"观以上所论，当属五迟中之行迟，五软中之脚软、肌肉软。治疗当分别予温补肾阳，补脾胃滋化源之法：熟地30克、石斛20克、寸冬15克、五味15

克、菖蒲 15 克、远志 15 克、苁蓉 20 克、巴戟 15 克、肉桂 5 克、附子 5 克、丝子 15 克、甘草 7.5 克。水煎服。

5 月 22 日至 6 月 10 日 3 次复诊，用药经过如下：（1）服药 3 剂后自觉两腿软较前有力，能下蹲不需人扶，足跟稍能着地。（2）服药 29 剂后脚跟能着地，蹲立较以前灵活，行路较有力而快，用药前行 500 米地需 2 小时，且气弱多汗，现只需 50 分钟，且觉有力不汗出。舌苔薄润，脉滑有力。3 月 23 日再诊：经用上方 23 剂。疗效停在原有水平，补肾之方则效不显，必须改弦更张，反复思之，明薛铠《保婴撮要》谓此症必以脾胃为主，大补脾胃之气当以黄芪为主，《日华子本草》谓："黄芪助气壮筋骨，长肉补血。"李杲谓："黄芪温分肉，益皮毛，实腠理。"当以黄芪为首选药，其次辅以活血通络之剂以改善肢体功能，采用补阳还五汤增味，拟方：黄芪 50 克、当归 15 克、地龙 15 克、甘草 10 克、牛膝 15 克、川芎 15 克、赤芍 15 克、枸杞 20 克。水煎服。另：炙马钱子面 10 克、每次服 0.5 克、日服 2 次与汤剂同服。

1980 年 7 月 29 日至 1981 年 4 月 28 日用药经过如下：（1）服上方 10 剂，下肢肌肉跳动，当时不敢动，药力过后自觉两腿有力，可以离拐走路。（2）服药 20 剂后，两下肢明显有力。用药当时仍觉下肢肌肉跳动发热。（3）服药 30 剂后，效果更明显，两腿有力，脚跟能着地，离拐能行走 3000 米，为验证已愈，当医者面跳跃不停，从此恢复如常人。

按：本案分二阶段治疗，第一阶段按肾元不足治疗，用地黄饮子温补肾元，初服两腿有力，病情有明显进步，但服至五十余剂后则疗效停顿。第二阶段从大补元气入手，辅以活血通络之剂，用补阳还五汤增味，尤其加入炙马钱子，效果更有新的突破。用黄芪以补气，归、芎、丹参、桃、红以活血，益气通络，补而不滞，以马钱子通行经络，在本案中发挥其应有的作用。张锡纯谓："马钱子开通经络，透达关节之力，实远胜于他药。"张氏振颓丸治疗肢体萎废，方中重用此药。药物学谓：马钱子对增强麻痹肌群的肌力、恢复关节活动有一定效果。本病例用药后，肌肉瞤动发热过后则肌肉强健有力。总之，本病例用第二方两下肢功能有显著恢复，两下肢明显有力，行走轻健而稳，无摇摆现象，能步行 1500 米，入校恢复学习，迄今远期追踪，疗效满意。

五、益气与升麻、柴胡配伍治大气下陷

张锡纯《医学衷中参西录》拟有升陷汤治大气下陷证，张氏发明《内经》"宗气积于胸中"之旨谓宗气即大气，充满胸中以司呼吸撑持全身，为诸气之纲领。喻嘉言《医门法律》谓"五脏六腑，大经小络，昼夜循环不息，必赖胸中大气，斡旋其间"。由此可知"人身之精神振作，心思脑力官骸动作莫不赖于此气"。"此气一虚，呼吸即觉不利，而且肢体酸懒，精神昏愦……若其虚而且陷或下陷过甚者，其人呼吸顿停，昏然罔觉"。曾历述大气下陷出现种种表现，如气短不足以息，或努力呼吸有似乎喘，或气息将停止，危在倾刻，其兼证或寒热往来，或咽干作渴，或满闷怔忡，或神昏健忘，种种病状，诚难悉数，其脉象多见沉迟微弱。

笔者平生用张氏升陷汤治疗此证甚多，诚如张氏所言大气斡旋全身，人身之体力、精力等赖大气支撑，大气虚而下陷则呼吸短气，体力不支，甚则昏愦种种症状不一而足，但其主证必有呼吸困难，胸闷，怔忡心悸，短气，脉象沉迟或微弱，舌润口和，其他兼证不必俱见，遇此情况放大胆应用此方，无不取效。此方主药黄芪，既补气而升气，用以为君，升柴升大气之下陷，知母济黄芪之热，桔梗载诸药之力上行为辅佐，气分虚极可加人参或党参。

曲某，男，21 岁，农民。1975 年 10 月 19 日初诊。1 年多来胸部隐痛闷热感，气短懒言，心悸，肩背酸痛如负重物，全身乏力，气短不足以息，有时昏愦，过劳则诸症明显加重。经某医院 X 光线胸透、心电图检查皆无异常。脉象弦迟无力，舌润。辨证为大气下陷，宜益气升陷法治之：黄芪 35 克、升麻 7.5 克、柴胡 15 克、桔梗 15 克、知母 15 克、甘草 7.5 克、

党参 30 克、花粉 15 克、五味 10 克、陈皮 10 克。水煎服。

11 月 19 日二诊：服上方 6 剂，胸闷热痛大减，全身较前有力，1 月内未发生昏厥，患者以为痊愈，又参加劳动，过劳后前症又作但较轻，继服前方将黄芪改为 50 克。

11 月 28 日至 12 月 20 日 2 次复诊，经用上方 12 剂，胸痛闷热消除，肩背已不痛，全身有力，昏愦未作，脉弦有力，嘱继服若干剂以巩固疗效。

按：此案胸痛、肩背酸痛为张氏原书所未载，笔者临床观察，大气下陷多有此症状，原因劳役伤气，大气虚陷不能充达，故多见胸闷而痛，与气郁之胸痛当鉴别。

六、益卫气和营通络，治肢体麻木不仁

《素问·逆调论篇》谓："营气虚则不仁，卫气虚则不用，营卫俱虚则不仁且不用。"李杲说："麻者气之虚也，真气弱不能流通填塞经络，四肢俱虚故生麻木不仁，或在手，或在足，或通身皮肤尽麻……"可知麻木一证多属气虚，营卫通达欠畅，故麻木不仁，宛如绳缚，但须知除真气虚外，亦有属风痰湿热外邪阻滞经络而麻者，不在本文探讨之内，治疗气虚麻木必以黄芪为主药，黄芪五物汤效颇佳。

王某，女，60 岁，助产士。1978 年 4 月 15 日初诊。患病年余，其症两手及两足麻木难忍，沉困酸乏，宛如绳缚，无痛痒及串感。素体健，血压不高。舌润，脉沉弱。此属气虚不能达四末，治宜益气和营卫以荣四末，拟方：黄芪 40 克、白芍 15 克、桂枝 15 克、甘草 10 克、川芎 15 克、红花 15 克、石斛 15 克、地龙 15 克、钩藤 15 克、丹皮 15 克、生姜 10 克、红枣 5 个。水煎服。

至 5 月 21 日连续 3 次复诊，共服上方 21 剂，麻木基本消失，仅右指尖稍麻，继以前方若干剂以善后。

1983 年 6 月 17 日患者来就诊时述：麻木症状用上方已 4 年未出现。从 1983 年 4 月又发手足麻木，与前症状无异，故此仍以前方加防风 15 克、秦艽 15 克，黄芪得风药则补而

不滞。

6月30日复诊：服药30剂，麻木大除。时值气候炎热，患者苦于服汤药，为之配丸药经常服用，以根治。

七、助气化达州都，治劳淋及肾炎蛋白尿

黄芪助气化达州都。以治顽固不愈之劳淋。劳淋为诸淋中难治之证，其特征过劳或感冒发作，即现代医学之慢性肾盂肾炎，其病机为"正虚邪恋"，必须扶正除邪，方能根治，笔者治疗此症多用黄芪配以清热解毒之剂，扶正祛邪兼顾，多能治愈。

慢性肾炎蛋白尿亦为难解决之问题，临床观察黄芪确对部分蛋白尿有一定的疗效，但黄芪性温，单用则易化燥伤阴，亦须辅以清热滋阴之剂，如夹有湿热，则配以清热利湿之剂。

曲某，女，28岁，工人。1975年8月10日初诊。自述从1969年受凉后出现尿道不适，小便急，频数。当时经某医院检查诊断为泌尿系感染，用青链霉素及时得以控制，后遇冷及过劳即不断出现小便频数，尿道疼等症状，到1973年冬，因室内寒冷而症状加重，经某医院检查尿液中白细胞充满，红细胞30个，蛋白（+），诊断为慢性肾盂肾炎，经中西药治疗，症状可以控制，但过劳及感冒即发作，以后则越发越频，痛苦异常。曾用青链霉素及中药清热解毒利水通淋之药百余剂皆不能根治，并出现腰酸痛，少气懒言，小腹重坠，小便点滴而出，尿道涩痛，舌边赤，苔白，脉沉滑。此为"劳淋"，属于气阴两虚，不能下达州都，因而缠绵难愈，宜益气滋阴，清热解毒，标本兼顾。拟方：黄芪30克、党参30克、柴胡20克、茯苓15克、骨皮15克、寸冬15克、石莲子15克、甘草10克、茅根50克、小蓟30克、杞子20克、菟丝子20克、公英40克。水煎服。

用上方加减共服药60剂，3月未发作，仅有1次过劳后尿道稍不适，时间很短即止，全身觉有力，腰部不酸痛，经连续多次查尿常规均正常。

　　高某，女，15 岁，学生。1974 年 9 月 23 日初诊。患者罹肾小球肾炎 2 年余，尿蛋白（＋＋＋＋），红细胞 50 以上，血浆蛋白 4 克，白蛋白 1.6 克，球蛋白 2.4 克，胆固醇 400 毫克。全身轻度浮肿，面色苍白，腰酸痛，体力衰弱不支，尿少色黄，手心热，食纳减，头昏，舌尖赤，苔薄，脉沉滑。曾在某医院住院半年余，诊断为慢性肾炎肾病型，曾用激素及中药治疗效果不显而出院。中医辨证属气阴两伤，不能下达州都，无以固摄，以益气为主，滋阴清热止血为辅施治之。处方：黄芪 50 克、党参 50 克、石莲子 15 克、地骨皮 15 克、柴胡 20 克、茯苓 15 克、寸冬 15 克、双花 40 克、黄芩 15 克、小蓟 30 克、茅根 50 克、藕节 20 克。水煎服。

　　连续以上方加减服用一百余剂，全身有力，面色红润，腰以下痛及浮肿全消失，诸症皆除，尿常规检查逐渐好转。1975 年连续数月检查尿蛋白（－），红细胞（－），管型（－），血胆固醇 200 毫克，总蛋白 6.2 克、白蛋白 3.4 克、球蛋白 2.8 克，血压 120/70 毫米汞柱，舌润脉有力，病乃痊愈。后追访患者已上班一年余，病未复发。

　　按：慢性肾炎肾病型蛋白尿，余常用此方取效，此方即黄芪、党参与清热滋阴之药合用，久服无燥热伤阴之弊。若单用黄芪一味久服后多出现口干咽痛等内热耗阴现象。一经出现内热则易感染，尿蛋白及红细胞、管型等亦随之增重，反而不佳，临床所见甚多，故拟此方既用黄芪、党参益气达州都以固摄，又辅以清热滋阴之剂以监制黄芪之温，此实乃复方配伍之妙用。

八、益气血、补心脾，治血虚及血妄行

　　"气为血之帅，血为气之母"，二者相互倚依，故血虚必须益气，以有形之血不能速生，无形之气所当急固。结合脏腑则心主血藏神，脾统血主思，心伤则血少，神失所藏，临床上表现怔忡健忘、惊悸、盗汗等症；脾伤则血失统摄故见体倦食少、吐衄、肠风、崩漏等症作矣。笔者治疗贫血病，审其无

热，属心脾二虚，气血不足者，常以益气血补心脾而收功。如
1984年8月治1例小儿溶血性贫血，皮肤黄染，瘙痒，倦怠
无力，颜面萎黄，眼不欲睁，血红蛋白7克，脉弱，舌淡，始
按《金匮》"男子黄，小便自利当与小建中汤治之"，用药6
剂无明显效果，后按气虚不足心脾两虚施治，用归脾汤原方，
药后全身有力，精神渐振，继用原方30剂，血红蛋白上升至
11克，黄色退，诸症消失，从而痊愈。

1993年治一女，21岁，在校学生，患经漏不止，经行量
甚多，继则淋漓不断，连续半年余不愈，倦怠乏力，头眩肢
软，惊悸盗汗，少寐多梦，曾服中药止血之剂数十剂旋止旋
出，无明显疗效。其母携来门诊求治，面色晦暗稍黄。舌淡唇
淡，脉沉弱，询其致病经过，据其母述此女孩一向月经正常，
近半年由于功课紧张，耗费脑力过度，遂致月经来量过多，淋
漓不断，踌思此病当属心脾二虚气血不足。心主血藏神脾统血
主思，过度思虑耗神则伤心耗脾，随致斯疾。此例经漏不止，
是心不能主血而脾不能统血也。其由于忧思过度而耗伤心脾，
遂予归脾汤原方加龙牡连服6剂血即止，继服5剂痊愈，远期
观察未再发作。

归脾汤用参、术、芪、草以补脾益气；茯神、远志、枣
仁、龙眼以补心；当归养血；木香舒脾。中气壮则能摄血，血
自归经，而诸症悉除。

又用此方治疗1例过敏性紫癜，色泽不鲜，上下躯干皆
有，脉沉弱，投以此方而愈。

九、益气为主，活血为辅，治疗心绞痛及心律失常

《金匮要略》有胸痹心痛，《伤寒论》有脉结代心动悸，
前者相当于冠心病心绞痛，后者包括心律失常、早搏等。根据
笔者临证体会，此病大多为心气虚，心血瘀阻之证。气虚无力
推动血液运行，则血流不畅，不通则痛。正常的血液运行，不
仅需要心气的推动，而且也需要血液的充盈，所谓气帅血，血
载气，二者相互作用，以维持正常的生理功能。如气血虚不能

养心，气虚不能鼓动血液运行时，则出现脉结代，心动悸，宜炙甘草汤益心气，通心阳，补心血养心阴。但如心气虚，心阳不足，因而心血痹阻时，亦出现心律不齐，早搏，此为气虚血瘀，虚中夹实之证，用炙甘草汤则效不显，必须益心气，振心阳，活血通络法取效。

蔡某，男，57 岁，干部。1984 年 4 月 5 日初诊。胸闷心悸一年余，近半年来出现早搏，逐渐频繁，胸闷气弊有压缩感，活动则早搏频作，有时三联律、二联律，心区隐痛，四肢乏力，脉沉缓乏力结代，兼见舌紫暗，苔薄，心电图示供血不全，频发室性早搏。

诊断：冠心病心肌供血不全，频发性室性早搏。

辨证：心气及心阳不足，血行不畅，脉络痹阻。

处方：黄芪 40 克、人参 20 克、丹参 25 克、当归 20 克、川芎 15 克、桃仁 15 克、赤芍 15 克、桂枝 15 克、薤白 20 克、葛根 25 克、甘草 15 克。水煎服。

4 月 25 日复诊，服上方 12 剂，早搏明显减少，全身较有力，胸部觉舒畅，绞痛未发作，脉结代亦减少，又用上方 15 剂，早搏消失。但在洗澡及活动过多后有时出现，继用上方。6 月 1 日复诊，继服 15 剂，早搏已不见，自述在室外铲地种菜亦未出现，从而痊愈。

补肾法临证举要

肾为先天之本，生命之源。《内经》认为人的生命活动从胚胎孕育到成长壮大的整个过程，肾都起着极为重要的作用，如《素问·上古天真论篇》谓："女子七岁，肾气盛，齿更发长。……丈夫八岁，肾气实，长发齿更。二八，肾气盛，天癸至，精气溢泻，阴阳和，故能有子……"这一段描述，强调了肾气在人生长发育过程中的重要作用。

肾为水火之脏，以阴阳为基，在阴阳互根和互相消长的基础上构成了生命之动力，即所谓肾气。张介宾谓："水火具焉，消长系焉，故为受生之初，为生命之本。"由此不难理解，肾之藏精，生髓，主骨，荣发，出技巧，主生殖发育，开窍于耳、二阴，主水等一系列功能，无一不是在阴阳互根和互为消长之下。而不断地发挥其作用的，反映了中医学整体恒动观的特色。而肾中之阴阳一旦有了偏盛偏衰，其平衡恒动亦遭到破坏，即构成为病态。因而肾病有阴虚、阳虚、阴阳两虚三方面。同时由于脏腑之间相互依存，相互制约之关系，肾病可累及其他脏腑，其他脏腑病变亦可累及于肾。笔者不揣浅陋，仅就近年来，临证中有关从肾论治之验案，结合其病机，从理论到实践加以探析。

一、补肾益肝治疗眩晕

《灵枢·海论》谓："脑为髓之海……髓海有余，则轻劲多力，自过其度，髓海不足，则脑转耳鸣，胫酸眩冒。"《素问·六节藏象论篇》谓："肾者，主蛰，封藏之本，精之处也。"《素问·阴阳应象大论篇》谓："肾主骨髓。"故脑髓的有余与不足，取决于肾精之盈亏，肾精又赖于肾中元阴元阳化合而生成，此精来自于先天，又赖后天饮食精微以颐养。肝为肾之子，天癸同源肾精亏乏，不能涵养肝木而生内风。《素问

·至真要大论篇》谓："诸风掉眩，皆属于肝。"治疗此类眩晕，必以补肾益肝以息风。张介宾谓："眩晕一证，虚者居其八九，而兼火兼痰者，不过十中一二耳。"张氏所谓虚者，除属于气血虚者外，则指肾精亏耗，辨证时应注意究属肾阴虚，肾阳虚抑或阴阳两虚，尤宜在大补肾阴基础上，加少量桂附以助阳，取其阳生阴长之义，若畏惧桂附辛热而舍弃不用，往往疗效不佳。

例：杨某，男，52 岁，干部。1984 年 10 月 13 日初诊。头昏眩不清，时晕一年余，伴头面部烘热，耳蝉鸣，健忘，精力不支，不能阅书报及视物，腰酸腿软，脊背恶寒，性欲减退，上肢麻，舌嫩淡红，脉象弦。此属肾阴阳两虚，精髓不足，肝木失荣。宜补肾益精髓，平肝息风法。处方：熟地 30克、山萸 20 克、山药 20 克、茯苓 15 克、丹皮 15 克、泽泻 15克、甘菊 15 克、白芍 20 克、附子 10 克、肉桂 10 克、天冬 15克、蒺藜 15 克。水煎服。

10 月 22 日复诊，服药 8 剂，眩晕大减，精神见佳，全身稍有力，腰酸腿软诸症悉减，脉象亦略振。上方加枸杞子 20克，女贞子 15 克。上方连服 30 剂，诸症基本痊除。但阅读稍多，仍有头晕。嘱继服上方十余剂，注意休息，以资巩固。

1988 年 3 月 10 日复诊，诸症皆愈，已上班工作，未见复发。

按：本案西医诊断为脑基底动脉供血不全，曾用活血祛瘀及补益气血之剂，皆未收效。笔者根据证候，辨为肾阴阳两虚，脑髓不足，木失水涵，风阳内动。以补肾元，益将髓以固本，用牡丹皮、天冬、白芍、蒺藜、菊花等，凉肝息风，服药后疗效明显，经治而愈，迄今未复发。

二、补肾摄纳治风痱

刘元素谓："内夺而厥，舌喑不能言，足废不为用，肾脉虚弱，其气厥不至……"肾脉夹舌本，肾虚内夺，故不能言而为喑；肾脉循阴股内廉，入腘中，循胻骨内廉及内踝后，入足下。肾气虚，不能下达，故废为痹。肾气为肾中元阴元阳化合而成，若下元虚衰，阴不维阳，虚阳浮越，痰浊上浮，窍道阻塞则舌强不能言；肾元不足，肾气不能下达，则足废不能行。张介宾谓本病为"非风"，其病机为"阴亏于前，而阳损于后；阴陷于下，而阳泛于上，以致阴阳相失，精气不交，所以忽而昏愦，卒然仆倒……"治疗此病，当宜补肾摄纳，阴阳双补法。所谓：有阴中之水虚与阴中之火虚之别，前者宜左归丸、大补阴丸、六味地黄丸之类，后者则宜地黄饮子、右归丸等。

　　例一：刘某，男，47 岁，干部。1984 年 2 月 10 日初诊。患者于 2 周前感觉右上肢酸麻软弱，不能持重物，1 月 28 日夜晚，睡醒后出现右侧上下肢不遂，口眼歪斜，饮水即呛，舌强语言不利，血压 160/110 毫米汞柱，经诊断为"脑血栓形成"。曾用静点低分子右旋糖酐，患侧肢体略有恢复，但不明显。2 月 10 日邀余会诊，症状如上，舌光红，无苔，脉象左虚弦，右细弱。辨证为肾中阴阳俱虚，水火不济，肾气内夺之风痱证。宜补肾摄纳以息风。处方：熟地 40 克、石斛 15 克、麦冬 15 克、五味 15 克、菖蒲 10 克、远志 15 克、苁蓉 20 克、巴戟肉 15 克、枸杞 15 克、菟丝子 15 克、肉桂 7.5 克、附子 10 克。连用上方 13 剂，患侧肢体不遂明显好转，能扶杖行走 10 余步，上肢亦可上举，舌见软，言语有所改善。现患侧上下肢仍软弱无力，舌强笨，语言不利，左脉虚弦细，继用上方 20 剂，效果明显，患侧上下肢功能进一步好转，能扶杖行走百步左右，言语接近正常，口眼已无歪斜，饮水不呛，唯头时昏，健忘，有言首而忘尾之感，血压 145/95 毫米汞柱，脉象左弦滑，右弦细，以前方继服 6 剂，病情继续好转，嘱守方不变，继用若干剂，辅之以功能锻炼。追踪观察已恢复正常，现已上班工作。

　　按：本案处方即河间地黄饮子化裁，为治下元虚衰，虚火上炎，灼津为痰，阻塞窍络的喑痱之良方。其方为阴阳并补，上下同治，妙在用桂附于补肾阴药中以温助肾阳。肾为水火之脏，非温阳以助气化则水不升，水不升则火不降。所以汪昂有"火归水中，水生木"之说。笔者用本方治中风后遗症，脑基底动脉硬化、脑软化，临床表现头晕、耳鸣、目糊、健忘、表性淡漠、言语不清、智力减退、痴呆等，皆有一定效果。

例二：叶某，男，67 岁，离休干部。1985 年 1 月 4 日初诊。体素肥胖，5 年前头部受过外伤，头昏嗜睡，常于开会时，即鼾声入睡，表情淡漠，呆板，舌笨，语言常有謇涩状，腿软行走无根，血压 150/100 毫米汞柱，经某医院 CT 扫描诊断："腔隙性脑梗死。"脉象沉弦，舌胖，苔白。辨证为：肾阴阳俱虚，肝风内动之证。宜补肾元息风之剂。处方：熟地30 克、山萸 15 克、石斛 15 克、寸冬 15 克、巴戟 15 克、肉桂7.5 克、附子 7.6 克、茯苓 15 克、五味 15 克、菖蒲 15 克、远志 15 克、苁蓉 15 克。服上方 10 剂，头昏嗜睡皆有明显好转，两腿亦较前有力，宜上方继服 10 剂，诸症俱轻，语言有一定程度恢复，表情好转，时有笑容，两腿较前有力。继服上方20 剂，诸症基本消失，瞌睡大减，面容表情恢复如正常人，本年 4 月初去外地疗养，远期追踪观察病情稳定。

按：笔者用本方治疗此类病颇多，大多有效。此方原为刘完素治"少阴气厥不至，舌暗不能言，足废不能行"而立。凡属肾气不足之证，此方皆可用之，而且疗效卓著。少阴为水火之脏，乃生气之根，水火欲其平，而不欲其偏，方用熟地黄、山萸以益肾阴，又用桂、附、巴戟、苁蓉温助肾阳，引阳入阴，俾阴阳化合，少火生气。此外又用茯苓、远志、菖蒲养心开窍、交通心肾，麦冬、五味子滋养肺阴，隔二隔三以助少阴之气，使之充达而上荣，则喑痱诸症自可愈矣。

风痱一证，属现代医学的弥散性脑功能减退范畴，并无局灶性脑损害的证据，而是以弥散性脑功能减退为特征，与常见的急性脑血管疾病、以偏瘫为特征的所谓"中风"者不同。其临床表现为头晕或痛、耳鸣、眼花、易疲倦、瞌睡、记忆力减退、思维迟钝、急躁易怒，时出现不自主的哭笑，或情绪低沉、苦闷、抑郁，这些症状，从中医学探讨则属于肾元不足，脑髓匮乏之证。《内经》谓："脑为髓之海。"脑为藏髓之所，非生髓之处，生髓者在于肾，髓为精类，乃肾中阴阳化合而成。张介宾谓："髓海充足即有余也，故身轻而劲……若其不足，则在上者为脑转，以脑空而运，似旋转也，为耳鸣也；以髓虚者精必衰，为胫酸，髓空无力也，为眩冒忽不知人，为目无所见，怠惰嗜卧，皆以髓为精类，精衰则气去而诸证以见矣。"肾藏精，故补肾元为治疗此证的唯一准则。临床观察无论脑血管疾病，以及脑功能减退，只要符合肾虚证候，用本方皆效。

三、补肝肾、充督脉、益筋髓以治痿躄

肝主筋藏血，血不足无以营筋则筋痿；肾主骨藏精，精不足则不能充润骨髓而骨痿。督脉贯脊属肾，通髓达脑。故脑脊髓病变，皆从补肾充督论治。《素问·痿论篇》谓："肾气热则腰脊不举，骨枯而髓减，发为骨痿。"又谓："有所远行劳倦，逢大热而渴，渴则阳气内伐，内伐则热舍于肾，肾者水藏也，今水不胜火，则骨枯而髓虚，故足不任身，发为骨痿。"以上二段论述皆指出肾阴不足，阴虚内热，精髓亏耗，而致骨痿；同时又指出房劳太甚，耗血而成筋痿。如"思想无穷，所愿不得，意淫于外，入房太甚，宗筋弛纵，发为筋痿……"外感六淫，邪从热化，伤耗精血，及久病之体虚，肾阴亏耗，或房事不节，肝肾亏损，精血不足，不能充润督脉，营养筋骨而渐成痿躄。包括现代医学的脑脊髓病、蛛网膜炎、周期性麻痹、癔病性瘫痪等。

例：女，20岁，未婚，学生。1972年11月15日初诊。发病2个月，开始自觉两腿觉重感，逐渐步履困难，以后发展至两腿重着不能启步，两大腿肌肉稍有萎缩，感觉及腱反射均正常，手足心热，小便色黄，全身酸乏无力。经某医院检查，拟做腰椎穿刺，未同意。初步诊断："周期性麻痹。"由家人推车来门诊，观其舌艳红，苔白腻，脉沉滑有力。诊断为："痿证。"辨证为肾阴虚，精血亏耗，无以濡养筋骨，同时夹

湿热，湿热不攘，筋脉弛缓，而致痿躄。因与滋补肝肾，充养筋骨，清热除湿，以利筋脉之恢复。处方：熟地 40 克、枸杞20 克、锁阳 15 克、牛膝 20 克、白芍 30 克、苁蓉 20 克、知母15 克、黄柏 15 克、苍术 15 克、天冬 15 克、石斛 20 克、当归20 克、甘草 10 克。

服药 3 剂，两下肢觉有力，脚能翘趾，较前有进步，继服上方 6 剂，两腿轻健有力；扶床能迈步，但仍不能步履。再服6 剂，两下肢功能有明显好转，能扶杖行走，但行走后自觉两腿痿软酸重无力，不耐过劳，全身乏力，舌苔转薄，脉沉滑中带有缓象，继服上方 6 剂，两腿功能大见进步，自觉轻健，不需扶杖，能独立行走，但多仍酸重疲乏，舌转淡红，脉象沉而有力，此肝肾阴亏渐复，湿热渐除之候，继服药 10 剂，12 月31 日六诊时，两下肢功能基本恢复，能步行一段路，但过多仍酸重，嘱继服此方若干剂，加强下肢功能锻炼，以利恢复。

1974 年 2 月 15 日追踪观察，此患者已完全恢复健康，上班工作。

按：本案仿虎潜丸、三妙散以补肾益精除湿热法治疗。肾为作强之官，赖精血以为之强，若肾虚精枯，血亦随之而枯，精血交败，湿热乘虚而袭，盘踞筋骨，故不能步履，腰酸筋缩之证作矣。方用熟地黄、枸杞子、苁蓉、锁阳补肾益髓，复用当归、白芍、石斛养血营筋，再用知母、黄柏、天冬、苍术以除湿热，正邪兼顾，故能取效迅捷，仅六诊而瘥。

《内经》谓诸髓皆属于脑，督脉贯脊上达于脑，下通于肾。髓之本源，乃由肾中元阴元阳化合而成，故脑脊髓病变皆与督脉相关，治疗当诃补肾中元阴元阳，以温煦充润督脉，常可收良效。本案即其一例。笔者亦曾用此法治疗一例脊髓空洞症，一例结核性脑膜炎脊髓粘连，皆收显效。并以此法为主加活络之品治疗一例脊髓压迫症，获得缓解。

四、大补肾元以治虚劳早衰

《内经》谓肾者主蛰，封藏之本，内寓元阴元阳，故为先天之本。肾病虚损虽有阴虚阳虚之别，但阴阳互根，久病常易相互累及，即"阳损及阴，阴损及阳"，转而变为阴阳两虚，乃肾病虚损常见之候。故治虚损及慢性消耗性疾病等，必须注意阴阳两伤，治疗须滋阴扶阳兼顾，既可促进生化之机，而又避免互伤之弊。张介宾氏有"阴中求阳，阳中求阴"之论，其意盖在于此。缘滋阴之品，其性多柔润滋腻，常影响脾胃之运化，易导致胀满腹泻；扶肾阳之品，其性则辛温燥热，易伤阴液。故古人之制方，有则于补肾阴药中加用助阳之品，如肾气丸、地黄饮子等；也有则于助肾阳药中加入滋肾阴之品，如大菟丝子丸，姜、桂、附、鹿茸与地黄等补肾阴药合用，意在从阴引阳，阳复阴生，以助化源之机，务使滋阴不碍阳，助阳不伤阴，故宜于虚劳久病阴阳两虚者。但阴阳两虚辨证时注意其偏胜，如阴虚偏胜者，应侧重于滋阴，少加助阳之剂；阳虚偏胜者则宜重在助阳，少加滋阴之品。力避只注意一面，而忽视另一面，方能达到补偏救弊之目的。

例：郑某，男，47岁，干部。1981年10月15日初诊。患者素体弱，近半年头眩，少寐，常梦与女子交，阳痿，时遗精，精力不支，腰酸腿软，下肢冷，发落早衰，性欲减退，健忘，气短，自汗，经某医院诊断为"脑动脉硬化供血不全、性神经衰弱"。来门诊求治，脉象左右沉迟无力，舌淡。辨证为肾阴阳两虚，封藏失职，精髓匮乏。宜大补肾元，固精益髓法。处方：熟地100克、山萸50克、山药50克、菟丝子30克、枸杞子30克、仙灵脾30克、仙茅30克、鹿角胶30克、人参50克、附子30克、肉桂30克、冬虫草20克、巴戟20克、苁蓉20克、天冬20克、蛤蚧1对、龙骨30克、牡蛎30克、枣仁50克、甘草30克、黄芪100克。共为细末，炼蜜为丸，10克重每次服1丸，日服2次。

1981年12月，1982年3月、7月三次复诊，服上方3剂，阳痿、梦遗诸症皆愈，全身及腰膝有力，睡眠恢复正常，自汗消失，体力基本恢复，脉象沉而有力，已上班工作，远期随访，疗效巩固。

按：本案即属阴阳两虚证，而偏于阳虚，故方中亦侧重于补肾阳，而辅以地黄、山萸、枸杞、天冬等滋阴之品，药仅3料，积年沉疴，竟获康复，可见阴阳并补之妙。

五、滋肾阴清相火、壮水之主以制阳光

相火出自于下焦肝肾，肝属木藏血，肾属水藏精，以精血为其物质基础，肝肾之功能活动赖相火以发挥作用，前人谓与易之坎卦一阳居于两阴之中相符合。内阳外阴，阴阳相济，相火潜藏，何病之有？若情志过极，房劳无度，皆会激起相火之妄动而导致病变，丹溪谓："醉饱则火起于胃；房劳则火起于肾；大怒则火起于肝……然后煽动相火，消耗真阴，病变蜂起。"故丹溪引日月之盈亏，以阳常有余，阴常不足立论，不无道理。笔者在临床中遇相火亢盛之证颇多，试举近日治验一案。

例：李某，女，68岁。1986年1月21日初诊。发病半余年，自觉少腹灼热如燎样难以忍受，入夜增重难以入眠，两腿酸乏无力，体质消瘦，舌红，无苔，脉象弦长，经市内几家医院检查仍诊断不明，曾服中药数十剂，药偏凉即腹泻，偏温即咽干口燥。皆无一效，审脉论证，当属肾阴亏耗，相火妄动之证，宜滋肾阴清相火之剂。处方：龟板25克、生地20克、知母15克、黄柏15克、枸杞子20克、牛膝15克、玄参20克、女贞子20克、菟丝子15克、甘草10克。水煎服。

1月28日复诊：服药6剂，少腹灼热大减，自述为半年来从未有之现象，唯稍有腹泻，于上方加生山药20克。少腹灼热完全消除，两下肢亦较前有力，前方加石斛20克，继服6剂而愈。

按：本案即以大补阴丸增味主治，原方为滋阴降火之代表方，一面用地黄、龟板以补肾滋阴，一面用知柏以清相火，在此基础上加枸杞、女贞子、菟丝子以襄助补肾之功，用玄参以清无名之火，服药二十余剂，久治不愈之少腹灼热，竟而痊除。

近贤冉雪峰盛赞大补阴丸有平火、敛火、镇火、摄火之功，谓："虚劳阴气渐竭，燥火燔灼，烦躁身热，阴愈伤则热愈炽，热愈炽则阴愈伤，此际用六味等补水水不能遽生，以生脉等保津，津不能终保，唯此方为宜。"本案虽非虚劳，但阴虚火旺病机相同，故以之治疗而取效。

六、从肾以治咽痛

足少阴之脉循喉咙通舌本，故《伤寒论》将咽痛列入少阴篇。但喉痛有寒热虚实之别，属于热证实证，人皆知之，固不待言。属于虚证寒证则多易忽略，实际于临证中并非罕见，先贤赵养葵谓："少阴之火，直如飞马，逆冲而上，到此咽喉紧锁处，郁结而不得舒，故或肿或痛也。"赵氏所谓少阴之火，乃阴虚内热，盖由肾水不足，相火无制而上炎，其证多表现为口干面赤，痰涎上涌，脉见虚数，可用左归饮或麦味地黄丸之类，滋肾水以制阳光。亦有格阳之喉痹，由于元阳亏损，无根之火上客于咽喉，多由房劳无度，上热下寒，兼见腰膝酸软，倦怠乏力，脉象沉微，或弦滑无力，可用八味肾气丸、镇阴煎，补肾摄纳，引火归原。

例一：邓某，男，36 岁，干部。1985 年 9 月 3 日初诊。咽痛数年不愈，经五官科检查诊断为慢性咽炎，用抗炎药治疗无效。咽痛伴干涩，局部经常充血有水肿，倦怠乏力，精力不振，腰酸痛，性生活后诸症均加重，六脉浮，重按无力，舌淡红。此属肾阴亏耗，虚火上炎之证，宜滋肾阴降虚火之剂。处方：熟地 30 克、山萸 15 克、山药 20 克、丹皮 15 克、茯苓 15 克、泽泻 15 克、麦冬 15 克、五味 15 克、玄参 20 克、杞子 20 克。药 20 剂，咽痛完全消除，干涩感大减，腰已不痛，脉象转沉有力。继服 10 剂，咽未痛，局部红肿俱退，稍有干涩，腰已无酸痛，精力转佳，食欲增，体重增 3500 克。脉沉有力。继以上方增减。处方：熟地 30 克、山萸 15 克、山药 20 克、丹皮 15 克、寸冬 15 克、菟丝子 15 克、沙参 15 克、花粉 15 克、五味 15 克、女贞子 15 克、玄参 15 克、杞子 15 克、甘草

10 克。服药 20 剂，诸症悉除，一如常人，脉沉而稍滑，嘱停药观察。

例二：程某，男，47 岁，干部。1984 年 8 月 19 日初诊。咽痛一年余，咽峡部有溃疡灶，旧愈新生，不断出现，经年不愈，吞咽及发音皆痛，历经咽喉专科治疗及服中药清咽解毒之剂，皆未收效，来门诊求治。诊其脉浮软无力，两尺尤弱，咽峡部赤烂，舌淡红，口和多涎，身倦下肢乏力，脉证合参，当属肾元不足，龙火上燔，格阳喉痹证。宜补肾引火归原法。处方：熟地 40 克、山萸 20 克、山药 20 克、泽泻 5 克、茯苓 15 克、丹皮 15 克、肉桂 7 克、附子 7 克、牛膝 15 克、甘草 10 克。水煎，冷服 6 剂，咽痛减轻，咽部溃疡灶周围似见收敛，继服药 10 剂，溃疡面愈合，未见有新的溃疡灶出现，自述为 1 年来罕见之现象，脉象浮而有缓象，口涎减少，继用上方加枸杞子 20 克，服药 20 剂，咽未痛，未见有溃疡灶出现，全身有力，脉象左右弦缓，此肾元复，龙火敛之兆，继服 10 剂诸症皆愈，遂停药。远期观察未见复发。

按：此案即张介宾氏所谓之格阳喉痹，其病机为"火不归原"，无根之火客于咽喉所致。笔者诊其脉浮而无力，两尺弱，身倦乏力，结合以前服寒凉药无效，因而辨证为虚火上扰之喉痹。张氏谓此证本为伤阴而起，又服苦寒之属，以致寒盛于下而格阳于上，使病情更为加剧，因予八味肾气汤合镇阴煎冷服，以补肾摄纳引火归原而安。

七、滋肾固摄清火以治血崩

《素问·阴阳别论篇》谓："阴虚阳搏谓之崩。"马莳谓："尺脉既虚，阴血已损，寸脉搏击，虚火愈炽，谓之曰崩，盖火迫而妄行也。"此火乃虚火非实火也，一面阴血损，一面虚火旺，前者为病之本，后者乃病之标，但由阴血损导致火旺，反过来由火旺更促进阴血之妄行外溢，临证中此类崩漏并非罕见，必须滋补肾阴为主以治本，辅以清热以治标，则血得安而溢止。傅青主论年老经水复行，谓此证"乃肝不藏、脾不统"，但根源却在于肾，他说"非精过泄而动命门之火，即气郁甚而发龙雷之炎，二火交发而血乃奔矣"。傅氏所谓之二火，亦皆指虚火，其本乃肾阴亏耗，故在安老汤一方中指出，本方"尤妙在大补肾水，水足而肝气自舒，肝舒而脾自保养，肝藏之而脾统之，又安有泄漏者，又何虑其血崩哉"。张介宾之保阴煎，用生地黄滋补肾水，黄芩、黄柏清相火，治水亏火旺，经水过多之证，亦源于阴虚阳亢而立方。

例：姜某，女，52岁，退休职工。1985年5月2日初诊，近2个月来出血量甚多不止，曾入某医院住院，用黄体酮及止血药等治疗无好转。呈贫血状态，血红蛋白8.2克，面色萎黄，心悸气短，尾闾骨部酸痛，痛则出血较多，不敢活动，稍动则血量增多，阵心烦发热，口干苦不欲食，舌苔白干，脉象浮大，按之空豁，此属肾阴亏耗，肝火上燔，营血不得潜藏之证。宜补肾摄纳，清肝热止血法。处方：熟地30克、山萸20克、党参20克、煅龙骨20克、煅牡蛎20克、白芍25克、海蛸20克、酒芩15克、丹皮15克、焦栀15克、棕炭20克、甘草15克。服上方15剂，自述服2剂血即止，继服全身较有力，心烦亦减，但活动后有米泔水样分泌物，尾闾部酸楚，脉浮大而见收敛之象，此肾阴渐复，肝火稍清，宜继服用上方加山药25克、芡实15克以健脾固摄，服药6剂，未见出血，米泔水样分泌物已无，仍腰痛，全身酸楚，心悸怔忡，气短心烦，脉象仍较大但有缓象，患者不敢活动，惧血复来，继以滋补肾阴之剂以资巩固。处方：熟地30克、山药20克、山萸20克、枸杞15克、茯苓15克、党参20克、当归20克、杜仲15克、丹皮15克、菟丝子15克。服上方20剂，诸症消除，月经未见，全身有力，腰及尾闾部亦无酸痛，血红蛋白上升至11克，患者面色红润，行动自如，一如常人，远期随访已痊愈。

按：此案崩漏日久，肾阴营血亏耗，乙癸同源，水不涵木，则肝阳亢而血不潜藏故出血不止，尾闾部为督脉所司，与肾脉相通，酸痛下血乃肾阳无以固摄，督脉失养所致。方用熟地黄、山茱萸大补肾阴以充督涵木，白芍药敛阴柔肝以和营，龙牡、海蛸、棕炭收敛固摄以止血，然热不除则血难止，故佐以牡丹皮、酒芩、焦栀子以凉肝清热，药仅2剂血即止，诸症随之消除，脉象由大而豁转为弦而缓，"阴平阳秘"从而痊愈。

八、补肾助阳固摄滋液以治肾消

消渴病分为上、中、下消，包括现代医学糖尿病、尿崩症。其病机有寒、热、虚、实之别，下消又名肾消，病位在肾，多为肾阳式微，命火不足，水不化津，是以口渴多饮，饮一溲一，或饮一溲二。赵养葵论本病病机为"水火偏胜，津液枯槁，以致龙雷之火上炎，熬煎既久，肠胃合消，五脏干燥……故治消之法，无分上中下，先治肾为急……"因此治疗下消，必须从肾论治，审其属肾阴虚者，当以大补肾阴为主，如属肾阳衰者，应从温阳固摄法中图之。《金匮要略》肾气丸治饮水一斗，小便一斗即指此类证。楼英《医学纲目》曰："下消者，谓之肾消，肾消者饮一溲二……筋骨血脉无津液以养之，故其病焦干也。"饮一溲一或饮一溲二，方书谓溲如膏脂，多属糖尿病之重者。尿崩则小便如清水，尿比重低，身体羸瘦，皮肤干燥呈脱水状，皆属中医学"消渴"，"消瘅"范畴。

例：杨某，女，13岁，学生。1979年10月25日初诊。体素弱，2个月来口渴，嗣后口渴加重，狂渴引饮，每日饮水量需10保温瓶，小便量与饮水量相等，饮一溲一，尿色清白，经哈市某医院检查，尿比重为0.004，尿糖（－），脑造影蝶鞍大小正常，未见破坏及增生，诊断为尿崩症，来本院门诊治疗，如上述症状，形体消瘦，舌质红，苔干黄，脉象沉弱。辨证为肾阳式微，不能蒸化，津不上升，故口渴引饮；肾阳式微，关门不固，故小便频多。当以补肾助阳，固摄滋液法治疗。处方：菟丝子15克、五味子15克、益智仁15克、煅龙骨20克、煅牡蛎20克、寸冬15克、附子10克、熟地20克、茯苓 15 克、甘草 5 克、石莲子 15 克。服上方 8 剂，饮水减少，每日饮水量最多为 2 保温瓶，小便量亦随之减少，全身稍有力，头微痛，舌边赤，苔黄稍润，脉沉细，宜前方增减治疗。处方：菟丝子 15 克、五味子 15 克、益智仁 15 克、生山药 20 克、花粉 15 克、熟地 20 克、附子 10 克、茯苓 15 克、煅龙骨 20 克、煅牡蛎 20 克、寸冬 15 克、肉桂 5 克、石莲子 15 克、甘草 5 克。服上方 10 剂，每日饮水量减至一保温瓶，尿量亦相应大减，食欲睡眠均好转，但仍消瘦头稍痛，宜前方增减。处方：菟丝子 15 克、五味子 15 克、天冬 15 克、山药 30 克、故纸 10 克、沙参 15 克、益智仁 10 克、花粉 20 克、附子 10 克、肉桂 5 克、茯苓 15 克、覆盆子 10 克、熟地 15 克、甘草 10 克。服药 20 剂，饮水量控制在每日清晨 3～5 茶杯，排尿次数及尿量明显减少，尿量一昼夜 1000 毫升左右，饭量增加，体重增加 2.5 公斤，精神及体力均有恢复，有时休息不好则饮水量及小便稍增，休息即恢复。自述服后方效果尤为明显，嘱继服若干剂以善后。距今已 6 年未见复发，完全治愈。

按： 本病现代医学谓下丘脑部脑垂体功能减退，抗利尿激素分泌过少，尿量增多，形成脱水，故狂渴引饮，身体消瘦，古人谓饮一溲一，饮一溲二，因此可知尿多为本病之证结，治疗的焦点在于多尿。张介宾说："阳不化气，则水精不布，水不得火，则有降无升，所以直入膀胱而饮一溲二，以致泉源不滋，天壤枯涸者，是皆真阳不足，火亏于下之消症也。"由此可知，本病之病机为命火式微，水津不能四布，肾关不固，故多尿狂渴而日趋赢瘦，治法当以温肾助阳固摄为主，如附子、肉桂、益智、菟丝子、熟地、山药、龙骨、牡蛎等，肺为水之上源，多尿液脱则肺燥热，故又佐以五味子、麦门冬、天花粉、北沙参以润肺滋液。服药 40 剂，多尿与口渴诸症皆除，食纳增加，体重亦增，精神恢复正常，疗效较为理想，远期随访已痊愈。

九、滋阴补肾治肠结便秘

　　肠结便秘属实者居多，属虚者亦非鲜见，倘辨证不清攻下误投，必致虚虚之弊，肾司二便，肾阴亏耗，则出现肠结便秘，尤多见于老年人，肠中津液不足者。陈士铎在《石室秘录》中谓："肾水不足则大肠细小，水不足以润之，故肠细而干涸，肠即细小，则饮食入胃不能下行，必反而上吐……"陈氏立生阴开结汤滋补其阴，"使阴生而火熄，阴旺则肠宽。方用熟地二两、元参、当归各一两、生地、牛膝、麦冬、山茱萸、肉苁蓉各五钱。一连数剂，肠结可开，粪即不如羊矢矣……"笔者宗其意治疗便秘属肾阴亏者颇效。

　　例：王某，女，67 岁，干部。1986 年 8 月 16 日初诊。大便秘结二年余，须用酚酞及甘油栓始能排便，否则数日不行，腹胀满，口干臭，凡清热开郁泻下之剂，服药大便即通，药停即便闭如初，食纳日减，体日羸瘦，脉象沉滑，舌质红，苔燥。辨证为肾阴不足，肠失濡润，以致无水舟停，宜大补肾阴，滋燥润肠法。处方：生地 30 克、熟地 20 克、麦冬 20 克、玄参 20 克、杞子 20 克、肉苁蓉 20 克、当归 20 克、知母 15 克、玉竹 20 克，6 剂。服药后矢气频频，大便每日 1～2 次，始如羊矢状，继而奇臭，量较多，腹胀随之全消，食纳增加，继服上方 10 剂，大便每日能保持 1 次，腹部舒适，食纳佳，从而痊愈。

　　按：本案即属肾阴亏耗，肠失濡润之便秘，切忌苦寒攻下之剂，以重伤其阴，生熟地黄为必用之品，笔者屡用之以奏效，然必量稍大方能收功。

论瘀血与"活血化瘀"

　　"活血化瘀"是中医学的一个重要治则,特别是近年来国内对其研究日益深入,不断地取得了新的进展。临床应用也日益广泛,大大地超过了传统的应用范围,引起了国内外学者的重视,展示了广阔的前景,所以是值得我们研究的一个新课题。

　　目前,国内刊物关于活血化瘀的报道较多,但大都从现代医学角度,探求其机制,这是非常重要的。但对中医学有关血瘀的病因病机治则则探索较少。中医学认为血瘀的因素有气虚,气滞、因寒、因热、痰湿、水蓄、风气的不同,因而治法亦非千篇一律。本文以此为题从理论到实践加以简要论述。

一、气滞血瘀

　　营卫气血学说,是中医学基础理论的重要组成部分。有关气血的运行前人有精湛的阐述,谓"血之与气异名同类"(见《灵枢·营卫生会》)又曰:"气为血之帅,血为气之守",说明二者之不可分割而是相互依倚的。由于气统帅血液运行全身,所以气行则血行,气止则血止,气有一息之不运,则血有一息之不行。而气的推动作用又依赖其升降出入的运动形式"是以升降出入,无器不有"(见《素问·六微旨大论篇》)。这就说明了血的流布全身运行不息,有赖气的推动作用,反之气之运动又要血的濡养。两者相互制约又相互依存,才能发挥其正常生理功能。气滞气逆,则血亦随之失常,导致血瘀或离经外溢等。因此,治疗血瘀或出血等症,不能见血止血,必须考虑到气血之相互关系。气行则血治,气调则血自归经。这方面例子无论从前人立方遣药上或我们临床实践上所在皆有。如《医林改错》王清任之血府逐瘀汤为治血瘀的常用有效方剂。方中桃仁、红花、当归、川芎、赤芍为活血药;柴胡、桔梗、枳壳、牛膝为理气药。理气与活血药配伍一方，相辅相成，共奏活血化瘀之效。此方应用范围据《医林改错》原书所列治血瘀十九种病症，我们现在临床应用还远不止此。如（1）治疗冠心病心绞痛属于气滞血瘀者；（2）由于凝血功能障碍的各种出血，如呕血、便血、尿血、阴道出血等；（3）心肺功能障碍，出现呼吸困难，发绀及心衰、休克等（由于血流灌注不足所致）；（4）脑外伤综合征，消化道各种瘀血；以及妇科瘀血等，皆可用本方治疗。本方由于气血兼顾，配伍精当，故疗效卓著。1979年治一例经某医院诊断为脑外伤综合征的患者，该患者脑外伤后，头痛、语言障碍、说话不能连贯，一年余不愈，经神经科检查，颅内未发现占位性病变。患者服药较多，多是活血化瘀之品，如红花、土虫、汉三七等无效。余按气滞血瘀给予本方，连用十余剂后头痛大减，说话亦明显好转，经上方连服治疗而痊愈。通过以上病例说明，单用活血化瘀而无效，改用理气活血药竟获痊愈。可见用气血相互依倚之理论指导立法遣药的重要性。

再如，该书中之癫狂梦醒汤治癫狂，王清任谓此症"乃气血凝滞脑海，与脏腑之气不接，如同做梦一样"。原方除桃仁、赤芍活血之药外，其余柴胡、香附、青皮、苏子、陈皮、腹皮皆为疏肝理气之品。作者是根据气滞血凝而立法遣药的。临床用于一部分癫狂及神经官能症，有较好的疗效。1979年治李某，女性，40余岁，患皮质醇增多症（柯兴氏综合征），经右肾上腺皮质肿瘤切除后，症状不解除，继而发生精神分裂症。语无伦次，打人骂人，不避亲疏，狂闹昼夜不休，邀余诊视。见其舌紫唇紫，脉象弦而有力。余按气滞血瘀辨治，给予本方，连服5剂，患者意识转清，从此逐渐恢复而安。再诊时，患者说："用您的药后，如从梦中醒来一样"。余甚疑患者不知医，不知此方为梦醒汤，为何所述用药经过与"梦醒"巧合，岂非怪事？

在临床上用调气顺气之法，可使妄行之血归经的例子颇多。治疗各种出血症，应注意其气逆的症状，气逆则血逆，气平则血自归经。如治疗肺结核和支气管扩张咯血，或胃出血、呕血、吐血等，在治血药中常配入理气降气之品，使气平则血自止。此中妙义足见气血相互依倚之科学性和实践性。余1980年治一妇女，在某医院住院，患支气管扩张症大咯血，出血甚多，如涌泉不止，连续用中西止血药有小效，而血终不能止。诊视患者胸满气逆，初咯血色紫多块，嗣则色鲜红，量甚多，脉象弦细而数。此属肝气冲肺，肺气上逆，血不归经。不平其气，则血不能安谧，遂于清热止血药中加入生赭石、郁金、苏子、降香等降气引气之品。1剂血即止，继续治疗而安。《医学衷中参西录》张锡钝治吐血、衄血诸方皆用赭石降逆气颇有道理。同吐血、衄血之证，多由于胃气上逆，气逆则血随之上溢，气平则血止。张氏深明气血相互依倚之理，故立寒降汤，温降汤诸方，用多良效。

二、气虚血瘀

上面谈到"气为血之帅，气行则血行"，气滞则血瘀只说明了一个侧面，如气虚无力推动血液运行，也可以发生血瘀。《内经》对气的生理分而为三：（1）宗气：积于胸中具有助肺以司呼吸和贯注心肺而引营血的作用；（2）营气：行于脉中，有与血内注五脏六腑和营养周身的作用；（3）卫气：行于脉外，敷布全身，有温煦脏腑、肌腠、司汗孔开阖、御外邪、健身体等作用。气血运行全身，内至五脏六腑，外达皮肉筋骨，对全身组织器官起着温煦滋润营养灌溉的作用。《难经·二十二难》说："气主煦之，血主濡之。"是对气血功能的高度概括。如气虚则机体升降出入运动功能减弱，血行缓慢，脉络不充，血流不畅，因而形成血瘀。此类血瘀纯用活血祛瘀药物治疗，则不能取效。必须以补气为主，辅以活血通络，才能达到气旺血行的目的。再以《医林改错》补阳还五汤为例，王清任论半身不遂，谓元气亏损过半，不能周流于全身，偏注于一侧，一侧气血充盈，一侧无气，因而半身不遂。用本方以黄芪为主，大补元气，辅以桃仁、红花、赤芍、归尾、川芎、地龙活血通络，全方有益气活血之作用。临床用治缺血性中风及中风后遗症，脉见弦迟微弱者，甚效。余在临床上用此方，有时并不局限于上述病。凡肢体不遂，辨证属"气虚血滞"者，用此方皆效。1980 年治刘某，17 岁，男性，脑型麻痹，两下肢不遂，各地治疗不效。余开始用地黄饮子有小效，继用则效不显，诊其脉弦迟无力，改用本方加炙马钱子每次服 0.5 克，用药 10 剂后，功效明显。自述用药后，两下肢抽动，发热，药力过后，感觉有力。继用本方 30 剂，丢掉双拐，能步行3000 ~ 4000 米。又治一例一氧化碳中毒后遗症患者，智力障碍，表情呆板，步态摇摆不稳，语言亦不清，前臂及双手瘼疭不已，记忆力减退，遍治国内各大医院，神经科谓脑组织缺氧，脑细胞软化和坏死，无法治疗。来我院门诊治疗，余开始按《内经》"脑为髓之海"、"肾生髓"之说，予补肾益髓等方法治疗亦无效。反复思考《内经》谓："上气不足，则脑为之不满。"气不足则不能统帅血液上注于脑，用本方与可保立苏汤合用，以补气活血，使气足血充，则可上行灌注。连用上方数十剂后，智力、语言、步履均有明显好转，尤其是手及前臂抽动几乎消失，继续调治而愈。远期疗效巩固，1981 年结婚，后育一男孩。《金匮要略·血痹虚劳脉证并治篇》黄芪桂枝五物汤治疗血痹，亦是益气温通活血之方，血痹病机为气虚不能周流于全身，则血亦随之而滞，"加被微风"，只是一点外因。冠心病心绞痛之病机，据我们观察大多数为心气虚，心血痹阻之证，气虚无力推动血液运行，则血流不畅，"不通则痛"，活血化瘀虽能取效于一时，但持续用则全身乏力，虚象毕现。余常用人参、黄芪补气为主，加入活血之药，使气旺血行，则心绞痛可以缓解，相应的心电图亦有所改善。《伤寒论》有"伤寒脉结代，心动悸"之记载，相当于心律失常、早搏等症。正常的血液运行，不仅需要心气的推动，而且也需要血液的充盈。所谓"气帅血，血载气"，气血相互作用，以维持正常的生理功能。如血虚不能养心，气虚不能鼓动血液运行时，则出现"脉结代，心动悸"，宜炙甘草汤益心气，通心阳，补心血，养心阴。但如心气虚，心阳不足，因而心血痹阻时，亦出现心律不齐，早搏，脉来一歇止，则心随之动悸，此类病证用炙甘草汤则效不显。此为气虚血瘀，虚中夹实之证。必须用益心气，振心阳，活血通络法取效。1980 年治一例。沈某，频发性室性早搏，最多每分钟出现 20 次，曾在某医院住院治疗半年，日口服慢心律（美西律）4 片，始可控制，但不能停药，停药则早搏如初，心悸乏力不能工作，脉象迟结代无力，舌紫暗滑润，按上法治疗，用人参、黄芪、小麦、甘草、大枣补心气，附子、桂枝温心阳，麦冬、五味子养心阴，红花、丹参、鸡血藤活血通痹，连用 20 剂，全身有力，心悸大减，慢心律减至 2 片，早搏不出现。继服上方，直至慢心律全停。早搏消失，全身有力，恢复如正常人。现已上班三年余，未复发。

三、寒凝血瘀

《内经》认为，寒邪可以导致血瘀。"血遇寒则凝"、"不通则痛"。临床见一部分血滞作痛的证候，多由寒邪所致。如《素问·举痛论篇》曰："经脉流行不止，环周不休，寒气入经而稽迟，涩而不行，客于脉外则血少，客于脉中则气不通，故卒然而痛。"又"寒气客于脉外，则脉寒，脉寒则缩蜷，缩蜷则脉绌急，绌急则外引小络，卒然而痛"。脏腑经络四肢百骸，都是依赖气血的环流，以濡养灌溉，一旦寒邪所犯，或阳虚阴寒内阻，则瘀滞不通，从而发生种种血瘀之证。此类血瘀应分外寒、内寒，外寒宜散寒活血，内寒宜温阳活血。如常见的妇科痛经，部分属于血寒凝滞，色暗量少，经来不畅，少腹攻痛，脉沉紧，舌苔白，宜温经化寒行滞，如炮姜、肉桂、茴香、艾叶和桃仁、红花、丹参、当归、川芎等，必须用温中散寒，活血化瘀治疗，才能寒化瘀开。常用的方剂为少腹逐瘀汤或温经汤加味。温经汤方中温经的药多，祛瘀的药只有牡丹皮，其余当归、川芎乃补血行气之品，吴茱萸、桂枝、生姜温中散寒，人参、阿胶益气补血。《金匮要略》原文虽然提出

"瘀血在少腹不去"，实际乃虚寒夹瘀血之证，用治瘀血须加活血之药方效。余曾治一妇女，10年未育，少腹寒凉，白带多，脉沉，月经愆期。曾用温经汤原方，十余剂无效，来我院门诊求治。余用手触其少腹有鹅卵大硬块，疼痛拒按，因思此乃虚寒夹瘀之证。原方活血化瘀力弱，故无效，继用温经汤原方加三棱、莪术、桃仁、丹参，连服30剂，包块消失，经行恢复正常，继之而怀孕生一男。后以此方加味，治愈多人。此类寒凝血瘀若纯用活血祛瘀或纯用温经散寒之剂皆不能奏效。《金匮要略》桂枝茯苓丸为祛瘀化癥之良方，治瘀为何用桂枝？易使人费解，殊不知桂枝具有温通血脉之功，与桃仁、丹皮、芍药为伍，可奏温寒化瘀之效。生化汤为妇科名方，方中炮姜与桃仁、当归、川芎相配伍，治产后恶露不下，颇为有效。傅青主治产后血块，告诫"此症勿拘古方，妄用苏木、蓬棱以轻人命，其一应散血破血药俱禁用……唯生化汤治血块圣药也"。此方妙在温中与补血活血合用，故能散寒除瘀，奏效甚捷。以上为寒凝血瘀之剂。

　　寒凝血滞亦多见于外周血管疾患及关节疾患，如血栓闭塞性脉管炎、静脉炎、雷诺氏病、神经根炎、风湿性关节炎等。《伤寒论》当归四逆汤治"手足厥寒，脉细欲绝"。成无己谓："手足厥寒者，阳气外虚不温四末，脉细欲绝者，阴血内弱，血行不利，与当归四逆汤助阳生阴也。"此证为肝虚寒，血郁不能荣于脉中，四肢失于温养，所以手足厥寒，相当于外周血管性疾患，本方补血散寒，温通经脉具有一定疗效。曾治一例雷诺氏病，两手厥冷，色青紫，脉不至，用此方大剂桂枝、当归，加入丹参、红花，连服三十余剂，手转温，脉亦出。又治林某，两手厥冷，全身上下窜痛，不能入眠，脉细欲绝，亦投以此方加活血之剂而愈。

　　风湿性关节炎在痹症范围之内，前人治疗此症，除用祛风寒湿之药外，亦用活血之剂。如乳香黑虎丹，治风湿入于经络，手足麻木，腰腿疼痛，诸风不能行。方中草乌、苍术、生姜与五灵脂、乳香、没药、穿山甲、自然铜相配伍，祛风湿活血通络药合用。王清任"痹证有瘀血说"论之颇详,立身痛逐瘀汤,一面祛风寒湿,一面活血祛瘀,用之颇效。王氏对血瘀确有独到见解,此为外寒血瘀立论。此外,尚有阳气衰微,血液运行无力,循环受阻,形成阳虚血瘀。多表现于肺源性心脏病,风湿性心脏病并发心力衰竭。临床出现心悸,浮肿,咳喘不得卧,头汗肢厥,舌质紫,脉微欲绝,颈静脉怒张等。宜用温阳活血法,常用的附子汤加丹参、红花、桃仁等效果更佳。如见汗出肢冷,喘脱危症,宜用急救回阳汤加龙牡、紫石英、黑锡丹吞服。潜镇摄纳,多能使症状缓解,转危为安。方中附子宜先煎30～60分钟减其毒件,然后再下它药。

四、热灼血瘀

一般而论,血遇寒则凝,得热则行。但亦有时疫热邪壅滞阻塞气机"血受热则煎熬成块者"。如太阳表邪化热入里,热入膀胱,热与血结,出现如狂,少腹急结硬满。温病热入营血,谵语无寐,肌肤斑疹色泽深紫,舌色绛紫或吐衄下血等,皆为邪热灼营血之证,恒血热与血瘀并见。叶天士谓:"入血就恐耗血动血,直须凉血散血。"凉血散血即清热解毒,活血祛瘀之法。此法适用于某些感染性疾病,如出血热、败血症、斑疹伤寒、猩红热、出血性紫癜、弥散性血管内凝血、红斑狼疮等。壮热神昏,可用化斑汤、清温败毒饮,用大剂生石膏治疗。如蓄血发狂可用桃核承气汤,泄热开瘀,大便通,瘀血去,则神志转清,脑症状解除。昔年治一石姓少女,高热十余日不退,神昏谵语,昼夜狂叫。西医诊断为败血症。脉实大,舌绛苔黄,始用大剂清瘟败毒饮不效,继诊触腹硬满拒按,小便浓赤,大便数日未行,恍悟此为伤寒蓄血症,投以桃仁承气汤,用大黄25克、芒硝15克、桃仁20克、桂枝15克、甘草10克,服药翌日,大便下紫黑色血块半痰盂,热退神安。但冷汗淋漓,脉象细数,防其虚脱,急以益气养阴法调治而愈。抵当汤(丸)治疗蓄血发狂之重症。余用其治疗妇女瘀热闭经蓄血发狂,下瘀血后则发狂立愈,上海中医学院张伯臾教授亦有类似报道。水蛭人都畏其峻不敢用，实际破坚消癥非此莫属。妇女少腹痃癖癥瘕一类用之多能奏效，用后则癥块缩小，直到消失。大黄䗪虫丸为下干血之良方，方中水蛭、虻虫、大黄、桃仁、黄芪、干地黄，以治"内有干血，肌肤甲错，两目黯黑"之劳症。本方以干地黄养阴清热，与破血逐瘀之药结合，尤以水蛭、虻虫逐瘀之力较强，瘀血不去则新血不生。余用水蛭治疗瘀血案较多，可参阅漫谈抵当汤丸，大黄䗪虫丸水蛭之运用一文。

解毒活血汤原方"治瘟毒吐泻转筋"。王氏谓："瘟毒烧炼，气血凝结。"不用芩连寒凉壅遏，不用姜附辛热灼血，"唯用解毒活血汤治之，活其血，解其毒未有不一药而愈者"。当然，著者有某些夸张之处，但临床实践证实，清热解毒，活血化瘀，对某些感染性疾病，确有卓效。余治急性肾功能衰竭，用此方加大黄，疗效颇佳。慢性肾功能不全氮质血症，临床表现恶心，呕吐，心烦头痛，皮肤瘙痒，舌干，脉滑等消化系统和神经系统症状，用解毒活血汤加醋炙大黄，通腑泄浊，使尿素毒物从肠管排出，亦颇有效。某些患者用此方后尿素氮下降，病情获得缓解。近年来不少单位用活血化瘀，清热解毒法则，治疗急性弥散性血管内凝血，取得了可喜的效果。中医辨证属热盛血瘀，如感染或败血症等，宜用清瘟败毒饮加入活血凉血之剂。治疗急性肾小球肾炎，泌尿系感染及其他原因不明的肉眼血尿，属热结血瘀，用桃仁、大黄合清热凉血之剂，常收到满意效果。不用桃仁、大黄则效不显，尤以大黄为泄热破瘀血之要药，通过破瘀血以止血，乃通因通用之法。

五、痰湿血瘀

痰湿阻塞，脉络不畅，血因而瘀。如前人谓："须知痰水之壅，由瘀血使然，但去瘀血则痰水自消。"说明痰水可以影响血瘀。如笔者曾治疗慢性支气管炎、肺气肿、肺心病、哮喘用止咳祛痰定喘之药不效，后改活血化瘀之药而取效，盖用活血祛瘀使气机通调，血行亦伴随之而改善。例如治疗冠心病心绞痛有属痰湿阻络者用化痰通络之温胆汤加味而取得疗效。如此情况直接用活血之剂反而无效。病机为痰涎闭其脉络，不除痰则脉络不通。上述举例或活血，或化痰，是针对矛盾的主要方面施治。前者血瘀为主要矛盾，痰湿居于次要地位，故用活血之剂以取效；后者痰湿为主要矛盾，血瘀由痰湿所致，故除痰湿则血活脉通。此外尚有多元论的治法，痰湿与瘀血互阻，互为因果，湿性黏腻重浊，湿与瘀相加，则愈加黏滞难去，故一元论的治法，或先后分治皆难取效，必二者兼施才能达到湿除瘀开的目的。笔者根据多元论的治则，治愈许多顽固性疾病，如常用上中下通用痛风方治愈顽固性风湿热及风湿性关节炎等。痛风方的特点为活血、化瘀、除痰、清热、祛风通用，为多元论治法，因病机为风寒、湿热、痰瘀交阻，治疗药物配合亦必繁多，乃针对病机而用药，有的放矢，虽多而不杂。

六、水蓄血瘀

水蓄可以导致血行阻滞，血瘀亦可影响水液分布运行，"水阻则血不行，血不利则为水"。水与血相互影响，相互瘀结，如水蛊、血蛊相当于肝硬化之腹水，肝脾肿大，腹壁静脉曲张等。腹部膨隆，见青紫筋脉，全身或手足有红缕赤痕（蜘蛛痣），大便色黑，小便赤，或见吐血衄血等。治宜活血化瘀，健脾利湿。此时若单纯祛瘀，则因蓄水不除压抑脉道，使血行阻滞，终致瘀血难消。单纯逐水则会因瘀血障碍，津液敷布及排泄受阻，使水瘀互阻而加重。故两者必兼施，方能达到瘀水并除之目的。宗"留者攻之"，"去菀陈莝"，创祛瘀逐水之法。《金匮要略》有大黄甘遂汤为攻瘀逐水之代表方剂。大黄破瘀，甘遂逐水为瘀水并除之要药。笔者以此二药合用治疗肝硬化腹水颇效。如1980年6月治于某，男，32岁，脾大性肝硬化高度腹水，如抱瓮，膨胀难以忍受，用中西利尿药皆无效，腹壁静脉曲张，小便点滴不通，身体尪羸，面色萎黄。处方：大黄15克、甘遂10克、海藻30克、牵牛40克、白术20克、茯苓30克、桃仁15克、党参20克。大黄与甘遂合用，合参、术、苓消补兼施，初服尿微增，连服小便渐增，大便日行2~3次，所下皆清水，腹胀见松，连服20剂小便一昼夜增至3000毫升，腹水全消，基本缓解，随访此患者已上班2年，情况良好。

七、瘀血兼风

1. 血虚血瘀

风邪夹血瘀，多见痹证，《内经》谓"血凝于肤者为痹"，《金匮要略》有红兰花酒治"妇人六十二种风，及腹中血气刺痛"。后世治痹症将祛风与活血药配伍，亦受此方之启发，所谓"治风先治血，血行风自灭"。尚有血虚招风者，多见于妇人行经及产后，脉络空虚风邪趁虚侵袭，《金匮要略》少阴脉，浮而弱，弱则血不足，浮则为风。风血相搏即疼痛如掣。《千金》独活寄生汤为治此类历节痛之有效方剂，笔者用该方治愈此类症颇多，方内四物养血，人参、杜仲、牛膝、寄生益气补肝肾，其余皆祛风之剂，为治风血相搏之妙方。

2. 风邪阻络而致血瘀

还有养血行血祛风与清热合用治风血相搏兼热者，如大秦艽汤。余以此方加入活血之剂，治疗风湿症、神经根炎、肩周炎等皆效。此方出自《河间六书》，具有疏风、活血、降火之功。原书谓治．中风人经络"外无六经形证内无便溺阻隔"，据余之经验，治中风手足不遂，属风邪夹热及痹证风邪夹热者皆具有卓效，可参阅《痹证治疗经验》及《中风概论及治疗》两文。

总之，活血化瘀之法，用途是广泛的，但须随证求因，审因论治，根据气滞、气虚、寒凝、热灼、痰湿、水蓄、风气等不同分别论治，才能达到活血除瘀之目的。若不审病因，一味孟浪活血破血，不仅无效，反而促使病情恶化，起到相反的效果，应当引以为戒。

杂 病 论 治

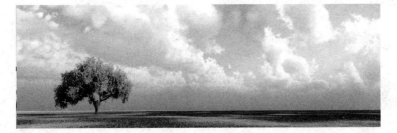

慢性肾小球肾炎证治

慢性肾小球肾炎以水肿、蛋白尿、血尿等为主要临床表现，与多种中医疾病相关，一般而言，以浮肿为主者，当属"水肿"病范畴；若水肿消退或无水肿，而以显微镜下蛋白尿为主，尤其是大量蛋白尿、血浆蛋白低下，而表现面㿠、倦怠等虚弱征象者，当从"虚劳"论之；或以尿黄赤呈肉眼及镜下血尿为主，可概称"血尿"；亦有以腰痛为主要症状，又宜从"腰痛"求之。本文重点探讨肾小球肾炎水肿及蛋白尿的病变机理及治疗方法。

一、病机分析

慢性肾炎虽然表现特点不尽相同，但就其疾病演变过程分析，与肺、脾、肾功能失调，三焦气化失司密切相关，尤其脾肾虚损贯穿慢性肾炎的始终。盖脾为中州，主运化，升清，若脾失健运，水湿内停，泛溢肌肤而为水肿；脾气虚弱，清阳不升，精微下注，酿成湿浊而成蛋白尿，所谓"中气不足，溲便为之变"。脾为后天之本，主四肢，脾虚后天不足，四肢失其充养，则现倦怠乏力等虚劳征象。蛋白属人体精微物质，大量丢失必损阴精，导致脾之气阴两虚。肾主封藏，受五脏六腑之精而藏之。"肾者，胃之关，关门不利，故聚水而从其类也"。慢性肾病日久，水液代谢障碍，势必耗伤肾气。肾阳衰微，失于化气行水，则出现水肿。肾气亏虚，精关不固，蛋白精微失守而下泄尿中，而精微遗泄日久，更耗肾之阴阳，使肾之阴阳益虚，病情加重。临证中脾肾虚弱致病者不乏其例，乃由脾虚而后天之本不充，日久及肾，肾虚温煦滋养失职，必脾气匮乏。因此，二者时常相互为患，不可截然分开。

脾肾虚弱在慢性肾炎病机演变中起重要作用，但邪气留滞对该病的影响亦不容忽视。就邪气而言，最主要的有水湿、湿热、瘀血。水湿内停、泛溢肌肤的外在表现为水肿，有些患者虽无水肿症状，却有头晕沉、四肢困重、舌体胖嫩有齿痕、苔滑润等水湿内停之证。水湿内停常有寒化、热化之势，寒化则为寒湿，热化则为湿热。在慢性肾炎中湿热更为常见，究其原因在于：一是慢性肾炎病程长，湿郁日久，易从热化，而成湿热；二是慢性肾炎患者易反复合并感染，所谓感染，其临床表现相当于中医的湿热或热毒；三是久用肾上腺皮质激素，每有助湿化热之弊。因此，湿热内蕴亦贯穿于慢性肾炎的整个过程。

瘀血作为慢性肾炎的一个重要因素早已引起广大学者重视。慢性肾炎血瘀可能由于本病病程长，"久病入络"，及湿热内停，血行滞涩而成。瘀血的形成是加重水肿、蛋白尿及血尿的主要因素，因此，治疗上必须活血化瘀才能取效。

慢性肾病病程日久，病机错综复杂，复因失治误治，每呈虚实并见，寒热错杂之势。因下虚易留邪，邪留易伤正，故虚实寒热交互并见可谓慢性肾病缠绵难愈的主要原因。因此，临证时要明辨虚实的轻重、寒热之甚微、湿瘀之有无，以进一步确定治疗方法。

二、治法探讨

慢性肾炎的治疗可分为几种情况，一是水肿与蛋白尿并存，但以水肿表现为重者，应先消水肿，往往随着水肿消失而蛋白尿也消失；二是水肿与蛋白尿并存，但水肿较轻，以蛋白尿表现为主者，以治蛋白尿为主，同时兼治水肿；三是无水肿，或经治水肿消失而蛋白尿不愈者，应以治蛋白尿为主。但因病变机理复杂，临床常常表现水肿、蛋白尿以及高血压等症状伴随出现，因此辨证较困难，必须综合病情分析判断，方能切合病机。下面对临床常用治法列举十四种以说明。

1. 宣肺解表，利水清热法

本法针对风寒犯肺，肺气不宣，水气不行之证而设。用于慢性肾炎急性发作而见面目浮肿或周身浮肿，尿少黄赤，咽喉肿痛，恶寒发热头痛，咳嗽气喘，苔薄白，舌尖赤，脉滑或滑数。方用加味越婢汤，药物组成：麻黄 15 克、生石膏 50 克、苍术 10 克、杏仁 10 克、甘草 7 克、生姜 15 克、红枣 3 个、西瓜皮 50 克、红小豆 50 克、车前子 25 克（布包）。

肺为水之上源，肺气不宣则水道不利，故用麻黄以宣肺气而解表，杏仁降肺气，苍术燥湿，生姜、红枣温脾除湿，湿气除则脾得健运，西瓜皮、车前子、红小豆利水清热，尤以重用石膏以清肺热，与麻黄合用一宣一清奏宣发肃降之效。肿甚者，麻黄可重用至 15～20 克，并发咽喉肿痛者可加山豆根、白花蛇舌草、重楼、射干；兼发疖肿、脓疱疮者可选加公英、银花、连翘、苦参、蝉蜕等；血尿可加生侧柏叶、生贯仲、生地榆、白茅根等。

2. 宣肺温肾利水法

本法针对肺气失宣及肾阳衰微开合失司之水气内停之证而设。用于慢性肾炎症见周身浮肿或头面部及上半身肿甚，小便不利，畏寒肢冷，周身酸楚，面色苍白，舌润口和，舌苔白滑，脉沉或弱。方用加味麻辛附子桂甘姜枣汤，药物组成：桂枝 15 克、甘草 10 克、附子 15 克、麻黄 10 克、细辛 5 克、生姜 15 克、益母草 50 克、川椒目 10 克。

麻黄入手太阴，与桂枝、生姜、川椒目合用具温阳宣肺之功能，且麻桂皆足太阳膀胱经之药，膀胱气化失司得麻桂则小便通利；附子温肾阳以复其开合之功能，得细辛其效益彰；益母草利水消瘀，与诸药合而用之，奏利水消肿之功尤捷。

例：赵某，女，28 岁，干部。1984 年 5 月 6 日就诊。患肾病综合征一年余，曾用强的松（泼尼松）等药治疗效果不明显。来我院住院时，周身浮肿，头面颈部较甚。尿少，24小时尿量 300 毫升左右，面色苍白无华，形寒肢冷，全身酸痛。尿蛋白（H＋），颗粒管型 1～2；血浆总蛋白4.2 克，白蛋白1.9 克，球蛋白2.3 克；血胆固醇390 毫克。脉沉，舌润，苔滑。辨证属肺肾阳虚，肺失通调，肾失开合。宜宣肺温肾利水法。拟方：麻黄 15 克、附子 15 克、细辛 5 克、桂枝 15 克、甘草10克、生姜15克、坤草50克、川椒15克、红枣3个。
水煎服，1日1剂。

服药3剂，尿量增多，24小时尿量约1500毫升，继服5
剂，水肿全消，形寒肢冷减轻，全身酸痛消失，尿蛋白
（＋＋），颗粒管型（－），仍觉全身乏力，腹胀纳呆，腰酸腰
痛，脉沉缓。改用益气健脾利湿法。方药：生黄芪30克、白
术20克、茯苓20克、泽泻15克、猪苓15克、紫苏15克、
砂仁10克、槟榔15克、腹皮15克、木香7克、木瓜15克。
水煎服，1日1剂。

患者连服上方三十余剂，尿蛋白（±），血浆总蛋白6.8
克，白蛋白3.0克，胆固醇185毫克。患者痊愈，出院后继用
益气健脾补肾法调理，至今已8年一直未复发，疗效巩固。

此类肾炎水肿，或肾病综合征Ⅰ型，水肿与蛋白尿往往有
关联，随着水肿之消退，蛋白尿亦逐渐减轻，甚至消失。可能
由于"蛋白质"属于中医"精气"、"精微"一类物质，本方
温阳宣肺以调整肺脾肾之功能，随着水液代谢的恢复正常，而
藏精摄精之功能亦随之好转直至恢复，此从中医整体辨证论治
出发，异于西药单纯利尿之作用。当然，亦有水肿消退后而蛋
白尿不消者，尚不能绝对化。

3. 清利三焦水热法

本法针对水邪夹热弥漫三焦，水热壅结之证而设。用于慢
性肾炎、肾病综合征见高度水肿，头面遍身皆肿，腹膨大，小
便不利，尿黄浊量少，大便秘，口舌干燥而渴，脉沉滑或沉数
有力，舌苔厚腻。方用增味疏凿饮子，药物组成：槟榔20克、
商陆15克、苓皮15克、腹皮15克、川椒目15克、红小豆50
克、秦艽15克、羌活10克、木通15克、姜皮15克、车前子
15克（布包）、萹蓄20克、海藻30克、二丑各20克（砸
碎）。

《素问·灵兰秘典论篇》曰："三焦者，决渎之官，水道
出焉。"《灵枢·营卫生会》曰："上焦如雾，中焦如沤，下焦
如渎。""如雾"是形容上焦作用，升化蒸腾水谷精气，像天

空雾露之弥漫，散布全身，温养肌肤；"如沤"，沤是长久浸渍的意思，形容水谷腐熟泡沫浮游的情况；"如渎"，渎是沟渠、水道，指下焦的作用，决渎疏通，犹如沟渠道使水浊不断下流。《难经》曰："三焦者，水谷之道路，气之所始终也。"可见三焦功能通调则水液分布代谢正常，反之，或感受外邪，或内伤饮食，或喜怒气滞，则三焦郁滞，水湿不得分布，壅滞而为水肿，郁而化热，则湿热壅结，治疗上下表里分消。羌活、秦艽疏风解表，风以胜湿，使湿从汗解；商陆、椒目、槟榔消胀满，散结行于里；赤小豆利水解毒；腹皮、苓皮、姜皮辛散淡渗行水于表；泽泻、木通、萹蓄、车前子泄热利水；海藻、二丑软坚逐水饮，以治大腹水肿。诸药合用，上下、内外分消，则水邪无滞留之余地。

4. 清热利湿和中法

本法针对脾湿胃热、湿热互结于中焦，健运失职之病机而设。用于慢性肾炎见顽固性浮肿，腹胀满，呕恶不食，口苦口干，小便短赤，舌苔黄腻或白腻而干，舌质红，脉滑。方用中满分消饮化裁。药物组成：川朴15克、枳实15克、黄连10克、黄芩15克、半夏15克、陈皮15克、知母15克、泽泻15克、茯苓10克、砂仁10克、干姜10克、姜黄5克、人参10克、白术15克、猪苓15克、甘草10克。

本方用人参、白术、茯苓健脾以除湿，干姜、砂仁温脾阳以燥湿，四苓以淡渗利湿，二陈化痰湿，湿浊除脾阳健而清阳升；用黄连、黄芩苦寒清胃热除痞满，知母滋阴，协同苓连清热，热清则浊阴降，清升浊降则胀满自除；脾胃不和则肝气得以乘之，又用枳实、厚朴、姜黄以平肝解郁、行气散满。方从四君、四苓、二陈、泻心等组成，看似药味复杂，实则配伍严谨。慢性肾炎临床多有脾胃不和证，如湿热中阻证候，服用此方后胃脘症状多明显好转，尿量亦随之增多，尿蛋白及管型亦随之减少或消失。

例：李某，女，5岁。1991年10月10日初诊。患肾病综合征病史二余年，曾用强的松等西药及中药治疗，度有效，但复发后则无效。现腹膨大，纳呆呕恶。口干苦，尿黄赤，尿量少，手足心热，大便不爽，脉沉，舌苔厚腻。尿蛋白（＋＋＋），红细胞 2～3，颗粒管型 2～5。辨证为脾湿胃热，湿热中阻，以清热利湿和中法，拟方：川朴 10 克、枳实 10 克、黄连 10 克、黄芩 10 克、半夏 10 克、陈皮 10 克、泽泻 10 克、茯苓 10 克、砂仁 5 克、干姜 5 克、姜黄 5 克、党参 10 克、白术 5 克、猪苓 10 克、甘草 5 克。水煎服，每日 1 剂，早晚空腹温服。服药 6 剂，尿量增多，24 小时尿量为 1500 毫升，食纳好转，大便正常。继用此方连服 15 剂，24 小时尿量增至 2000 毫升左右，尿色淡黄，呕恶消失，尿蛋白（＋）。继以前方服药 10 剂，腹满消失，余症不明显，尿蛋白（±～＋），携药回当地治疗。3 个月随访，患儿痊愈。

5. 温中散寒除湿法

本法针对寒湿凝聚中焦，运化失职，水湿潴留之证而设。用于慢性肾炎见周身浮肿，脘腹膨隆胀满，面苍形寒，四肢厥冷，尿短少，呕恶纳少，舌淡嫩，苔白滑，脉沉缓或沉迟。方用中满分消汤加减。药物组成：厚朴 15 克、炙川乌 10 克、吴萸 10 克、当归 15 克、麻黄 7.5 克、半夏 15 克、升麻 5 克、木香 7.5 克、干姜 10 克、草果仁 10 克、党参 20 克、黄芪 30 克、茯苓 15 克、泽泻 15 克。

方中川乌、干姜、吴萸、草果仁辛温开降以温脾除寒湿，党参、黄芪益中气补脾胃，茯苓、泽泻淡渗利湿，厚朴、木香开郁理气，升麻、柴胡升阳，麻黄辛温宣通。温散寒湿、淡渗利湿、益气健脾、开郁理气，合用一方，消中有补，降中有升，相反相成，以达上下分消之目的，对寒湿困脾，水湿潴溜之水肿腹胀满等证效果尤佳。

6. 清利湿热，散结逐饮法

本法适用于湿热壅滞于下焦，气化失常，水湿泛滥之证。症见腰以下及膝胫足踝肿甚，阴囊肿大，小便不利，尿色黄赤，舌苔白腻或黄腻，脉沉滑有力。方用加味牡蛎泽泻饮，药物组成：牡蛎 20 克、泽泻 20 克、葶苈子 15 克、商陆 15 克、海藻 30

克、花粉15克、常山15克、车前子15克、五加皮15克。

方中牡蛎、海藻软坚散结，清利湿热；常山、葶苈子、商陆逐水饮化痰浊；尤以瓜蒌根配牡蛎、泽泻，既可养阴清热散结，又能利水逐饮，更能益胃生津，能防止商陆、常山攻逐过甚而伤阴液，又能协助牡蛎软化水结，以奏利尿消肿之功。

例：吕某，男，28岁。1989年4月21日初诊。患肾病综合征两年，屡经中西药治疗无明显好转。现腹胀、腰以下肿，阴囊肿大、口黏而干，尿少黄赤多沫，24小时尿量约500毫升，舌稍红，舌体胖大，苔白腻，脉滑。血浆总蛋白4.8克%，白蛋白2.4克%。球蛋白2.4克%，总胆固醇310毫克%；尿蛋白（＋＋＋），颗粒管型3～5。辨证为湿热壅滞下焦，治以牡蛎泽泻散加减。牡蛎20克、泽泻20克、葶苈子15克、商陆15克、海藻30克、花粉15克、常山15克、车前子15克、五加皮15克、白花蛇舌草30克。水煎服。4月19日复诊：服上方6剂，尿量增多，24小时约1800毫升，尿色淡黄，浮肿减退，阴囊肿大明显变小，尿蛋白（＋＋），颗粒管型0～2。药已见效，以上方去常山，加瞿麦、萹蓄各20克。4月26日复诊：服药6剂，诸症明显好转，尿蛋白（＋），管型（－），略有腰酸，下肢微肿，舌淡红，舌体胖，苔白，脉沉滑。遂改为补肾利湿法以济生肾气丸化裁，调治20余剂，尿检蛋白阴性而获完全缓解。随访1年未复发。

7. 温肾健脾清肺利水法

本法针对肺热、肾寒、脾虚之上热下寒病机而设。症见周身浮肿、尿少、腰酸腰痛、口干渴、咽痛、畏寒肢冷、四肢困重、大便不实、舌红苔白、脉沉或滑。方用花粉瞿麦汤，药物组成：天花粉20克、瞿麦20克、附子15克、泽泻20克、山药20克、茯苓15克、麦冬20克、知母15克、黄芪30克、桂枝15克、甘草10克。

方中瓜蒌根（天花粉）清肺热生津，山药、茯苓健脾利湿，瞿麦通淋使水湿下行，附子温肾阳以助气化，对慢性肾炎属上热下寒者，有较好的疗效。

例：王某，男，30 岁。1989 年 6 月 29 日初诊。患慢性肾小球肾炎两年余，曾用中西药治疗，效果不显，尿蛋白（＋＋～＋＋＋）。近日病情加重，浮肿，尿少，24 小时尿量 400 毫升，腰酸乏力，下肢冷，口干，时有咽痛，舌红苔白，脉滑无力。尿检蛋白（＋＋＋＋）。曾服强的松及利尿剂，未见疗效。综合脉症，属肺中燥热、肾阳不足而上热下寒、气化不利所致。治以清上温下利湿之法。处方：天花粉 20 克、瞿麦 20 克、附子 15 克、山药 20 克、茯苓 15 克、泽泻 20 克、熟地 20 克、黄芪 30 克、公英 30 克、甘草 15 克。水煎服。6 月 14 日复诊：共服上方 12 剂，24 小时尿量增至 2000 毫升，浮肿消退，余症明显好转，尿蛋白（＋＋）。略有乏力、纳呆、舌质淡红、脉滑，遂改用健脾益气利湿热之剂调治而缓解。

8. 健脾行气利水法

本法适用于脾虚不运，气滞水蓄之腹水证。临床表现腹胀腹满、周身浮肿、小便不利、神疲面苍、食少纳呆、腰痛乏力、大便溏泄、舌质淡、苔白滑或滑腻、脉沉缓或沉弱。方用茯苓利水汤，药物组成：茯苓 30 克、猪苓 20 克、木瓜 10 克、槟榔 20 克、泽泻 20 克、白术 20 克、紫苏 15 克、陈皮 15 克、木香 10 克、党参 20 克、海藻 30 克、麦冬 15 克。

方中茯苓、猪苓、泽泻利水，槟榔、木香、海藻、紫苏理气，水与气同出一源，气顺则水行，气滞则水停，本方在用党参、白术、茯苓益气健脾扶助脾胃的基础上，用理气利水之剂，消补合用，故奏效甚佳。如兼肾阳虚，畏寒肢冷便溏，可于方中加入附子、肉桂以扶助肾阳。

9. 化瘀利水法

本法针对慢性肾病水停日久、瘀血阻滞，或病久入络、瘀血内阻、气化不利、水湿内停之病机而设。症见浮肿屡治不消，面色晦暗，腰痛如刺或痛处固定，舌质紫暗或瘀点瘀斑，脉细涩。方用坤芍利水汤，药物组成：益母草 50 克、赤芍 20 克、茯苓 20 克、泽泻 15 克、桃仁 15 克、红花 15 克、白花蛇舌草50克、萹蓄20克、瞿麦20克、甘草10克。

　　方中益母草活血祛瘀、利水消肿，配合赤芍、桃仁、红花助活血祛瘀之力，配合茯苓、泽泻、萹蓄、瞿麦加强利水之功，诸药合用，对慢性肾炎水肿，日久不消，伴有血瘀见症者，效果尤为明显。

　　10. 益气养阴，清利湿热法

　　此法用于气阴两虚，湿热留恋所致持续蛋白尿，血浆蛋白低，周身乏力，少气懒言，口干舌燥、食少纳呆、五心烦热、无浮肿或微有浮肿，舌淡红或舌尖赤，苔薄白或苔白微腻，脉细数或滑。方用清心莲子饮加减，药物组成：黄芪30克、党参20克、石莲子15克、地骨皮15克、柴胡15克、黄芩15克、茯苓15克、麦冬15克、车前子15克、白花蛇舌草30克、益母草30克、甘草10克。

　　清心莲子饮为清补兼施之剂，原方主治淋浊崩带，蛋白尿从中医角度属水谷之精微下注，根据此道理用本方治疗肾病蛋白尿，补气与清利湿热兼施，有较好的疗效。方中党参、黄芪、甘草补气健脾，助气化以治气虚不摄之蛋白尿，但气虚夹热故用地骨皮退肝肾之虚热，黄芩、麦冬、石莲子清心肺之热，茯苓、车前子利湿，益母草活血利湿，白花蛇舌草清热解毒，合之具有益气固摄，清热利湿解毒之功，有补中寓清之妙。

　　例一：姜某，男，47岁。1990年11月20日初诊。患肾病综合征一年余，曾服强的松治疗，尿蛋白转阴，但强的松减量过程中病情加重，尿蛋白（＋＋＋＋～＋＋＋＋）持续半年余不消失。现症腰酸腰痛，气短乏力，手足心热，口干咽干，尿黄赤，眼睑轻度浮肿，脉滑，舌苔白。血浆总蛋白3.9克％，白蛋白2.2克％，球蛋白1.7克％，血胆固醇390毫克％。肾功能正常，血压正常。辨证为气虚兼湿热下注，投以益气养阴兼清利湿热之剂。处方：黄芪30克、党参20克、石莲子15克、地骨皮15克、菟丝子20克、柴胡15克、黄芩15克、茯苓15克、麦冬15克、车前子15克（包煎）、白花蛇舌草 50 克、益母草 30 克、土茯苓 20 克、甘草 10 克。水煎服。
连续 4 次复诊，共服前方三十余剂，诸症明显好转，体力增
强，尿蛋白（＋）。1991 年 1 月 21 日复诊，连服前方 20 余
剂，除偶觉腰酸外，诸症消失，尿蛋白持续 2 次为阴性。血浆
总蛋白 6.8 克，球蛋白 3.0 克，血胆固醇 170 毫克％，获得完
全缓解，随访 1 年未复发。

例二：刘某，女，9 岁，1989 年 6 月 18 日初诊。患慢性
肾小球肾炎一年余，曾服中西药物治疗未能完全缓解。有时眼
睑浮肿，尿色淡黄，24 小时尿量 1500～1800 毫升，排尿后小
腹疼痛，腰痛，周身乏力，纳谷不香，口干。尿检蛋白
（＋＋），白细胞 3～4 个，红细胞 10～20，颗粒管型 0～1。舌
质淡红，苔薄白，脉滑无力。辨证为气阴两虚，湿浊内停有化
热之势。治以益气养阴兼清利湿热法，处方：黄芪 20 克、党
参 15 克、莲子 10 克、麦冬 10 克、地骨皮 10 克、柴胡 10 克、
茯苓 10 克、益母草 20 克、白花蛇舌草 20 克、甘草 10 克。水
煎服。6 月 25 日二诊，服上方 6 剂，腰痛乏力均减轻，尿蛋
白（＋），白细胞 0～1，红细胞 2～6，仍纳少，舌质淡红，脉
滑，药已见效，遂以上方去益母草，加黄芩 10 克、车前子 15
克、白花蛇舌草 30 克，继服之。7 月 9 日复诊，服二诊方 12
剂，腰痛、小腹痛消失，眼睑无浮肿，体力增强，尿化验蛋白
偶有（⊥）外，余皆正常，舌质淡红，脉滑。上方去车前子，
加赤芍 10 克、益母草 20 克，嘱其服药十余剂，以巩固疗效。
半年后随访未复发。

11. 补气健脾胃，升阳除湿法

本法适用于慢性肾炎水肿消退后，脾胃虚弱，清阳不升，
湿邪留恋之证。症见体重倦怠，面色萎黄，饮食无味，口苦而
干，肠鸣便溏，尿少，大量蛋白尿，血浆蛋白低，舌质淡，苔
薄黄，脉弱。方用升阳益胃汤加减，药物组成：黄芪 30 克、
党参 20 克、白术 15 克、黄连 10 克、半夏 15 克、陈皮 15 克、
茯苓 15 克、泽泻 15 克、防风 10 克、羌活 10 克、独活 10 克、
柴胡 15 克、白芍 15 克、生姜 15 克、红枣 3 个、甘草 10 克。

该方党参、黄芪、白术、茯苓与防风、羌活、独活、柴胡合用，补中有散，发中有收，具有补气健脾胃，升阳除湿之效。国内有关单位报道，用祛风药治疗肾炎蛋白尿有效，本人经验体会，风药必须与补脾胃药合用方效，取其风能胜湿升清阳，以利脾之运化，脾运健则湿邪除而精微固，于是蛋白遂之消除。

例：陈某，女，23岁。1989年8月4日初诊。慢性肾炎病史一年余，曾服肾上腺皮质激素，环磷酰胺等药治疗，效果不明显。临床表现双下肢浮肿，颜面虚浮，面色萎黄，食少纳呆，恶心腹满周身乏力，尿少，24小时尿量500毫升左右，舌体胖大滑润、有齿痕，舌质淡，苔薄白，脉沉细。尿检蛋白（＋＋＋），尿糖（＋＋），红细胞5~10个。血浆总蛋白3.3克％，白蛋白1.5克％，球蛋白1.8克％。B超诊断：双肾区炎性改变。辨证属脾虚失运，清阳下陷，湿热留恋之证，予升阳益胃汤原方，水煎服。服药后尿量逐渐增多，食欲好转，浮肿消退，守法调治服药四十余剂后，诸症消失，面色红润，舌质淡红，苔薄白，脉缓。尿检蛋白（＋），尿糖（－）。血浆总蛋白6.4克％，白蛋白2.8克％，球蛋白3.6克％。病获缓解而出院。随访半年未复发。

12. 补肾摄精法

本法针对肾气不足，固摄失司，精微外泄之病机而设。证见腰酸乏力，头晕耳鸣，遗精滑泄，蛋白尿等，舌体胖，舌质淡红，脉沉或无力。方用八味肾气丸加味，药物组成：熟地20克、山萸15克、山药20克、茯苓20克、泽泻15克、丹皮15克、肉桂7克、附子7克、菟丝子20克、枸杞20克、桑螵蛸15克、金樱子20克。

方中熟地、山萸补益肾阴而摄精气，山药、茯苓健脾渗湿，桂附补命门真火而引火归原，再加桑螵蛸、金樱子以固摄精气。肾中真阴真阳皆得补益，阳蒸阴化，肾气充盈，精微得固，而诸证自消。若伴有脾虚，可于方中加党参、黄芪、莲子等；若以肾阴虚表现为主，症见口干咽燥、手足心热、尿色黄赤、脉细数等，于前方减附子、肉桂，加知母 20 克、黄柏 20 克、女贞子 15 克、旱莲草 20 克。

13. 清热利湿解毒法

本法针对湿热毒邪蕴结下焦，精微外泄之病机而设。用于慢性肾炎日久，水肿消退或无水肿，尿蛋白仍多，腰痛，尿黄赤或尿混浊，口干咽痛，口苦，舌质红，苔白腻，脉滑数。方用利湿解毒饮，药物组成：土茯苓 25 克、萆薢 20 克、白花蛇舌草 30 克、萹蓄 20 克、竹叶 15 克、山药 20 克、苡仁 20 克、滑石 20 克、通草 10 克、茅根 25 克、益母草 30 克、金樱子 15 克。

慢性肾炎日久多夹湿热，湿热不除则蛋白尿不易消除。在应用清利湿热药物时，要注意防止苦寒伤脾，本方除黄柏外，皆淡渗利湿之品，务使清热不碍脾，利湿不伤阴，以轻灵淡渗取效。金樱子为固涩之品，在清热利湿药中加入一味固涩之品有通中寓塞之义。如病久气虚者亦可于方中加入黄芪 30 克、党参 20 克，扶正与祛邪同时并举；咽痛者可加山豆根 20 克、重楼 30 克、玄参 15 克、麦冬 15 克。

临床观察，有些患者蛋白尿长期不消，用健脾补肾法难以取效，而由于反复感染，临证中出现一派湿热证候，用此方后蛋白尿往往可以消失。但是辨别湿热证，应从热与湿之比重分析，此方对湿重于热者较佳，如热重于湿，叫与八正散加味治疗。总之，慢性肾炎多因脾肺肾功能失调，水液代谢障碍，湿浊内留，郁而化热，故许多学者认为湿热贯穿于慢性肾炎病程的始终是有一定道理的。

14. 健脾益肾，清利湿热法

本法针对慢性肾炎日久，脾肾虚夹有湿热之病机而设。症见小便混浊，轻度浮肿，尿蛋白不消，腰酸膝软，倦怠乏力，舌苔白腻，脉象沉缓。方中用山药固下汤，药物组成：生山药 30 克、芡实 15 克、莲子 15 克、黄柏 15 克、车前子 15 克、山萸 15 克、萆薢 20 克、菟丝子 15 克、坤草 20 克、甘草 10 克。

本方用山药、芡实、莲子健脾固摄，山萸、菟丝子补肾固精，黄柏、车前子、萆薢、坤草清利湿热，补中有清，通补兼施，对慢性肾炎属脾肾两虚夹湿热者为适宜。

以上列举了慢性肾炎水肿及蛋白尿的 14 种治法，但在临床上对本病的治法还有许多，为了成文方便，对各种治法进行了分述，而临证中常有几种证候同时并见，需要根据病情确定治法。

总之，慢性肾炎病程长，病根沉痼，临床表现差别很大，其症状涉及面广，病机错综复杂，证候变化多端，且大多屡经中西药治疗，每呈虚实并见，寒热错杂之势。因此，在治疗上不可固守一方一药，只有辨证入微，论治得法，制方严谨，用药精当才是提高疗效的最佳途径。

治疗血尿八法

血尿是临床常见的一个症状，泌尿生殖系统、泌尿系邻部器官及全身性疾病均可出现血尿。其中以泌尿系统疾病最为常见，据文献报道，约占全部血尿患者的90%以上。由此可见，血尿在临床上，尤其在泌尿系疾病中具有重要意义。因此，本文重点讨论泌尿系疾病出现的血尿。

泌尿系疾病出现的血尿可概括在中医学"尿血"、"血淋"范畴内。由于历史的局限，中医学"尿血"、"血淋"仅指肉眼血尿，现代当包括肉眼血尿及显微镜下血尿。中医学有关血尿的记载见于《内经》。《内经》中称之为"溺血"、"溲血"，并指出邪热内扰、七情太过、虚热内伤为主要病因。《素问·气厥论篇》谓："胞移热于膀胱，则癃溺血。"《素问·痿论篇》曰："悲哀太甚则胞络绝，胞络绝则阳气内动，发为心下崩，数溲血也。"《金匮·五脏风寒积聚篇》谓："热在下焦则尿血，亦令淋秘不通。"其后许多医家对血尿进行论述，但病因多不离乎热。《三因极一病证方论》则提出血尿有属虚寒者。《医宗必读》将血淋分为血热、血瘀、血虚、血冷四种。张锡纯也指出："溺血之证热者居多，而间有寒者。"现代医家多认为血尿病因可概括为热、瘀、虚，治疗之法不离清热、祛瘀、补虚。治实热证以清热泻火、凉血止血；气虚不固者以益气固摄等。

笔者在长期临床实践中体会到，血尿的病因病机较复杂，热邪为患是其主要病因，但临床中血尿患者常以表里同病，瘀热互结、寒热虚实夹杂等情况兼夹出现。因此，在临床治疗中不可拘于一法一方，应灵活变通，随证立法。现结合血尿辨证，对本人在临床常用的治疗血尿八法介绍如下，并附临床病例以说明。

1. 清热利湿解毒止血法

本法针对湿热毒邪蕴结下焦，灼伤血络，迫血妄行之病机而设。用于肾盂肾炎、膀胱炎、急性肾小球肾炎、过敏紫癜性肾炎等疾病症见尿血鲜红或尿黄赤，尿中大量红白细胞，尿道灼热或疼痛，可腰痛，小腹胀痛，口干，舌质红，苔黄腻，脉滑数。方用加味八正散。药物组成：白花蛇舌草50克、大黄7.6克、生地20克、萹蓄15克、瞿麦15克、木通15克、车前子15克、小蓟50克、甘草10克。水煎服。

湿热之邪为血尿的重要病因，这一点早已被前人所认识，但湿毒为患引起血尿也不容忽视，一则湿热郁久可以化毒，二则热之极亦为毒，因此，设此清热利湿解毒法，在八正散清热利湿基础上加白花蛇舌草。白花蛇舌草甘淡凉，清热解毒，利尿消肿，可以较大剂量用于临床，对尿路感染效果甚佳，若症状重还可辅以公英、地丁，增强利湿解毒之作用。

临床此类型血尿，多兼有风热犯肺之咽红肿痛、发热咳嗽等，可于方内加桑叶、菊花、杏仁、银花、连翘等以疏散风热，外疏内清，表里同治，外邪解则血尿亦随之而愈。

例：李某，男，26岁。1990年11月10日初诊。血尿腰痛一月余。1月前以肉眼血尿、腰痛、浮肿发病，在佳木斯诊为急性肾小球肾炎，用抗生素治疗两周血尿未消失，仍有时为肉眼血尿。现症腰痛，尿少黄赤，眼睑轻度浮肿，舌尖红苔薄白，脉滑。尿检：红细胞充满，白细胞5～7，尿蛋白（＋＋），颗粒管型1～3。辨证为湿热下注，伤及血络，治以清热利湿解毒法。处方：白花蛇舌草50克、大黄7.5克、萹蓄15克、瞿麦15克、茅根30克、木通15克、车前子15克（包煎）、公英30克、小蓟50克、甘草10克。水煎服。服前方6剂，尿量明显增多，尿色转黄，腰痛减轻，尿检红细胞30～40，脉仍滑。继服6剂，浮肿全消，尿色淡黄，尿检红细胞10～15，舌尖红，口干。改为益气养阴清热利湿之剂，服药12剂，尿检蛋白（－），红细胞3～5。无明显自觉症状，仍以益气养阴清热利湿之剂调理。随访1年未复发，半年前已上班工作。

2. 疏风清热利湿解毒法

本法针对外邪侵袭，湿热蕴蓄下焦之病机而设。用于急性肾小球肾炎及急性尿路感染见尿血鲜红或尿色如浓茶，恶寒发热，肢体酸痛，咽痛，尿频尿急涩痛，或腰痛，舌边尖红，苔白干，脉洪数或滑数。方用清热解毒饮，药物组成：柴胡20克、生石膏50~100克、白花蛇舌草50克、银花50克、连翘20克、公英30克、瞿麦20克、大黄5克、生地30克、玄参20克、甘草10克。水煎服。

此类血尿多因外感风寒或寒湿之邪，表邪不解，循经入里化热，热伤肾与膀胱血络；或素有蕴热，复感外邪，热迫下焦伤及血络而致。外有表邪，内有里热，属表里同病。治若单用清里则表邪不除，且易引邪内陷；只用解表则里热不清，血亦难安，故用表里同治法。用柴胡解肌清热透邪外出，生石膏解肌清热泻火，二药配合解表清热效果尤佳。配银花、连翘、白花蛇舌草、公英，皆清热解毒之品；生地、玄参养阴清热；生大黄泻下焦湿热，利水通淋。诸药合用外疏内清，表里皆安，血尿自止。

例：岳某，男，34岁，1989年10月4日初诊。患者于3天前饮酒后感受寒湿而突发寒战发热，体温高达39.2℃，伴腰痛、尿频、尿急、肉眼血尿，尿检红白细胞充满。哈市一院诊为"尿路感染"，用抗生素治疗2天而来诊。患者仍发热，体温38.3℃，周身酸痛，头痛咽痛，尿色如浓茶，舌质红，苔白少津，脉滑数。辨证为外感寒湿，入里化热，热入膀胱伤及血络，投予前方治之。服药2剂周身汗出，体温下降至正常，但次日体温上升至38.2℃，继用3剂，体温转正常，尿色转淡，尿道刺激症状消失，尿中红细胞3~5，白细胞10~15，脉滑，舌苔转润，改用益气清热养阴之剂而愈。

3. 泄热逐瘀凉血止血法

此法针对热壅下焦、瘀热结滞、血不归经之病机而设。用于急性肾小球肾炎、过敏性紫癜肾炎、急慢性肾盂肾炎及膀胱炎见尿血色紫或尿如酱油色，或镜下血尿，排尿涩痛不畅，小腹胀痛，腰痛，便秘，手足发热，舌暗红或红紫少津，苔白而干，脉滑或滑数。方用桃黄止血汤，药物组成：桃仁20克、大黄7~10克、桂枝15克、赤芍20克、生地30克、茅根50克、小蓟30克、侧柏叶20克、甘草10克。水煎服。

本方为《伤寒论》桃核承气汤去芒硝加入凉血止血之剂而成。本方主药为桃仁、大黄，桃仁活血润燥，大黄泄热开瘀，二药配伍泄热逐瘀，热除瘀去则血止。应用本方的要点在于有"瘀热互结"之征象，如下腹满痛，小便赤涩，大便秘结，舌红苔干等。临床观察有不少血尿病例，用一般凉血止血药无效，改用大黄、桃仁后，血尿即止。但大黄用于凉血止血，量不宜大，量大则易导致腹泻。

例一：庞某，男，10岁。1991年7月17日初诊。2月前发现尿色异常，尿混浊尿色赤，在当地医院化验尿蛋白（＋＋），红细胞充满，疑诊"急性肾小球肾炎"，用青霉素治疗半月余，尿中红细胞有时15~20，有时则充满。来诊时尿色黄赤，小腹满闷不舒，大便秘结，手足心热，舌质红，苔白少津，脉滑数。辨证为瘀热阻于下焦之尿血证，拟泄热逐瘀、凉血止血法，拟方：桃仁15克、文军5克、生地20克、丹皮15克、赤芍15克、贯众20克、元芩10克、茜草20克、生草10克、地榆炭20克。水煎服。7月23日复诊服上方6剂，尿检红细胞10~15，蛋白（＋），尿色转淡，大便通畅、每日1次。小腹满闷症状减轻，仍有手足心热，舌质红，苔白，脉滑稍数。上方继服6剂。7月27日复诊，尿检红细胞4~8，蛋白（－），除手心热外，余无明显症状，仍以前方加藕节20克、侧柏叶15克。7月31日复诊，尿检红细胞1~3，尿蛋白（－），舌尖红，苔白有津，改用益气养阴清热法以巩固疗效。连服十余剂，诸症消失，尿检皆阴性而告愈。随访半年病情稳定未复发。

例二：王某，男，49岁。1989年7月3日初诊。3月份以颜面浮肿发病，尿常规：蛋白（＋＋＋），红细胞充满，在医大二院诊为"慢性肾小球肾炎，急性发作"，经住院治疗病情好转而出院。5 月份上述症状加重，在医大一院住院，口服潘生丁、芦丁、丹参片等，症状无明显好转。现症颜面及眼睑轻度浮肿，腰酸痛，小腹闷胀，尿黄赤，舌质红，苔薄黄腻，脉弦细。尿蛋白（＋），红细胞 10～15，白细胞 3～5。按瘀热阻于下焦辨证，拟方：桃仁 15 克、大黄 5 克、赤芍 15 克、连翘 20 克、贯众 25 克、甘草 15 克，茅根 30 克、小蓟 30 克、藕节 20 克、生地 20 克。水煎服。服前方 6 剂，前述小腹闷胀及尿黄赤均好转。继服 10 付，尿中红细胞 3～5，前述症状已不明显。但后患者外感，咽痛，于 8 月 2 日尿中红细胞又增至 15～20，尿黄。待外感愈后又以前方加减坚持服药 28 剂，尿蛋白（－），红细胞 1～3，自觉症状消失。随访半年未复发。

4. 益气阴利湿热止血法

此法针对气阴两虚、湿热留恋、血失固摄、溢于脉外之病机而设。用于急性肾小球肾炎、肾盂肾炎症见肉眼或镜下血尿，尿黄赤而灼热，倦怠乏力，五心烦热，口干而黏，舌淡红，苔白微腻或少苔，脉细数。方用清心莲子饮加减，药物组成：黄芪 30 克、党参 20 克、麦冬 20 克、地骨皮 15 克、白茅根 50 克、茯苓 20 克、小蓟 50 克、生地 20 克、车前子 15 克、甘草 15 克。水煎服。

久病血尿，以气虚统摄失职为多。血尿日久必伤阴分，且湿热内停又易灼伤血脉，故立本法。热盛者，加栀子、生地等凉血止血；若湿热渐去，常配龙骨、牡蛎、海螵蛸、茜草以增收涩止血之力。

例：赵某，女，35 岁，工人。1988 年 1 月 6 日初诊。自述 4 年前发现肉眼血尿，诊为急性肾小球肾炎，经治疗好转。以后反复发作，时轻时重，尿检红细胞常在 10～50 之间，尿蛋白（＋～＋＋）。来诊时，患者精神萎靡，周身乏力，腰酸不适，舌淡嫩，脉沉。尿检蛋白（＋＋），红细胞 20～30。治以益气养阴利湿热止血法。处方：黄芪 30 克、党参 20 克、柴胡 15 克、地骨皮 15 克、茯苓 15 克、麦冬 15 克、白茅根 30

克、小蓟 30 克、藕节 20 克、甘草 10 克。水煎服。1 月 13 日
复诊，服上方 6 剂，自觉气力略增，尿常规：红细胞 20～30，
蛋白（＋＋）。余症变化不显。上方加旱莲草 20 克、车前子
15 克、党参为 25 克。2 月 3 日复诊，服上方 10 余剂，尿检红
细胞有时阴性，有时 3～5，蛋白（＋），略有腰酸，余症悉
减，舌质淡红，脉沉较有力。继以前方加减服药 10 余剂，诸
症消失，尿检皆阴性而告愈。随访 1 年病情稳定未复发。

5. 益气清热凉血止血法

此法针对下焦蕴热，日久耗气，邪热迫血妄行、气虚统摄
失司之病机而设。症见尿血日久不愈，尿道灼热，身热不退，
午后尤甚，气短乏力，精神疲惫，舌淡红，苔白干，脉细弱或
虚数。方用参芪凉血汤，药物组成：黄芪 30 克、党参 20 克、
黄芩 15 克、生地 20 克、赤芍 20 克、侧柏叶 20 克、茜草 20
克、白茅根 30 克、甘草 10 克。水煎服。

本法多用于过敏性紫癜性肾炎及急慢性肾小球肾炎见血尿
者。本法与前法比较均有益气清热作用，但本法适应证湿象表
现不明显，以热象为主，邪热迫血妄行而致血尿，日久而引起
气虚诸症出现。

例：徐某，女，14 岁。1986 年 6 月 11 日初诊，患过敏性
紫癜 1 个月后出现腰痛尿血，诊为过敏性紫癜性肾炎。经中西
药治疗四十余天，仍有尿色黄赤，眼睑轻度浮肿，面色无华，
体倦乏力，五心烦热，口干口渴，舌质红，苔白少津，脉数。
尿常规红细胞满视野，蛋白（＋＋），初诊以加味八正散治
疗，服药 6 剂效果不明显，后考虑患者尿血日久，面色无华，
体倦乏力，虚实夹杂。改用本益气清热凉血止血法，拟方以前
基础方加丹皮 15 克、地榆 15 克、服药 6 剂，尿血明显减轻，
尿检红细胞 10～15，蛋白（＋）。以前方出入服药 50 剂，期
间由感冒反复 1 次，但终获痊愈，随访 1 年未复发。

6. 滋阴补肾降火法

此法病机为肾阴不足，虚火妄动、伤及血络，血溢脉外。
用于慢性肾小球肾炎、肾结核等症见肉眼或镜下血尿，腰酸腰

痛，耳鸣目花，心烦口干，手足心热，脉细数无力，舌质红，少苔或无苔。方用知柏地黄汤加味，药物组成：知母20克、黄柏15克、熟地20克、山萸15克、山药20克、丹皮15克、茯苓15克、泽泻15克、龟板20克、阿胶15克（烊化）、甘草15克。水煎服。

阴虚火旺之血尿，既不可用桂附以助阳伤阴，又不可用苦寒之剂以直折其热，必以"壮水之主，以制阳光"，则诸症自除。本方以大补真阴之六味地黄汤加知母、黄柏、龟板以滋阴清热，使水升火降则诸症可平；阿胶育阴止血，治阴虚火动之出血最宜。如血尿较重，也可加入汉三七、旱莲草、生地炭、仙鹤草等止血药，标本兼顾。

例：于某，男，42岁。1988年7月10日初诊。慢性肾小球肾炎病史半余年，现症腰酸腰痛，手足心热，口干咽干，耳鸣，两目视物模糊，倦怠乏力，脉象细数，舌质红，薄白苔。尿常规：蛋白（＋＋）。红细胞30~40，白细胞1~2。尿素氮及血肌酐正常。辨证为肾阴不足，虚火妄动，伤及下焦血络。治以滋阴补肾降火法，前方加茜草20克、旱莲草20克，水煎服。服药6剂，尿中红细胞仍30~40，但口干咽干，手足心热明显好转。继续服药20剂，诸症均减轻，尿检红细胞3~5，蛋白（＋）。守方加减继续调理1个月，尿常规红细胞2~3，蛋白（⊥），口干咽干、手足心热及耳鸣目花俱消失，唯有时腰酸、乏力，劳累后明显，脉细，舌质淡红。病情稳定，随访半年未复发。

7. 温肾清热利湿止血法

本法针对肾阳不足，湿热内蕴致尿血的病机而设，用于慢性肾盂肾炎、前列腺炎及精囊炎等症见尿血或镜下血尿灼热或尿有余沥、小腹凉、腰酸痛、排尿不畅，或尿色混浊、脉沉滑或沉缓，舌苔白。方用温肾利湿饮，药物组成：茴香15克、附子7.5克、桂枝15克、公英50克、白花蛇舌草50克、竹叶15克、茅根30克、小蓟40克、熟地20克、旱莲草20克、甘草10克。水煎服。

慢性肾盂肾炎及前列腺炎等临床多以寒热错杂证表现为主，既有湿热内蕴症状，如尿道灼热、排尿不畅等，又有肾阳不足，寒湿不除之证，如小腹凉、腰酸痛等。治疗若单用清热则寒邪不除，纯用温阳又能助热，只有寒温并用方能取效，方中茴香、附子、桂枝温补肾阳以祛寒邪；公英、白花蛇舌草、竹叶清热利湿；茅根、小蓟、旱莲草凉血止血，诸药合用温肾祛寒，清热解毒兼以凉血止血。

例：赵某，男，48岁，干部。1987年3月20日初诊。该患有慢性前列腺炎病史，近日尿中带血伴尿道灼热，小腹痛有冷感，会阴部下坠感，前列腺液检查：红细胞满视野。舌苔白，脉缓。辨证为肾阳不足，湿热内蕴于下焦之证，治以温肾祛寒，清热解毒利湿法，处方：茴香15克、附子7克、桂枝15克、公英30克、白花蛇舌草50克、茅根50克、木通15克、熟地20克、萆薢15克、小蓟50克、甘草10克。水煎服。服药15剂，尿中无血，尿色转淡，尿道灼热减轻，小腹无痛仍有冷感，舌苔仍白，脉缓。继以前方加减服药12剂，除会阴稍觉下坠外，余症不明显。前列腺液检查：红细胞2～3个，余皆阴性。停药观察，随访半年未复发。

8. 健脾补肾益气摄血法

此法针对脾肾气虚，脾不统血，肾失封藏之病机而设。用于慢性肾小球肾炎、肾盂肾炎等症见尿血日久或镜下血尿，尿色淡红，腰酸痛，倦怠乏力，四肢不温，面色萎黄或苍白，脉弱或沉。方用参芪地黄汤，药物组成：红参15克、白术15克、黄芪30克、熟地20克、山药20克、菟丝子15克、茯苓20克、泽泻15克、龙骨20克、牡蛎20克、海蛸20克、茜草15克。水煎服。

本方为脾肾双补之剂，红参、黄芪为补气健脾，气足则血得摄，脾健则血自统；熟地、菟丝子补肾以固摄；配合龙骨、牡蛎、海蛸、茜草收敛固涩，合之以治脾肾两亏，血失统摄之血尿。

慢性肾功能衰竭中医证治探讨

　　慢性肾功能衰竭以血中氮质潴留，电解质和酸碱平衡紊乱为特征，临床呈现中毒、贫血、高血压等一系列症状，属中医学"癃闭"、"关格"、"水肿"、"虚劳"、"呕吐"、"眩晕""腰痛"等证范畴。本病基本病机在于脾肾两虚，湿浊潴留，日久形成虚实夹杂，寒热互见之错综复杂证候，治疗较困难。笔者认为，由于病者个体差异、治疗中疾病之演变及肾功能损害程度不同等因素，在辨证论治中当分别标本缓急，即急则治标，缓则治本，或标本兼治。兹对慢性肾功能衰竭的证治规律探讨如下。

一、化湿浊，解毒活血，急则治标

　　慢性肾功能衰竭以恶心呕吐、胃脘胀满、口气秽臭、头痛烦闷、尿素氮及肌酐明显增高表现为主者，病情多较急重，应急施治标之法，以求病情稳定。若以湿浊化热上逆为主者，宜化湿浊泄热法施治；如湿浊毒热入侵血分，气血凝滞为主者，宜清热解毒，活血化瘀治疗。

　　慢性肾功能衰竭的病机为脾胃两虚，升降失司，湿浊毒邪内蕴，耗损气血，阴阳两伤，虚实夹杂。关于湿浊的产生，中医学认为，脾在生理上主司运化水湿及水谷精微，为人体气机升降之枢纽。脾气健旺则水液通过脾的转输及肺的肃降，下达于肾，并在肾气的作用下，吸收水分的精微，其余变为尿液下达膀胱，排出体外，以维持人体水液代谢平衡。若脾气衰败，则运化功能失调，水液不能正常分布，湿浊内生，弥漫于三焦。而湿性重浊，最易阻碍脾运，使升降逆乱，故临床出现一系列消化系统症状。因湿为阴邪，其性重浊黏滞，每多迁延难却；湿浊郁久成毒，湿毒化热则易入侵血分，造成气血凝滞而出现一系列毒热入血症状。

　　因此，在治疗上应紧紧抓住"急则治标，缓则治本"的原则，标证若以湿浊化热上逆表现为主者，症见恶心呕吐，胃脘胀满，口气秽臭，多有腺味，舌苔垢腻，舌质灰淡，舌体胖大，脉弦滑或沉滑等，则施以芳化湿浊，苦寒泄热法。基本方药：醋炙大黄10克、黄连10克、黄芩10克、草果仁15克、藿香15克、苍术10克、紫苏10克、陈皮10克、半夏15克、生姜15克、砂仁10克、甘草10克。水煎服，每日1剂。本方用醋炙大黄、黄连、黄芩苦寒泄热，砂仁、藿香、苍术等芳香辛开，驱除湿邪。两类药熔于一炉，相互调济，既不致苦寒伤胃，又无辛燥耗阴之弊，其目的在于使湿浊毒热之邪得以蠲除。

　　本方主药为大黄、草果仁2味。关于大黄降尿素氮，必须是湿热毒邪壅结者方为适宜，反之不仅无效，更能促使病情恶化。临床确见属于脾胃寒湿者，医者一味用大黄降氮，反而加重脾阳虚衰，化源匮乏，病情加重。关于草果仁，亦为本方首选药。该药辛温燥烈，善除脾胃之寒湿，慢性肾衰氮质潴留，湿毒内蕴，非此辛温燥烈之品不能除。然湿蕴化热，又必须伍以大黄、黄连以泄热开痞。

　　例一：刘某，男，63岁，工人。1981年6月3日初诊。该患因"慢性肾炎、氮质血症"入某医院，头昏头痛，脘闷呕恶，精神萎靡，倦怠嗜睡，舌苔厚腻，脉弦滑。查尿素氮68.7毫克%，肌酐6.7毫克%，二氧化碳结合力51.3体积%，尿比重1.014；血红蛋白7.2克，红细胞260万/立方毫米。血压160/110毫米汞柱。辨证为湿浊化热，脾胃升降失司，投以化湿浊泄热法。拟方：草果仁10克、半夏15克、藿香15克、陈皮15克、川连10克、醋炙大黄7.5克、枳壳15克、紫苏15克、生姜10克、甘草10克。水煎服。

　　服上方6剂后，脘闷呕恶明显减轻，稍有食欲，舌苔转薄。继以前方加桃仁15克、红花15克、赤芍15克，连服6剂，精神好转，头痛减轻，能进食，未出现恶心，尿素氮下降至40毫克%，肌酐3.7毫克%，血红蛋白8.8克，红细胞320

万/立方毫米，血压 150/100 毫米汞柱，舌苔已退。继以化湿浊、清热活血法治疗，病获缓解，1 年后追踪病情稳定。

标证若以湿浊毒热入侵血分、血络瘀阻为主者，症见头痛少寐，五心烦热，搅闹不宁，恶心呕吐，舌光紫无苔，或舌有瘀斑，舌下静脉紫暗，脉弦或弦数等，宜清热解毒、活血化瘀治疗。可用《医林改错》解毒活血汤加味，基本方药：连翘 20 克、桃仁 20 克、红花 15 克、甘草 10 克、丹参 20 克、赤芍 20 克、生地 20 克、当归 15 克、葛根 15 克、柴胡 15 克、枳壳 10 克。水煎服，每日 1 剂。原书谓此方治"瘟毒烧炼，气血凝结，上吐下泻"。与此证虽病因相异，但病机则同，故以此方加味治疗，大多有效。本方病机重点在于毒邪壅滞、气血凝结，辨证要点在于舌光紫无苔或舌有瘀斑，舌质紫暗等。

例二：田某，女，37 岁。1983 年 9 月 3 日初诊。患者在某医院住院。诊断为"慢性肾炎，氮质血症"。症见头昏头痛，恶心不食，心烦不宁，腰痛，面㿠。舌光紫无苔，脉象弦滑。查尿素氮 60 毫克%，二氧化碳结合力 42.3 体积%，血红蛋白 8 克，尿蛋白（＋＋）。红细胞充满。辨证为毒邪入侵血分，血络瘀阻，投以上方加减。处方：连翘 20 克、桃仁 15 克、红花 15 克、当归 15 克、枳壳 15 克、葛根 20 克、赤芍 15 克、生地 20 克、丹皮 15 克、小蓟 50 克、甘草 10 克。水煎服。

服上方 6 剂后，恶心消失。食欲稍增，头痛及烦躁诸症俱减。查尿素氮 45 毫克%，尿中红细胞仍满视野，蛋白（＋＋），于上方加醋炙大黄 7.5 克，继服 10 剂。诸症悉除，精神转佳，每日能进食 3~4 两。查尿素氮 27 毫克%，尿中蛋白（＋），红细胞 10~15，舌紫转浅红，于前方去大黄加地榆 20 克，继服 6 剂。尿素氮降至 20 毫克%，二氧化碳结合力 49.3 体积%，尿蛋白（±），红细胞 2~3，血红蛋白 9 克，血压 150/110 毫米汞柱。继续以益气补肾调治，病情稳定。

本案曾一度加用大黄。大黄不仅能通便降氮，且具有解毒泄热，活血开瘀多种作用，于此证尤为适宜。若辨证审其属瘀血而又兼热者，可于活血化瘀中加入小量大黄疗效颇佳。另外还应注意患者体质的差异，若兼脾胃寒湿者可加入温中之品，如公丁香、山萸、炮姜等。

以上芳香化浊、苦寒泄热及清热解毒、活血祛瘀法，皆以治标为主。临证也可化湿浊泄热与活血解毒二法合用，关键在于辨证准确而灵活施治。

二、益气血、补脾肾，缓则治本

慢性肾功能衰竭通过祛邪治疗，一般可见肌酐、尿素氮有所下降，病情初步缓解，随之则应从本图治。如以脾虚证候为主者，当益气健脾和中；若以脾肾两虚证候俱现，则宜脾肾并补。

慢性肾功能衰竭患者，临床常见有面色无华、乏力倦怠、不思饮食、脘腹痞胀、泛恶作呕、便秘或腹泻、舌苔白腻或黄腻等，多兼见贫血。从中医学角度则认为与脾胃功能虚弱有关。盖脾在生理上，除运化水湿外，尚有运化水谷精微之功能。饮食入胃后，通过脾的运化功能，将精微物质化生气血，使脏腑经络、四肢百骸、筋骨皮脉得以濡养，即"中焦受气取汁变化而赤，是谓血"。《血论证》亦谓："生血之源，则在于脾胃。"慢性肾衰可影响脾胃功能，使脾胃虚弱，水谷精微不能吸收，气液化生乏源，而呈现贫血、乏力及脾胃虚弱诸症。因此，脾胃功能之强弱，与本病预后密切相关。调补脾胃对治疗慢性肾功能衰竭十分重要。

临床针对此类患者拟补益气血、健脾和中法，以资化源。常用方药为六君子汤加当归、白芍。慢性肾功能衰竭以阴阳俱伤者居多，此时用温补刚燥之药重伤其阴，往往格拒不受。阴阳俱伤者而纯用温刚补燥之药，则使阴虚愈甚，临床出现诸如五心烦热、头痛咽干、鼻衄齿衄等症。此时若纯用甘寒益阴之品，则阴柔滋腻有碍阳气之布化，影响脾之运化功能。腹胀满、便溏、呕逆诸症随之加重。因此刚柔之药皆不可用，唯气味中和之六君子调理脾胃，资助化源，补益气血，最为适宜。

但此方人参甘温，白术苦温，虽有茯苓之淡渗，甘草之甘平，仍偏于燥。且重于补气，略于补血。故加入当归、白芍二药，白芍酸苦微寒，敛阴养血、柔肝理脾；当归为补血润药，二药一则可以调剂六君子汤之偏于燥，二则柔肝间接助脾胃之运化功能，三则补血与补气并重，用于慢性肾衰之贫血，每见效验。

例：唐某，女，12岁。1979年8月6日初诊。患者自5岁起患尿路感染，反复发作，自1979年5月发现贫血就诊时，尿素氮增高，诊为"慢性肾盂肾炎，肾功能不全，氮质血症"，曾一度用醋炙大黄等药治疗。用后出现呕吐下泻，腹痛，格拒不受。来我院门诊求治时，面色苍白，倦怠乏力，精神萎靡，唇甲淡白，脘闷呕恶，齿黑而垢，舌淡苔滑，脉弱。尿素氮68毫克%，二氧化碳结合力38.4体积%，血红蛋白7.6克，红细胞287万，尿蛋白（＋），红细胞3~7，白细胞10~15，脓球3~5。辨证为脾气虚衰，不能化生精微，肾气亏乏，阴阳气血俱虚。先以益气健脾之剂以资化源，方药：红参15克、白术15克、茯苓15克、甘草10克、半夏15克、陈皮15克、砂仁7.5克、黄连7.5克、广木香5克。水煎服，每日1剂。

服上方16剂，呕吐消失，食欲好转，全身较前有力，精神转佳，面色转润，齿黑垢已退，舌淡红，苔已化，脉沉而有力。尿素氮降至48毫克，二氧化碳结合力46.7体积%，继服上方14剂，上述症状继续好转，食欲正常。唯自幼有遗尿症，改用补肾温阳固摄法稍佐化浊之品，服药25剂，症状基本消失，精神体力恢复如正常人。尿素氮31毫克%，血红蛋白11.2克。病情稳定较长时期，至1984年8月因肺感染而死亡。

慢性肾功能衰竭的病机根本在于脾肾两衰。脾肾两脏有相互资生的关系，脾的运化功能必须得到肾阳的温煦方能健旺。《素问·水热穴论篇》谓："肾者，胃之关也，关门不利，故聚水而从其类也。"水液来源于胃的受纳，通过脾的转输、肺的肃降，下注于肾，经肾阳的气化作用升清降浊以保持水液代谢的平衡。如果肾阳不足，则脾的运化功能发生障碍，一系列水液代谢紊乱及精微化生障碍随之而来。

慢性肾功能衰竭在标急于本的情况下，经过泄浊化瘀降氮治疗后，脾肾虚的证候随之突出，如倦怠乏力、气短懒言、腹胀便溏、食少纳呆、腰痛膝软、小便清长、夜尿多、面色少华、脉弱舌淡等，此时宜健脾补肾以固本。但本病日久出现阴阳俱伤，故选用补药时，偏温燥及偏滋腻之品应慎用，前者灼伤阴液，后者伤阳有碍脾之运化。常用方药为：白术15克、茯苓15克、山药20克、红参15克、黄芪20克、熟地20克、菟丝子20克、当归15克、枸杞20克、山萸15克、甘草10克、砂仁10克。水煎服。本方唯熟地一味嫌其滋腻，但伍以砂仁，可使其补而不滞，用之无妨。

以上益气健脾和中及脾肾并补法，皆为治本之法，即以扶正为主。临床补脾之时常伍以补肾之品，补肾之时亦常顾护脾胃，主要应随证候而灵活运用，方能奏效。

三、补脾肾、泄湿浊、解毒活血，标本同治

慢性肾功能衰竭往往以本虚标实，阴阳俱伤，湿毒潴留，虚实夹杂出现者居多。临床呈现面㿠头眩、倦怠乏力、气短懒言、唇淡舌淡、腰膝酸软、腹胀呕恶、口中秽味，或舌淡紫苔厚、脉沉滑等症。治当通补兼施，正邪兼顾。故立补脾肾泄湿浊、解毒活血法，补与泄熔于一炉，扶正不留邪、祛邪不伤正。基本方药：红参15克、白术15克、茯苓15克、菟丝子20克，熟地20克、黄连10克、大黄7克、草果仁10克、半夏15克、桃仁15克、红花15克、丹参20克、赤芍20克、甘草10克。水煎服，每日1剂。

本方以益气健脾补肾之品与大黄、黄连、草果仁泄热化浊，桃仁、红花、丹参、赤芍活血之品共融于一方，扶正祛邪，消补兼施。补得消则补而不滞，消得补则泄浊作用益彰，临床屡用此方多取效明显。如1986年遇一女患，王某，59

岁。患慢性肾盂肾炎十余年，于 1980 年出现肾功能不全，当时尿素氮高达 100 毫克% 左右，经中西医药治疗下降至 40 毫克%，维持至 1986 年 11 月末，又出现恶心呕吐、腰痛增重、颜面浮肿、气短懒言、面色萎黄、舌淡、脉沉滑。尿素氮 86 毫克%，二氧化碳结合力 46.2 体积%，肌酐 6.7 毫克，血红蛋白 11 克。尿蛋白（＋），白细胞 3～5。即按脾肾两虚，湿浊潴留辨证，以本法用方加减用药 20 余剂，恶心呕吐消失，尿素氮下降至 38 毫克%，二氧化碳结合力 45 体积%，肌酐 1.38 毫克%，继以此法调理服药三十余剂，病情缓解。

　　总之，本病定位于脾肾，定性为本虚标实，但湿浊潴留亦涉及其他脏腑。如肺为水之上源，常见本病小便不利由于肺失肃降而致，通过清肺小便通利，病情获得缓解；亦有涉及心、肝者，出现神志昏沉，或抽搐等证，宜随证施治。但此种情况多出现在晚期，已难挽救，故未列入本文讨论之内。

过敏性紫癜肾病的治疗体会

过敏性紫癜肾病是多发于小儿的一种继发性肾小球疾病。现代医学认为属毛细血管变态反应性疾病，因其病因病变机理尚不甚明了，且部分病例预后较差及单纯西药疗效不理想，故从中医学中寻求有效的治疗途径已引起充分重视。根据本病以紫癜、血尿、浮肿等为主要临床表现，当属中医"肌衄"、"尿血"、"浮肿"等疾病范畴。近年来，笔者在诊治大量过敏性紫癜肾病过程中，根据其证候表现及病机演变特点，分三步进行论治，并注重药物的配伍选择，取得了满意的疗效，现将临证中的经验总结如下，仅供同道参考。

一、毒热蕴结、迫血妄行为发病之关键

感受毒热之邪、或热蓄日久，蓄结成毒，毒热迫血妄行，损伤脉络，血溢于脉外，渗于肌肤，发为紫斑；毒热循经下侵于肾，损伤脉络，而为溺血，故毒热迫血妄行是引起过敏性紫癜肾病的主要原因。其表现为肌肤突然红色紫斑，分布稠密，痛痒不显，舌红绛，脉滑数等症状。治疗当以清热解毒、凉血止血为法。常用大青叶、板蓝根、生地、丹皮、黄芩、赤芍、小蓟等药物。因热蕴下焦，每与湿邪搏结，致湿热蕴结于下，故常加白花蛇舌草、木通、白茅根、瞿麦等清利湿热以止血。此类患者多初以紫斑甚者，当重在清热解毒；若尿血重者，当重在清利湿热毒邪以止血。若兼有风邪表证者，以紫斑瘙痒、肢节痛，遇风甚，鲜红成片而突发为特点，可酌加荆芥、防风、牛蒡子、升麻等疏风解毒之品，然用量不宜大，防化燥伤阴。

例：王某，女，7 岁。1984 年 8 月 13 日初诊。两月前突然腹痛，继则下肢关节疼痛并出现紫斑点，尿化验红细胞充满，蛋白（＋＋＋）。随之入哈医大一院住院，被诊断为过敏

性紫癜肾炎，曾用大量激素等药物治疗，疗效不显，遂来门诊求治。尿检蛋白（＋＋＋），红细胞50以上，白细胞4～6。全身乏力，嗜卧，自汗，溲赤，手足心热，面貌呈柯兴氏征，便秘，舌尖赤，苔白干，脉象滑数。辨证为毒热蕴结于血络，迫血妄行外溢。治以清热解毒、凉血止血法。处方：白花蛇舌草30克、大黄7.5克、桃仁15克、藕节25克、生地20克、侧柏叶20克、小蓟40克、茅根50克、黄芩10克、甘草10克。水煎服。

8月20日二诊：服上方6剂，紫斑减轻，尿检红细胞10～15，尿蛋白（＋），仍手心热，舌尖赤、脉滑数。前方加公英30克、地丁30克。

8月27日三诊：服药6剂，手心热减轻，力气增加，尿检红细胞8～10，蛋白（＋＋），舌尖赤，脉滑。

9月4日四诊：出现反跳，尿检红细胞50以上，蛋白（＋），苔白脉滑。综合分析，热邪虽减，但血络受损未复，宜在清热凉血基础上加炭类药以修复损伤之血络。处方：大黄炭10克、血余炭10克、地榆炭15克、蒲黄炭10克、黄芩10克、焦栀子10克、生地20克、丹皮10克、侧柏叶20克、茅根50克、桃仁15克、小蓟30克、白花蛇舌草50克、生甘草10克。

9月14日复诊．服上方10剂，诸症悉减，尿检红细胞3～4，蛋白（＋），苔白脉滑。病情渐趋稳定，遂以上方加黄芪30克调治，继服20余剂而痊愈。

按：本案初起即为毒热蕴结、迫血妄行所致，经激素治疗尚未缓解。故以公英、地丁、白花蛇舌草清热解毒，小蓟、生地、黄芩清热凉血止血，藕节、柏叶以增止血之效。临床上，凡属紫癜肾正气未衰者，余常用大黄与桃仁配伍，确有泄热开瘀止血之效，尤其是对屡用激素而有瘀热之象者，首选大黄、桃仁，常收到满意效果。

二、血热内瘀为其主要病理机转

紫癜肾几经治疗，往往毒邪渐去，而血热搏结。或用药不当，致血热内瘀，舍于肾与膀胱，迫血妄行，损伤脉络而尿血。此时患者往往紫斑时隐时现，但尿血（或为肉眼血尿、或镜下血尿）持续不解。因此治疗当以利湿清热、凉血止血法。常用白花蛇舌草、小蓟、白茅根、焦栀、茜草、侧柏叶、蒲黄、生地、赤芍等药物，特别是大黄、桃仁泄热活血止血，必不可少，对此类患者疗效堪佳。

例：赵某，男，8 岁。1987 年 8 月 15 日初诊。当年 3 月 10 日发现下肢紫癜，初起两腿尤甚，后延及胸背，1 周内消失。继而出现肉眼血尿，经中西药治疗未见明显好转，故来门诊求治。尿化验蛋白（＋＋），红细胞充满，舌尖红，脉滑有力。以清热凉血止血法施治，处方：桃仁 15 克、大黄 5 克、大蓟 30 克、白茅根 30 克、侧柏叶 20 克、生地 20 克、丹皮 15 克、茜草 20 克、蒲黄 15 克、元芩 10 克、焦栀子 10 克、甘草 10 克。水煎服。

患者连服上方略加减三十余剂，症状消失，尿检全阴而告痊愈。

按：本例紫癜肾初起表现为肌衄，继为尿血。据舌尖红、脉滑有力辨证为血热妄行，病位在肾与膀胱。《内经》谓"包热移于膀胱，则癃、溺血"，故以清热凉血为法则。余以此法治疗大量此类患者，屡用屡效。临证中有许多病例初期血热征象明显，经用清热凉血药物治疗后，热象渐消，此时用药切忌过于苦寒，可在凉血止血药中酌加益气之品，如参芪之类，清补兼施，可明显提高疗效。

例：贾某，女，7 岁。1984 年 3 月 14 日初诊。患病半年余，初起下肢出现紫癜，继则出现尿血，经北京某医院诊断为紫癜性肾炎，治疗效果不显。现尿蛋白（＋＋＋），红细胞充满，手足心热，尿黄赤，舌红，脉滑数。处方：白花蛇舌草 30 克、茅根 30 克、小蓟 30 克、生地 20 克、酒芩 10 克、丹皮

15 克、赤芍 10 克、公英 30 克、侧柏叶 15 克、贯众 20 克、甘草 15 克。水煎服。

4 月 15 日复诊，服上方 20 剂，尿检蛋白（＋＋），红细胞 5 个，诸症减轻，舌边稍红，脉滑。处方：黄芪 30 克、白花蛇舌草 50 克、贯众 20 克、茅根 50 克、蒲黄 15 克、侧柏叶 15 克、酒芩 15 克、坤草 30 克、丹皮 15 克、藕节 20 克、生地 15 克、甘草 15 克。水煎服。

6 月 5 日复诊，服上方 20 剂，尿检蛋白（＋~±），红细胞 1~2 个，苔白腻，脉滑。守法以上方略有加减服药 50 余剂，尿检阴性，诸症除而告愈。

三、气血不足、脾肾亏虚为其病势之转归

紫癜肾日久不愈，或失治误治，往往耗伤气血，损及脾肾，而成热邪未去、正气已伤之虚实夹杂之候。邪热滞留，脾肾亏虚，精微不固，而致尿中红细胞、蛋白日久不消，并伴有倦怠乏力、腰膝酸软、舌淡嫩、或苔少、脉细弱等症状。此时切不可妄自攻邪，免再伤正气，当明辨气血亏虚的程度，分清耗损之脏腑。当采用健脾益肾、补气养血之法，或以扶正祛邪共施之剂，并酌加收涩止血之品。余常以六味、知柏地黄丸加龟板、阿胶，或圣愈汤等化裁，并与自制之四味止血汤（龙骨、牡蛎、海蛸、茜草）合用，效果甚佳。

例：任某，男，13 岁。1984 年 6 月 26 日初诊。患紫癜性肾炎三月余，经中西药治疗效果不显。现尿检蛋白（＋），红细胞 30~40 个，手心热，尿黄赤，舌尖红，苔白，脉滑有力。证属湿热蕴结，伤及血络，宜泄热凉血止血法。处方：大黄 7.5 克、桃仁 15 克、丹皮 15 克、茜草 20 克、小蓟 30 克、茅根 50 克、藕节 20 克、阿胶 10 克（烊化）、生地 15 克、侧柏叶 15 克、甘草 10 克。水煎服。

7 月 2 日二诊，服上方 6 剂，略有腹泻，每日 3 次，手心热，脉滑。尿检红细胞 2~3，蛋白（＋），前方大黄改为大黄炭 5 克，加白花蛇舌草 30 克。

7月30日复诊，服上方18剂，尿检蛋白（－）、红细胞4～5个，略腰酸乏力，舌淡红润、脉缓。遂以益气补肾、凉血止血法。处方：黄芪30克。党参20克、杞子15克、熟地20克、大黄炭5克、侧柏叶20克、茅根50克、小蓟30克、白花蛇舌草30克，阿胶10克（烊化）、甘草10克。服药12剂，诸症消失，尿检无异常而痊愈。

按：本例患者初以清热凉血法而见效，然后用少量大黄即出现腹泻，说明脾气有亏虚之象。故后加参芪益脾气，熟地、枸杞滋肾阴，增强收摄精微之力，药后果然起效而愈。

总之，过敏性紫癜肾炎是临床上常见而颇难治愈的疾病之一。在其发生演变过程中，常出现严重的肾脏损害，有些病例甚至出现肾功能不全的征象，应针对病情及时的辨证施治。尤其是病久不愈而仅以镜下血尿为主者，治疗要善于循序渐进，不可急于求成，妄用峻剂，免徒伤正气，使病情复发。某些病例在发展过程中常出现关节疼痛、腹痛甚，甚至便血等症状，可在治疗大法前提下，酌加适当药物，如关节痛加淮牛膝、赤芍、地龙、寄生等，腹痛重用白芍、甘草等，皆可明显提高疗效。有些患者久服激素而出现明显副作用者，可配伍解毒活血之品。尤其是本病的后期，多出现气虚或脾肾不足证候，宜根据辨证用益气补脾肾兼收摄止血之标本兼顾法。但要注意补而勿凝，即益气摄血或止血药中酌如少量活血之品，往往可提高疗效。以上是笔者治疗本病的一点体会，不当之处，尚望同道指正。

劳淋的辨证论治

劳淋是以小便频数涩痛、遇劳即发、缠绵难愈为特征的一种反复发作性疾病。现代医学慢性肾盂肾炎、慢性膀胱炎、前列腺炎、尿道综合征等，均属于本病的范畴。本病特点为反复发作，缠绵不愈，抗生素虽可取效，但复发率亦高，远期疗效多不理想，对人民健康危害较大。因此，探讨中医药治疗本病的方法，具有重要意义。本文重点探讨劳淋的病变机理及辨证论治规律。

一、病变机理探讨

有关淋证的记载，首见于《内经》，有"淋"、"淋溲"、"淋闷"等名称。但未做详细分类。汉代华佗所著《中脏经》中根据临床表现特点不同将淋证分为八种，明确提出"劳淋"病名，认为其属一种全身疾患，"五脏不通，六腑不和，三焦痞涩，营卫耗失"皆可致病。隋代巢元方谓："劳淋者，谓劳伤肾气而生热成淋也，其状尿留茎中，数起不出。引小腹痛，小便不利，劳倦即发也。"提出了劳淋的发病机理，证候表现及劳倦即发的特点。并强调其病机关键是"肾虚膀胱热"，(《诸病源候论·诸淋病候》)。后世医家多宗此说，并在其基础上又有发展。如明代李中梓《医宗必读·淋证篇》认为劳淋有脾劳与肾劳之分。清代顾靖远在《顾松园医镜》一书中，则将劳淋分为肾劳、脾劳、心劳三类证候。近代医家张锡纯在《医学衷中参西录》中对劳淋的分类、病因、病机等描述更为详细，对劳淋的认识更加深刻，为后人深入研究奠定了基础。

我们通过临床观察认为劳淋的特点是本虚标实、虚实夹杂，病邪常易起伏而致病情反复发作、缠绵难愈。其病机虽复杂，结合脏腑辨证，则可揭示本病病机变化之规律并指导临证。从病因来讲，劳淋属于内外相感的全身性疾病。淋之初多由湿热毒邪蕴结下焦，致膀胱气化不利；若治不得法，或病重药轻，显症虽除，余邪未尽，停蓄下焦，日久则暗耗气阴，转为劳淋；此时脏腑阴阳气血功能失调和机体防御功能减弱，更易因感冒、遇劳、情志不遂等因素而发作。因此，本病是本虚于内，虚实夹杂的疾病，正胜则邪退，邪退则安，邪胜则病复加，正邪相争，则病情反复。

根据劳淋的病机特点，临证应分为三期论治，即急发期、转化期和恢复期。

二、分期分型论治

（一）急发期

膀胱湿热在此期表现最为突出，治疗应以祛邪为主。根据患者表现特点及病因病机不同，又分为五种证型。

1. 膀胱湿热

主症：小便频数，点滴而下，尿道灼热刺痛，急迫不爽，尿色黄赤，或见发热，舌质红，舌苔白，脉弦数或滑数。

病机：邪热客于膀胱，气化失司，水道不利，湿热蕴蓄。

治则：清热利湿、通淋。

方药：木通15克、车前子15克、萹蓄15克、瞿麦15克、大黄5克、滑石15克、甘草10克。水煎服。

2. 少阳外感、膀胱湿热

主症：小便频数，点滴而下，尿道灼热刺痛，急迫不爽，尿色黄赤，伴恶寒发热，口苦咽干，恶心呕吐，舌苔白腻，脉弦数。

病机：湿热之邪客于膀胱，气化失司，水道不利，兼外感之邪不解。

治则：疏解外邪、利水通淋。

方药：柴胡20克、黄芩15克、半夏15克、生石膏50克、瞿麦20克、萹蓄20克、石韦15克、木通15克、车前子20克、大黄5克、甘草10克。水煎服。

3. 肝郁气滞、膀胱湿热

主症：小便滞涩，淋沥不畅，尿有余沥，脐腹满闷或小腹坠胀，甚则胀痛难忍，舌苔白，脉沉弦。

病机：肝郁不畅，阻于下焦，湿热蕴蓄。

治则：疏肝理气、利水通淋。

方药：乌药 20 克、沉香 10 克、冬葵子 20 克、青皮 15 克、石韦 20 克、滑石 20 克、木香 10 克、王不留 20 克。水煎服。

4. 肝胆郁热、膀胱湿热

主症：小便涩痛，灼热不爽，尿色黄赤，心烦易怒，口苦纳呆，或兼胁痛，舌质红，舌苔白少津，脉弦数或弦滑。

病机：肝胆邪热蕴结，膀胱湿热蕴蓄，气化失司。

治则：清化肝胆、利水通淋。

方药：龙胆草 15 克、元芩 15 克、生地 20 克、车前 15 克、山栀子 15 克、柴胡 15 克、木通 15 克、泽泻 15 克、甘草 10 克。水煎服。

5. 阳明腑实、膀胱湿热

主症：小便涩痛，尿色黄赤，五心烦热，或潮热，大便秘结，舌质红，脉滑数。

病机：阳明腑实内结，膀胱湿热蕴蓄，气化不利。

治则：泄热通腑、利水通淋。

方药：大黄 10 克、枳实 15 克、川朴 15 克、瞿麦 20 克、萹蓄 20 克、滑石 20 克、木通 15 克、车前 15 克、甘草 10 克。水煎服。

（二）转化期

本期虚实夹杂，是劳淋的主要阶段。此期正气耗伤而导致湿热之邪留滞是劳淋缠绵难愈的主要原因。临床正气耗伤有气阴两虚、肾阴虚、肾阳虚、肾阴阳两虚及气滞血瘀等不同情况，均以其性质、程度决定攻补方法，总的原则是扶正祛邪。

1. 气阴两虚、膀胱湿热

主症：病程迁延，小便涩痛频急较轻，尿有余沥，遇感冒、劳累、房室等加重，倦怠乏力，口干舌燥，舌尖红，舌苔薄白少津，脉沉弱。

病机：气虚无力下达，影响膀胱之气化，淋久伤阴，气阴两虚，湿热之邪蕴结膀胱。

治则：益气养阴、解毒、清热利湿。

方药：黄芪30克、党参20克、石莲子15克、茯苓15克、麦冬15克、车前子15克、柴胡15克、地骨皮15克、公英50克、白花蛇舌草50克、茅根30克、甘草10克。水煎服。

2. 肾阳虚衰、膀胱湿热

主症：病程迁延，小便频数，尿道涩痛或不适，腰痛膝冷，畏寒，男子阴囊湿冷，女子白带量多清稀，尿色黄，舌苔白，脉沉。

病机：肾阳不足，膀胱湿热内蕴，肾与膀胱相表里，寒热互结，缠绵不愈。

治则：温补肾阳、解毒、清热利湿。

方药：附子10克、肉桂10克、茴香15克、故纸10克、贯众30克、萹蓄20克、瞿麦20克、公英50克、地丁30克、马齿苋30克、白花蛇舌草50克、黄芩10克、甘草10克。水煎服。

3. 肾阴不足、膀胱湿热

主症：病程迁延，小便涩痛，灼热不甚，尿急尿频，腰酸痛，五心烦热，口干咽干，舌红无苔或少苔，脉细数或虚数。

病机：肾阴不足，虚热内焚，与膀胱湿热合邪。

治则：滋补肾阴、清热利湿。

方药：知母15克、黄柏10克、生地20克、龟板10克、玄参15克、萹蓄15克、瞿麦15克、木通15克、枸杞子20克、山萸15克、丹皮10克、土茯苓30克、肉桂5克。水煎服。

4. 肾阴阳两虚、膀胱湿热

主症：病情迁延，尿频尿急，尿道不适，尿色黄，腰酸痛，两腿软，全身乏力，舌质淡，脉沉。

病机：肾阴阳两虚，膀胱湿热下注，气化失常。

治则：补肾滋阴助阳、清利湿热。

方药：熟地 30 克、山萸 20 克、枸杞子 20 克、山药 20 克、菟丝子 20 克、附子 10 克、肉桂 10 克、白花蛇舌草 50 克、马齿苋 30 克、公英 50 克、双花 30 克、木通 15 克、车前子 15 克、石韦 15 克、甘草 10 克。水煎服。

5. 气滞血瘀、膀胱湿热

主症：病程迁延，舌质紫或舌边紫，小便频数，尿色黄，脐下满闷或疼痛，脉沉。

病机：患病日久，血失流畅，脉络瘀阻，膀胱气化不利。

治则：活血疏郁、清利湿热。

方药：桃仁 15 克、红花 15 克、丹参 20 克，当归 15 克、石韦 15 克、木通 15 克、乌药 15 克、牛膝 15 克、金钱草 30 克、川楝子 20 克、琥珀末 5 克（冲）。水煎服。

（三）恢复期

此期为邪去正复之调理阶段，患者出现一派虚象，故治以扶正固本，增强机体抗御病邪能力。临床分为二型，即肾阳不足，膀胱气化失司及脾虚气陷，膀胱失约型。

1. 肾阳不足，膀胱气化失司

主症：小便频数，尿色清，尿有余沥，腰痛，四肢倦怠，舌质淡润，脉沉迟。

病机：肾司二便，肾阳虚膀胱不得其温，气化失司。

治则：温补肾阳、气化固涩。

方药：熟地 20 克、山萸 20 克、山药 20 克、益智仁 15 克、桑螵蛸 15 克、故纸 15 克、龙骨 20 克、牡蛎 20 克、甘草 10 克。水煎服。

2. 脾虚气陷，膀胱失约

主症：尿液不尽，点滴而出，小便坠胀，迫注肛门，少气懒言，精神倦怠，舌苔白，脉弱无力。

病机：脾虚气陷，无力下及州都，膀胱失约。

治则：补中益气升阳。

方药：黄芪 30 克、党参 20 克，升麻 10 克、白术 15 克、柴胡 15 克、甘草 10 克、当归 15 克、陈皮 15 克、麦冬 15 克、五味子 10 克。水煎服。

三、病案举例

例一：杨某，女，50 岁，干部。1987 年 11 月 19 日初诊。十余年前曾患尿频尿急尿痛，发烧，腰痛，当时诊为"肾盂肾炎"，用抗生素治愈。以后每年均有 1～2 次复发，用抗生素治疗症状可缓解。近半年来发作频繁，约 1 个月发作 1 次，20 天前无明显诱因又上症复发，用呋喃妥因、吡哌酸治疗症状无好转。现症腰痛尿频、尿道灼热感、倦怠乏力、口干不欲饮、手足心热、舌质淡红、脉细无力。尿常规检查蛋白（－），白细胞 50 以上，中段尿细菌培养：细菌数 ＞105/毫升。诊断：慢性肾盂肾炎、劳淋。辨证分析：湿热之邪蕴结下焦，日久则暗耗气阴，气阴两虚故见倦怠乏力，手足心热，口干不欲饮，舌质淡红，脉细数无力等；膀胱湿热未尽，气化不利故见尿频、尿道灼热等症。治则：益气养阴，清利膀胱湿热。方药：黄芪 30 克、党参 20 克、石莲子 15 克、茯苓 15 克、麦冬 15 克、车前子 15 克、地骨皮 15 克、瞿麦 20 克、萹蓄 20 克、公英 30 克、白花蛇舌草 50 克、甘草 10 克。水煎服，每日 1 剂。

11 月 26 日复诊：服前方 6 剂，尿频及尿道灼热感均减轻。药已对症，继续服前方治疗。12 月 4 日复诊：除腰酸乏力外，其他症状均消失，舌质淡红，苔薄白。尿检白细胞 10～20，中段尿细菌培养转阴。继续服前方 20 剂，12 月 25 日复诊时，尿检白细胞 1～3，中段尿细菌培养仍为阴性。尿路症状未再出现，腰酸、乏力症状减轻。嘱其继服前方 10 剂，以巩固疗效，半年后复查，疾病未有复发，尿常规及细菌培养均为阴性。

按语： 本案劳淋，属转化期气阴两虚膀胱湿热证，本证型临床最为常见。我们在临床曾辨证论治观察劳淋 326 例，其中此型 266 例，占 78.53%。分析其原因可能有三：一是湿热毒邪日久容易耗气伤阴；二是治不得法，如清利太过，苦寒伤中，脾气亏虚；三则由于失治病久不愈，热羁伤阴，湿邪困脾耗气。气阴两虚，湿热留恋，更易致劳淋反复发作。方中黄芪、党参、茯苓、甘草补脾益气，合麦门冬、地骨皮、石莲子养阴而清心火，增白花蛇舌草、瞿麦、萹蓄、车前等清利下焦湿热，解毒通络，共奏益气养阴、清利湿热之功效。扶正祛邪，恰中病机，不仅近期疗效好，远期疗效亦较为理想。

例二：高某，女，37 岁，干部。1987 年 12 月 23 日初诊。10 年前曾患尿路感染，以后偶有发作，近一年发作次数增多。4 个月前因劳累、着凉而出现尿频、尿急、尿痛、小腹坠痛、腰痛，用先锋霉素Ⅳ及白霉素治疗缓解。2 周前上症复发，反复不愈。现症腰痛腰酸、小腹坠胀冷痛、尿频、尿急、尿痛、手足及双下肢浮肿、畏寒乏力、舌苔白滑、脉沉弱。尿检蛋白（＋），白细胞 0～2，中段尿细菌培养细菌数 >104/毫升。诊断：慢性肾盂肾炎，劳淋。辨证分析：此属肾阳虚衰，膀胱湿热证。久病湿热久羁伤阴，阴损及阳，或过用苦寒克伐之品，肾阳日亏，膀胱气化不利而见尿频、小腹冷痛；阳虚生外寒故见畏寒；阳气不能温运水湿，泛溢肌肤，则见手足及双下肢浮肿；尿急、尿痛仍为膀胱湿热未尽之证。治则：温补肾阳、清热利湿。方药：熟地 20 克、山萸 15 克、肉桂 10 克、附子 10 克、茴香 10 克、故纸 10 克、泽泻 15 克、黄柏 15 克、瞿麦 20 克、萹蓄 20 克、公英 30 克、白花蛇舌草 30 克、甘草 10 克。水煎服。服前方 10 剂，尿频尿急尿痛症状消失，腰痛及小腹坠痛仍较明显，手足及双下肢仍有较度浮肿。于前方减白花蛇舌草、黄柏，加乌药 15 克、杜仲 15 克，继续服药 12 剂，小腹坠痛不明显，仅稍有小腹胀，腰痛减轻，尿量较多，浮肿消失，舌苔薄白，脉沉滑。1 月 22 日复查尿常规，蛋白（－），白细胞 0 ~ 1，中段尿细菌培养阴性。嘱其继服前方 10 ~ 20 剂，以巩固疗效。随访半年未复发。

例三：杨某，女，35 岁，工人。1986 年 10 月 30 日初诊。尿路感染病史二年余。近一年每 2 ~ 3 个月复发 1 次，每次持续 20 天左右。服呋喃妥因及静点青霉素无明显效果。每次发作多与劳累及外感有关，现症腰酸腰痛，尿频短涩，尿道微有灼热，尿黄，倦怠乏力，五心烦热，口干咽干，舌质红，薄白苔，脉细数。尿常规检查：蛋白（＋），红细胞 8 ~ 10，白细胞 5 ~ 7。中段尿细菌培养细菌数 > 104/毫升。诊断：尿路感染，劳淋。辨证分析：此属肾阴不足，膀胱湿热证。湿热久蕴，或妄施渗利，损及肾阴，"无阴则阳无以化"，膀胱气化失司，故尿频而短涩；阴虚生内热，虚火内炽，则手足心热，口干咽干；尿道灼热、尿色黄、舌质红、脉细数等，均为肾阴虚夹有湿热之征。治则：滋补肾阴，清利湿热。方药：知母 15 克、黄柏 15 克、泽泻 15 克、生地 20 克、龟板 10 克、熟地 20 克、山萸 15 克、泽泻 15 克、枸杞 20 克、萹蓄 20 克、瞿麦 15 克、木通 15 克、甘草 10 克。水煎服，每日 1 剂。

11 月 16 日二诊：服前方 12 剂，尿频短涩及尿道灼热症状消失，尿色转淡黄，腰痛、乏力、五心烦热及口干咽干症状俱减轻，唯少寐多梦，舌质仍红，舌苔薄白，脉细弦。前方加枣仁 20 克，水煎服，每日 1 剂。

11 月 30 日三诊：服前方 10 剂，五心烦热及口干咽干症状已不明显，轻度腰痛，仍有乏力，夜已能入寐，曾有 1 次过劳稍觉尿道不适，但休息后很快消失。尿常规：蛋白（±），红细胞 2 ~ 5，白细胞 0 ~ 2。舌质淡红，脉细。嘱其守方继服 10 剂。12 月 14 日复查尿常规：蛋白（－），红细胞 0 ~ 1，白细胞 1 ~ 2。中段尿细菌培养细菌数 < 104/毫升，患者除稍觉腰酸乏力外，无其他不适，嘱停药观察，半年后随访，尿常规阴性，尿细菌培养阴性，临床治愈。

例四：任某，女，30 岁。1988 年 3 月 14 日初诊。1984 年

因尿急尿痛就诊，诊为尿路感染，用抗生素治疗半月缓解。1987年7月上述症状复发，用庆大霉素及呋喃妥因治疗缓解，但之后反复发作4次，用氨苄青霉素及吡哌酸治疗效果不明显。现症腰痛，尿少尿黄，尿频尿痛，小腹胀痛下坠感，畏寒肢冷，自汗，口干不欲饮，五心烦热，舌质淡红，脉沉。中段尿细菌培养细菌数＞105/毫升。诊断：慢性肾盂肾炎，劳淋。辨证分析：此属肾阴阳两虚，膀胱湿热证。腰痛畏寒、小腹坠胀痛、自汗均为肾阳不足，失于温煦所致；五心烦热、口干尿黄等为肾阴不足夹有湿热之征。治以补肾滋阴助阳，清利湿热法，方药：熟地20克、山萸20克、枸杞子20克、山药20克、附子10克、肉桂10克、白花蛇舌草50克、公英30克、木通15克、车前子15克、瞿麦20克、萹蓄20克、甘草10克。水煎服。

3月28日二诊：服前方12剂，尿频尿痛症状减轻，畏寒肢冷好转，仍腰痛及小腹胀痛较明显，考虑患者患病较久，阴阳俱不足，病难速愈，嘱其继服原方。

4月18日三诊：近日感冒，尿频尿痛症状加重，周身不适，小腹下坠痛，尿色黄赤，口苦口干，舌苔白稍腻，脉数。尿检：蛋白（＋＋），红细胞40～50，白细胞充满。考虑患者合并外感而致淋证加重，改为疏解外邪，利水迪淋之剂。方药：柴胡20克、黄芩15克、半夏15克、大黄5克、瞿麦20克、萹蓄20克、木通15克、车前子15克、甘草10克。水煎服。

4月25日四诊：服药3剂，尿频尿痛及周身不适症状俱减轻，继服3剂，前症基本消失，现觉周身乏力，腰膝酸软，小腹坠胀，尿道不适，手足发热，口干不欲饮，舌苔白，脉沉无力。尿常规：蛋白（＋＋），红细胞5～10，白细胞6～8。外邪已去，不可继用苦寒清利，改用补肾滋阴助阳，清利湿热之剂。方药：熟地25克、山萸15克、枸杞子20克、山药20克、泽泻20克、附子7.5克、肉桂10克、木通20克、车前子15克、瞿麦20克、萹蓄20克、白花蛇舌草50克、甘草10

克。水煎服。

以上方加减调治 1 个月，5 月 28 日复查尿常规：蛋白
（＋），红细胞1～2，白细胞 1～2。中段尿细菌培养细菌数＜
104/毫升。患者自诉仅觉腰酸，劳累后小腹稍胀，偶有乏力，
余症均已消失。随访半年未复发，仅尿检蛋白（±），其余均
正常，临床治愈。

前列腺增生证治

前列腺增生为临床常见的老年病之一，以小便不利、点滴而下，甚则小便闭塞不通为主症，属中医"癃闭"范畴。通过临床观察，余以为本病之所以为老年常见病，是与老年人肾气虚弱、邪气易于阻滞的生理病理特点密切相关，《内经》云："丈夫八岁肾气实……八八天癸竭，精少，肾脏衰，形体皆极，则齿发去。"肾主水而司二阴，肾虚则膀胱气化失司，日久湿热瘀血阻滞，故而尿淋沥而不通。故治疗首当益肾，又不可忽视祛邪，只有标本兼顾，方能提高疗效。余常以益肾活血法治疗，每用滋肾通关丸加味施治，近期及远期疗效较为理想。

滋肾通关丸又名通关丸、滋肾丸，出自《兰室秘藏·小便淋闭门》，原书谓："治不渴而小便闭，热在下焦血分"。由知母、黄柏、肉桂三药组成。前列腺增生多由肾中阴阳俱虚，膀胱气化不利，湿热蕴结闭塞其流，气血郁滞所致，故以黄柏以清热除湿，知母滋肾水而育阴，然"无阳则阴无以生，无阴则阳无以化"，只顾滋阴，不知助阳，则阴终不能生，故辅以肉桂反佐助阳，俾阴得阳化，则膀胱气化出焉，而小便自然而通利。笔者临床常以此方与八味地黄丸合用调补肾中之阴阳，加活血消坚之品以消其郁滞，如三棱、莪术、桃仁、赤芍等。诸药合用，共奏补肾之阴阳而益肾气，除湿热瘀血而通利水道，俟湿热瘀血得祛，阻滞消除，肾气充沛，气化正常则小便畅利。若下焦湿热症状明显而现尿黄赤、尿道灼热疼痛，舌根部苔黄厚腻，脉弦滑数者，可加瞿麦、萹蓄、公英、白花蛇舌草等以清热利湿解毒，均可明显提高疗效。

例一：李某，男，60 岁。1989 年 10 月 29 日初诊。小便不畅一周余，排尿困难而涩痛，会阴部胀痛，且有阳痿半年余，经西医检查诊断为前列腺增生。舌质紫暗，脉沉、尺中尤弱，此属肾阴阳俱虚，瘀浊内阻，膀胱气化不利之证，宜补肾滋阴助阳活血法。处方：知母15克、黄柏15克、肉桂10克、熟地20克、杞子15克、山药15克、茯苓15克、丹皮15克、泽泻15克、附子10克、三棱15克、桃仁15克、赤芍15克。水煎服。服药12剂后，小便通利而无间断，余症基本消失，仍阳痿。以上方去三棱、桃仁、赤芍，加羊藿叶15克、菟丝子20克、女贞子15克、寸芸15克、甘草10克，连服12剂，诸症消失而愈。随访半年未复发。

例二：陶某，男，57岁。1989年12月7日初诊。排尿不畅，尿流细，会阴坠胀，尿道灼痛，小腹胀，尿有余沥，经某医院检查诊为前列腺增生，动员其手术，患者未接受，来门诊求治，脉沉滑，舌暗，苔薄黄腻。此属肾阴阳俱虚，湿热瘀血内阻，宜补肾滋阴助阳，活血清利湿热法。处方：知母15克、黄柏15克、肉桂10克、附子10克、熟地25克、山萸15克、山药15克、茯苓15克、丹皮15克、泽泻15克、三棱15克、莪术15克、桃仁15克、土虫5克、瞿麦20克、萹蓄20克、公英30克。水煎服。患者连续8次复诊，服上方六十余剂，诸症消除，小便恢复正常，前列腺检查缩小，质见软，从而痊愈。

益肾活血法是根据老年人的生理特点及前列腺增生的病变机理而设。临床应用可不囿于肾虚症状有无。我在临证中治疗该病，发现许多无明显肾虚证而患前列腺肥大的患者，用该法亦有较好的疗效。

尿路结石的治疗经验

尿路结石属中医学中的砂淋、石淋病。其病多因湿热久蕴煎熬尿液，结为砂石，阻塞尿路所致，故排尿艰涩而中断。尿路阻塞，气血瘀滞故腰腹绞痛。砂石损伤脉络，故尿血。治疗此病用清热利湿，涤石通淋法有一定效果。其机理是通过药物的利尿作用，增加尿流量，促进输尿管蠕动，有利于结石之排出。但据临床观察，这一治法的作用有一定限度。对结石停留于上尿路，特别是肾盏较高部位，体积较大者则效果不显。尤应重视的是，凡结石停留必使气血阻遏，而结石之排出又必赖气血之宣通以推动之。基于以上理论，笔者除用清利湿热之剂外，常伍以行气活血软坚化积之品。一方面使气血畅通，另一方面使结石溶化，效果较好。不少病例结石年久固结不下，经用此法治疗，结石可以排出。有的病例出现结石溶解现象，化成小块随小便排出。自拟消坚排石汤。

处方：金钱草50～75克、三棱15克、莪术15克、内金15克、丹参20克、赤芍15克、红花15克、牡丹皮15克、瞿麦20克、萹蓄20克、滑石20克、车前子15克、桃仁15克。水煎服。

金钱草为治疗尿路结石之首选药。此药始见于《本草纲目拾遗》谓："性微寒祛风治湿热"……"治脑漏白浊热淋玉茎肿痛……"并未记载治砂石淋，近代始发现其有清热解毒，利尿排石，活血散瘀之作用。故本方以之为主药；三棱、莪术，生内金破积软坚行气；赤芍、牡丹皮、丹参、桃仁、红花活血祛瘀，散痛消肿，再配以萹蓄、瞿麦、滑石、车前子清热利湿。上药相互协同，故能奏溶石排石之效。笔者以此方治疗本病颇多，效果较为满意。如结石体积大难以排出，可加入山甲、皂刺以助其散结消坚之作用。如病程久肾气虚者可辅以补肾之剂，熟地、枸杞、山萸、丝子等。肾阳不足者可加肉桂、附子、茴香等，兼气虚者配以黄芪、党参以益气。曾治一肾结石患者，经用一般排石药物治疗无效。后发现患者面色萎黄，短气易倦等气虚现象，乃于排石饮中加入黄芪30克、党参20克，服药30剂，结石随小便排出，此扶正与祛邪兼顾之意。

例一：林某，男，48岁，干部。1978年5月29日初诊。自1977年冬，左侧肾区绞痛，发作痛甚剧，经X线摄片未显影，疑为栓塞。本年连续发作数次，入沈阳某医院疑结石，来哈求治，脉沉、舌苔白、小便黄。

处方：金钱草50克、萹蓄20克、瞿麦20克、桃仁15克、赤芍20克、三棱15克、丹参20克、车前子15克、木通15克、莪术15克、丹皮15克、甘草10克。

服上方6剂，小便增多，尿出秫米大结石2块，痛大减。又经用上方6剂，小便排出泥砂样混浊物，小便增多，疼痛未发作。于本年6月26日来本所医院住院治疗，连用上方10剂，又排出结石1块如小豆粒大，尖端已酥，可能系药物所熔。排尿前小腹胀腰酸，结石排出后，症状即消失。又继服上方，连日来小便又排出泥砂样物质甚多。嗣后小便转清，疼痛未作，停药而愈。

例二：李某，男，54岁，干部。1977年6月10日初诊。素健康，于本年6月初开会时突然右腰牵扯下腹右侧剧痛，难以忍受。阵发性疼痛每次约持续20分钟，排尿困难。当时检查小便红细胞满视野。经哈某医院摄影，右肾盂区2.0mm×3.5mm结石阴影，诊断：右肾盂结石。患者不同意手术，来我所门诊治疗。舌淡红，苔薄，脉象沉滑。辨证为湿热蕴积灼炼尿液，凝结成石，宜用清热利湿消坚排石法。

处方：金钱草75克，萹蓄、瞿麦、石韦、滑石、赤芍各20克，三棱、莪术、生内金各15克，桃仁、丹皮、红花各15克。水煎服。

7月20日复诊：连服上方35剂，突于上周肾区绞痛发作，小便排出砂石小块数枚，疼痛消失。本周又摄影一次，阴影消失，嘱停药观察，本年11月7日又复诊一次，迄今再未发。

例三：宋某，男，32岁，工人。1981年2月16日初诊。体胖素健康，2个多月以来，腰部酸痛未介意，突然于2月14日双侧肾区绞痛。发作时汗出不止，未做肾盂造影，小便色如浓茶，舌红，苔腻，脉滑实。疑其肾及输尿管结石，投以消坚排石汤。

处方：金钱草50克、丹参15克、三棱15克、莪术15克、萹蓄20克、瞿麦20克、赤芍15克、丹皮15克、桃仁15克、甘草10克。水煎服。

3月21日，未服药前做肾盂造影未显影，但绞痛频繁发作，服药2剂痛即缓解，至4剂，随小便排出如秫米大结石2块。继服上方，连续排出如火柴头大结石二十余块，双侧肾区痛完全消失，但腰两侧仍酸软，小便色黄。自述从罹此病后，性欲减退，阳事不举。考虑此为湿热蕴于肝经，前阴为肝经之所聚，当属肝肾阴亏，湿热下注之证，宜补肝肾清热利湿之剂。

处方：菟丝子20克、枸杞20克、熟地30克、山萸15克、胆草10克、丹皮15克、柴胡15克、金钱草30克、元芩10克、生草10克。

4月10日复诊：服上方6剂，性欲及阳事皆恢复如常，病告愈。

例四：孙某，男，23岁，学生。1981年7月15日初诊。

该人在北京上学，突于6月10日左侧腰部剧痛，经某医院摄影肾盂部有结石1块，用中药二十余剂，结石未下，来哈就医，除小便黄外，无其他见症。

处方：金钱草50克，三棱、莪术各15克，丹参20克，瞿麦20克，萹蓄20克，赤芍15克，鸡内金15克，红花15克，丹皮15克，甘草10克。水煎服。

连用上方30剂，排出结石1块，如小豆粒大，表面光滑，从此而愈。

痹证论治谈

痹者闭也，气血凝涩不行之意。痹证临床以关节、肌肉、筋骨疼痛为主症，或兼感酸麻重着，甚则肢体肿胀，屈伸不利。现代医学的风湿性关节炎、类风湿性关节炎、坐骨神经痛、神经根炎及某些结缔组织病等，在其病程中均可出现上述的临床表现，可按痹证辨证治疗。

一、对痹证病因病机的认识

历代医家对痹证的病因病机，有着较丰富的理论认识和实践经验。笔者遵循古训，结合自己的临床实践，认为本病的发生主要有以下几个方面特点。

1. 正虚邪袭是痹证发病的基本病机

《素问·痹论篇》谓："风寒湿三气杂至，合而为痹。""合而为痹"，言内外相合而形成痹证，即风寒湿邪外袭，与营卫相合而成。林珮琴谓："诸痹……良由营卫先虚，正气为邪所阻，不得宣行，因而留滞，气血凝涩，久而成痹。"因此，合与不合，取决于营卫气血是否调和。风寒湿等外邪侵袭是痹证发病的外在条件；正气虚弱，人体内部功能失调是痹证发病的内在根据。

2. 热邪在痹证发病中具有重要意义

古人认为"痹本阴邪"，以寒证为多。从临床看，风寒湿邪所致痹证固然很多，但热痹也并非少见。我们曾对 157 例痹证住院患者的病案进行了调查，发现其中热痹者占 63 例，为总数的 40%，有些虽以风寒湿痹表现为主，也常伴有口干咽燥、烦热溲赤等热证特点。热邪的产生，多由直接感受火热，或他邪化热而成。亦可由脏腑失调，如阳旺体质，或阴血亏耗所致。热邪致痹的特点可因夹风、夹湿、夹寒及夹痰、夹瘀等而不同，阳盛阴衰及湿热内蕴等又为热痹发病的内在因素。风热入侵，若病邪较重，发病急骤，或治疗失当，病邪得以迅速传变，由肌表内侵，阳热郁结而阻滞经络，内壅筋骨关节或肌肉，气血失宣而发风热痹。若感受暑湿之邪，或湿邪日久化热，或素蕴湿热，复感外邪，湿热阻于经络，则可引起湿热痹证。若风寒湿邪侵袭人体，邪留经络，缠绵不愈，则可化热形成寒热错杂痹；或因素体阳亢或阴虚血热之体，或素嗜醇酒辛辣，内有蕴热之人，再感风寒湿邪亦可化热形成此类痹证，临床有以寒热错杂痹表现为主者，有以阴虚痹表现为主者。若感受热邪，或风寒湿邪郁久化热，热邪蒸熬津液，湿聚而为痰浊，津伤血脉凝涩而成血瘀，或痰瘀塞滞经络关节，日久化热均可致瘀热、痰火、风、湿错综夹杂之痹证。

3. 痹证日久多夹血瘀

在痹证病程中，由于经脉气血为外邪壅滞，周流不畅，日久则可形成血瘀。瘀血与病邪相合，或与湿热相合，或与寒湿相合，或与痰浊相合等，阻于经络，深入肌肉关节，而致根深难以祛除，尤其见于病程较长，反复发作，经久不愈之痹证。

二、治痹十方

痹一方

组成：独活 15 克、秦艽 15 克、防风 15 克、川芎 15 克、当归 20 克、熟地 20 克、白芍 20 克、桂枝 15 克、党参 20 克、黄芪 30 克、牛膝 15 克。

功用：益气养血，祛风除湿。

主治：肝肾两亏，气血不足，外为风寒湿邪侵袭而成痹证。肢体关节酸麻疼痛，时轻时重，屈伸不利，畏寒喜暖；或腰酸痛，腰膝酸软无力，面色少华，心悸气短，乏力自汗，舌质淡，脉沉弱或沉细。

加减：疼痛明显者加细辛 5 克；便溏食少，腹胀者加茯苓 15 克、白术 15 克；腰膝冷痛明显加附子 15 克。

痹二方

组成：秦艽 15 克、生石膏 40 克、羌活 10 克、独活 10

克、黄芩 10 克、防风 10 克、生地 20 克、当归 15 克、川芎 15 克、赤芍 15 克、白芷 15 克、细辛 5 克、苍术 15 克。

功用：养血清热，祛风除湿。

主治：风寒湿痹夹有里热之证。肢体关节疼痛较剧，或筋脉拘急牵引，运动时加重；五心烦热，便秘尿赤；或见关节红肿灼热，或变形不可屈伸，舌质红，少苔，脉细数。

加减：腰酸膝软，头晕耳鸣者加熟地 20 克、白芍 30 克；大便秘者加大黄 7 克；关节肿胀者加苡仁 20 克、萆薢 15 克；筋脉拘急牵引作痛者重用白芍至 50 克、甘草至 15 克。

痹三方

组成：牛膝 15 克、地龙 15 克、羌活 15 克、秦艽 15 克、香附 15 克、当归 15 克、川芎 10 克、苍术 15 克、黄柏 15 克、灵脂 15 克、红花 15 克、黄芪 20 克、桃仁 15 克。

功用：活血通络，祛风除湿。

主治：关节肌肉疼痛日久不愈，用祛风寒诸药不效者；关节疼痛如锥刺，关节变形，或见皮下结节红斑颜色紫暗，舌质紫暗，脉沉涩。

加减：疼痛较剧加用乳香 10 克、没药 10 克。

痹四方

组成：穿山龙 50 克、地龙 50 克、鸡血藤 50 克、薏苡仁 50 克、苍术 15 克、黄柏 15 克、知母 15 克、白芍 40 克、牛膝 15 克、萆薢 20 克、茯苓 20 克、甘草 10 克。

功用：清热利湿，舒筋活络。

主治：湿热伤筋痹证，以肢体酸楚重痛或筋脉抽掣酸痛为主，伴麻木酸软，步履艰难；口渴不欲饮，手足心热，尿黄浊或黄赤，脉缓有力，或脉滑数，舌苔黄腻或白腻。

加减：若以筋脉抽掣酸痛为主，则重用白芍至 50 克；伴腰酸腰痛，膝软无力者加枸杞子 20 克、菟丝子 20 克、熟地 20 克。

痹五方

组成：炙川乌 15 克、麻黄 15 克、赤芍 20 克、桂枝 20

克、黄芪 20 克、干姜 10 克、白术 20 克、茯苓 20 克、甘草 10 克。

功用：祛寒除湿，温经通络。

主治：寒湿偏盛痹证。肢体关节肌肉疼痛，以腰及下肢明显，遇冷则痛剧，得热则痛缓；痛处寒冷、沉重感明显，或关节肿胀，屈伸不利；脉弦紧，舌苔白；妇女白带清稀，月经愆期，男子则见少腹凉，阴囊潮湿等。

加减：若病程较久，皮肤失润，舌质紫暗，加鸡血藤 30 克、红花 15 克、桃仁 15 克；关节肿胀加萆薢 15 克、薏苡仁 20 克；白带量多加桑螵蛸 20 克、茴香 15 克、龙骨 20 克；自觉有心悸气短头晕者，减麻黄量至 5 克。

痹六方

组成：苍术 15 克、黄柏 15 克、桂枝 15 克、威灵仙 10 克、防己 15 克、天南星 15 克、桃仁 15 克、红花 15 克、龙胆草 10 克、羌活 10 克、川芎 10 克。

功用：清热化瘀，逐湿祛痰，活血通络。

主治：风湿热痰瘀交织致痹，症见关节肌肉肿胀疼痛缠绵不愈，关节变形；皮下结节红斑颜色紫暗，或肢体疼痛如锥刺，或伴发热夜间重，口干不欲饮，尿黄赤，舌胖有齿痕或舌质紫暗，苔白或白腻，脉弦数。

痹七方

组成：蕲蛇 20 克、当归 20 克、蜈蚣 2 条、全蝎 5 克、苏土虫 5 克、山甲 7.5 克、仙灵脾 15 克、熟地 25 克、白芍 25 克、秦艽 15 克。

功用：搜风活血通络，补肾强筋壮骨。

主治：关节变形严重，关节僵直，手指足趾关节呈梭形，疼痛如锥刺，严重者运动功能丧失；或肌肉萎缩，皮肤枯燥；舌质暗，有瘀斑或有瘀点，脉沉细或沉涩。

痹八方

组成：生石膏 50 克、银花 50 克、防己 20 克、萆薢 20 克、秦艽 15 克、薏苡仁 30 克、桂枝 20 克、黄柏 15 克、苍术

15 克、木通 15 克。

功用：清热解毒，疏风胜湿。

主治：风湿热痹，证见肢体关节疼痛，痛处灼热红肿；肌肤红斑或结节；多伴发热、汗出、口渴、心烦、尿黄赤等，舌质红，苔白或黄，脉滑或滑数。

加减：若有恶寒、发热、头痛等表证者加麻黄 10 克；小便短赤加滑石 15 克、泽泻 15 克、竹叶 15 克；有红斑结节者加丹皮 15 克、赤芍 15 克、生地 20 克；关节积液较多加茯苓 20 克、猪苓 15 克。

痹九方

组成：当归 20 克、苍术 15 克、黄柏 15 克、黄芩 15 克、知母 15 克、防风 10 克、羌活 15 克、泽泻 15 克、茵陈 15 克、苦参 15 克、猪苓 15 克、甘草 10 克。

功用：清利湿热，宣通经络。

主治：湿热蕴于肌肉关节而致肢体烦痛，或肢节红肿，或全身痛，风湿结节硬痛红肿，或红斑痒甚；伴周身沉重，口渴不欲饮，尿黄，心烦胸闷；舌质红，苔黄腻，脉滑数。

加减：若病程较久，红斑紫暗，舌质暗者，加红花 15 克，桃仁 15 克、鸡血藤 30 克；红斑结节明显加丹皮 15 克、赤芍 15 克、生地 20 克；关节肌肉肿胀不明显者减泽泻 15 克、猪苓 15 克。

痹十方

组成：黄芪 75 克、白芍 20 克、甘草 10 克、生姜 10 克、大枣 5 枚、牛膝 15 克、桃仁 15 克、红花 15 克、桂枝 15 克。

功用：益气和营，活血通络。

主治：气虚络阻之痹，症见肢体麻木酸软疼痛，笨重无力，或手足麻木并有蚁走感；倦怠乏力，气短汗出，脉缓或弱，舌质淡。

三、对痹证治疗中有关问题的探讨

1. 发病多由正虚邪袭，治疗勿忘扶正祛邪

人体疾病的发生和发展是正邪之间消长进退的结果。致病的原因虽由于"邪"，但发病与转归关键则又在于"正"。人体脏腑功能正常，正气旺盛，气血充盈，卫外固密，病邪难于入侵，疾病无从发生，即所谓："正气存内，邪不可干。"（《素问·刺法论篇》）。只有在人体正气虚弱，卫外不固，抗邪无力的情况下，邪气方能乘虚而入，发生疾病，即所谓："邪之所凑，其气必虚。"（《素问·评热病论篇》）。痹证的发病多由正气虚弱，外邪侵袭所致。其中正气虚弱是疾病发生的关键。正气虚弱是由多方面造成的，如先天禀赋不足、后天失养、饮食劳倦、七情太过、久病伤正等等。人体正气不足，使外邪易于入侵；患病之后，由于正虚无力驱邪外出，以至风寒湿热之邪，得以逐渐深入，阻于经络关节，内外相合而发痹证。正如《济生方》谓："皆因体虚，腠理空疏，受风湿气而成痹也。"

因此临证中尤其勿忘扶正祛邪这一治疗原则。如独活寄生汤、黄芪桂枝五物汤为临床常用治痹之方，前者用于肝肾两亏，气血不足，外为风寒湿邪侵袭而成，尤其对于产后腰膝冷痛，肢体酸痛，麻木无力等，用此方扶正为主，祛邪为辅，用之屡效。如1988年8月曾治吕姓患者，产后五十余天，周身关节疼痛，肌肉酸痛，倦怠乏力，动辄汗出，曾用祛风活络之剂无效，投上方加减服用20余剂，疼痛基本消失，汗止周身有力，继服6剂而愈。黄芪桂枝五物汤原方主治为血痹病，在原方基础上加桃仁、红花、牛膝，用于治气虚络阻而致痹证，以益气和营为主，活血通络为辅，黄芪用量常至75克以上。因"气为血之帅，气行则血行"，故必重用补气，方能取效。

另外，在应用祛风除湿或散寒等祛邪法的同时，也应视患者体质情况，病程长短、邪正虚实等，适量配伍参、芪、归、芍、益气养血，或熟地、狗脊、续断等补肝肾之品以扶正。如

对素体阴亏血热或病久伤阴血之痹证，常用养阴清热与祛风除湿并用之法，养阴清热药常用当归、白芍、生地、熟地等。1985 年 9 月 15 日诊治一王姓女患，62 岁。20 年前产后罹病，经常四肢关节疼痛，反复发作，经久不愈。1 年前开始两手食指及小指关节肿胀，呈轻度梭形变，西医诊断为"类风湿性关节炎"。曾服用消炎痛、布洛芬等药治疗，虽可暂时缓解，但停药后病情易复发。近日因过劳后病情加重，周身关节均觉酸胀疼痛，尤以两腕及手指小关节更剧，灼热肿痛，活动不利，伴五心烦热，口干咽燥，大便干结，小便短少，舌质红，苔薄黄，脉弦细。血沉：32 毫米/小时，抗"0"：500U 以下。根据脉证，立清热养阴，祛风除湿之法。拟方：当归 25 克、白芍 30 克、生地 30 克、知母 20 克、苡仁 30 克、防己 20 克、防风 15 克、秦艽 15 克、羌活 15 克、甘草 15 克、水煎服。患者服上方 9 剂，关节疼痛减轻，周身较前轻松，继以上方随症加减服药二十余剂，手指及腕关节肿胀基本消除，五心烦热及口干咽燥诸证均减轻。继以调理气血，通经活络之品间断服药三月余，病情稳定，仅于过劳及气候变化时稍觉关节疼痛，血沉亦转正常，病获缓解。再如，对关节变形僵直一类痹证，在应用活血通络，或虫类透骨搜风等药之同时，也常配伍补肝肾养血之品。是以肝主筋藏血，肾主骨藏精。在痹证恢复期，痹的症状已基本消失，应以调理气血之法善后，意亦在正邪兼顾，这是中医学辨证论治的特色。

2. 痹多夹湿，治疗重视除湿通络

历代医家多认为痹证外邪致病之因为风寒湿热四气，但笔者经过多年临床观察，发现其中湿邪致痹最为多见。我们曾对 157 例痹证患者的发病诱因进行了初步调查，发现涉水冒雨、居处潮湿或素体湿盛等发病者占 40% 以上，临床亦发现在痹证病程中亦大多夹有湿邪致病的特点。这是由湿邪性质所决定的，湿为阴邪，其性重浊黏滞，感邪难以速去，表现在临床上则见缠绵难已，故湿痹多见，且痹多夹湿。辨证要点在于肢体重着疼痛、麻木、难以转侧，皮下结节，肢节肿胀，苔腻，脉濡等。另外湿邪的产生除感受外湿外，人体津液在病理状态下潴留也可形成，即与脾主运化的功能失职有关。无论感受外湿或湿自内生，临床多兼有胸闷，食少纳呆，腹胀便溏等中焦湿困症状。因此，临证治疗此类痹证，应重视除湿通络，用药不宜重浊，宜选轻宣淡渗之品，使经气宣通，湿邪得除。临床多以萆薢、薏苡仁、防己、茯苓等为首选。还可佐以祛风之品，以风能胜湿，如防风、羌活、独活、桂枝等。若痹证初起，兼有恶寒发热表证，可用《金匮要略》麻杏薏甘汤以解表利湿。

3. 热痹并非少见，临证酌用清热通络

痹证确以寒证为多，但临床观察，热痹也较多见。尤其有些病例虽以风寒湿痹表现为主，但也常伴有口干咽燥，便干尿赤，烦热等表现。因此，清热通络法在痹证临床治疗中的作用也十分重要。

风寒湿痹夹有里热者，为最不易辨识之痹证。其病因为风寒湿邪外侵，内蕴化热，或素有阴血亏虚，虚热内蕴，外感风寒湿邪，致经络闭阻而致。此种痹证外观并无热候，与风寒湿痹无异，又不同于红肿热痛之热痹。临床常以舌苔燥，舌质红，脉沉滑或数，或尿赤便燥等候作为辨证依据，治疗中既要疏风散寒除湿，又须加入养血清热之品，常以大秦艽汤加味（痹二方），内可养血清热，外能祛除风湿。方中石膏解肌清热，与祛风湿药合用，对风热或风湿夹热一类痹证确有良效；邪热内蕴，易耗阴伤血故用白芍、生地、当归、川芎以养血行血润燥，所谓"治风先治血，血行风自灭"，与祛风湿之秦艽、独活、防风等药配伍，可奏疏风养血清热之效。

湿热伤于筋脉而致痹证所见颇多，但人多忽视，其临证特点除肢体疼痛酸软麻木外，多见尿黄赤、舌苔白腻、脉滑或脉缓有力等，必须掌握如上之要领，方能辨证准确。临证施以清热利湿、舒筋活络之剂（痹四方），方用芍药甘草汤酸甘化阴以濡养筋脉，防己、苡仁、萆薢、山龙、地龙、知母等以除湿清热，牛膝、木瓜以强筋，桂枝反佐以通阳化湿，诸药合用疗效较为满意。临床用此法治验较多，仅举一例以说明。

　　冷某，男，28 岁。患病二年余，左侧臀部连下肢拘急疼痛，酸软乏力，沉重难支，步履艰难。西医诊断为"坐骨神经痛"，经西医治疗无明显效果。问其尿色黄如浓茶，舌苔厚腻，脉滑有力。辨证为湿热蕴结，伤于筋络。投上方（痹四方）。服药 4 剂时，左下肢拘急疼痛大减，轻便有力，尿色转淡，舌苔厚腻见化，湿热已在渐退之佳兆；继续服至 10 剂时左下肢疼痛及沉重感已基本消失，但不耐劳累，走路多时仍感酸痛，继以前方加枸杞子 20 克、菟丝子 20 克、熟地 20 克以补益肝肾。服药 14 剂，患肢已恢复如常，虽走路多，亦无酸软乏力之感，遂停药观察，随访已痊愈。

　　临床还有一类痹证，关节肌肉疼痛，关节肿胀，缠绵不愈，甚则变形；或见皮下结节红斑，颜色紫暗或肢节疼痛如锥刺。此乃湿、热、痰、瘀交织，壅滞经络关节，气血流行不畅所致，治疗则非单一祛风寒湿法所能奏效，必须清化痰瘀，逐湿祛痰使痰瘀得去，湿热得清，气血周流，经络宣通。临证常用朱丹溪之痛风方（痹六方）治疗，方中黄柏、苍术清热除湿，桃仁、红花活血化瘀，天南星、灵仙逐痰通痹，防己、羌活疏风胜湿，诸药配伍，疏散风湿，开发腠理，化痰通络，清热散结，活血祛瘀，面面俱到，上中下通治，用于此类痹证颇效。其中天南星具有祛痰通络祛风之功，辛开走动，专主经络，《开宝本草》谓："主中风，除痰麻痹……散血……"可见本品虽侧重于治痰祛风，但尚有散血活血之功。灵仙"消痰水，破坚积"，疏通痹阻之经络，畅行凝滞之气血，与清热除湿及活血之品配伍，则奏效更佳，对某些极重之痹证也常收效。

4. 痹久多夹瘀，用药必须活血通络

　　王清任《医林改错》提出痹为瘀血致病说，创立身痛逐瘀汤；叶天士对于痹久不愈者，有"久痛入络"之说，倡用活血化瘀及虫类药物搜剔宣通经脉。这些理论和经验至今仍在指导临床实践。笔者认为，痹证日久大多夹有血瘀证，因痹证以疼痛为其主要表现，其病机乃气血阻闭不通，不通则痛。经

脉气血长期不得通畅，往往形成血瘀，瘀阻络脉，更加重了痹阻，使疼痛诸症加重，甚至骨节变形，活动受限，临床可见肢节疼痛如锥刺，舌质紫暗等，因此治疗必用活血通络之药，才能见功。临证常用王清任身痛逐瘀汤（痹三方）加减治疗，应用本方时除对有瘀血征可辨者外，有些病例用祛风寒湿等常法治之无效，又无肝肾虚候者以此方加减往往收效。如曾治一李姓女患，45 岁，两下肢疼痛二月余，不能步履，两膝关节疼痛尤甚，肤色正常，无红肿，但有冷感，脉象左右沉滑，舌边紫暗，薄苔。据脉证分析，属风寒湿合邪致痹。外邪侵袭，气血痹阻，不通则痛，用痹三方活血通络祛风散寒除湿，服药4 剂，两下肢疼痛明显减轻，但仍不能下地活动。此外邪渐去瘀血初通，病有转机，继服 4 剂，疼痛继续减轻，已能下地走百步左右，继以前方加鸡血藤 30 克，又服 4 剂，两下肢痛基本消失，能步行较远路程。后以调理气血之剂而愈。

其他各型痹证兼有瘀血见证者，均可加入活血化瘀通络之品。如对寒湿痹证夹有瘀血者，常用乌头汤与活络效灵丹同用，止痛效果明显，乃血活络通，寒湿得去而收效。再如湿热，痰瘀相兼致痹证，常用的痛风方中即有桃仁、红花、川芎等活血之品。另外在痹证辨证治疗方药中加一二味通络活血之品，可增加透达宣通之功，提高其疗效。

5 虫类药在痹证治疗中的应用

对于痹证日久，关节变形僵直，手指足趾关节呈梭形肿大，疼痛如锥刺，甚则有功能丧失者，常采用虫类搜剔之药治疗。此类痹证多由病邪壅滞不去，深入关节筋骨，痼结根深，难以祛除拟痹七方集中诸虫类药物透骨搜风，通经络止痛。其中白花蛇透骨搜风，通经络，《本草经疏》谓其"性走窜，亦善行而无处不到，故能引诸风药至病所，自脏腑而达皮毛也"，即言其搜剔风邪之力；全蝎、蜈蚣祛风通络止痛；穿山甲散瘀通经络；苏土虫活血散瘀止痛。数种虫类药配合，有较强的透骨搜风，通络止痛作用。然此类病证多病程长，气血亏耗，肝肾亏损，为此在搜剔风寒湿邪基础上，加当归、白芍、熟地、仙灵脾补肝肾益气血，营筋骨利关节，体现了扶正祛邪的治疗原则。

例一：关某，女，16 岁，学生。1987 年 5 月 14 日初诊。患病一年余，初起手指足趾关节痛，继则指、趾、腕、踝关节肿胀变形，疼痛甚剧，逐渐发展至膝关节肿胀有积液，四肢肌肉萎缩，小关节呈梭形变，强直不能活动，并反复发烧，体温最高达 39℃。曾多次就诊于哈市某医院，诊为类风湿性关节炎。用强的松及中药治疗，症状时轻时重，持续不愈来诊时关节肌肉症状同前，类风湿因子阳性，血沉中等值（60 毫米/小时），舌质红，无苔，脉细数无力。辨证为肝肾阴虚，营血亏耗，无以濡筋骨利关节，外为风寒湿邪所侵，关节受损。按前法治疗，拟方：当归 20 克、仙灵脾 15 克、生地 30 克、老鹳草 50 克、乌蛇 20 克、蜈蚣 1 条、全蝎 5 克、土虫 5 克、山甲珠 15 克、白芍 40 克、秦艽 15 克、牛膝 15 克、地龙 15 克、山龙 50 克、防己 20 克。水煎服。

服前方 6 剂，关节肿胀终痛均明显减轻，诸关节有轻松之感，但仍发热，体温 37.8℃。于前方加生石膏 50 克、苍术 15 克。继服 14 剂，关节肿胀疼痛继续好转，手指能伸直取物，手腕较前有力，两下肢有力能下床站立，精神好转，食量增加，体重增加 2 公斤，体温正常。血沉中等值（42.5 毫米/小时），舌红转浅有薄苔，脉数。继续服药 20 剂，两手指关节肿胀基本消失，已能持一般物品，双下肢功能有所恢复，能拄拐杖行走，但膝关节仍有积液，血沉正常。于前方减仙灵脾、老鹳草，加苡仁 30 克、萆薢 20 克、苦参 15 克以加重除湿热之力。服 4 剂时尿量增多，关节积液减少，继服 30 剂除膝关节小量积液外，余基本恢复正常。后去疗养半年，精神食纳关节功能均恢复正常。

例二：姚某，女，56 岁。1991 年 1 月 6 日初诊。患类风湿性关节炎两年余，手指足趾关节肿痛变形，左腕踝关节肿胀有积液疼痛，周身如火燎样灼热窜痛，筋拘急痛，至夜间则疼痛难忍，难以转侧，不能入睡，脉滑有力，舌质紫红，苔白少津。辨证为风痰湿热交阻，络脉不通，深入筋骨。治以透骨搜风，清热通络，养血润燥，标本合治法。拟方：乌蛇 20 克、甲珠 15 克、全虫 10 克、土虫 10 克、地龙 15 克、僵虫 15 克、生地 20 克、白芍 20 克、当归 15 克、生石膏 50 克、大黄 5 克、秦艽 15 克、防风 10 克、桂枝 15 克、丹参 20 克、片姜黄 15 克、甘草 10 克。水煎服。服前方 6 剂，同身窜痛稍减轻，灼热感明显减轻，脉象略呈缓象，舌质红稍润。继服前方 12 剂，指趾关节肿胀减轻，腕踝关节积液亦减轻，夜间已能入睡。继以前方加重温经通络及除痰湿消肿之品，以达透骨搜风，清热除湿，温经通络，养血润燥之功。前方减大黄、秦艽、防风、片姜黄，加黄柏 10 克、苍术 15 克、防己 20 克。连服上方四十余剂，关节肿胀消失，疼痛不明显，仅值气候转阴时稍有疼痛感，脉缓，舌润。患者已能料理家务。随访半年未复发。

按：本案类风湿性关节炎，病程较长，气血亏耗，肝肾亏损，临床表现以热象表现为主，如周身疼痛有火燎样灼热感，脉滑，舌红等，故在应用虫类药同时加重清热通络之品而收效。可见，虫类药应用时也应结合临床辨证而加减用药，方能切合病机，取得疗效。

病毒性肝炎的病因病机及证治探讨

一、概说

病毒性肝炎是由甲型、乙型、非甲乙型病毒所致的传染病，有黄疸和无黄疸之分。前者属于中医学"黄疸"的范畴，如《素问·六元正纪大论篇》记载："湿热相搏……民病黄瘅。"《伤寒论》谓："伤寒七八日，身黄如橘子色，小便不利，腹微满者，茵陈蒿汤主之"。历代医籍关于黄疸之论述较多，其中一部分与黄疸型病毒性肝炎颇为相似。无黄疸者在急性期根据其临床表现似属于温病中"湿温"之范畴，其主要症状有头昏无力、纳差、恶心、厌油、腹胀、肝区不适、面色晦暗、精神不振、低热等。多数患者有肝脏肿大和压痛，症状与体征和黄疸型相似，但程度往往较轻，肝功能可能有轻度损害，大多数患者中血清谷丙转氨酶活性升高。乙型肝炎表面抗原则现阳性。迁延性肝炎、慢性肝炎、早期肝硬化又散见于中医学"胁痛"、"肝郁"、"积聚"等病中，暴发型肝炎则与中医学中之急黄、瘟黄相似。如《沈氏尊生书》谓："有天行疫疠，以致发黄者，俗称之瘟黄，杀人最急。"

二、病因病机

一般多因素体脾胃湿热，饮食不节或劳倦、暴怒、情志不调等。时邪外袭，感染疫毒郁而不达，湿热蕴于脾胃，湿郁热蒸，不得外泄，结于肝胆，疏泄失常，胆液被迫外溢，浸渍肌肤而发黄。

无黄疸型肝炎与黄疸型肝炎病因病机相同，但病位在肝与脾，因未涉及胆，故无黄疸出现。

迁延性肝炎和慢性肝炎其病机多属肝旺脾虚，肝脾不和。肝失疏泄而气壅热郁，脾失运化则中虚湿阻，因而形成肝气逆而乘脾，湿不化与热结。木郁土虚，湿蕴热壅为本病之证结。所以治疗慢性肝炎当以疏肝理脾为主，辅以利湿清热之法，但必须摆正主次关系，方不致误。

少数慢性肝炎病机涉及到肾，由于肝肾同源，缠绵日久则耗伤肾阴，如出现腰脊酸痛、盗汗、烦热等，此为"子盗母气"，治宜滋补肝肾。

临床观察，造成身体正气虚弱，病情迁延的因素，有过度疲劳，情绪波动，长期失眠，饮酒，感染，感冒，治疗失宜，药物中毒以及合并其他慢性病（如结核、溃疡病）等。

三、辨证施治

（一）急性黄疸型病毒性肝炎

本病乃因湿热郁结，邪无出路，瘀而发黄。治疗原则以清热、利湿两大法则。在临证用药方面，如湿重于热者，应以利湿为主，清热为辅，如茵陈五苓散等。若热重于湿者（无表里症）可用栀子柏皮汤。里实不大便有腹满症状者，可用茵陈蒿汤、大黄硝石汤等，多在 1～2 周内，黄疸消退，体征改善，肝功能恢复。如湿热两盛，可用加减甘露消毒丹之类。有表证亦汗解，可用麻黄连翘赤小豆汤。治疗本病大法有三：

1. 芳香宣化法：如甘露消毒丹，用于阳黄初起，临床表现为发热、疲劳、食纳不佳、厌油腻、恶心、呕吐、大便溏、胃脘胀满不适，或头痛、全身肢节酸痛、尿色黄、脉缓、舌苔白腻、巩膜稍黄、肝脏肿大，少数患者见脾肿大、血中胆红质阳性，谷丙转氨酶活性增高。

甘露消毒丹：滑石 20 克、茵陈 15 克、黄芩 15 克、石菖蒲 15 克、川贝母 15 克、木通 15 克、藿香 15 克、射干 15 克、连翘 15 克、薄荷 10 克、蔻仁 10 克。

本方具有化浊利湿，清热解毒之功。凡湿温、时疫初起，邪在气分，湿热俱盛时，均可使用。

2. 苦温化湿法：适用于湿偏重，热较轻者。如黄疸型肝炎，黄色不鲜明、尿少、色黄、大便溏、腹满、头昏、恶心、脉沉缓、舌白苔厚腻，肝功能有明显改变，肝肿大等，茵陈五苓汤为本法代表方剂。

茵陈五苓汤：茵陈 30 克、白术 15 克、泽泻 15 克、猪苓 15 克、茯苓 20 克、桂枝 15 克。

3. 清化湿热法：用于热偏重者。临床表现为黄色鲜明润泽、如橘子色、发热、口渴、小便黄少、烦躁、腹满、右季肋痛、大便秘结、脉数有力、舌苔厚黄且干，肝功能有改变，谷丙转氨酶活性增高，黄疸指数升高，麝浊、脑絮皆增高。其代表方剂为茵陈蒿汤。

茵陈蒿汤：茵陈 100 克、栀子 15 克、大黄 10 克。

大黄硝石汤、栀子大黄汤皆可变通用。

（二）无黄疸型病毒性肝炎

急性期全身无力疲乏、厌食、恶心、腹胀、多矢气、大便不爽、小便色黄、肝区不适、隐痛、发热（低热）、面色晦暗、脉缓。肝功能有轻度损害，多数患者的血清谷丙转氨酶升高。表面抗原出现阳性者则为乙型肝炎。和湿温症状相近似，宜芳香化浊、辅以清热利湿，可用一加减正气散。

一加减正气散：藿香梗 15 克、厚朴 15 克、杏仁 15 克、茯苓 15 克、陈皮 15 克、神曲 15 克、麦芽 15 克、茵陈 15 克、大腹皮 15 克。

（三）慢性肝炎及迁延性肝炎

临床表现：轻度乏力、食欲减退、腹胀、肝区有轻微刺痛或沉重感，少数患者无明显症状，一般皆肝脏肿大、触痛，少数患者亦可有脾脏肿大。

肝功能检查：有明显异常，多数患有蛋白代谢改变（白蛋白降低、球蛋白增高、白蛋白和球蛋白的比例变小，甚至倒置）。以上可见于慢性肝炎，治疗原则以疏肝理脾，清热利湿之法为主。

丹栀逍遥散：治肝脾不和、肝胆郁热。

丹皮 15 克、栀子 15 克、当归 20 克、白芍 20 克、柴胡 15 克、茯苓 20 克、白术 20 克、甘草 20 克、薄荷 7.5 克、生姜 10 克。

香砂六君子汤：治肝脾不调、脾虚气滞。

白术 10 克、党参 20 克、茯苓 15 克、甘草 10 克、木香 10 克、砂仁 10 克。

杞菊地黄汤：治肝肾阴虚、颜面烘热、眩晕、头胀、胁部隐痛、舌红干、苔少、脉弦细。

枸杞子 25 克、甘菊花 15 克、熟地 30 克、丹皮 15 克、山药 20 克、茯苓 15 克、山萸肉 20 克、泽泻 15 克。

四、治疗肝炎的临床经验介绍

肝一方

柴胡 15～20 克、白芍 50 克、枳实 15～20 克、甘草 15 克、白术 15 克、茯苓 20 克。

适应证：迁延性或慢性肝炎见下列证候者。

1. 肝区（右季肋部）隐痛（或胀痛、刺痛）、腹胀满、食纳不佳、全身疲乏、头昏心烦、目干涩、手足心热、小溲色黄、舌苔白腻、脉弦滑或滑数。

2. 肝肿大（少数患者有脾肿大）、触之痛、肝功能有改变（或无改变），有蜘蛛痣及肝掌。

3. 随症加减

（1）血清谷丙转氨酶的活性增高，可加龙胆草 15 克、板蓝根 30 克；乙肝表面抗原出现阳性者加白花蛇舌草 50 克、公英 30 克以清热解毒。

（2）舌质红、小溲黄赤、手足热之热重于湿者，可加金银花 30 克、败酱草 25 克、大青叶 20 克。

（3）食纳不佳，可加山楂 15 克、麦芽 30 克、神曲 15 克。

（4）腹泻除加重茯苓、白术用量外，可选加扁豆 15 克、山药 25 克。

（5）脘腹胀满加厚朴、木香、槟榔。

（6）体弱气虚酌加人参、黄芪。部分正虚邪恋患者可以人参、黄芪与解毒清热之剂合用，肝功能亦多随之恢复或好转。

本方以白芍药为主药，取其柔肝止痛、敛阴养血之功用，为治肝脾不和，肝气郁滞之要药。适用于肝气不和所致的胸腹疼痛、痛经、手足拘挛等症。日本医家吉益东洞说："白芍主治结实拘挛也。"以白芍能解痉而缓和肝气之"刚悍"，称之谓柔肝。

从临床观察，慢性或迁延性肝炎一般都出现肝气亢盛、肝脾不和之证候。如头昏、目干、五心烦热、烦躁易怒、胁痛、腹胀、疲乏无力等。肝藏血，体阴而用阳，肝气亢逆，则化热而伤血，血热外溢，故出现蜘蛛痣、肝掌。少数患者还出现鼻衄、齿衄等。不少妇女患肝炎有月经不调。随着肝炎治疗的好转，月经亦随之恢复正常。故在治疗本症时，必以柔肝止痛，敛阴养血的白芍为主。方中柴胡疏肝，枳实理气协同芍药以平肝气之横逆，和之以甘草敛肝阴缓肝急。如胃脘痛，肝气偏亢横逆犯脾则出现消化功能紊乱症状、腹胀便溏等，为部分肝炎患者的常见症状，《金匮要略》谓："见肝之病当先实脾"。所以用白术、茯苓以健脾。

本方的增减颇为重要，如肝气亢盛化热和脾虚停湿同见，在治疗中必须分清二者的主次。如以肝气热为主，应加清肝平肝药物，以脾虚为主，必须加健脾之药。否则用药不当，不仅无效，反而产生不良作用。

例一：师某，女，34岁，慢性肝炎3年，肝大二横指（剑突下），肝功能检查：碘反应（++）、麝浊16单位、脑絮15单位、谷丙转氨酶活性200单位，症见右胁下痛、脘胀满、掌心热、头昏心烦、全身乏力、大便溏、小便色黄、消瘦、舌质红、苔白腻、脉弦滑。前医用清凉药引起腹泻，改用补脾药又使手足烦热加重，补与清皆不效，此为肝脾不和，湿热交阻之证。宜柔肝理脾，化湿清热之法。拟方：白芍50克、柴胡15克、枳实15克、甘草15克、白术20克、茯苓20克、茵陈 15 克、龙胆草 10 克、苍术 15 克、生姜 10 克。

上方连服二十余剂，诸症悉退，肝功能恢复正常。

例二：张某，男，40 岁，患慢性肝炎两年，肝大三横指，中等度硬，肝功能有改变，锌浊 15 单位，碘反应（＋＋），肝区隐痛，心烦头晕、全身乏力、掌心烦热、不欲食、口干苦、小便黄、舌质红有薄苔，脉弦滑带数。此为肝阴不足、肝气亢逆、化热上冲所致。宜用柔肝理气、敛阴清热之法治疗。拟方：白芍 50 克、柴胡 15 克、枳实 10 克、甘草 15 克、胆草 15 克、黄芩 15 克、茵陈 20 克、沙参 15 克、郁金 10 克。

服上方 25 剂后，症状消失，肝功恢复正常。

肝二方：

当归 20 克、赤芍 15 克、生地 20 克、丹参 20 克、丹皮 15 克、桃仁 15 克、柴胡 15 克、甘草 10 克。

适应证：慢性肝炎、迁延性肝炎见下列证候者。

1. 肝区、脾区（左、右季肋部）有顶、胀、热、痛之感，心烦易怒，掌心热红紫、目干、视物不清，有时齿衄、鼻衄、面色黧黑，妇女月经异常、多早期、经行发热。

2. 舌质紫，有瘀斑，口唇紫，有蜘蛛痣，脉弦有力。

3. 肝大或脾大，肝功能有改变。

本方适用于慢性肝炎、迁延性肝炎有瘀血体征者。"肝藏血"，"肝为刚脏"，"肝在志为怒"，喜条达，恶抑郁，故肝气郁则烦躁易怒，肝瘀血热则妄行外溢出现蜘蛛痣、齿衄、鼻衄、面色黧黑、掌心红紫、舌紫瘀斑等，肝气郁而化热则胁下有顶、热、痛之感。

本方为活血化瘀之剂，但见以上少数典型血瘀证候便可应用，不必悉具。活血化瘀法用途较广泛，引起瘀血原因亦较复杂。如痰湿、虫积、邪壅等均可阻塞气血，导致脏腑瘀血，或恶血凝结，日久形成积聚。如常见的慢性肝炎、久疟、慢性心力衰竭所致的肝脾肿大、肝硬化等。凡此皆可用活血化瘀之剂。余治疗风心病及冠状动脉硬化心衰，审其舌紫口唇瘀斑。常用血府逐瘀汤收效，如夹阳衰、手足厥冷引起瘀血肝肿大，则用真武汤加活血之剂往往收效满意。

血瘀的辨证有时明显，有时不甚明显，应用本方时，当根据舌紫暗唇青等。瘀血作痛系由气血瘀滞所致，"不通则痛"，其特点是，"痛有定处"，"痛处拒按"，可作为辨证的依据。

例：唐某，女，30 岁，患慢性肝炎两年半，肝区胀痛，且有顶热感，手心热胀，口唇瘀斑，胸腹上肢有蜘蛛痣数个，有时鼻衄少许，月经早期，量不多，舌质紫无苔，脉滑。初予肝一方 14 剂无效，改用本方 4 剂，上述症状明显好转。又继服二十余剂，诸症消失，肝只触及边缘。

肝三方

人参 15～20 克、黄芪 30 克、当归 25 克、白芍 30 克、白术 20 克、茯苓 20 克、枳实 15 克、郁金 15 克、丹参 15 克、山楂 15 克，甘草 15 克。

适应证：用于慢性肝炎见下列证候者。

1. 病程久、体质瘦弱、呼吸气短、体衰乏力、食纳欠佳，腰酸腿软，眩晕耳鸣，脘腹胀满，便溏，胁痛。

2. 无里热证（间或有假热现象，如口干苦，尿黄，脉虚数）。

3. 肝脏肿大，肝功能有明显改变，舌苔白润或腻，脉弦细无力。

本方应用特点是病程久，患者身体虚弱，腰胁作痛、无里热证者。其功用为益气补血、疏肝理脾、寓消于补之中。适用于慢性肝炎见上述证候者。肝炎患者除湿邪郁壅实证者外，亦常见虚证，如胀满、嗳气、不思食、便溏等。

另外，清阳不升、浊阴不降可见眩晕、耳鸣、苔白或腻，若脾气虚失于运化，气血不足可见倦怠乏力、面黄不泽、脉沉细无力等，均可用此方治之。

本方黄芪、人参大补肝经生升之气。黄芪性升对于肝弱而不升之病情最为适宜。故以黄芪为主药，助以人参加强其补气升清之作用。气弱则血不足，故辅以当归、白芍养肝之体以助肝之用（肝体阴而用阳），肝气弱而不疏，则气自留结，故用枳实、郁金、丹参等疏其壅滞，参、芪与枳、郁等同用"补而不滞邪，通而不伤正"，同时重用参、芪，辅以归、芍，又具有"阳生阴长"之妙，更增强了益气补血之作用。

山西中医研究所经动物药理实验及病理检查证明，黄芪、党参、当归、白芍、丹参、郁金有明显的抗脂肪及保护肝细胞的作用。因而在临床中用于慢性肝炎、脂肪肝、中毒性肝炎及早期肝硬化等，确有较好疗效，这和药理实验、病理检查所得的结果是一致的。本品尚有抑制肝纤维化，促进肝细胞再生的作用。如孙某，男，37岁。患慢性肝炎5年，肝大三横指，中等度硬，肝功能检查：麝浊（＋＋＋），脑絮（＋＋＋）；碘反应（＋＋）、谷丙转氨酶400单位，身体消瘦，极度衰弱，气短乏力，肝区酸胀痛，纳呆，大便溏，面色㿠白，爪甲淡，舌滑润，脉弱。中医诊断为癥积。辨证为气虚血弱。肝脾不和。以益气养血、柔肝理脾法治之。连服本方近六十剂，肝缩至右肋下1.0厘米，肝功能完全恢复正常，追访患者，一直稳定。

肝四方

醋炙鳖甲40克、白芍40克、当归25克、郁金15克、红参15克（或党参50克）、丹皮15克、青蒿20克、生地30克、丹参20克。

适应证：慢性肝炎、肝硬化、脾功能亢进。以下症状为应用本方之依据。

1. 头昏，疲倦，手足心热，两胁胀痛，腰酸乏力，肝掌，蜘蛛痣，面色不华，口唇紫，舌紫无苔，腹胀，鼻衄或齿衄，吐血，便血，脉弦滑或数。

2. 肝脾肿大，尤以脾肿大为明显，另见血红蛋白、红细胞、白细胞、血小板降低。

本方具有益气补血、育阴软坚作用。以鳖甲为主药，具有滋阴潜阳、散结消癥之作用。古人谓治胸胁积聚作痛，或久疟、疟母等证。疟母即脾肿大，故本药为治脾肿大之主药，辅以人参补气，当归、白芍与鳖甲、郁金、丹参合用则"补而不滞，消而勿伤"，此消补兼施乃治癥积之大法。

本证若兼出血，如吐血便血等，则于方中加入小蓟、藕节、地榆、血见愁、仙鹤草等止血之品。如气虚体弱，可加黄芪 25~40 克、人参 15 克。

例：张某，女，36 岁。早期肝硬化，肝大 1.0cm，脾大 7.0cm、质硬，身体消瘦，疲乏无力，两胁下胀痛，手足心热，心烦，头昏，肝掌，蜘蛛痣，舌质红无苔，脉弦数。血小板 6 万/立方毫米、红细胞 300 万/立方毫米，中医诊断为积聚。辨证肝阴虚血络阻滞。以滋阴补血、软坚通络法治之。

炙鳖甲 25 克、白芍 40 克、当归 26 克、红参 15 克、郁金 15 克、丹皮 15 克、生地 30 克、丹参 20 克。

服上方五十余剂，脾缩小至 1.0cm，肝触及边缘，血液象恢复正常，至今一直上班工作。

肝五方

茵陈 20 克、大青叶 20 克、板蓝根 20 克、藿香 15 克、川连 7.5 克、龙胆草 10 克、白花蛇舌草 50 克、金银花 25 克、苍术 15 克。

适应证：急性无黄疸型肝炎见下列证候者。

1. 肢体沉重，头昏沉，倦怠无力，恶心欲吐，脘腹痞满，时腹泻，面色晦暗，小便色黄，低热，肝区痛，舌苔白腻，脉沉滑或濡。

2. 肝功能有明显改变，表面抗原出现阳性，肝脏肿大，质软。

急性无黄疸型病毒性肝炎，初起症状与湿温相似，如头昏、身重、倦怠、恶心、脘闷、便溏、尿黄、发热、苔腻、脉濡等。本方以化湿清热解毒之品组成，有较好的疗效。

板蓝根有凉血解毒清热的作用，治咽喉肿痛、丹毒、腮腺炎有显著疗效。用于治疗急性肝炎颇效。据药理实验证实能促进肝细胞再生，与茵陈配合保肝利胆有降酶降絮的作用。

龙胆草治肝经湿热、目赤肿痛、阴囊肿痛、耳聋等。药理实验证明有扶肝降酶降絮的作用，但必须有口苦、舌苔白腻、小便赤、脉弦数等肝胆热证方可应用，否则无效。

白花蛇舌草甘、淡、凉。清热解毒除治泌尿系感染外，亦为治急性肝炎之有效药，余用之于治乙型肝炎表面抗原阳性者颇效。

例：陈某，女，9岁。患急性无黄疸型肝炎。两月来精神不振，面色晦暗，倦怠无力，恶心不欲食，小溲色黄，肝区痛、肝大3.0cm、质软，舌质红，苔白腻。

肝功能检查：谷丙转氨酶770单位、麝浊14单位、锌浊21单位、碘反应（＋）。

中医诊断：湿温。辨证为湿热阻滞，肝脾不和。宜芳香化湿，清热解毒之法。拟方：

藿香10克、紫苏10克、苍术10克、茵陈10克、川连5克、龙胆草10克、金银花15克、板蓝根20克、大青叶10克、甘草5克、白花蛇舌草30克。

连服上方19剂，临床症状消失，肝功恢复正常。

肝六方

茵陈50克、栀子20克、大黄50克、金银花50克、板蓝根30克。

适应证：急性黄疸型肝炎具有下列证候者：

1. 黄染明显，色泽鲜明如橘子有光泽，身热口苦，呕吐恶心，不欲食，腹满大便秘，小便色深黄，舌苔干或黄，脉缓大有力或沉滑。

2. 肝区痛、肝大有触痛、肝功能有明显异常（酶、絮及黄疸指数增高，血中胆红质阳性）。

本方为治疗阳黄的有效方剂，中医学所说的"阳黄"既包括现代医学的黄疸型病毒性肝炎，也包括其他肝、胆、胰脏疾患，本方对前者有效，对其他致黄之患者则应辨证与辨病结合应用，不能认为本方对阳黄皆有效。

本方辨证重点在于腹满便秘，如无腹满便秘则大黄可不用。阳黄与阴黄在于黄染色泽明亮与晦暗，前人以寒与热区分，据临床观察属寒湿发黄的，除肝炎外有属肝病末期者，如肝硬化、肝癌等。但是属于湿热黄疸型病毒性肝炎其黄疸也有鲜明和晦暗之别，其病机为湿热之比重，如湿重于热，即出现黄色不明亮，宜茵陈五苓散之类。如热重于湿，即出现黄色有光泽，宜本方或栀子柏皮汤之类。

茵陈味苦微寒，有除湿清热退黄作用。凡湿热熏蒸而发黄者，多以此药为主。茵陈的主要成分为挥发油、叶酸。挥发油中含茵陈酮、茵陈烯，有抗菌作用，对金葡、大肠杆菌、伤寒杆菌等有明显的抑制作用。还有利胆作用，能促进胆汁分泌，故能退黄疸。同时有解热降压作用。本品绝大部分为挥发油，如高温煮沸时间过久，其挥发油被挥发，即降低或失去药效。故宜轻煎不宜久煎，一般皆后下，用于解热，用浸剂疗效好。

例：刘某，男，32岁。患传染性黄疸型肝炎。起病2周，目黄面黄，躯干及四肢发黄，有光泽，身热，口干，唇红，掌心热，腹满，大便干、5日未行，小便如皂角汁样，脉缓大有力，舌苔厚中心黄干，肝大2.0cm。肝功能检查：谷丙转氨酶活性300单位，黄疸指数35单位，碘反应（＋＋），麝浊（＋＋＋），脑絮（＋＋）。辨证为肝胆湿热瘀结，热重于湿之证。予本方3剂后，黄疸明显减退，继服十余剂，黄疸指数从35单位下降8单位，转氨酶降至90单位，脑絮及麝浊皆转阴性而出院。

肝七方

茵陈50～100克、川连15克、金银花50克、龙胆草15克、当归25克、败酱草50克、大黄15克、茯苓20克、白术20克、郁金15克、甘草15克、丹参25克。

适应证：暴发性肝炎，急性、亚急性黄色肝萎缩。

1. 黄疸进行性加深，身热，意识障碍，在昏睡前期或已入昏睡，先昏睡继而烦躁不宁，谵妄和狂躁，最后转入昏迷或半昏迷，舌质红绛，苔黄燥，腹胀满，或有腹水，小便少色黄赤，脉滑数或弦数。

2. 肝功能明显减退，黄疸指数随黄疸加重而增高，血氮有时升高，肝缩小伴明显肝臭。

本方以清热解毒为主，健脾利湿为辅，活血化瘀次之。方内银花、败酱草、川连、黄柏、茵陈、栀子、大黄皆为清热解毒、利疸退黄之药；白术、茯苓健脾利湿；当归、丹参、郁金活血祛瘀。急性黄色肝萎缩黄疸进行性加深，呈现昏迷，半昏迷状态，为邪热内陷心包之证，故以大黄等清热解毒之药为主，此时可与安宫牛黄丸合用。本方多伴以腹胀、腹水，故辅以白术、茯苓以健脾利湿，如腹胀甚者可加二丑、海藻等，以攻逐水气，佐以活血化瘀之药，如丹参、郁金、当归等以增强疏肝利胆之功能。

败酱草辛、苦、微寒，清热解毒，消痈排脓，同时又有活血行瘀之效。因此，对血滞所致之胸腹疼痛有效。如《卫生易简方》治产后腹痛如锥刺者，独用败酱一味水煎服。近代药理实验证实本品有扶肝降酶、降絮、促进肝细胞再生，防止肝细胞变性坏死作用。故本品与茵陈、银花用量较大。

黄色肝萎缩属危笃之证，预后不佳，但近年来经中西医结合治疗，已使疗效有了明显提高，一部分患者可以转危为安，得以挽救。

肝八方

海藻 40 克、二丑 30 克、木香 15 克、川朴 50 克、生姜 25 克、槟榔 20 克、白术 25 克、人参 15～20 克、茯苓 50 克。

适应证：肝硬化腹水（单腹胀）具有以下证候者。

1. 腹部膨大，腹水，小便少，身体消瘦，面色黧黑，舌质紫，苔白，脉弦缓或弦细。

2. 肝功能明显异常。

本方为攻补兼施之剂，海藻、二丑、木香、厚朴、槟榔为行气逐水之药。人参、白术、茯苓为益气健脾之品，适用于肝硬化腹水，以腹胀为主者，有一定疗效。

二丑学名牵牛子，苦寒有毒，有泻下作用，逐水消肿，为治疗肝硬化腹水之有效药物，海藻、槟榔、厚朴、木香行气利水，诸药合用，相辅相成。但肝硬化患者体质日耗，气血不足，一味攻下则正气不支，故又必须用人参、茯苓、白术益气健脾，共成攻补兼施之剂。

肝硬化高度腹水，审其人形气尚实体质尚健者，可于本方内加入甘遂 5～10 克、大戟 5 克以峻逐水邪，通利二便，消除腹水，如畏其峻而不用，则贻误病机。后附有于案可参阅，余用之多例，皆收效。

例：于某，男，27 岁。1980 年 5 月 23 日初诊。腹胀 6 个月，1979 年曾诊断为肝硬化，两周前因呕血、便血住于某院，确诊为肝硬化癌变，癌性腹膜炎，住院 1 周，转回原单位护肝抗癌治疗，患者来所求治。

抄录某医院 5 月 19 日至 5 月 21 日理化检查结果。

同位素诊断报告：肝位置正常，外形缩小，失去常态，肝边缘欠整齐，肝内放射性分布欠均匀，左叶稍大，脾区可见大量放射性浓聚，结论（提示）：肝弥漫性病变。

超声波检查：肝上界在锁骨中线 4 肋间。肝最大长径 17 厘米，肝区波型：较密微小、复波、迟钝。脾厚 7 厘米、下界不清，腹水（侧卧位）：大量。提示：肝硬化癌变可能性大。

肝功：碘反应（－）、麝浊 4 单位、锌浊 11 单位、谷丙转氨酶 115。

某医院 6 月 9 日至 7 月 1 日化验单：血红蛋白 6 克/100 毫升全血，红细胞 200 万/立方毫米，白细胞 3900/立方毫米。腹水化验：未发现癌细胞。血沉：第一小时 32 毫米，第二小时 63 毫米。

5 月 23 日一诊：面色晦暗微黄，巩膜无黄染，腹部高度膨隆，腹皮绷紧，腹壁脉络显露，脐突起，肌肤干燥，形体消瘦，胁下胀满，少食即胀满难忍，口干苦，大便秘、4～5 日一行，小便短少，舌少津，苔白腻，脉弦数。肝肋下 1 厘米，剑下摸不清，脾肋下 4 厘米，高度腹水，下肢不肿。

诊断：单腹胀。

辨证：患者虽见少食消瘦，邪实仍属重要，肝郁日久，疏泄失司，气血瘀滞，水道不通，俗云"胀属肝，肿属脾"。今见肿胀俱甚，诸经之湿郁而不行，水与热互结于阳明，独盛于腹中，阳明腑实，故有腹部膨隆……胀满难忍等症，其势之急非一般攻泻阳明所能胜任。法以急则治标，当以大剂攻下泄热逐水为急务，拟舟车汤化裁。

处方：二丑30克、大黄15克、炙甘遂2.5克、广木香7.5克、橘皮15克、茯苓30克、白术20克、槟榔20克。水煎服，每日2次。

5月26日二诊：上方服2剂，大便日2次，小便量稍增，腹皮见松。药虽中病，仍嫌力薄，欲斩将夺关，用药莫嫌其峻，仍以前方增加药量，并加入大戟。

处方：二丑30克、大黄10克、炙甘遂5克、广木香7.5克、橘皮15克、茯苓40克、白术30克、槟榔30克、炙大戟2.5克。水煎服，每日2次。

5月29日至6月2日：上方又服6剂，腹部见松，大便下泻，小溲，增多，胀满略减，稍能进食，但下午低热，此病已见效机，郁热外露乏象。仍以前方加茯苓30克、茵陈30克，清利湿热。

6月9日：服上方6剂，24小时尿量1500毫升，大便溏、每日1次，胀满大减，腹膨大消，脉沉弦，再拟行气逐水、少佐扶正之剂。

处方：炙甘遂10克、炙大戟5克、白术30克、茯苓40克、海藻30克、二丑40克、槟榔30克、广木香10克、党参30克、大黄10克、泽泻30克、茵陈30克、生姜15克。水煎服。

6月22日：上方加减服12剂，尿量在1500毫升左右，腹部明显缩小，已不觉胀，日餐300克，大便正常，下午体温36.8℃~38℃，自觉乏力，脉数，邪去十之七八，已显正虚，气虚发热，拟益气、健脾、逐水之剂。

处方：生芪30克、党参30克、茯苓30克、白术20克、柴胡20克、槟榔20克、泽泻15克、海藻30克、二丑30克、麦冬15克、炙甘遂10克、炙大戟5克、大黄10克。水煎服。

7月8日：前方稍出入共服12剂。24小时尿量2000毫升，大便正常，仅有小量腹水，不胀，每日食量500克。下午体温37.5℃左右，舌苔润，脉弦数，湿热本易伤阴，又屡行攻伐，故拟方重用清热、滋阴、逐水之品。

处方：银柴胡20克、胡连10克、大芄15克、炙鳖甲20克、青蒿20克、知母15克、甘遂10克、海藻30克、大黄10克、麦冬20克、茯苓30克、广木香10克。水煎服。

7月14日：服上方3剂，下午体温37.2℃～37.3℃，腹水全消，小便2000毫升，大便每日1次，手心热，脾肋下4厘米，脉弦数，舌尖红，苔白。仍以前方加减，再服6剂。

7月31日前药尽剂，体温正常，腹水全消，腹不胀，食欲增至每日600克，精神初振，身体见丰，脉沉滑。脾肋下3厘米。本着"大毒治病，十去其六"的原则，停服中药，令其浆粥自养，以利康复。

8月2日：脾肋下3厘米，肝肋下1厘米，血红蛋白9克，白细胞6000/立方毫米，红细胞370万/立方毫米。

随访患者已正常工作2年，病情稳定。

按：本案为肝硬化失代偿期，腹水形成。某医院确诊为"癌变"，以后虽未检出癌细胞，但肝硬化之诊断则毫无异议。当时已属病重至极，有急转直下之势，笔者据其肿胀俱急口干便秘等体征。而未出现形脱便血，认定尚在可攻之时，急则治标，良机莫失，因而一再峻剂猛攻，非但二丑、大黄之辈，就连大戟、甘遂也用至5克、10克之多。终于战而胜之，而未伤正气，标实去后，续以攻补兼施，善始善终，使如是之重症，稳定向愈。本案成功之关键，在于抓住了有利战机，果断用药，若见重而不敢用猛，见危而畏缩不前，必然不能胜病。

附：验案

余近年来，治疗肝病较多，为了补充前文之不足，从中选出代表性的病案若干例，供读者参阅。

验案一：吴某，男，30岁，工人。1971年10月20日初诊。

患者在某医院烧伤病房住院，大面积烧伤，经抢救，创面已结痂，体温下降至37.5℃，但突然发现巩膜有黄染，一二日间全身发黄，黄色鲜明，身热，体温38.5℃，腹胀恶心甚重，食欲不佳，头昏倦怠，大便秘，小便黄赤，舌白苔，脉象滑数。肝于肋下二横指，质软。肝功能检查：谷丙转氨酶1800单位，黄疸指数64单位，麝香草酚浊度试验28单位，硫酸锌浊度试验20单位。

经会诊认为由于反复输血，血清感染性肝炎。观其脉症，属于阳黄，宜清热利湿退黄之法。

处方：茵陈40克（后下）、大黄15克、栀子15克、板蓝根30克、甘草10克、黄芩15克。水煎200毫升，每日2次。

10月21日二诊：患者恶闻蒿味（茵陈）药未入口，即恶心不止，咽下后即吐出，故改以柔肝和胃，先缓其急。

处方：白芍40克、柴胡20克、甘草15克、枳壳15克、板蓝根25克、龙胆草15克、陈皮15克、郁金15克、麦芽20克。水煎300毫升，分2次服。

月8日复诊：服上方未吐，连服9剂，恶心消失。黄疸减轻，腹胀好转，体温37.5℃。谷丙转氨酶200单位，黄疸指数26单位，碘反应（＋＋），其他无著变。舌苔转薄，脉象弦。肝胃已和，再以前方加清热利湿之品以治之。

处方：白芍40克、柴胡20克、板蓝根25克、郁金10克、龙胆草10克、白术15克、茵陈20克（后下）、栀子10克、麦芽20克、甘草10克。水煎300毫升，分3次服。

11月18日复诊：服上方9剂，病情逐渐好转，黄疸减轻，食欲稍好，腹胀减轻。肝功能检查：谷丙转氨酶460单位、黄疸指数20单位，碘反应（＋），麝香草酚浊度试验14单位，硫酸锌浊度试验12单位。舌苔转薄，脉象弦，体温37.3℃，继用前方。

11月29日五诊：服上方6剂，黄疸明显消退，食欲好转，腹胀已轻，大便隔日一次。舌质红，薄苔，脉弦。仍以前方增减。

处方：白芍50克、板蓝根30克、柴胡20克、郁金15

克、白术15克、茵陈30克（后下）、连翘20克、银花30克、龙胆草10克、甘草15克。水煎300毫升，分2次服。

12月10日六诊：服前方6剂，症状基本消失。仅食欲稍差，巩膜有轻度黄染。肝功能检查：谷丙转氨酶100单位，黄疸指数10单位，碘反应（＋），麝香草酚浊度试验11单位，硫酸锌浊度试验12单位，舌薄苔，脉弦，体温36.0℃，继用前方。

12月28日七诊：又服前方12剂，症状完全消失。肝功能检查：谷丙转氨酶100单位，黄疸指数8单位，碘反应（－），麝香草酚浊度试验11单位，硫酸锌浊度试验10单位。舌润、脉象弦。烧伤创面经治疗已脱痂，痊愈出院。

1974年6月患者来哈复诊，肝功能正常，该患自出院后一直上班工作。

按：本例黄疸型传染性肝炎，属于"阳黄"。始用茵陈蒿汤加味治之，药症相符本应收效，但患者呕吐甚重，对茵陈蒿味不受。二诊时改用柔肝和胃之四逆散加味，收到满意的效果。四逆散中之柴胡、白芍、甘草皆为治肝之有效药物。1974年2月份《新医药学杂志》报道甘柴合剂治疗肝炎有较好的疗效。但据笔者经验不如同芍药合用效果好。笔者用四逆散加味，重用芍药治疗迁延性肝炎及慢性肝炎甚多，不仅症状改善，肝肿大回缩，肝功能亦有明显恢复，本案即其中之一例。

本案初诊时因用茵陈不受而去之，三诊时又加入小量茵陈，因呕吐已止，黄疸虽轻而未尽，黄疸指数尚高。据近代实验研究，茵陈有扩张胆管，排除胆汁之功能，降酶、降絮，消除肝细胞炎症，防止肝细胞坏死，促进肝细胞再生的作用，此品为恢复肝功能较好的药物。

验案二：单某，女，28岁，职员。1974年5月11日初诊。

患者于剖腹产后3个月出现黄疸，先见于巩膜，后及全身，黄色晦暗，恶心不欲食，右季肋部胀痛，腹胀满，大便溏，小溲黄。舌苔白腻，脉象沉缓。肝于肋下2.0厘米、质软。肝功检查：黄疸指数 26 单位，谷丙转氨酶 500 单位以上，硫酸锌浊度试验 18 单位，麝香草酚浊度试验 18 单位。西医诊断为黄疸型传染性肝炎。中医辨证为脾阳衰不能运化水湿，湿郁化热，浸淫肌肤，故色如熏黄。治以醒脾利湿，佐以清热解毒之法。

处方：茯苓 20 克、泽泻 15 克、猪苓 15 克、白术 20 克、茵陈 30 克（后下）、藿香 15 克、黄芩 10 克、陈皮 15 克、木香 10 克、板蓝根 20 克、银花 30 克、甘草 10 克。水煎服，每日 2 次。

5 月 17 日二诊：服前药 3 剂，黄疸明显消退，小便增多，色转淡黄，大便成条腹胀减，恶心止，但仍不欲食，右季肋部痛，再以前方增减。

处方：茵陈 30 克（后下）、茯苓 20 克、泽泻 20 克、白术 20 克、猪苓 15 克、桂枝 15 克、白芍 40 克、柴胡 15 克、郁金 15 克、板蓝根 30 克、麦芽 30 克、山楂 15 克、黄芩 10 克、甘草 10 克。水煎服，每日 2 次。

6 月 10 日四诊：服前方 6 剂，右季肋已无胀痛之感，腹不胀，二便正常，肝功正常，肝于肋下可触及边缘，继用前方数剂后停药。

验案三：马某，女，7 岁。1977 年 7 月 1 日初诊。

患传染性肝炎 1 个月，巩膜及胸背黄染色鲜明如橘色，体温 38.5℃，腹胀右胁痛，恶心不欲食，小便色黄，大便正常。舌苔白干，脉弦数有力。肝大肋下 1.5 厘米、质软，脾不大。肝功检查：黄疸指数 15 单位，谷丙转氨酶 600 单位，麝香草酚浊度试验 10 单位，碘反应（＋＋）。诊断为急性黄疸型传染性肝炎。中医辨证为肝热脾湿，湿热郁结。宜清热利湿退黄之法。

处方：茵陈 25 克（后下）、栀子 10 克、板蓝根 20 克、连翘 20 克、赤芍 10 克、陈皮 10 克、甘草 10 克。

7 月 7 日二诊：服药 4 剂，发热退，体温降至 36.5℃，黄染转淡，小便色转淡黄，仍腹胀，右季肋部痛。舌质红，苔白稍润，胀象弦数。继以前方增减治之。

处方：茵陈20克（后下）、板蓝根20克、栀子10克、赤芍20克、连翘20克、甘草10克、香附15克、陈皮15克。

7月21日三诊：服前方6剂，体温在36.5℃左右，黄疸完全消退，手心热减，右季肋痛，仍腹胀不欲食。肝功检查：谷丙转氨酶130单位，黄疸指数7单位，麝香草酚浊度试验4单位，碘反应（＋），舌红，苔白薄润，脉象弦滑。肝于肋下1.0厘米，质软。肝脾已和，湿热渐清，改以柔肝为主，辅以清热利湿之剂。

处方：白芍30克、柴胡10克、甘草10克、茵陈15克（后下）、板蓝根20克、郁金15克、山栀子10克、陈皮10克、龙胆草10克。水煎服。

8月23日三诊：服前方6剂，腹胀已除，食欲增进，右季肋下不痛，肝可触及边缘。舌正常，脉弦。肝功检查：谷丙转氨酶50单位，黄疸指数5单位，麝香草酚浊度试验3单位，碘反应（－）。再以柔肝理脾之剂善后。

处方：白芍25克、柴胡10克、甘草5克、郁金7.5克、板蓝根10克、茯苓10克、白术10克。

验案四：严某，男，45岁，干部。1975年11月15日初诊。

患慢性肝炎5年。7天前突然发烧，体温38.0℃，继则出现黄疸。始见于巩膜，以后遍及全身，其色鲜明，如橘皮，腹胀恶心，不欲饮食，大便干。小便如皂角汁。肝于肋下4.0厘米、中等度硬、有明显压痛，脾未触及。实验室检查：谷丙转氨酶1950单位，黄疸指数100单位，麝香草酚浊度试验18单位，硫酸锌浊度试验20单位，碘反应（＋＋）。舌苔白厚腻，脉象滑数有力。西医诊断：黄疸型传染性肝炎（慢性肝炎急性发作）。辨证为湿热中阻，肝胆气郁，热瘀发黄。治宜清热除湿、利胆。

处方：茵陈50克（后下）、黄芩15克、银花50克、连翘30克、板蓝根30克、大黄10克、甘草15克。水煎服。

12月15日二诊：服前方12剂，大便每日一次、较软，发烧退，黄疸明显减轻，小便色转淡，恶心消失，腹胀满，舌苔白，脉象滑。实验室检查：谷丙转氨酶800单位，黄疸指数56单位，麝香草酚浊度试验16单位，硫酸锌浊度试验20单位，碘反应（＋＋）。症状及肝功均明显好转，继以清热解毒，利湿之法。

处方：茵陈50克（后下）、茯苓25克、泽泻20克、猪苓20克、白术20克、板蓝根30克、银花50克、连翘30克、甘草15克。水煎服。

1976年1月5日三诊：服上方二十剂，黄疸已退，小便色淡黄，诸症俱减，唯腹胀不转矢气，不欲食，食后腹胀更甚，手心热。舌质红，苔白，脉象滑。肝于肋下1.0厘米，脾未触及。实验室检查：谷丙转氨酶100单位，黄疸指数10单位，麝香草酚浊度试验11单位，硫酸锌浊度试验12单位，碘反应（±），肝功能接近正常，肝大已缩，但腹胀不减。肝胆郁热得解，但脾湿胃热尤在，湿热中阻，升降之机不转。拟清利湿热，和脾胃之剂，以利枢机。

处方：黄芩15克、川连7.5克、砂仁5克、川朴15克、枳实15克、半夏5克、陈皮15克、知母15克、泽泻10克、姜黄10克、茯苓20克、猪苓20克、干姜5克、白术15克、党参15克。水煎服。

1月18日四诊：服上方12剂，腹胀全消，食纳增加，精神转佳，肝功能恢复正常，肝于肋下1.0厘米。舌苔白薄，脉象弦指。脾胃已和，湿热已去，继以前方若干剂以善后。

6月21日复诊：肝功能正常，肝于肋下触及边缘，腹未胀，疗效巩固。

按： 仲景云"瘀热在里，身必发黄"，本案即属此类。故用茵陈蒿汤加味，病情迅速好转，肝功能也接近正常。但唯有腹胀一症，不见转机。肝功能也因之停留在一定程度，未能痊愈。笔者据其腹胀，不转矢气等症，知前法已难奏效，故从李东垣"升降浮沉"法论治。"腹胀"乃脾胃升降失常，湿热阻于中焦，故拟"热胀中满分消汤"，除湿热以利机枢。药中机缘，不但腹胀得除，肝功能也随之恢复正常。

验案五：陈某，女，9岁。1973年1月27日初诊。

1周来，头昏沉、全身倦怠，精神萎靡不振，面色晦暗，呕吐不食，脘腹胀闷，右胁痛。舌苔白腻，脉象弦缓，小便黄如浓茶。肝剑突下3.0厘米、质软。肝功能检查：谷丙转氨酶770单位，碘反应（＋），麝香草酚浊度试验18单位。硫酸锌浊度试验21单位。诊断为急性无黄疸型传染性肝炎。中医辨证为湿热中阻，气机不宣。宜芳香化湿，清热解毒法治之。

处方：藿香15克、陈皮15克、神曲15克、麦芽25克、茵陈20克（后下）、大青叶15克、板蓝根20克、银花25克、龙胆草10克、白芍20克。水煎服，每日2次。

治疗经过：服用上方7剂，除食欲稍差外，症状消失。舌苔已化，质淡红，脉象弦。肝于剑突下0.5厘米。肝功能检查：谷丙转氨酶50单位，碘反应（－），麝香草酚浊度试验10单位，硫酸锌浊度试验6单位。以后追踪观察未复发。

验案六：杜某，男，44岁，干部。1973年11月13日初诊。

某医院住院患者。诊断为：（1）肝硬化腹水；（2）怀疑肝癌。患者呈高度腹水，腹部鼓隆，腹壁紧张绷紧，静脉怒张，躯干及上肢有五个鲜红色痣（蜘蛛痣），面色苍白，肌肉消瘦枯萎，凹陷，巩膜黄染，皮肤粗糙，全身极度衰弱，卧床不能转动，小溲不利，色黄，大便干。舌红无苔，脉象弦滑无力。辨证：肝气横逆，脾虚生湿，水湿停聚。宜疏肝健脾理气利水之剂。

处方：茯苓30克、木瓜20克、槟榔20克、泽泻20克、寸冬20克、猪苓20克、白术20克、紫苏15克、陈皮15克、葶苈子15克、海藻30克。水煎服，每日3次。

11月20日二诊：服上方6剂，小便稍增，一昼夜由100毫升增至500毫升，腹胀稍松，余皆如故。

处方：党参20克、茯苓30克、木瓜20克、槟榔20克、

寸冬 20 克、泽泻 20 克、猪苓 20 克、白术 20 克、陈皮 15 克、
葶苈子 20 克、海藻 30 克、白芍 20 克、柴胡 15 克。水煎服，
每日 2 次。

11 月 30 日三诊：用前方 9 剂，小便一昼夜达 1500 毫升，
腹膨明显见消，饮食增加，大便通利，精神好转，舌红转淡，
脉象弦滑，病有转机，宗前方主治。

处方：党参 20 克、黄芪 25 克、茯苓 30 克、木瓜 20 克、
槟榔 20 克、寸冬 20 克、泽泻 20 克、猪苓 20 克、白术 20 克、
陈皮 15 克、葶苈子 20 克、海藻 30 克、白芍 20 克。水煎服，
每日 3 次。

12 月 9 日四诊：又服上方 9 剂，一昼夜尿量可达 1500～
2000 毫升，腹胀满已愈，食纳见好，大便每日一行。面色转
润，体重增加 2500 克，仍有少量腹水，午后低热，舌白脉弦，
仍宗前法治疗。

处方：木香 15 克、木瓜 15 克、槟榔 20 克、茯苓 20 克、
泽泻 20 克、猪苓 15 克、桑皮 20 克、紫苏 10 克、陈皮 15 克、
葶苈子 15 克、茵陈 20 克（后下）、海藻 30 克、银花 25 克、
寸冬 20 克、党参 25 克。水煎服，每日 2 次。

12 月 19 日五诊：服上方 9 剂，小便增多，腹水全消，腹
胀已除，精神好转，全身有力，食欲增加，大便正常，黄疸已
退，唯下午有低热，脉弦，舌苔白，肝胆尚蕴湿热，宜清肝利
胆化湿法。

处方：茵陈 20 克（后下）、柴胡 15 克、龙胆草 15 克、银
花 30 克、黄芩 15 克、青蒿 20 克、半夏 15 克、陈皮 15 克、
茯苓 20 克、常山 15 克。水煎服，每日 2 次。

12 月 26 日六诊：服前方 3 剂，低热已退，周身乏力，消
瘦，食欲增加，以益气疏肝理脾之剂善后。

处方：党参 30 克、生芪 30 克、白芍 40 克、柴胡 15 克、
白术 20 克、茯苓 20 克、当归 20 克、丹皮 15 克、甘草 10 克。
水煎服，每日 2 次。

1974 年 2 月 5 日复诊：起居基本复常，能下床在室内外

活动。

6月5日复查：肝功已接近正常。

按：本例肝硬化已届晚期，大量腹水提示肝细胞损害较重，门静脉代偿功能失调，全身明显的营养缺乏。治疗仿茯苓导水汤增海藻等。海藻为治疗腹水的有效药物。《本草纲目》记载治大腹水肿，有软坚散结之作用。但海藻用量宜大，一般用25克至50克为佳。有热者可加黄芩、黄连等。

验案七：刘某，男，36岁，现役军人。1975年4月20日初诊。

患慢性肝炎10年，病情一直稳定。近年来因工作过劳，右季肋部胀痛，全身乏力，头昏目涩，食欲不振，身体日见消瘦，腹胀多矢气，睡眠不佳，手心热，心烦易怒。触诊：肝于肋下3.0厘米、质软、有压痛。肝功能检查谷丙转氨酶在300～500单位之间（经3次化验），碘反应（＋），其余皆在正常值范围。舌质淡红，苔白腻，脉象弦滑无力。西医诊断为慢性肝炎活动期。中医辨证为肝郁气滞，脾失健运，肝脾不和。宜疏肝理脾之法治疗。

处方：白芍50克、柴胡15克、香附15克、甘草10克、郁金10克、板蓝根30克、白术20克、茯苓15克、生姜10克、红枣五枚。水煎服，每日2次。

4月13日二诊：服上方9剂，肝区痛明显减轻，全身较前有力，头昏亦减，食纳略增。肝功能检查：谷丙转氨酶100单位。肝缩到1.0厘米、质软。病情明显好转，继用前方。

4月25日三诊：服上方10剂，肝区无痛，全身有力，食纳增加，肝已回缩至肋下0.5厘米、质软。舌润口和，脉象弦缓。

验案八：滕某，女，42岁，工人。1971年10月5日初诊。

患精神分裂症，经治疗已复常。又罹肝炎三年余，右胁下痛，心烦，头昏，倦怠乏力，胃脘胀满，不欲食，口苦咽干，手足心热，大便时干时溏，小便色黄，入寐困难，眠后易醒。

肝于剑突下三横指、中等硬度，上肢及胸部有少许蜘蛛痣，手掌赤（肝掌）。肝功能检查：谷丙转氨酶150单位，碘反应（＋＋），麝香草酚浊度试验试验15单位，总蛋白6.4克，白蛋白3.0克，球蛋白3.4克。舌质紫，苔白厚腻，脉象弦滑有力。就诊于市内各医院，分别诊为慢性肝炎，或早期肝硬化。中医辨证：肝脾不和，湿热蕴蓄。拟平肝理脾，清热除湿之剂。

处方：白芍50克、柴胡20克、枳实15克、甘草10克、白术15克、茯苓15克、茵陈20克（后下）、板蓝根30克、郁金15克、龙胆草10克、黄芩15克、生姜10克。水煎服，每日2次。

10月15日二诊：服前方9剂，右胁下痛好转，头昏疲倦，胃脘胀满俱减，食纳增加，每餐可吃50克。舌苔稍薄，脉象弦滑。继用前方。

10月24日三诊：服前方7剂，右胁痛明显减轻，头昏疲倦好转，食纳大增。肝大2横指，较前稍软。舌苔见薄，脉弦。唯睡眠如前，烦躁，此肝脾虽和，心气未宁，宗前方加养心安神之品。

处方：柴胡15克、白芍50克、枳实15克、甘草10克、茯苓15克、远志15克、枣仁20克、柏仁15克、菖蒲15克。水煎服，每日2次。

11月5日四诊：服前方6剂，头昏疲倦、食纳进一步好转，心神亦渐安宁，可睡4小时，肝区稍有隐痛。肝大1.5厘米，质较软。肝功能检查：谷丙转氨酶80单位，麝香草酚浊度试验13单位，碘反应（＋），总蛋白6.3克，白蛋白3.3克，球蛋白3.0克。舌苔已退，脉象弦。宜前方继续治疗。

11月19日五诊：服前方10剂，全身较前有力，食欲好转，头昏疲倦减轻，胃脘已不胀，夜能入睡5~6小时，肝区已不痛，肝大0.5厘米。舌苔已退，脉象弦缓。嘱继服前方。

12月18日六诊：服前方15剂，诸症悉平，夜间寐6小时。舌润口和，脉象弦缓。肝功恢复正常。

1974年6月复诊，一切如常，上班2年余，未复发。

胸痹心痛的病因病机与治疗探讨

胸痹心痛以胸部憋闷、疼痛,甚或痛引肩背为特征,是临床常见的老年性病证。

中医学对本病有诸多论述。《内经》即有"邪在心,则病心痛"(《灵枢·五邪》)、"真心痛,手足清至节,心痛甚,旦发夕死,夕发旦死"(《灵枢·厥论》)的记载,认为胸阳不振,阴乘阳位乃胸痹发病原因所在,详述胸痹之证,设立瓜蒌薤白半夏汤诸方。其后历代医家在《内经》、《金匮》的基础上,对本病的认识逐步提高,为今人研究本病提供了丰富的可鉴之论。

笔者结合多年临床实践经验,对本病的病因病机及治疗方法进行如下探讨。

一、对病因病机的认识

1. 对病因的认识

寒邪侵袭,情志失调,饮食不当,劳逸失调,年老体衰,均为胸痹心痛形成的病因。胸中为阳气所司,心居胸中。若阳气虚衰,阴寒之邪乘虚内侵;或痹阻胸阳,胸阳失展,而成胸痹心痛;或"客于脉中则脉寒,脉寒则缩踡,缩卷则脉绌急……故卒然而痛。"因气候寒冷,心痛之证频繁发作的患者,多为阳虚体质,因此寒邪而致胸痹心痛,主要因阳气虚衰,故阴寒之邪,得以乘之。

情志失调是胸痹心痛发病不可忽视的因素。情志失调一是伤及于心,"心藏神,怵惕思虑则伤神,神伤脏乃应,而心虚矣""喜伤心",暴喜过度,气血涣散,不能上奉心神,心亦虚矣。再者情志失调,也影响其他脏腑。"怒伤肝",肝失条达,疏泄失职,肝气郁滞,气滞血行不畅而瘀滞;或气郁化火,灼津成痰。忧思伤脾,脾失健运,湿聚成痰。"心虚则邪干之"，气滞，瘀血，痰浊等乘心虚而侵之，痹阻心之脉络，故发心痛。

饮食不当，恣食肥甘，膏粱厚味，损伤脾胃，脾不运化，湿聚成痰，痰浊上犯心胸清旷之区；或痹阻心脉，气血不通，遂致心痛。古人即有"痰积心痛"之谓。再者脾胃损伤，气血生化不足，心失后天之精充养，久则亦虚，虚则不荣亦痛；另心虚邪易犯之而心痛。

《素问·血气形志篇》谓："形乐志苦，病生于脉。"长期缺乏体力活动，思虑过度，久则营卫乖否，气血不顺，使病生于心脉。

另外，年老体弱，气血渐衰，心失所养，亦乃本病多发于老年的重要因素。

2. 对病机的认识

《内经》曰："涩则心痛"。《金匮要略》则以胸阳痹阻而立胸痹之名。涩者血脉不畅；痹者，郁阻不通；受此影响，古今医家多以"不通则痛"而释胸痹心痛的病机。笔者认为"不通则痛"仅是胸痹心痛病机的一方面，而虚则不荣，心失所养，亦可致胸痹心痛，即"不荣亦痛"。即使是瘀血、痰浊、气滞等痹阻心脉，不通则痛，其瘀血、痰浊、气滞等也多因脏腑虚损，功能减弱而产生。因此，本病实乃为"虚证"或"本虚标实"之证。心气虚为本，瘀血、痰浊、气滞均为其标。

"心主血脉"，"营行脉中，卫行脉外，营周不休……如环无端。"心具有推动血液循环之功能，此功能主要靠心气而实现。心气包括心阴、心阳两个方面，心阴是心之活动的物质基础，包括心血及其他一切营养物质，起着濡养心及血脉的作用。心居膈上，为阳中之阳脏，心阳具有温煦心脉的作用。心阴、心阳化合而产生心气，使心具有推动血液循行等功能。心阴、心阳需保持相对平衡，才能不断变化、消长，维持心脏的正常功能，无论心阴、心阳，其虚损不足均可致心脉功能减弱。"心虚则邪干之"，寒邪、瘀血、痰浊、气滞等乘虚衰而侵之痹阻心脉，而作心痛。"邪之所凑，其气必虚"，因此，胸痹心痛产生的本源在于心气不足。人是一有机整体,脏腑之间相互关联。人体各种功能的发挥,需要各个脏腑器官的协调作用。心气不足是胸痹心痛产生的本源,而其他脏腑的功能失调均可影响及心,而致心之功能失常。如肾为水火之脏,心肾相交水火既济,若肾虚则心失濡养和温煦;脾为后天之本,气血生化之源,脾虚则气血生化不足;肝主疏泄,心之运血,靠肝疏泄之助等。另外痹阻心脉之瘀血、气滞、痰浊等病理产物的产生,亦涉及多个脏腑。

总之,一种疾病的发生,多以某一脏腑的病变为主,然他脏病变亦常影响此脏。因而,胸痹心痛的产生是因阴寒之邪、情志失调、饮食不当、年迈体衰、劳逸失度而致心脉虚损,及他脏虚损功能失调影响及心,或痰浊、瘀血、气滞痹阻心脉,"不通则痛",或心失所养,"不荣而痛"。

二、辨证论治

一般认为,气滞、血瘀、痰浊等阻滞经脉,"不通则痛",是胸痹心痛发病的原因所在,因而行气解郁、活血化瘀、祛痰散结等是常用治法。但笔者通过临床实践认为,胸痹心痛多为虚证、或本虚标实之证,其病本为心气虚,而气滞、血瘀、痰浊均为病之标。因此,行气、活血、祛痰等仅是治标权宜之法,补益心气方为治本之策。立法选方用药,亦应时时考虑"心气虚"这一病"本",充分体现"治病求本"的原则。然脏腑相关,他脏之病亦常涉及于心,瘀血、痰浊之产生亦与多个脏腑有关,因此根据涉及脏腑不同,应常调补他脏而达到补心治本及祛邪治标的目的。

以下从临床实践中总结出7个证型,当然在实际临证中亦并非完全拘泥于此,一种疾病就诊阶段不同,受其疾病本身发展变化及治疗等的影响,其证型并非一成不变,故在临证中亦应根据具体病情而选方用药,方能取得较满意的疗效。

1. 胸阳痹阻型

让见胸痛彻背,胸闷气憋,心悸气短,舌体胖嫩。苔白或白腻，脉滑或弦短。治以通阳宣痹法。方药：瓜蒌 20 克、薤白 20 克、半夏 15 克、郁金 10 克、茯苓 20 克、人参 15 克、桂枝 15 克。水煎服。

本方以瓜蒌、薤白为主，瓜蒌滑润开胸涤痰，薤白辛温散胸膈结气，共奏理气、宽胸、通阳、散结之功，辅以半夏、茯苓化痰涎。桂枝辛温助薤白以通阳，郁金理气而开郁，人参补气，通补兼施，则诸证自愈。

临床观察证实，本型患者较多见，本方疗效显著。此类胸痹患者除有胸阳不振、痰浊结聚之证外，多有明显气虚之象，此乃气虚不能化津而结聚成痰，痹阻胸中阳气而致胸痹心痛，故治疗宜标本兼顾、通补兼施。

人参，《本草纲目》谓其有补气宁神，益智养心等作用。据药理实验证实，人参能使心脏收缩力加强。通过改善心肌的营养代谢，使心功能改善，对于高血压病和心肌营养不良，冠状动脉硬化，心绞痛等，都有一定疗效。有些胸痹心痛患者，单用瓜蒌薤白汤不能控制，加入人参后症状即好转，胸闷气憋等供血不全症状也随之改善，对某些高血压患者（肝阳上亢型除外）脉压差小，用人参后脉压差可以增大。通过临床观察用人参后血压高者能降，血压低者能升，可以说明人参对血压具有调节作用。

曾治一赵某，男，59 岁。夙患冠心病，近因过劳及精神紧张，心痛频繁发作，痛甚剧彻及肩背，胸闷气憋，全身衰弱，气力不支，舌尖紫。苔薄腻，脉左短促，右沉细。心电图示：V3～5ST 段下移，T 波倒置。辨证：心气虚，痰浊痹阻胸阳。治以益气养心，通阳宣痹。药选：红参 15 克、黄芪 40 克、五味 10 克、瓜蒌 20 克、薤白 20 克、半夏 15 克、桂枝 15 克、郁金 10 克。水煎服，每日 2 次。连续 3 天，服药 7 剂，心绞痛未发作，但仍不敢活动，全身状态好转，自觉气力增加，脉象较前有力，心电图示：ST 段已较前有所上抬，T 波变浅。继以前方服药十余剂，心绞痛一直未发作，精神振作，体力大增，脉沉而有力。心电图示：ST 段恢复正常，T 波略低平。

2. 气虚血瘀型

症见胸闷胸痛，心悸气短，全身衰惫，精神不振，气力不支，动作喘息，舌质紫暗，脉象沉细或短弱。治以益气活血化瘀法。方药：黄芪50克、人参15～20克（或党参30克）、红花15克、桃仁15克、川芎15克、葛根20克、丹参20克、寸冬15克、五味15克。水煎服。

唐容川谓："血属阴……气运之而行也。"血因气而瘀，气虚无力运血而致瘀血痹阻心脉。此类瘀血胸痹心痛，纯以活血化瘀治疗，则难以取效，必须益气为主，辅以活血通络，才能达到气旺血行、络通痛止之目的。本方以黄芪、人参补气为主，以统血之运行，且人参有益气生津的作用，心绞痛频繁发作多出现口干舌燥阴分不足之证，辅以麦冬、五味子为生脉饮共奏益气生津之效；桃仁、红花、川芎、丹参等皆活血之品。诸活血药配于益气药之中，以襄助气旺血行之作用。

曾治李某，男，62岁，患冠心病一年余，近两月病情加重，曾用潘生丁、脉通以及中药瓜蒌薤白半夏汤及活血化瘀之剂均无效，症见心前区憋闷，心痛频繁发作，持续时间较长，严重时达2～3小时，面青晦暗，全身疲倦无力。心烦懒言，恶食少眠，舌紫暗，苔薄，脉弱而短促。心电图提示冠状动脉供血不全。辨证为心气虚、瘀血阻络。治以益气为主，佐以活血化瘀。药选：黄芪40克、党参35克、当归20克、赤芍20克、川芎15克、红花15克、丹参15克、葛根30克、寸冬15克、五味15克。水煎服，每日2次。服药五十余剂，心电图恢复正常，诸症痊愈。

3. 气滞血瘀型

症见胸痛如针刺或胸痛彻背，憋闷气短，心悸怔忡，心烦少眠，舌质紫暗有瘀斑，苔薄或无苔，脉沉弦、沉涩、短等。治以理气活血化瘀法。方药：当归15克、生地15克、桃仁15克、红花15克、枳壳15克、甘草10克、赤芍15克、川芎15克、柴胡15克、桔梗10克、怀牛膝15克。水煎服。

本方即血府逐瘀汤原方，"气为血之帅，血为气之守"。气行血行，气滞血凝，方中当归、川芎、桃仁、红花、赤芍皆活血之品，柴胡、桔梗、枳壳能疏郁行气。治疗心绞痛，痛有定处者或如针刺者颇效，但此属气滞血瘀，与前症气虚血瘀兼见全身衰弱，气力不支者不同。

"活血化瘀"治疗冠心病，虽有一定疗效，但只是治标，久服则全身无力，或开始有效，久用则无效，以后复发更无效。因本病本质是虚，必须从本施治。

有人用川芎、红花二味治疗冠心病心绞痛，虽有一定疗效，但我们观察。久用多有口燥咽干、恶心等副作用。川芎性温味辛，过于辛散，量不宜大，更不宜久服，尤其对阴虚阳亢者更不适宜。另外，在应用活血化瘀药物时，必须掌握通与补的辩证关系，有时先通后补，有时通补兼施，按具体情况用药，才能切中病情。如治石某案，症见胸部憋闷，时刺痛难忍，舌尖边紫，有瘀斑，脉象短促，心电图提示冠状动脉供血不全，曾用潘生丁、瓜蒌薤白汤仅取效一时，改用本法。拟方：当归 20 克、生地 20 克、桃仁 15 克、红花 15 克、甘草 10 克、枳壳 15 克、赤芍 20 克、柴胡 15 克、川芎 15 克、桔梗 15 克、牛膝 15 克。水煎服，每日 1 剂，每日 2 次。服药 16 剂，心痛未再发作，改以益气活血法，症状消失，心电图恢复正常。

4. 痰湿阻络型

症见胸憋闷，气短心悸，头晕恶心，或吐逆，发作时气憋欲吐，舌体肥大，苔白腻，脉弦滑或短涩。治以理气和胃化痰法。方药：清半夏 20 克、陈皮 15 克、茯苓 20 克、甘草 10 克、竹茹 15 克、枳实 15 克、石菖蒲 15 克、人参 15 克、五味 15 克、寸冬 15 克、郁金 10 克。水煎服。

本型与胸阳痹阻型，均有胸阳痹阻之证，但本型偏于脾胃阳虚，故以脾胃症状为主，如恶心、呕逆，发作时气憋欲吐，或气逆攻冲等可资鉴别。

方从温胆汤加味，意在"心胃同治"，温胆汤、生脉散标本兼顾。加郁金、菖蒲等开窍通络。偏于寒者，可加薤白温中通阳，吴萸温中开郁止呕、止痛，甘松理气，生姜温中止呕，公丁香温中散寒，可以随证选用。

如治一心痛男患，李某，47 岁，素有心前区憋闷，心电图示冠状动脉供血不全，数天前，无明显诱因突发心前区压榨样疼痛，连及胃脘，攻冲欲吐，含硝酸甘油片稍缓解，但夜间发作频繁，发作时即上冲欲吐，舌暗红，苔白腻，脉弦缓。辨证为痰浊犯胃、胃气上冲。治以化痰和胃理气。处方：半夏15 克、陈皮 15 克、茯苓 20 克、甘草 10 克、竹茹 15 克、枳实15 克、菖蒲 15 克、郁金 15 克、寸冬 15 克、五味子 10 克。水煎服，每日 2 次。服药 7 剂，心痛未发作，仅时有胸中不适，继服前方。又服 12 剂，胸中不适亦除，心电图示冠状动脉供血不全明显改善，随访病情稳定。

又有肝气犯胃而致胸痹心痛者，由于肝气犯胃，胃失和降，胃气上冲而致，临床多伴有热象，常用柴胡加龙骨牡蛎汤化裁以疏肝泄热和胃，胸痹心痛症状往往可以缓解。如 1985 年治一男患，金某，47 岁，以胸闷气憋住入某院，经心电图确诊为冠心病，邀余会诊。心痛每发作之前，均见胃脘痛，遂之气上冲，呕逆欲吐，心烦，心悸，气短，舌苔干，脉弦滑，辨证为肝郁化热，肝气横逆犯胃，胃气上冲。治以疏肝泄热和胃，兼以益气养心。处方：柴胡 15 克、半夏 15 克、黄芩 15 克、大黄 7 克、桂枝 10 克、甘草 10 克、龙骨 15 克、牡蛎 15 克、茯苓 15 克、红参 10 克、枳壳 10 克。水煎服，每日 2 次。服药 6 剂，胸闷气憋，心悸，胃脘痛大减，已无上冲呕逆，继以上方加大枣 5 枚、郁金 10 克，服药 15 剂，大便日一次稍溏，余诸症悉除，心电图示供血不全明显改善，继以益气养心之剂调治，心痛一直未发作。

5. 阴虚络阻型

症见胸闷痛，或肩背痛，五心烦热，心悸怔忡，或肢麻，舌质红，无苔或苔薄少津，脉象细数或弦数。治以益气滋阴通络。方药：沙参 20 克、寸冬 20 克、生地 25 克、玉竹 15 克、五味 10 克、红参 15 克、丹皮 15 克、丹参 15 克、瓜蒌 20 克、枸杞 15 克、甘草 10 克、川楝 20 克。水煎服。

此型胸痹心痛患者，因久服活血化瘀之剂，耗气伤津，或素体阴虚，而见气阴两虚之证。气虚则无力推动营血运行。阴虚则营血不能濡养脏腑，心失所养而致心痛。方用人参益气养阴生津；沙参、玉竹、麦冬、生地、花粉、五味以养心阴；少佐丹皮、丹参以活血通络。若患者伴有肢麻，颈项强痛者，为阴虚血热，血不营筋所致，加入葛根 50 克甚效。《伤寒论》有葛根汤、桂枝加葛根汤用治外感项背强痛。现代药理试验也证实，葛根黄酮能扩张脑血管和冠状血管，因此可以治疗高血压和冠心病引起的颈项强痛。

例：华某，男，65 岁。8 天前工作中突发心前区紧束感，随之心痛频繁发作，伴有呼吸困难，住入某院，经心电图诊断为前间壁心肌梗死，中西医抢救 8 天，病情仍不稳定，心电图提示：ST 段抬高。血压 90/70 毫米汞柱。初诊时：患者神志清楚，心前区憋闷，气短促，口干喜饮，五心烦热，睡眠欠佳，食欲不振，舌暗红，光净无苔，脉沉涩。辨证为气阴两虚，脉络瘀阻。药选：红参 15 克、寸冬 15 克、五味 15 克、元参 15 克、丹参 15 克、丹皮 15 克、陈皮 15 克、麦芽 15 克。水煎服，每日 2 次。8 月 31 日患者自觉心前区舒畅，其他症状明显减轻，仍以前方增减，去陈皮、麦芽，加花粉 15 克、沙参 15 克，服药 10 剂，诸症均见明显缓解，继以益气养心之剂善后。

6. 阴虚阳亢型

本型除心痛胸闷外，尚有肝郁化热，血燥生风的一系列症状，如烦躁易怒，头痛眩晕，目胀耳鸣，肢体麻木，或手足振颤，舌质红绛，苔薄黄，脉弦数或弦滑有力等。治以滋阴潜阳，清热平肝法。方药：钩藤 20 克、草决明 20 克、牛膝 15 克、黄芩 15 克、玉竹 15 克、菊花 15 克、玄参 20 克、生牡蛎 25 克、生地 20 克、生赭石 25 克、白芍 26 克、珍珠母 30 克。水煎服。

　　方中珍珠母、牡蛎安神潜阳，白芍、黄芩、草决明平肝泄热，钩藤、菊花息风，赭石、牛膝引血下行。用本方旨在平其上亢肝阳，待肝阳下潜，继以滋肾之品，如熟地、女贞、山萸肉、龟板、丝子、枸杞等补肾，以利于疗效的巩固。如曾治李某，女，49岁，素患眩晕证（高血压），常服复方降压片，血压维持在160/100毫米汞柱，因过劳突感心前区闷痛，自汗乏力，手足麻木，头痛耳鸣，心烦易怒，心悸怔忡，五心烦热，舌绛无苔，脉弦数。心电图示：冠状动脉供血不全。辨证为阴虚阳亢。治以滋阴平肝潜阳为主，辅以活血通络。处方：生地20克、生赭石25克、玄参20克、钩藤15克、蒺藜15克、白芍25克、寸冬15克、丹皮15克、郁金15克、赤芍15克、甘草10克。水煎服，每日2次。服药6剂，心前区闷痛，自汗，心悸均减轻，又以前方加减，服药三十余剂，诸症消失，心电图恢复正常。

7. 阴阳两虚型

　　症见胸痛憋闷，左肩酸痛或酸麻，气短心悸，畏寒，五心烦热，腰酸，尿频，头晕健忘，舌淡苔白，脉沉细或弦细。治以滋肾阴温阳法。方药：熟地25克、山萸20克、石斛15克、寸冬15克、五味10克、菖蒲15克、远志15克、苁蓉15克、巴戟15克、贡桂5克、附子5克、枸杞20克、丝子20克。水煎服。

　　中医认为人之衰老决定于肾气的盛衰，胸痹心痛多发于中老年，随年龄增长，其发病率亦随之增高，可见本病发病与人体肾气衰退有关。故治疗胸痹心痛，补肾之法不可忽视。补肾虽有滋阴与补阳之分，但阴虚日久常损及阳，阳虚日久亦累及于阴。补肾关键在于调补阴阳，使之相对平衡，因此，"阴虚补阴，而必兼顾其阳，阳虚补阳，而必兼顾其阴，不独阴阳生成，交相互济；亦可免久而增胜之弊"。

　　方中以熟地、山萸、枸杞、玉竹、寸冬等滋补肾阴；以肉桂、附子、菟丝、巴戟等助阳。服之胸痹心痛得以缓解，肾虚之证亦可明显好转。若有瘀血、痰浊标实之证，亦可加活血、祛痰之品标本同治。曾治赵某，男，62 岁，素有冠心病史，两月前因过劳突发心痛，胸闷气憋，头晕腿软，走路无根，痰多黏稠，口干舌强，舌淡红，苔白腻，脉弦滑无力。血压200/120 毫米汞柱。心电图提示：冠状动脉供血不全。辨证为肾阴阳两虚。治以调补肾之阴阳。方药：熟地 40 克，山萸 15 克、石斛 15 克、寸冬 15 克、玉竹 15 克、枸杞 15 克、肉桂 15 克、附子 15 克、五味子 15 克、菖蒲 15 克、远志 15 克。水煎服，每日 2 次。服药数剂，心前区疼痛大减，头晕亦减轻，双下肢有力，舌硬、口干减轻，痰少，精神略振，心电图提示供血不全好转。又以此方服数剂，心痛完全缓解，心电图恢复正常。

病毒性心肌炎证治经验

　　病毒性心肌炎是临床比较常见的心脏疾患。多发于青少年。是由邪毒外犯，内舍于心所致，主要表现为心悸、胸闷、气短、乏力、心律失常等症。多属于中医学中"心悸"、"怔忡"、"胸痹"、"虚劳"等病。

　　"温邪上受，首先犯肺，逆传心包"。因此本病之初，多见邪毒袭表犯肺之证，继之邪气内舍于心，而出现心气被扰，心之气血失和，气阴受损诸症。本病早期多为心肺同病。病至中后期，则主要表现为心之气阴两亏或气血阻滞的证候。亦有因素体或诱因等差别，表现为气阳不足、痰湿内蕴；肝胆郁热，心气不足；或心肾阳虚，水气凌心等证候者，总之本病的病位在心，而兼及他脏。病机属虚或本虚标实，而多为虚实夹杂证候。

　　对于本病的治疗，初期以清热宣肺、解毒清心为主。中后期（或恢复期、慢性期）则根据气血阴阳的盛衰偏颇分别以益气养阴；或益气养阴与活血化瘀合用；或益气宁心与疏肝泄热合用；或助心肾之阳，辅以化痰利水等法。

　　下面结合临床医案，谈谈笔者的治疗经验。

一、热毒侵心型

　　症状：咽痛，发热，咳嗽，胸闷，气短，心悸，心烦，舌尖红，苔薄黄，脉数或结代。

　　治法：解毒清热，宣肺宁心。

　　处方：解毒清心饮。

　　方药：板蓝根 20 克、大青叶 20 克、银花 20 克、连翘 15 克、薄荷 15 克、桔梗 15 克、竹叶 15 克、杷叶 15 克、牛蒡子 15 克、寸冬 15 克、柏子仁 15 克、生草 10 克。

　　方义：本方以薄荷、桔梗、杷叶、牛蒡子、连翘宣肺清热解表；板蓝根、青叶、银花、生草解毒清心；寸冬、柏仁养阴宁心。诸药相合以达解毒清热宣肺宁心之效。咳重加杏仁，气虚乏力加党参，心中烦热加豆豉、山栀。

例：姜某，女，35 岁。1991 年 12 月 8 日初诊。患者感冒发烧 10 余天后，出现心悸、胸闷、气短、乏力、自汗，并仍时有低热，伴咽疼而痒，时有咳嗽。查舌质微红（尖赤），苔薄黄，脉浮数。经心电图检查：心率 104 次/分，心律不齐，室性早搏、6～8 次/分，ST 段下移，提示有心肌缺血。诊为病毒性心肌炎。中医辨证为毒热袭肺侵心。治以清热宣肺、解毒清心。处方：大青叶 20 克、板蓝根 20 克、薄荷 15 克、银花 15 克、连翘 20 克、桔梗 15 克、牛蒡子 15 克、生地 15 克、寸冬 15 克、生草 10 克、丹参 15 克、柏子仁 15 克、杷叶 15 克。服药 7 剂，低热渐除，咳嗽，咽痛不显，胸闷心悸有所减轻。心率 88 次/分，但仍有早搏，自汗。手心热，乏力，舌质淡红，苔薄黄。证属余热未尽，气阴不足。治以清热解毒，益气养阴。仍以前方加减：板蓝根 20 克、大青叶 20 克、银花 15 克、党参 15 克、寸冬 15 克、生地 15 克、柏子仁 15 克、黄芪 15 克、丹参 20 克、龙齿 20 克、炙甘草 10 克、玉竹 20 克。此方连服 14 剂，诸症悉除，身渐有力，脉平。心电复查早搏消失，正常心电图。前方去板蓝根、大青叶再服 2 周以资巩固。

二、气阴两亏

症状：心悸，怔忡，周身乏力，胸闷不适，夜寐多梦，舌质淡红，苔薄白，脉细或结代。

治法：益气养阴宁心。

处方：炙甘草汤加减。

方药：炙甘草 15 克、大枣 3 枚、阿胶 15 克、生地 20 克、寸冬 15 克、桂枝 15 克、人参 15 克、麻仁 15 克、五味子 15 克、玉竹 20 克、黄芪 30 克。

方义：方中炙甘草、人参、黄芪补益心气；生地、寸冬、阿胶、玉竹、麻仁养阴补血；桂枝、大枣鼓动心阳，五味子安神。诸药合用，补心气，养心阴，气血充足，则诸症自除。

例：霍某，女，12 岁。1992 年 3 月 6 日初诊。主诉：心慌、胸闷、气短、乏力三月余。经某院心频仪检查诊断为病毒性心肌炎。住院治疗二月余，效果不显，因转来门诊求治。现仍心悸不宁，胸闷时疼，气短乏力，自汗，活动后加重。形体消瘦、面色㿠白、语言无力，夜寐多梦，心烦易怒，食纳不香，舌质淡红，苔薄白，手心热，脉促而细。心率 126 次/分。心谱检查提示：心功能低下，心肌供血不足。频发室性早搏（16 次/分）。中医辨证属气阴不足，阴阳两亏。治以补心气，养心阴。方用炙甘草汤加味。处方：炙甘草 15 克、党参 20 克、生地 20 克、寸冬 15 克、阿胶 15 克、桂枝 10 克、丹参 20 克、五味子 15 克、磁石 30 克、龙骨 20 克、牡蛎 20 克、内金 15 克、生姜 10 克、大枣 3 个。服上方 7 剂，心悸心慌症大见好转，胸闷、气短、乏力亦见改善。心率 108 次/分，早搏减少（8～10 次/分），睡眠稍安，食欲见增。舌质淡红，苔薄白，脉细数。续以前方加红参 10 克、白芍 15 克，再服 2 周。3 月 28 日三诊：心悸已不明显，心率 84 次/分。胸不闷，气稍短，体力渐复，面色转润，早搏 2～3 次/分。食纳、睡眠均明显好转。舌质淡红，苔薄白，脉见有力。前方去磁石，加茯苓 15 克、夜交藤 20 克、神曲 15 克，续服 2 周。再诊，诸症皆平，心电示正常心电图。追访半年，病已痊愈。

三、气阴不足，瘀血阻滞。

症状：心悸，胸闷气憋，心前区刺痛，气短乏力，舌质紫（或尖紫），或有瘀斑，苔薄，脉细或涩，或结代。

治法：益气养阴，兼活血祛瘀。

处方：血府逐瘀汤合生脉散加减。

方药：柴胡 15 克、生地 15 克、桃仁 15 克、当归 15 克、枳壳 15 克、赤芍 20 克、川芎 15 克、桔梗 15 克、红参 15 克、寸冬 15 克、五味子 15 克、红花 15 克、丹参 20 克。

方义：本方以血府逐瘀汤行气活血以消心脉之瘀阻，合生脉散益气养阴，以扶正强心，并助血府逐瘀汤除瘀之力。若胸痛甚加灵脂、蒲黄；胸闷重加瓜蒌。

例：陈某，女，26岁，职员。1991年6月9日初诊。主诉：心悸、气短胸痛二月余。曾经某西医院检查，心电图示：窦性心律不齐，ST段下移，T波低平，频发室性早搏，呈二联律。诊断为病毒性心肌炎。住院治疗2月。曾用抗生素，能量合剂，异搏定（维拉帕米）等药，无明显效果，故出院转来请中医诊治。现感心慌心悸，心前区时刺痛，平时多闷痛，伴气短乏力，自汗，手心热。面色萎黄，形体消瘦，舌质紫暗，舌苔薄白，脉结代。中医诊为气阴不足兼瘀血阻滞。治以益气养阴，兼活血祛瘀。处方以血府逐瘀汤合生脉饮加减：柴胡15克、生地20克、当归20克、桃仁15克、红花15克、枳壳15克、赤芍15克、桔梗15克、川芎15克、党参20克、寸冬15克、五味子15克、玉竹15克、丹参30克、黄芪30克、甘草15克。每日1剂，水煎服。二诊：服上方7剂，胸闷胸痛、心悸症明显减轻，早搏减少（12次/分左右），仍气短、乏力、隐痛、舌暗红苔薄、脉结代。药已奏效，效不更方。三诊：服上方14剂，胸闷心悸进一步减轻，偶有胸痛，早搏再减，6次/分，感乏力。咽干痛，舌质转润，苔薄白，脉结。此为瘀血渐除，气阴不足为突出矛盾。改益气养阴为主，兼以沽血通络。方以前方去柴胡、枳壳、桔梗、赤芍；加桂枝、茯苓、白芍、柏子仁、砂仁。处方：红参15克、黄芪30克、白芍15克、茯苓15克、当归20克、寸冬15克、生地15克、玉竹20克、丹参20克、五味子15克、桃仁15克、红花15克、柏子仁15克、砂仁10克、桂枝15克、陈皮15克、炙甘草15克。以此方服药三十余剂，诸症渐平，面色转红，身感有力。但劳累后仍可有少量早搏。因嘱再服2周（上方）。后改服归脾丸月余。复查心电，已完全正常。追访半年，患者已痊愈上班。

四、肝火痰热，气阳不足。

症状：心悸，心烦，胸闷，夜寐不安，舌质红，苔白干，脉弦。

治法：疏肝泄热，益气通阳，潜镇宁心。

处方：柴胡加龙骨牡蛎汤加减。

方药：柴胡15克、龙骨20克、牡蛎20克、黄芩15克、文军5克、半夏15克、人参15克、桂枝15克、茯苓15克、丹参20克、甘草15克。

方义：本方以柴胡、黄芩、文军疏肝泄热，茯苓、半夏健脾化痰，人参、桂枝、丹参益气通阳和血，龙骨、牡蛎潜镇宁心安神，甘草调和诸药。本方散与敛、通与补、温与清诸法共伍，对于虚实寒热错杂之证独有奇功。

例：高某，女，38岁，教师。1991年4月10日初诊。主诉：心悸心慌、胸闷一年半，伴有失眠、多梦、心烦。脉结代。一年多来，作数次心电图，均示：心律失常、频发早搏。西医以病毒性心肌炎诊治。曾用多种药物，效果不佳。早搏严重时多达18次/分。轻时亦在10次以上。近日因心绪不好，前述诸症均较严重。查舌质红，苔白腻，脉结代。中医辨证为肝胆郁热，痰火内扰，心虚失宁。治以疏肝泄热化痰，益气宁心。方以柴胡加龙骨牡蛎汤加减。处方：柴胡15克、红参15克、龙骨20克、牡蛎20克、半夏15克、桂枝15克、文军5克、茯苓15克、远志15克、丹参15克、黄芩15克、甘草10克、菖蒲15克。每日1剂，水煎服。以上方连服14剂，心悸、胸闷症明显减轻，早搏偶见。夜寐渐安，心情愉悦。舌质转淡，苔转薄。仍宗前方，续服四十余剂，心悸、早搏诸症皆除，遂停药。其后在劳累或生气后略有少量早搏，照原方服用六、七剂即愈。追访半年，病症一直未见反复。基本痊愈。

五、心阳不振，痰瘀互阻。

症状：形体肥胖，胸闷气憋，头晕而胀，心悸，胸中时有刺痛，气短，纳呆，肢体重浊，舌质暗红，苔白而腻，脉濡滑或结代。

治法：温振心阳、化痰消瘀。

处方：瓜蒌薤白半夏汤合血府逐瘀汤加减。

方药：瓜蒌15克、半夏15克、薤白15克、桂枝15克、党参15克、生地15克、桃仁15克、丹参20克、赤芍15克、枳壳15克、当归15克、甘草15克。

方义：方中以瓜蒌薤白半夏汤加桂枝以温心阳、化痰浊，以血府逐瘀汤（略加减）活血祛瘀，二方合用，相得益彰，共奏温振心阳、化痰消瘀之功。

例：李某，女，40岁，职员。1991年3月27日初诊。主诉：胸闷气憋，心前区闷痛2月余。曾经市医院心电等检查：心律不齐，心动过缓，52次/分，ST段及T波改变，诊为病毒性心肌炎。住院治疗2个月，曾用抗生素、能量合剂等治疗，病情不仅无效，反而日渐加重。症见胸闷，胸痛，咳嗽少痰，气短心悸，周身乏力，伴有头晕，腹胀，纳呆，大便不爽。查舌质暗红，舌苔白腻，脉沉缓。中医诊为胸阳不振，痰浊瘀血阻滞脉络。治以温阳化痰消瘀。处方以瓜蒌薤白半夏汤合血府逐瘀汤加减。处方：瓜蒌15克，半夏15克、薤白15克、桃仁15克、桂枝15克、丹参20克、红花15克、赤芍15克、柴胡15克、川芎15克、川朴15克、陈皮15克、枳壳15克、党参15克、甘草15克，每日1剂，水煎服。二诊：服上方7剂，胸闷气憋，胸痛明显减轻，头晕，咳嗽，乏力，腹胀等症亦有好转。但仍有胸闷，小咳，肢重乏力等症，食纳欠佳、腹胀。舌苔白腻，脉沉缓。处方仍以前方加木香7克、莱菔子15克、紫苏15克，以此方略事加减，先后共服药三十余剂，患者自述病去十之八九。除微感胸闷乏力外，余无明显症状。脉稍沉有力，62次/分。舌质转润，苔变薄白。遂投以香砂六君子汤数剂以善其后。

中风概论及治疗

中风相当于现代医学脑血管疾病（脑出血、脑血栓形成、脑栓塞、蛛网膜下腔出血及部分其他神经系统疾病），为常见病，多发病之一，病死率较高，对广大人民尤其对老年人的健康威胁极大。现将中医学有关本病的病理机制及本人治疗经验介绍如下。

一、前人对中风的概论

中风分真中、类中两种。真中为风邪外中，如《灵枢·刺节真邪》说："虚邪偏客于身半，其入深，内居营卫，营卫稍衰，则真气去，邪气独留，发为偏枯。"《金匮要略·中风历节病证治》说："夫风之为病当半身不遂……脉微而数，中风使然。""邪在于络，肌肤不仁，邪在于经，即重不胜；邪入于腑，即不识人，邪入于脏，舌即难言，口吐涎"。这是关于中风最早的记载，至隋代巢元方《诸病源候论》有：风癔候，风口噤候，风舌强不得语候，风口歪候，风痱候，风偏枯候。《千金方》有：风痱、风懿之论。综观唐宋以前对本病立论多趋向于风邪外中，即真中风。金元时期刘守真、李杲、朱丹溪等首创此病乃属于内风，非外来风邪致病，三家一强调火，一强调气，一强调痰。如刘守真说："俗云风者，言末而忘其本也，所以中风而有瘫痪诸症者，非因肝木之风实甚而卒中之也，亦非外中于风；良由将息失宜，而心火暴甚，肾水虚衰不能制之，则阴虚阳实，而热气怫郁，心神昏冒，筋骨不为用，且卒倒无所知也。多因喜、怒、思、悲、恐之五志，有所过极而卒中者。"李杲认为病机在元气不足而邪凑之，李氏说："经云人之气，以天地之疾风名之，故中风者，非外来风邪，乃本气自病也。凡年逾四旬，气衰者多有此疾，壮岁之际无有也。若肥盛则间有之，亦形盛气衰如此。"朱丹溪着重于痰，朱氏说："西北两方真为风所中者有之，东南之人，皆是湿土生痰，痰生热，热生风也。"综观三氏对本病病因病机的认识较其前人有了较大的转折，强调本病主要属于内风。所不同者，有的主火，有的主痰，有的主虚。这是金元时代各家学说之争的反映，但皆各具有实践意义，从此形成了内因学说，扭转了唐宋以前外中风邪的论点，是对本病病因认识的一大进展。

明代张景岳在总结前人经验的基础上，结合自己的实践，提出本病为"非风"。他说："非风一证，即时人所谓中风证也。此证多见卒倒，卒倒多由昏愦，本皆内伤积损颓败使然，原非外感风寒所致。"他又说："凡病此者，多以素不能慎，或七情内伤，或酒色过度，先伤五脏之真阴，此致病之本也。"又说："盖其阴亏于前，而阳损于后，阴陷于下，而阳泛于上，以致阴阳相失，精气不交，所以忽而昏愦，卒然仆倒……故中年之后乃有此证。"清代叶天士又进一步阐明了"精血衰耗，水不涵木，木少滋荣，肝阳偏亢"的病机。清代王清任《医林改错》谓："本病乃元气亏损过半，如归并于左，则右半身无气；如归并于右，则左半身无气，无气则不能动；不能动，名曰半身不遂。"近人张山雷《中风斠诠》引证《素问·生气通天论篇》谓："大怒则形气绝，而血菀于上，使人薄厥。"《素问·调经论》云："血之与气，并走于上，则为大厥，厥则暴死，气反则生，不反则死。"大厥、薄厥相当于脑溢血及脑血管痉挛等病。可见《内经》时代已认识到此病与内在因素有关。惜缺乏系统论述，而以风立名，故为后人怕忽略耳。近人张锡纯《医学衷中参西录》在《中风斠诠》的基础上，对本病论述较详，并立建瓴汤、镇肝息风汤治疗脑充血症。张氏论本病病因、病机及治疗均具卓识和创见，又较前人有了新的进展。

纵观前人对本病的阐述，可概括为唐宋以前多主张腠理空虚，风邪外中；唐宋以后，则主张非外中风邪，属于内在因素致病。前者为风邪外中，故名真中风；后者因非外邪所中，故名类中风。据临床观察真中风既包括脑血管疾病，也混杂一部分神经系统疾患在内，类中风则纯属脑血管疾患。后附有病案，可资说明。

二、中风证候

类中风如前所述相当于急性脑血管疾病。从临床体会《金匮要略·中风历节篇》记载之中经中络，相当于脑血栓形成及脑出血之轻者，其临床表现特点为神志清楚，半身不遂，口眼歪斜，语言障碍等；中腑中脏相当于脑出血较重者，一般分为闭证与脱证。闭证出现神志昏迷，牙关紧闭，两手紧握等，又分阳闭和阴闭二类。阳闭即有热象者，如面赤气粗，鼻息鼾声，痰声曳锯，便溺阻隔，舌苔黄腻，舌绛干，甚则卷缩，体温较高，脉弦滑而数。阴闭即闭证之有寒痰者，临床表现为面白唇紫，痰涎壅盛，四肢不温。舌苔白腻，脉沉滑。亦有起始表现阴闭以后又转为阳闭者。如病情好转，经过治疗，患者神志清醒，遗留肢体瘫痪，语言障碍等。

此外尚有脱证，除昏迷与闭证相同外，表现为口开眼合，鼻鼾息微，手撒遗尿，汗出肢冷，苔白润，脉细弱，血压下降，相当于呼吸循环衰竭，病者至此多属垂危阶段。

三、中风的治疗

中风一方

适应证：中风入脏腑（脑出血），猝然昏倒，神志不清，颜面潮红，口眼歪斜，痰声曳锯，牙关紧闭，偏瘫，鼻息鼾声，大便不通，小便赤涩，两拳紧握，体温高，舌苔黄腻，舌绛干，脉弦滑或弦数有力，瞳孔定干涩，对光反射消失，呼吸气粗，胸部烦热。时去衣被，血压高。

辨证：痰热壅闭清窍，腑实不通。

治法：

①醒脑开窍，用凉开法安宫牛黄丸、清心丸、至宝丹之类。

②刺人中、水沟、十宣等穴以清神志。

③化痰清热，通腑泄浊。

处方：半夏、胆星、橘红、石菖蒲、郁金、黄芩、蒺藜各15克，元参、麦冬、菊花各20克，川连10克，大黄15～25克，生地25克。水煎服，每日2次。

加减：大便闭结不通加芒硝15克（冲），四肢抽搐加全蝎5克，蜈蚣1条。

按：本方为化痰清热通腑之剂，治疗中风属于痰热内壅之闭证。方中半夏、胆星、橘红化痰，芩、连清热，菖蒲、郁金开窍，生地、元参、麦冬滋阴清热，大黄泄热通腑。

据临床观察，此病皆大便不通，甚至有七、八日不便者，神志昏迷不醒，全身蒸蒸发热，脉象弦滑有力，舌红绛苔黄燥，服此方后大便通利，下燥屎后，神志即随之而醒。因之方内大黄一味，甚为重要，用量足方能取效，量小则大便不下，神志亦不能好转。

《金匮要略》泻心汤用大黄治吐血，《神农本草经》谓其下瘀血血闭，盖因其有泄热开瘀之作用，血因热迫则妄行吐衄，大黄泄热则血止。笔者用大黄治疗胃出血之属于热者，常应手取效。脑溢血的病机，乃血因热迫而外溢，所谓"热伤阳络"，用大黄协同其他药泄热，热清血止，与泻心汤治吐血意义相同。如见血止血，用止血药治疗则为舍本求末，反不能取效。

安宫牛黄丸、至宝丹、清心丸之类为凉心开窍剂，除用于温病邪热内陷心包的热闭之外，亦治电风之热闭，但用量小则杯水车薪不能取效，可采取每次2～3丸鼻饲，4小时一次，大剂量连续用药，使其能胜病方效。

中风二方

适应证：中风入脏腑，昏不知人，痰声漉漉，四肢不温，面白唇紫，舌苔白腻，脉象沉滑，无狂躁，静而不烦，口眼歪斜，偏瘫，两拳握不紧。

诊断：中风入脏腑，闭证（阴闭）。

辨证：痰气（寒痰）郁结，扰于心神，窍络闭阻。

治法：辛温开窍，豁痰。

处方：清半夏 20 克、陈皮 15 克、茯苓 20 克、甘草 10克、枳实 15 克、竹茹 15 克、菖蒲 15 克、胆南星 15 克、郁金15 克。水煎服，每日 2 次。

按：本方即导痰汤加味，为豁痰开窍之剂，痰除窍开则神志苏醒。寒痰壅闭，不可用寒凉开窍之药，必须用辛温开窍法。苏合香丸方中苏合香油、龙脑、麝香、檀香、木香、沉香皆芳香开窍醒脑之剂，适用于寒痰壅闭之阴闭，但用量小则药力不逮，2.5 克重丸药，每次可服 3 ~ 4 丸。4 小时一次，采取连续用药法，以神志清醒为止。

临床观察，阴闭用温开豁痰后，患者神志清醒，常出现舌红苔燥口干，手足由凉转热，由阴转阳，病有向愈转机，此时宜停服温药，防止伤阴。

本方的要点在于痰湿蒙蔽心包，因未化热，故防止寒凝之药，与痰热壅闭者，化痰则同，清热除湿则异。

"脾脉络胃，夹咽，连舌本，散舌下。心之别脉系舌之本。"风痰中于二经，壅塞经络，则舌强不得语。本方除风痰，开窍络，治舌强难言颇效。

前人朱丹溪认为，痰湿为中风致病因素，所以治疗中风多主张豁痰。中医学所论之痰，有广义、狭义的不同。狭义之痰多系呼吸疾患；广义之痰，如风痰、痰火、痰湿、顽痰、痰核等，如"痰中"即为中风类型之一；痰火痉、痰湿头痛、痰火眩晕等，多包括脑动脉硬化症；痰积心痛则与心血管硬化、冠状动脉供血不全、心肌梗死等有关。此外也有一部分痰证与内分泌系统疾患和脂代谢紊乱有关，所以用祛痰类药物治疗冠心病和中风等，常收效满意。痰湿和痰浊阻滞则脉络不通，通过祛痰通络则窍络通。笔者用温胆汤治脑血管硬化之眩晕、冠心病、心绞痛辨证属痰湿阻络者皆效。古方青州白丸子、三生饮治卒中痰迷皆是此意。苏合香丸治中风阴闭，又治冠心病、心绞痛亦是豁痰开窍通络的作用，与活血化瘀有殊途同归之效。

中风三方

适应证：中风苏醒后，头痛，心烦不寐，半身瘫痪，舌强难言，手足热，舌绛干，脉弦滑或弦数。血压一般偏高。

诊断：中风（内风）。

辨证：阴亏阳亢，心肝二经风火上升。

治法：滋阴潜阳，清热平肝息风。

处方：生地 25 克、玄参 25 克、枣仁 25 克、生赭石 30 克、珍珠母 30 克、川连 10 克、柏仁 20 克、生牡蛎 20 克、生龙骨 25 克、甘菊 10 克、夏枯草 25 克、怀牛膝 20 克。水煎服，每日 2 次。

按：本方用生地、玄参、赭石、龙牡、珍珠母滋阴潜阳；枣仁、柏仁安神养心，怀牛膝、夏枯草引血下行；菊花、黄连清热息风。如大便秘者，加大黄以泄热通腑。热盛者加生石膏。痰盛者加竹沥、竺黄、胆星。心烦不寐者加阿胶、鸡子黄冲服。曾治王某脑出血昏迷经抢救苏醒后，心烦不寐，诸药不效，投以本方加阿胶、鸡子黄 2 剂即能入睡，随之心烦亦除。

张锡纯氏引证《内经·脉解篇》曰："肝气当治而未得，故善怒；善怒者，名煎厥。""盖肝为将军之官，不治则易怒，因怒生热，煎耗肝血，随致胆中所寄之相火，欣然暴发，夹气血而上冲脑部以致昏厥"。本方用大量镇肝平肝、清热滋阴之品，即防其气血上冲再次出血。

高血压及高血压脑病，辨证属肝阳上亢者，此方亦效。临床中遇高血压脑病，血压急剧上升，临床表现头痛、眩晕、恶心、呕吐、视力模糊，甚至失明、失语、四肢抽搐，下肢或侧肢瘫痪，视乳头水肿，以及视网膜出血、渗出物。辨证属肝阳暴张，心火亢盛，用本方配合针刺内关、太冲等穴，常收效满意。

《金匮要略·中风历节篇》有风引汤一方治热瘫痫，方中皆金石重镇之剂。本方亦重用龙牡、赭石、珍珠母等诸石重镇，介类潜阳，实师风引汤方义而成。

中风四方

适应证：中风入经络（脑血栓形成及脑出血之轻者，或脑出血后遗症，脑血管痉挛等），半身不遂，口眼歪斜，舌强语言謇涩，意识清，头晕，手足麻，或寒热，肢体拘急，脉浮滑或弦滑兼数，舌边红苔白。

诊断：中风入经络。

辨证：血虚不能营筋，邪热内蕴，外为风邪所中。

治法：清热养血，疏风通络。

处方：秦艽15克，羌独活各20克，防风10克，川芎15克，白芷15克，黄芩15克，生熟地各40克，生石膏50克，甘草10。水煎服，每日2次。

按：本方有清热、养血、疏风、通络之作用，以治风邪中经络而兼内热者。秦艽、防风、二活、白芷疏散风邪。当归、川芎、二地、赤芍养血和营。养血与疏风合用，体现了扶正祛邪的治疗原则，兼内热故用生地、石膏、黄芩以清热，苍术除湿，合而为剂，使邪除、血和、筋疏。邪去正不伤，诸症自可向愈。

本方应用的要点，在于风邪夹热，血虚不能营筋，故肢体拘急，手足热，舌红苔白。脉弦滑兼数等。因属血虚夹热，故用四物汤补血和血，又用石膏、黄芩清热。补血与清热合之以治内，再加祛风之剂以治外，则风邪自除。由于风邪夹热留滞经络，切忌一味纯补，误补则邪气滞而不去，促使病情加重。这种误治的情况，予平生所见甚多，医者不可不慎。

中风五方

适应证：中风入经络（脑血栓形成），半身不遂，酸软无力，头昏，口眼歪斜，舌苔白薄而干，脉浮数或弦数。

诊断：中风入经络。

辨证：风邪夹热入于经络。

治法：疏风清热，活血通络。

处方：钩藤15克、独活15克、菊花15克、黄芩15克、生石膏40克、赤芍20克、全蝎7.5克、红花15克、丹参20克、川芎15克。水煎服。

按：方中独活、全蝎祛风，钩藤、菊花息风，石膏、黄芩清热，赤芍、红花、丹参、川芎活血通络，合而为剂，以治风热交炽邪入经络之证，临床观察多见于脑血栓形成初期之有热者。

丹参、川芎、红花、赤芍为活血化瘀之剂，治疗缺血性中风甚效，据有关单位报道，经动物实验结果，上述四味药，具有明显的抑制血栓形成的作用。

此类型忌用补药，误补易使经络壅塞邪气不除，病必加重。辨证应注重舌苔白干、质红、脉象弦而有力或滑数等风热表现。

中风六方

适应证：舌强语言不清（喑痱），肢体麻软，偏废不用，口眼歪斜，饮水呛，口干痰多，舌淡，脉虚弦，尺沉弱。

诊断：中风（内风、肝肾阴亏、脑血栓形成及脑溢血后遗症、蛛网膜下腔出血等）。

辨证：肝肾阴亏，阴损及阳，虚风内动。心开窍于舌，肾脉夹舌本，肾气虚不上荣于舌，则舌强难言，痰浊循二经上泛，则口干痰多，肢体麻软，上重下轻。

治法：宜补肝肾之阴为主，辅以助阳以固本，开窍豁痰以治标；标本兼固，以治本为主，使水升火降，内风自息。

处方：熟地30克、山萸20克、石斛20克、苁蓉20克、巴戟15克、枸杞子20克、麦冬20克、五味子10克、菖蒲15克、远志15克、肉桂7.6克、附子7.5克、茯苓20克。水煎服，每日2次。

按：本方用熟地、山萸、枸杞子滋补肾阴为主药，辅以苁蓉、巴戟、附子、肉桂以助肾阳，阴阳充则真元得以温养，浮阳摄纳，肉桂、附子引火归原，使阳纳于阴，石斛、麦冬、五味子滋补阴液，茯苓、菖蒲、远志开窍化痰，治上治下，而以治下为主。

肉桂、附子于补肾阴药中温肾阳，引火归原使阳纳于阴中，用量宜小。临床用于治疗中风后遗症甚效，不用桂附则疗效较差。

张景岳指出本症为"非风"，谓本病乃"阴亏于前，阳损于后，阴陷于下，而阳泛于上，以致阴阳相失，精气不交，所以忽然昏愦卒然仆倒……"故脑基底动脉硬化，供血不全及缺血性中风，出现之手颤、肢麻、舌硬、健忘、眩晕一系列虚风内动之证候，皆从补肾入手，而补肾又当兼顾肾中之阴阳，使其保持相对的平衡，不致偏胜则效。

中风七方

适应证：半身不遂，口眼歪斜，口角流涎，语言不清，小便频数，全身无力，短气自汗，脉虚或缓弱，舌淡润。

诊断：中风（气虚类中风、脑血管意外后遗症）。

辨证：属于气虚类中风，气为血之帅，气虚无力推动血液运行，偏注一侧，出现半身瘫痪等症。

治法：补气活血通络。

处方：黄芪100克、川芎15克、赤芍15克、归尾15克、地龙15克、桃仁15克、红花15克、丹参20克。水煎服，每日2次。

按：本方适用于缺血性中风，属于气虚血滞所致之半身不遂，口眼歪斜，语言謇涩等症。由于病机非风、痰、火，故不用祛风豁痰及清火之品，而以补气、辅以归尾、川芎、赤芍、桃仁、红花、地龙等活血通络，合之可使气旺血行，瘀去络通诸证自可渐愈。

本方以黄芪为主，用量一般以100克为宜，但黄芪量大，又连续用，常出现胸脘痞满，可稍佐理气之药，如陈皮、枳壳、香橼之类。又黄芪性温，用量多时，易出现口干、咽干热症，可加麦门冬、花粉、石斛等滋阴清热。

余用此方治疗脑动脉血栓形成后遗症屡效，尤以肢体功能恢复较明显。虽血压高，但辨证不属肝阳上亢及风痰热者，亦无碍。

益气聪明汤，原为东垣方，治疗中气不足，清阳不升而造成的目生内障，视物昏花和耳鸣耳聋等症，方由黄芪、人参、葛根、蔓荆子、白芍、黄柏、升麻、炙草组成。以之治疗脑动脉硬化、供血不全出现之眩晕、视物不清、面色白、脉弱息微，辨证属气虚清阳不升者，常收满意疗效。方中亦重用黄芪与本方方义相近。

《证治准绳》谓："卒仆偏枯之证，虽有多因，未有不因真气不周而病者，故黄芪为必用之君药，防风为必用之臣药，黄芪助真气者也，防风载黄芪助真气以周于身者也。"此论阐明了黄芪治偏枯之药理作用。

综上所述，中风一证，主要呈现本虚标实，上盛下虚的症候。临床上根据轻重缓急的不同，而又有在经络、在脏腑之分，闭证、脱证之别，以及急性期与后遗症期的不同。在治法上，根据不同情况，运用上述七方，配合针刺，可收到一定的效果。但这只是个人之管见，谈不上是经验。对中风一病，还有待于今后深入的研究。（后附真中风，类中风验案几则，供参阅）

中风病例

例一：张某，女，39岁，工人。1976年7月11日初诊。

主诉：因其母在克山县病重，闻讯之后，着急上火，急赴克山。旅途过劳，回哈中途，突然不能说话。经针灸治疗，约10小时后，始能言语。但舌强硬，说话吃力，右上下肢麻木，手不能拿重物，艰于行走。血压110/70毫米汞柱。舌苔白厚稍干，脉象沉而有力。经几个医院诊为脑血管意外，后到我院诊治。观其脉症乃属里热蕴蓄，外为风邪所袭，风中于络之证。当以祛风清热之法治之。

处方：白芷16克、独活10克、川芎15克、赤芍15克、生地20克、黄芩15克、生石膏40克（碎）、麻黄7.5克、防风10克、甘草5克、菊花15克（后下）、桔梗15克。水煎服，每日2次。

7月19日复诊：服药3剂，全身微微汗出，头痛、发热大减，舌强见柔，说话流利如平素，右半身麻木亦好至七八。舌苔白转润，脉象沉滑。此乃风撤热清之征，继用前方增减。

处方：钩藤20克（后下）、甘菊15克（后下）、生地20克、黄芩15克、生石膏40克（碎）、薄荷10克、地龙15克、白芷15克、红花15克、赤芍20克、川芎10克、甘草7.5克，水煎服，每日2次。

随访此患者服药6剂已痊愈。

按：本例系真中风。《医宗金鉴》称"风邪外中伤肢体"即此类。因系外中风邪，故有"六经形证"。如右半身麻木，无汗等，治疗方法当以散风泄热驱邪为主，仿小续命汤加减治之。二诊周身微汗出，半身麻木大减，语言流利，全身症状消除，是内热得清，风邪外出之兆。历代医学对真中风，类中风有不少争论。从临床体会，前人外中风邪为真中，痰热内发或肾虚内夺为类中是可信的，而且也是合理的。

例二：刘某，女，19岁，农民。1977年5月7日初诊。既往身体健康。于本年三月初劳动后汗出受风，头痛，继而右臂不能直举，梳发须向外展，似划弧形圈状，非常吃力，右腿坐位瘛疭不已，不能控制，步履困难，舌强语謇。血压120/80毫米汞柱，病理反射阴性。脑血管造影不清。舌肥大，苔薄白，六脉浮滑。西医诊为：脑血管畸形。中医辨证为风邪中于经络，治宜疏风通络。

处方：钩藤20克（后下）、甘菊15克（后下）、薄荷10克、乌药15克、川芎10克、白芷15克、僵蚕15克、黄芩15克、麻黄7.5克、橘红15克、桔梗15克、枳壳15克、甘草10克。水煎服。

5月10日二诊：服前方2剂，上肢抬举略好，步履稍有蹒跚，瘛疭未止，自汗，舌硬稍软，言语稍清。舌胖，苔白，脉浮。风邪有外出之机，继以疏风通络。

处方：桂枝15克、川芎15克、麻黄7.5克、赤芍15克、防风10克、黄芩15克、白芷15克、乌药15克、甘草10克、橘红15克、防己15克。水煎服，每日2次。

5月18日三诊：服前方6剂，病情明显好转，右腿已不沉重，瘈疭止，步履自如，右臂可以直接高举，舌强好转，现仅觉右手腕无力，指端发凉，握力较弱，不能提重物，左侧头稍痛。舌肥苔白略干，六脉浮滑象已减。风邪渐除，经脉疏通，宜前方增减。

处方：麻黄7.5克、桂枝15克、川芎15克、防风15克、赤芍20克、白芷15克、黄芩15克、防己20克、乌药15克、白附子10克、生石膏40克（碎）、甘草10克。水煎服。

5月28日四诊：服前方3剂，观察数日，诸症渐愈，患肢上下左右活动自如，舌柔软，语言正常，唯右上肢尚觉沉重，手腕无力，握力弱，舌体见小，苔薄，脉浮滑之象大减，此风邪虽去，卫气已虚，营运不足，故续以益气疏风通络法治之。

处方：生芪30克、地龙15克、川芎15克、防己20克、防风15克、麻黄7.5克、白附子10克、黄芩15克、白芷15克、甘草10克，水煎服，每日2次。

10剂后，诸症悉平，随访患者已痊愈。

按：《素问·风论篇》说，"风中五脏六腑之俞，亦为脏腑之风，各入其门户所中，则谓偏风"。即指此类，属于真中风范畴。

例三，那某，女，46岁。街道干部。

患者在1周前，因与邻居发生口角，汗出受风，突然不能说话。就诊时，患者以手指其胸部，表示有胸闷之感，同时以手指其后头部，可能为后头痛。舌苔白，舌体已破，脉沉。此因暴怒，汗出受风，风邪客于心脾二经。《诸病源候论》谓："脾脉络胃，夹咽，连舌本，散舌下。心之别脉系舌本。"今心脾二脏受风邪，故舌强而不得语。初诊时，未识风邪，从舌苔白，胸满等症，辨证为痰迷舌强，故拟以化痰开窍之法。

处方：半夏15克、橘红15克、茯苓15克、郁金15克、石菖蒲15克、竹茹15克、青皮15克、寸冬15克、黄芩15克、钩藤15克（后下）。水煎服。

二诊：其人仍不能言语，以手示意，胸闷减轻，有太息，后头痛。改以清热、开窍、祛风之法。

处方：白芷15克、乌药15克、川芎15克、葛根20克、橘红15克、桔梗15克、麻黄5克、郁金5克、青皮15克、黄芩15克、知母10克、石菖蒲15克。水煎服，每日2次。

三诊：用上方3剂，稍能言语一、二句，仍有太息，口唇起泡。舌质红，无苔，脉沉弦。风邪已有外达之机，气渐舒，蕴热随之外透。宜祛风顺气、清热开窍之法。

处方：葛根20克、白芷15克、乌药15克、川芎15克、橘红15克、僵蚕15克、石菖蒲15克、黄芩20克、生地20克、郁金15克、青皮15克、甘草7.5克。水煎服，每日2次。

四诊：服上方3剂后，已能说话，但仍舌硬，自诉后头部痛，牙痛，口唇起疱，舌质红，脉沉弦。证为风邪已透，气机初展，唯邪热未尽。治以清热为主，辅以祛风开窍之剂。

处方：葛根20克、白芷15克、川芎15克、生地30克、黄芩20克、生石膏50克（碎）、菊花15克（后下）、僵蚕15克、菖蒲15克、甘草10克。水煎服，每日2次。

五诊：舌体硬已柔软，说话继续好转，头痛稍减，牙痛，舌质红，脉弦。宜前方增减治之。

处方：葛根20克、白芷15克、生石膏75克（碎）、生地30克、元参20克、甘菊15克（后下）、赤芍20克、黄芩15克、羌活10克、川芎15克、甘草10克。水煎服，每日2次。

六诊：患者说话已恢复正常，自觉下午眩晕，舌破、牙痛，夜间多梦，脉弦滑。风邪已去，但阴虚阳盛，阳明余热未清。治宜滋阴潜阳，清热息风之法。

处方：生地50克、玄参25克、天冬20克、甘菊15克（后下）、葛根20克、生石膏75克（碎）、川芎15克、钩藤20克（后下）、柏仁20克。水煎服，每日2次。

七诊：服上方3剂，头痛减半，眩晕及睡眠多梦皆有好转，仍胸闷堵塞。舌苔黄，质红，脉象弦滑。内蕴之热虽已外达，但肝郁日久、血分瘀滞，故胸闷痹阻不除，用血府逐瘀汤增减治之。

处方：桃仁15克、当归20克、赤芍20克、柴胡15克、生地20克、川芎15克、桔梗15克、怀牛膝20克、香附15克、黄芩15克、玄参20克。水煎服，每日2次。

八诊：用上方2剂后，胸闷堵塞顿减，头痛、牙痛渐除，舌苔薄，质红，脉弦滑。继服前方3剂。

九诊：失语完全恢复，诸症悉除，病近痊愈，仅见睡眠多梦。予安神养心之剂，以善其后。

按： 本例中风失语，因暴怒之后，气机壅塞，又复汗出当风，邪中心脾二经。"脾脉络胃夹咽，连舌本，散舌下，心之别脉系舌本"。所以心脾受邪，舌强不能言。

从二诊后，治法改以祛风顺气，清热开窍之剂，仿乌药顺气汤加减。用药9剂后，即能言语。四诊时患者头痛，牙痛，口唇起疱，此风热外透之兆。改用清热为主，祛风开窍为辅。七诊时头痛等症已明显减轻，唯胸满堵闷，舌苔黄，此内蕴邪热虽已外达，但气机尚未完全宣通。舌质红，病已由气郁转为血瘀，故改用血府逐瘀汤以活血祛瘀，并加黄芩、玄参清热滋阴，乃获痊愈。

例四：姜某，女，50岁，工人。1973年9月6日初诊。

患者于本年六月间患脑出血，现遗右半身瘫痪，上下肢不能动，足仅能上翘，手指能微动，颈强，咽干口燥，自汗恶风，头痛，手心热，舌强语謇。舌红干，脉象弦滑有力。血压180/110毫米汞柱。内则血虚夹有燥热，血为热耗，无以营养筋骨；外则风邪中于经络，络脉痹阻，筋骨为之不用。遵"治风先治血，血行风自灭"之旨，以养血清热、疏风通络之剂治之。

处方：秦艽15克、羌独活各10克、防风10克、川芎10克、白芷10克、黄芩15克、生地20克、熟地20克、生石膏50克（碎）、当归20克、赤芍20克、葛根25克、生草7.5克。水煎服，每日2次。

11月16日二诊：用前方10剂，患侧肢体功能有明显恢复，上肢可拿一般较轻物品，下肢能扶杖走路10～20步，颈已见柔，头痛减轻。血压150/90毫米汞柱。仍口渴，自汗，恶风。舌红稍润，脉弦滑略见缓象。方取前意，酌为加减。

处方：羌独活各10克、桃红15克、葛根20克、桂枝15克、川芎15克、白芷15克、生石膏40克（碎）、防风15克、生熟地各20克、赤芍20克、茯苓20克、甘草10克。水煎服，每日2次。

12月10日三诊：服前方10剂，患侧肢体功能继续恢复，可在家人陪伴下来门诊就诊。舌转润，脉弦缓。血压150/100毫米汞柱。此热清血和，风邪大除，仍以养血疏风之法。

处方：羌独活各10克、川芎16克、当归20克、生熟地各20克、赤芍15克、防风10克、白芷10克、川牛膝15克、秦艽15克、甘草10克。水煎服，每日2次。

1974年1月5日四诊：服前方10剂，患肢已基本恢复正常，仅步履稍欠灵活，嘱其继服上方数剂，以善后。

例五：金某，男，85岁，退休工人。1977年7月4日初诊。

罹病1个月，在睡眠醒后，口角流涎，颜面向左歪斜，左半身不遂。血压不高，意识清，语言正常。舌光红，无苔，脉象弦滑。西医诊断为脑血栓形成。中医诊断风中经络。属气阴两虚，络脉瘀阻。以益气滋阴、活血通络之法治之。

处方：黄芪60克、赤芍15克、川芎15克、当归20克、地龙15克、桃仁15克、红花15克、生地20克、寸冬15克、石斛20克、沙参15克、甘草7.5克。水煎服，每日2次。

7月20日复诊：服上方6剂，口角已不流涎，左侧上下肢已能活动。口眼仍稍歪，大便秘结。舌光红，无苔，血压140/78毫米汞柱。宜前方加润肠之品。

处方：黄芪50克、赤芍20克、川芎15克、当归20克、地龙15克、桃仁15克、红花15克、石斛20克、生地20克、寸冬15克、麻仁20克、苁蓉15克。水煎服，每日2次。

8月18日复诊：服上方20剂，已能下地走路，上肢能抬，口角恢复正常，大便通，意识清，舌红薄苔，脉弦滑。继服前方若干剂，以巩固之。

中络病例

例：高某，男，32岁，工人。1975年1月3日初诊。

患者于一个月前凌晨起床，突然口眼歪斜，左侧颜面麻木不仁，前额皱纹消失，眉毛下垂，鼻唇沟平坦，口角下垂，淌口水，头昏，口干。舌白苔，脉左寸关浮滑、右弦滑。西医诊断：周围性面神经麻痹。中医辨证为内有蕴热，风邪外中于络，宜清热祛风活络法。

处方：全蝎5克、白芷15克、荆芥10克、羌活10克、防风10克、细辛5克、生石膏40克（碎）、黄芩15克、赤芍15克、薄荷5克、甘草5克。水煎服，每日2次。

1月9日二诊：用上方3剂，患侧面肌麻痹、口眼歪斜均见好转，前额皱纹稍显，口水已少。舌苔白，左寸关脉仍浮滑。里热稍清，风邪有外出之兆，继以前方再服。

1月14日三诊：服上方5剂，颜面麻痹基本恢复，前额皱纹恢复正常，鼻唇沟平坦、眉毛下垂及淌口水现象消失，唯左眼球稍转向上外方，自觉皮肤刺痒。此风邪虽出、余邪未尽，再以前方增减以善后。

处方：全蝎5克、荆芥10克、防风10克、羌活10克、生地15克、黄芩15克、生石膏35克（碎）、红花10克、僵蚕10克、白芷15克、赤芍10克。水煎服，每日2次。

2月20日四诊：服前方5剂，症状全部消失，左侧眼球亦恢复正常。舌润苔退，脉象沉。病已愈，未留后遗症。

类中风病例

例一：刘某，男47岁，干部。1974年2月10日初诊。

患者夙有脑动脉粥样硬化病史。2周前感觉右侧上肢酸麻软弱，不能持重物。1月28日夜间，睡眠醒后出现右侧上下肢瘫痪，口眼歪斜，饮水呛，舌强，语言蹇涩，血压160/110毫米汞柱。经某医院诊断为脑血栓形成。曾用芦丁、低分子右旋糖酐等，患侧肢体略有恢复，但不明显。2月10日邀余会诊，症状同前，舌质红无苔，脉象左虚弦、右细弱。此由心肾阴亏，肝风内动，夹痰浊上阻于廉泉，是以舌喑不能语，足废不能用，此为肾虚内夺之风痱证。以河间地黄饮子大补肾阴佐以温阳，使阴阳相济，以平内风。

处方：熟地40克、石斛15克、麦冬15克、五味子15克、菖蒲10克、远志15克、肉苁蓉20克、巴戟15克、枸杞子15克、菟丝子15克、肉桂7.5克、附子7.5克。水煎服，每日2次。

3月2日复诊：连服前方13剂后，患侧肢体不遂明显好转，能扶杖下地走十几步。上肢可伸缩上下活动，但仍软弱无力，舌较笨重，语言吃力。左脉虚弦稍有力，右脉弦细。药已对症，继以前方治之。

3月18日复诊：继用前方20剂，患侧肢体功能进一步恢复，能扶杖步行百余步。说话已基本恢复正常，饮水不呛，口眼已不歪斜，唯头部时昏健忘。血压140/95毫米汞柱。脉象左弦滑，右弦细无力。遵前法继续治疗。

4月30日复诊：服上方6剂，走路及说话大致同前。宗前方不变，继用若干剂，以巩固疗效。

按：《内经》谓"喑痱之状，舌喑不能语，足废不为用"。肾脉夹舌本，肾虚内夺不能言而为喑；肾脉循阴股内廉，斜入腘中，循行骨内廉及内踝后，入足下。肾气不顺，故发为痱。肾中元阴、元阳为水火之源。阴阳相济，则水升火降，内风自息。若下元虚衰，阴不维阳，虚阳浮越，痰浊随之上泛。窍道阻塞则舌强不能言；下元虚衰，则足废不能行。肾虚为本，痰浊上泛为标。本方既温补下元，摄纳浮阳；又开窍化痰，宣通心气。标本兼顾而以治本为主。

例二：肖某，女，54岁，街道干部。1974年4月3日初诊。

于1973年2月患左侧半身不遂，当时诊断为脑血栓形成。经治疗上下肢功能已恢复。突干本年4月1日睡醒后舌强，语言不清，舌胖大，吃饭亦觉费力。痰涎多，黏稠，随时咯吐。左右上下肢体如常，体质消瘦。血压170/100毫米汞柱。脉左弦滑、右沉滑有力，舌体肥大、苔白腻。此为风痰阻于舌本，宜豁痰通络祛风之法治之。

处方：天南星15克、半夏20克、橘红15克、茯苓20克、甘草10克、党参15克、菖蒲15克、竹茹15克、枳实15克。水煎服，每日2次。

4月6日二诊：服前方3剂，舌强见柔，舌大见缩，言语较前稍清，饮食亦较顺利。但仍痰多稠黏，以前方增减治之。

处方：天南星15克、半夏15克、橘红15克、茯苓20克、甘草10克、沙参15克、竹茹15克、寸冬15克、菖蒲15克、枳实15克。水煎服，每日2次。

4月11日三诊：继服前方3剂，舌强明显好转，舌体见小，言语较前流利，痰涎减少。舌苔转薄，脉象沉滑。风痰大减，仍以前方续服。

4月15日四诊：又服前方3剂，痰涎显著减少，舌明显缩小，吃饭亦不费力，但舌仍稍硬，言语尚未完全复常，仍时吐涎，舌苔已退，质稍紫。脉滑、沉取见缓。宜前方加活血通络之品。

处方：沙参15克、半夏15克、南星15克、橘红15克、茯苓15克、竹茹15克、枳实15克、桃仁15克、赤芍15克、寸冬15克、菖蒲15克。水煎服，每日2次。

4月26日五诊：服前方6剂，除舌稍硬外，他症消失，血压150/100毫米汞柱，暂停药观察。随访3年余，病情稳定。

按：舌为心之苗，心别脉系舌根，脾脉连舌本，肾脉夹舌本，三脉虚则痰涎乘虚，堵塞其脉络，故舌不能转动，言语塞涩。本案之痰涎多，舌胖大，苔白腻，脉弦滑，皆痰热阻于心脾脉络之征。"邪之所凑，其气必虚"。心脾气虚而风痰始得客之。方用党参、茯苓、甘草补心益脾以扶正；陈皮、半夏、南星利气燥湿而祛痰；菖蒲开心利窍；枳实破痰利膈；竹茹、麦冬清热润燥，使痰消、火降、经脉通而舌自柔。此方即严氏之涤痰汤，用于治疗痰迷舌强甚效。

例三：曲某，男，57岁，工人。1970年4月10日初诊。

脑动脉硬化多年。经常头眩，耳鸣，于3天前头眩加重，口唇麻如蚁走感，逐渐口眼歪斜，舌强语言不清，右侧半身瘫痪，血压150/80毫米汞柱。某医院诊断为脑血栓形成。舌红根部有薄苔，脉象左右虚弦。辨证为肾元虚衰，虚风内动，痰浊上泛，堵塞窍道。治宜滋阴、温肾阳以固本，开窍豁痰以治标，上下兼顾，以治下为主。

处方：熟地30克、山萸肉15克、石斛15克、寸冬15克、五味子15克、远志15克、肉苁蓉20克、巴戟15克、甘菊花15克（后下）。菖蒲15克、钩藤15克（后下）。水煎服，每日2次。

4月24日复诊：连用前方10剂，口唇麻及眼斜明显好转，舌见软，语言较清，患侧上下肢较前有力，尤以下肢明显，能下地扶杖走几步，六脉稍有力。遵前方续进。

5月4日复诊：连用前方6剂，唇麻眼斜及语言基本恢复，半身不遂也明显好转，脉左右渐有力，嘱其继续用本方以善后。

例四：王某，女，72岁。1971年12月27日初诊。

有高血压病史。常头痛，眩晕。于1971年12月24日突然昏迷，跌倒，意识不清，左半身偏瘫，病理反射阳性，某医院诊断为脑出血，定位在内囊内侧。患者发热不退，体温在38.5℃～39.0℃，给予庆大霉素、红霉素热不退。或一时下降，旋即又升。同时给维生素K、硫酸镁等止血及降低颅内压药物。患者昏迷渐加深，于12月27日邀余会诊。

患者昏迷不醒已三夜四天，面颊潮红，右眼瞳孔缩小，身热（体温38.5℃），头额发热，手心热，大便四日未行。牙关紧闭，小便赤涩，遗尿不自知，气促，口眼歪斜，左侧上下肢偏瘫。舌绛苔黄燥，脉象弦劲滑数。血压160/90毫米汞柱。此属中脏腑闭证。由肝阳暴张，痰火壅盛，清窍闭塞，实热内结所致。宜清肝泻火，豁痰开窍之剂。

处方：半夏15克、橘红15克、茯苓15克、郁金15克、黄芩10克、川连7.5克、菖蒲15克、生地20克、寸冬15克、大黄7.5克、菊花15克（后下）、蒺藜15克，甘草5克。水煎服，每日2次。

12月29日二诊：服前药2剂，体温下降至37.0℃，意识转清，呆滞，额痛，胸部烦热，扬手掷足，大便未行，下腹左侧拒按，小便黄。舌苔白厚而燥，舌质绛，六脉弦劲滑数。此清窍虽开，痰热稍清，但腑实未通，宗前法加重滋阴泻下之力。

处方：大黄15克、生地30克、玄参25克、寸冬25克、黄芩15克、川连10克、半夏15克、橘红15克、菖蒲15克、桃仁15克、蒺藜20克、甘菊15克（后下）、水煎服，每日2次。

1972年1月2日三诊：继服前方2剂，大便行2次，量多，大部如羊矢之状，坚硬奇臭，便后头额已不痛，体温降至36.4℃~36.5℃，烦躁等症消失，意识清醒，睡眠好，饮食已知味，左侧上下肢瘫痪。血压140/80毫米汞柱。舌质转红，苔薄，脉象弦滑不数。此腑实已通，清窍开，痰热清，已脱离险境。再以清热化痰息风之法以善后。

处方：半夏15克、橘红15克、茯苓20克、竹茹15克、甘草10菖蒲15克、川连10克、黄芩15克、生地20克、寸冬20克、甘菊15克（后下）、钩藤15克（后下）。水煎服，每日2次。

1月6日四诊：用前方2剂后，食欲转佳，头已不痛，意识清醒，体温正常。舌苔退，脉弦无力。血压140/80毫米汞柱。但不欲言，右侧上下肢偏瘫。以养血疏风活络之剂，改善肢体功能，但年迈之人，恢复非易。

例五：刘某，男，46岁，工人。1970年4月14日初诊。

有高血压病史。于1周前突然昏迷跌倒，继则出现右侧上下瘫痪。经某医院诊断为脑内囊出血。患者意识不清，口眼向左歪斜，牙关紧闭，左侧瞳孔散大，高热持续不退。血压170/100毫米汞柱，病理反射阳性。虽用多种抗生素，其热不退。1970年4月14日请中医会诊，病情如下：

患者昏不知人，右侧肢体瘫痪，口角歪斜，面颊赤、唇干、胸部烦热，牙关紧闭，喉中痰声曳锯，呼吸气粗，双手紧握，大便7日未行，遗尿，小便赤涩，腹部拒按，发热不退。舌红苔黄燥，脉象滑数有力。病属中脏腑，痰热内阻，腑实不通。以化痰清热，开窍通腑泻浊之剂。

处方：半夏15克、橘红15克、寸冬20克、玄参20克、生地25克、川连10克、黄芩15克、郁金15克、菖蒲15克、大黄10克、菊花20克（后下）、蕤蕤20克、甘草10克。水煎服。

4月17日二诊：服前方2剂，体温降至37.2℃，患者意识稍清，但仍处于半昏迷状态，可对话一、二句，烦热之象大减，牙关已开，大便仍未行，小便已知。舌苔厚而干，脉弦滑有力。痰热及内结之实热稍减，清窍见利，但大便未通，以前方增减，加芒硝以软坚通便。

处方：大黄15克、芒硝15克（冲）、橘红15克、枳实15克、郁金15克、川连10克、黄芩15克、菊花15克（后下）、玄参20克、生地20克、寸冬20克、蕤蕤20克。水煎服，每日2次。

4月20日三诊：服药2剂，大便下行3次，量较多，坚硬成块，意识逐渐转清，已能对话，烦热已除。舌质鲜红，苔白干。体温36.4℃，喉部痰声已减，从证候可知腑实已通，痰热得清，清窍已开，继续以前法治之。

处方：半夏15克、胆星15克、橘红15克、茯苓15克、菖蒲15克、郁金15克、玄参20克、甘草7.5克、川连10克、黄芩15克、大黄7.5克、生地20克、寸冬20克。水煎服，每日2次。

4月27日诊：服药3剂，舌强已明显好转，吞咽稍呛，右侧半身偏瘫。舌质红，苔已退，脉弦滑。立清热、养血、活络之方。

处方：秦艽 15 克、羌活 10 克、独活 15 克、防风 10 克、川芎 15 克、白芷 15 克、黄芩 15 克、生地 20 克、生石膏 40 克（碎）、当归 20 克、白菊 20 克、苍术 15 克、茯苓 15 克。水煎服，每日 2 次。

5 月 3 日五诊：服前方 5 剂，诸症悉减，尤以患侧肢体功能恢复明显，血压 150/100 毫米汞柱，舌、脉同前。继服前方。

6 月 15 日六诊：服前方 6 剂，肢体功能有明显恢复，可扶杖下地走几十步，上肢稍能抬起，仍用上方加地龙 15 克。

5 月 27 日七诊：服上方 8 剂，肢体功能明显恢复，以前方增减续服。

追踪观察：患者连服前方 20 剂后，肢体功能已基本恢复，可以自己料理生活。

按：以上两例病案为中风中脏腑证。即刘河间所云："风病多因热盛，非外中于风，良由将息失宜，而心火暴甚，肾水虚衰，不能制之，则阴虚阳实，而热气怫郁，心神昏冒，筋骨不为用，而卒倒无知也。"辨证论治要抓住实热郁结的病机和泄热开窍的治则这一环节，则可应手取效。特别是大黄一味，为本方之要药，可使大便行，腑实通，发热退，意识转清，患者转危为安。实践证明，热除则血自止。若不治热，徒用止血药，必然徒劳无功。笔者治疗此病甚多，曾用此法收效。但腑实轻者，用大黄即可。若腑实重者，可大黄、芒硝合用，才能使大便行实热除。如刘某病例，初诊用大黄体温虽下降，意识稍清，然由于大便未通，实热未下，意识时醒时昏，斩草未能除根。二诊于原方加芒硝 15 克，服后大便下行 3 次，燥屎俱下，意识始清醒。可见中腑重证，必以斩将夺关之品，否则不足以制敌。

脑脊髓疾病证治

脑脊髓疾病临床表现多种多样，但多以萎软瘫痪，肌肉萎缩为主症，属中医"痿证"范畴，现仅就此类疾病属"痿证"者，探讨其病因病机及治疗规律。

一、辨证求因，谒本究源

对于脑脊髓病变属于痿证范畴者，余认为其病因病机主要与以下两方面关系密切。

1. 肾精亏损，督脉失充

肾主藏精，而精能生髓，髓居于骨中，骨赖髓以充养。髓有骨髓与脊髓之分，脊髓为督脉所行之处，上通于脑，"肾通于脑……精成而后脑髓生"。张锡纯亦谓："脑为髓海乃聚髓处，非生髓之处，究其本源，实乃肾中真阴真阳之气酝酿化合而成……缘督脉上升而灌注于脑。"因此，脑及脊髓的有余或匮乏，其实质乃是肾气盈虚的表现。脑、脊髓病变，尤其经急救治疗遗留四肢不用，萎软麻木等慢性痼疾，多与肾精亏损、督脉失于充养、髓海不足有关。由于肾精虚少，髓之化源不足，督脉失充，经脉失养，脑髓空虚，而出现肢体不用，痿软无力，腰膝酸软及健忘少寐、耳鸣目花等症状。

2. 宗气亏虚，脑失所荣

宗气是由肺吸入的清气与脾胃运化来的水谷之精气结合而成，聚集于胸中，《灵枢·邪客》谓："宗气积于胸中，出于喉咙，以贯心脉，而行呼吸焉。"张锡纯氏深得经旨，谓宗气即大气，他从"以贯心脉而行呼吸"之语体会到：大气不但为诸气之纲领，并可为周身血脉之纲领。爱气为血之帅，血为气之守，气行血行相依互倚，气血运行不息，内而脏腑，外而皮毛、筋骨皆得到温养，润泽灌溉，人体的生命活动一刻也离不开气血之正常运行。脑髓的有余与匮乏，除与肾气盈虚有关外，与宗气的盈虚亦密切相关。气旺血充则髓海充足，人之视听言动各种功能正常。若宗气亏虚，不能上荣于脑，则精明之府失去气血之充养，而出现肢体痿软，肌肉无力等症。对此，古人亦有认识，如王清任氏谓："饮食生气血，长肌肉，精汁之清者，化而为髓，由脊骨上行于脑，名曰：脑髓……脑髓中一时无气不但无灵机，必死一时，一刻无气，必死一刻。"《灵枢·口问》谓："上气不足，脑为之不满，耳为之苦鸣，头为之苦倾，目为之眩。"

此论之宗气亏虚与前论之肾精亏损二者密切相关。肾除所藏先天之精外，尚靠后天之精的不断充养，如此肾精方能充足而发挥其正常功能。正如《杏轩医案》谓："《经》云'肾者主水，受五脏六腑之精而藏之'，是精藏于肾，非精生于肾也。譬诸钱粮，虽储库中，然非库中自出，须补脾胃化源。"因此，宗气亏虚亦可导致肾精虚少，生髓不足。

二、治病求本，权宜活变

《素问·阴阳应象大论篇》谓："治病必求其本。"疾病的产生，总有其根本的原因；随着疾病的发生发展，必有其病机变化的关键；疾病证候虽可多种多样，但亦有其主次之可辨。《内经》谓治病求本，实即抓住主要矛盾，解决疾病的本质问题。

1. 补肾填精，充养督脉

一男患，53岁，于1985年4月20日初诊。患者于1988年7月发病，始觉恶寒发热，继之出现下肢麻木，步履不利，发展致下肢瘫痪，二便潴留，当时入哈市某医院诊断为"急性脊髓炎"，经治疗二便功能恢复正常，下肢运动功能亦有好转。但至今仍遗留有下肢痿软无力、僵硬麻木紧皱沉重感，行走不稳，经常跌倒，腰部酸麻，伴健忘，耳鸣等症。曾用补阳还五汤等益气通络之品百余剂，效果不显。查其舌质淡，脉沉弱。本病主要表现在腰膝以下，且用益气之品无效，尚伴腰酸耳鸣等，属肾虚无疑。遂投补肾之剂以填精益髓，充养督脉，仿河间地黄饮子化裁。药用：熟地30克、山萸15克，锁阳15克、石斛15克、枸杞20克、麦冬15克、五味10克、肉苁蓉15克、巴戟15克、玉竹15克、肉桂7.5克、附子7.5克、甘草10克。水煎服。患者4月29日复诊时服药20剂，下肢沉重紧皱感明显减轻，麻木好转，步履较前轻劲有力。肾虚得益，精血渐复，继以前方加减服药20剂，于5月20日复诊时，下肢沉重僵硬及麻木感基本消失，行走已接近正常，仅有时感觉乏力，脉仍沉，但较前有力。继服20剂，于6月30日复诊时，双下肢功能基本恢复正常，仅膝下稍有紧皱感，宜上方加鹿胶15克（冲），以图巩固。

本案为下肢痿躄证，根据其以下肢痿软麻木为主，兼腰膝酸软、健忘耳鸣、脉沉等症，投地黄饮子化裁，药用60剂，病获痊愈。肾藏精，主作强，主骨生髓，肾精不足，督脉失充，故发瘫痿。地黄饮子系河间之方。原方主治风痱证，风痱即身偏不用。刘河间谓："中风瘫痪，非为肝木之风实甚，亦非外中于风，良由将息失宜，心火暴甚，肾水虚衰……治宜和脏腑，通经络。"河间原意此方治风痱，但地黄饮子立方之旨实乃补肾益精，故用此方治脑脊髓疾病属肾精亏损、督脉失充者往往收效。方中熟地以滋肾之真阴，《本草纲目》谓熟地"填骨髓、长肌肉、生精血、补五脏、内伤不足"。《本草从新》谓本品"利血脉补益真阴"，本品为方中主药，用量常为20~30克。山萸为补肝肾、涩精气之效药，配伍石斛、枸杞、玉竹、苁蓉、巴戟、锁阳，以补益肾中真阴真阳。盖肾精化生肾气，是由肾阳蒸化肾阴而产生，肾阴肾阳又都以肾所藏的精为物质基础，所以肾的精气包含着肾阴与肾阳两个方面。肾中阴阳犹如水火一样内寄于肾，二者相互制约，相互依存。本方之配伍，即取孤阴不生，独阳不长之意，补阴补阳之药相互配伍，以达生精填髓之目的。用桂、附者，即取其补肾阴中以助阳之意。

应用此法此方之辨证要点为：肢体痿软不用，多以腰膝以下明显，伴腰酸耳鸣、健忘等肾虚表现。

2. 大补元气，温养脾肾

一男性刘患，14 岁，1980 年 5 月 13 日初诊。患者系早产儿，自幼体弱多病，至 6 周岁尚不能行走，至七、八岁始能倚墙走几步，嗣后虽能行走，但步态不稳易跌倒，两足跟不能着地，行 500 米需 2 小时。查体：身躯较矮，头型稍大，智力语言皆无异常，两下肢肌肉松弛。西医诊断为小脑发育不全、脑型麻痹。中医辨证属于五迟、五软之证。初诊按肾虚投以地黄饮子加减，服药 30 剂左右，自觉两下肢较前有力，脚跟已能着地，蹲立较前灵活，能在 50 分钟内行走 500 米。但继服上方 20 剂，病情无明显变化，疗效停止在原有水平。因思明代薛铠《保婴撮要》谓此症必以脾胃为主，大补脾胃之气有效。盖脾主运化，化生气血。以生精髓，故 6 月 23 日再诊时改用补阳还五汤增味，以黄芪为首选药，辅以活血通络之剂。药用：黄芪 50 克、丹参 20 克、红花 15 克、桃仁 15 克、当归 15 克、地龙 15 克、甘草 10 克、牛膝 15 克、川芎 15 克、赤芍 15 克、枸杞 20 克。水煎服。另：炙马钱子面 10 克，每次服 0.5 克，每日 2 次与汤剂同服。服药 20 剂，两下肢明显有力，服药时下肢肌肉跳动。服药 30 剂时患者两下肢较前更明显有力，脚跟已能着地，步态平稳，离拐能行走 3000 米，从此恢复如常人。

本案痿证，采用大补元气法辅以活血通络法后，效果明显。《素问·太阴阳明论篇》谓："脾病而四肢不用，何也？岐伯曰：四肢皆禀气于胃，而不得至经，必因于脾，乃得禀也。今脾病不能为胃行其津液，四肢不得禀水谷气，气日以衰，脉道不利，筋骨肌肉皆无以生，故不用焉。"关于治疗，《素问·痿论篇》中提出"治痿独取阳明"，系指一般采用补益后天为治疗原则。立大补元气之法，实亦遵循《内经》之旨，大气的亏虚与脑髓之有余匮乏密切相关。大补元气，气旺血充则髓海充足，人之各种功能正常。方中以黄芪为首选之品，《日华子本草》谓："黄芪助气壮筋骨、长肉补血。"朱丹溪谓："黄芪，补元气。"《医学衷中参西录》谓："黄芪，能补气，兼能升气，善温胸中大气（即宗气）下陷。"可见黄芪补气之力尤著，药量常用至 50～100 克。配伍活血通络者，本症因气虚无力推动血液运行，髓海不足，脉道不利，筋骨肌肉失于气血之充养而致肢体不用，故在益气的同时配伍活血通络药。应用大补元气法之辨证要点，除肢体痿软外，肌肉无力、松弛明显，或伴乏力短气等症。有时在应用其他治法不效时，改用此法亦往往收效。

在运用大补元气之法时，余还常用《医林改错》可保立苏汤，大补元气与温养脾肾同时并用。前已述及宗气亏虚可致脑失所荣，而脑不但是精髓汇集之处，而且目之所视，耳之所听，口之所言，指之所摄，掌之所握，四肢百骸之功能活动，无不依赖大脑的指挥作用。正如《灵枢·海论》所谓："髓海有余，则轻劲有力，自过其度；髓海不足则脑转耳鸣，胫酸眩冒，目无所见，懈怠安卧。"肾与脑髓密切相关，宗气与脑髓亦密切相关，而宗气与肾精也有相辅相成之关系。此即运用大补元气之法时另用补肾之品的意义所在。可保立苏汤中以黄芪补气，参术健脾，山萸、枸杞、故纸、核桃益肾，归芍养血。应用时亦常配伍活血通络之品，以气虚则血滞之故。

胃病治疗十法

　　胃病包括许多疾病，如胃炎、溃疡病、胃癌、胃黏膜脱垂症、胃神经官能症、十二指肠壅积症及憩室等，可见于中医学心胃痛、胀满、吐酸、嘈杂、呃逆、呕吐等。

　　胃为六腑之一，足阳明胃经络于脾，与脾互为表里。脾和胃为"仓廪之官"，胃主受纳，脾主运化；胃主降，脾主升。脾与胃一升一降一纳一化共同完成饮食物的消化吸收过程，故脾胃常合称为"后天之本"。

　　《内经》谓足阳明胃经，多气多血，为水谷之海，秉冲和之气。壮则气行，弱则着而为病，或偏寒、偏热，或肝木相乘。因之水谷不消，便可出现或满、或胀、或食不下、或呕吐、或吞酸、或大便难、或泻利等症。《类证治裁》把心胃痛分为九种：即饮心痛、食心痛、寒心痛、火心痛、气心痛、血心痛、悸心痛、虫心痛、疰心痛，以上实际包括多种消化道疾病。前人所谓"胃"，有时是指胃这一脏器而言，有时则是指消化道而言。如"胃家实"的"胃家"是指胃和肠，"脾家实腐秽去"的"脾家"，则指消化功能。"壮则气行"指气血充盈功能健全，故不受病。如气弱则功能低下，偏寒偏热饮食不节有害胃肠之功能则着而成病。如水谷不消，食积、停饮，或肝气横逆犯胃等皆可发生胃病，于是出现脘腹胀满、疼痛、呕吐、嗳气、纳减，甚则胸膈咽嗌阻塞不通，食饮不下。如属食滞中阻者，则脘腹胀满，口臭嗳腐、大便不爽等；如属脾胃虚寒者，则胃脘隐痛，喜热喜按，泛吐清水；如属脾胃虚弱则食入难化，大便不实，面黄脉濡；胃热者，胃脘灼痛，嘈杂易饥，口渴便秘；若胃阴不足，则见干呕不食、舌红少苔等。其中疰心痛为中恶气心痛，多见神昏卒倒，昏愦等症；虫痛者，面白唇红或唇之上下有白斑点，或口吐白沫，饥时更甚；饮痛者干呕吐涎或咳或噎，甚则摇之作声；虚痛者，心悸怔忡，以手按之则痛止；瘀血作痛者，痛有定处，若刀锥之刺等。《灵枢·厥病篇》又有真心痛之记载："真心痛，手足清至节，心痛甚，旦发夕死，夕发旦死。"此为急性心肌梗死发作时的临床表现，录之以提示与胃痛鉴别。但通过临床观察，除了急性心肌梗死（真心痛）外，冠心病心绞痛亦有放射至胃脘部位疼痛者，甚至有少数病例，只局限于胃脘部疼痛，饱餐后加重，容易与胃痛混淆，须进行心电等检查，以防误诊。"虫心痛"与胆道蛔虫症、肠蛔虫症的症状相符。《伤寒论》记载："蛔厥者，其人当吐蛔……蛔上入膈，故烦，须臾复止，得食而呕，又烦者，蛔闻食臭出，其人常自吐蛔。"《金匮要略》记载"蛔虫之为病，令人吐涎心痛，发作有时，毒药不止者，甘草粉蜜汤主之。"这些描绘与胆道蛔虫症十分相似。可知虫心痛可能为此类病。其他皆概括在消化系统疾病之内，范围较为广泛。本文仅就本人临床治疗较多效果较好的如溃疡病、胃炎、胃神经官能症等病例为依据，对胃病的治法作一概括的阐述。其他如胃癌等病，因治疗不多，疗效又不明显，故从略。

一、疏肝和胃法

此法适用于肝气犯胃（脾）。肝主疏泄，具有升发疏泄的作用。肝气条达能舒畅全身气机。如精神抑郁，悲哀恼怒，郁伤肝气，肝气郁结，横逆犯胃，导致消化功能紊乱主要证候有头眩易怒，胃脘胀满牵掣胁肋，游走窜痛，嗳气，呃逆，泛酸，食入胀甚，饮食减少，亦有大便泄泻、苔白脉弦等。

处方：柴胡15克、白芍40克、枳实15克、川楝子30克、香附15克、陈皮15克、甘草10克、白术15克。水煎服，每日2次。

方中柴胡疏肝散结，枳实宽中下气，枳实与柴胡同用可以调理气机，消除胀满；白芍敛阴柔肝，甘草缓肝之急，"肝苦急、急食甘以缓之"；芍药与甘草合用，可以调理肝脾。肝脾得和，气机流畅，挛急可缓。凡疏肝之药，不宜温燥，因肝为刚脏，即《内经》所谓"将军之官"。怒伤肝，肝郁化火，阳易亢，阴易亏。但滋阴药又碍脾，脾为牝脏喜温恶湿，肝气犯胃，每多化热伤阴，故用芍药以柔肝抑肝，平肝之阳以益肝之阴。肝气平则脾不受侮，《本草纲目》所谓"土中泻木"即指此而言。川楝子，"苦微寒清肝火，治热厥、心痛疝痛、虫积腹痛"，为疏肝理气要药，且性微寒，肝气亢盛化热者，用之尤为适宜。余治疗少腹疝痛（似一物凸起攻冲作痛）每剂用此药 30 ~ 40 克尝随手奏效。本草言其有小毒，有杀虫作用，用量不宜大。但据临床观察，治肝气犯胃及少腹疝痛，量小则效果不显，且每剂用至 30 ~ 40 克并未发现有任何副作用。香附、陈皮疏肝和胃；白术健脾胃，合之为治疗肝胃不和之有效方剂。

二、疏肝泄热法

本法适用于肝郁热结之证。肝与胆相表里，内藏相火。肝气郁结，则相火炽盛，耗伤胃阴，使胃气失和。主要证候为胃脘胀痛，胁痛灼热，口苦咽干，心烦易怒，吞酸呕吐，便秘尿赤，舌质红，苔白干，多见于胃炎、溃疡病、胆囊炎、胆石症、胰腺炎、十二指肠壅积等症。

处方：柴胡 15 克、大黄 10 克、枳实 15 克、黄芩 15 克、半夏 15 克、白芍 30 克、生姜 15 克、红枣 5 个。水煎服，每日 2 次。

本方为《伤寒论》之大柴胡汤。治少阳热邪未解，阳明里热壅盛，症见往来寒热，胸闷呕恶，郁郁微烦，心下痞硬，下利不畅，脉弦有力。临床运用治疗肝胆邪热犯胃见上述脉症者皆有卓效。

方中柴胡疏郁，枳实理气，白芍平肝，生姜降逆止呕。黄芩、大黄清热泄热，相互配伍，共同发挥疏郁泄热的作用。

辨证要领为肝郁邪热内结，脉象现滑数或弦数，舌质赤苔白燥，此乃热郁伤津之候。肝在志为怒，肝郁则心烦易怒。《伤寒论》谓"心下急郁郁微烦"是也，肝失条达，气机壅逆，则胀痛。由于肝胃郁热，故在治疗上不能只用疏肝药物，必须与清热泄热之大黄、黄芩配合，则肝气疏邪热清诸症自愈。近治一患者李某，女，50 岁，脘腹胀满，食入即吐，粒米不存已二周余，经中西药治疗无效，于 1979 年 10 月 18 日来本所门诊求治。察其舌苔白而燥，脉象弦滑带数，在某医院经胃镜检查未见异常，诊断为神经性呕吐。从症脉舌分析，为肝郁化热犯胃，胃气上逆，宜疏肝泄热和胃法。给予本方三剂，大便通呕吐止，继以疏肝理脾之剂调理而瘥。

三、柔肝滋胃法

肝体阴而用阳，阴亏则阳亢。胃属阳明，喜湿恶燥。如肝胃之阴虚，则阳气亢逆，导致肝气横逆，胃气失和。两者又相互影响，正如叶天士所说："厥阴之气上干，阳明之气失降"。可见两者的阳气偏亢是不可分割的。

主要证候：胸胁满闷，胃脘灼热痛，食纳减少，口干咽干，嘈杂，手脚烦热，心悸少寐，消瘦，大便干，尿黄，舌光红无苔，脉细数或弦细。多见于胃炎、胃窦炎、胃、十二指肠溃疡、慢性肝炎、胃神经官能症等。

处方：生地 20 克、麦冬 20 克、沙参 15 克、石斛 15 克、川楝子 20 克、白芍 20 克、香橼 15 克、茵陈 15 克、丹皮 15 克、枳壳 15 克。水煎服。

本方用以治疗肝胃阴虚所致的肝气横逆胃气不和之证。方内药物，白芍、川楝柔肝疏肝；生地、麦冬、沙参、石斛以滋养胃阴；香橼、枳壳疏达气机，俾其"凉而毋凝"，不致滋腻害胃。此方立法遣药以甘寒滋阴为主，阴分复则肝胃自和。辨证要点以舌光红、脉弦数或细数为主，再结合胃脘饥饿痛，口干苦，嘈杂，纳少等症，自然不会有误。凡阴虚见症，除列举的证候外，必有一系列的阴虚证候，如心烦、手足热、头痛等。当然在同一患者身上，此类证候往往不能完全俱备，临证诊断中但见一二证便是，不必悉具。

本证论述为肝胃阴虚，亦有偏重于胃阴虚或偏重于肝阴虚者。前者则胃的症状较多，如纳减不食，身体消瘦，舌如锦纹光红无苔，而无胁肋胀满之肝证，宜于方中去川楝子、白芍。本年5月治一例患者，食纳减少每日只能吃100克，身体日瘦，经某医院钡餐X线摄影食道有憩室，其余无异常，但患者食纳日减体力不支来我所门诊。见其舌光绛，无苔，脉象弦细，辨证为胃阴亏耗，投以本方去川楝、白芍，连服30剂。舌转为淡红有薄苔，饮食恢复正常。凡不欲食属于胃阴虚，见舌绛赤无苔者，此方屡用屡效。

四、建中温脾法

中为中焦，主要功能为辅助脾胃，主腐熟水谷，泌糟粕，蒸津液，化精微，是血液生化的来源。中焦阳衰脾胃虚寒则运化失职。阳虚不能温煦，导致脘腹挛缩痛，喜暖喜按，畏寒，四肢不温，脘痛发作有似牵拉样，泛清水，口润便溏，舌淡苔白滑，脉象沉迟或弦缓。可见于慢性胃炎、胃及十二指肠溃疡、胃肠功能紊乱及胃肠痉挛等。

处方：黄芪30克、桂枝20克、白芍40克、甘草15克、生姜25克、红枣八枚、白术15克。本方即黄芪建中汤加白术。黄芪益气；桂枝、生姜温中驱寒；芍药、甘草、红枣缓中止痛；白术健脾，合之为治中气不足脾胃虚寒之有效方剂。方中重用芍药，因其有柔肝止痛缓解痉挛之作用。本证特征为：脘腹挛缩痛。此挛缩盖因"虚寒"而成。姜桂温中除寒，芪术补虚，草枣和中，又必重用芍药以缓解痉挛而止痛。本方治胃十二指肠溃疡属于虚寒者，具有卓效。

《金匮要略》以本方治虚劳腹痛，相当于贫血性腹痛，谓之"虚劳里急"。予曾治一例进行性贫血腹痛，喜暖喜按，经某医院检查未确诊，血红蛋白从12克下降到7克。投予本方连续用12剂，腹痛止，血红蛋白逐渐上升，继续用本方而治愈。

本方去黄芪、白术为桂枝加芍药汤，《伤寒论》用以治太阴病腹满时痛者，实际乃胃肠虚寒痉挛而痛。如腹满痛，兼大便燥结，则为实热内结，虚中夹实之证，宜用本方加大黄，如桂枝加大黄汤。予曾治一王某，农民，夏月远行又贪吃生冷，突然呕吐腹痛难忍，大便不通，无矢气，以急诊来哈求治。经某医院外科检查疑诊为肠套叠，但未定。邀余会诊。诊其脉现沉滑，腹拒按，尿赤，大便不通，舌苔燥，为肠胃素热，夏月远行过劳，又贪吃生冷，寒热积滞，给予本方一剂，呕吐止，腹痛减，继用一剂，大便通下燥屎若干，腹痛随之而愈。注家皆谓本方治太阳病误下，邪陷太阴，表证未罢，腹满实痛，乃随文衍义之语。其实本方并不限于表证不解，桂枝亦并非单用其解表，同生姜合用以温中化寒，大黄泻下，乃寒温并用之意。

五、益气健脾养胃法

脾司运化，主升清。人体发育所需的营养，依赖脾胃之气吸收水谷精微来供给，"谷入于胃，洒陈于六腑而气至，和调于五脏而血生"，故曰后天之本在脾。如脾虚则运化功能低下，而食物的消化、吸收、输布功能失职，因而出现胃脘胀满隐隐作痛，饱闷泛吐清水，痰多，气短乏力，消化不良，泄泻，面白无华，四肢不温，舌淡，脉虚或沉迟。多见于慢性胃炎、溃疡病、胃扩张等。

处方：党参20克、白术20克、茯苓15克、甘草10克、半夏15克、陈皮15克、木香7.5克、砂仁10克、公丁香10克。水煎服，每日2次。

本方即六君子汤加味。甘温益气，健脾强胃，除湿化痰，适用于各种原因引起的胃肠功能减弱，消化不良等症。方内党参甘温，扶脾胃益中气为主药。白术苦温，健脾燥湿，助运化，茯苓淡渗健脾除湿为佐，甘草和中为使；半夏、陈皮理气化痰；木香、丁香、砂仁芳香除湿和胃，合而为剂，用治上述胃肠功能减退疾病良效。除治疗胃病外，亦治慢性肾炎（属于脾胃虚弱者）。曾治一例慢性肾炎，胃脘胀满消化不良，辨证为脾胃虚弱，运化失职。但用药偏热则手足发热，胃脘胀满不减；用药偏凉则胀满腹泻。后考虑六君子汤不寒不热，气味中和，投以本方胀满大减。经用本方（去丁香）治疗，胀满除消化功能恢复，尿蛋白亦随之渐减，连续治疗而缓解。本方对部分氮质血症疗效亦好。本年曾治一例氮质血症，呕吐不食，面㿠舌淡，苔白，脉弱。血红蛋白55%，尿素氮70毫克，用六君子汤，其中党参易以红参，又加川连10克，连服30剂，呕吐止，食欲增进，血红蛋白上升到80%，尿素氮下降到40毫克。经治疗而缓解。可见本方具有补脾胃助运化之功，不可轻而视之。脾胃气虚则运化力弱，不能更好地化生精微，气血来源不足，故见面色㿠白、呕吐不食，脉弱等症。本方亦可用于治疗老年性慢性气管炎属于脾肺气虚而见咳嗽痰多清稀、气短等症。由此可见本方不应局限于治疗胃肠系统疾病，凡切合病机者皆可用之。

六、消食和胃法

适用于食积停滞，脘腹胀满恶食嗳腐，腹痛或泄泻等症。

食滞的形成，多因饮食失节，脾失健运，胃失和降，变生伤食痞满下利等疾患。食滞虽与脾虚有关，但其主要矛盾为食滞，通过消除食滞则胃气得和，所以称为消食和胃法，亦祛邪存正之意。若脾胃不虚可以用此法；如脾胃虚弱，又当配以健脾胃药，消补兼施。积滞不甚而虚象较甚者投药可以补多于消，虚象不甚而积滞较甚者，用药宜消多于补，临床上应视病情的变化灵活化裁。通常脾胃不虚仅食滞胃不和者可用下方：

处方：神曲20克、麦芽30克、焦山楂15克、莱菔子15克、陈皮15克、鸡内金20克、焦槟榔15克、甘草10克。水煎服，每日2次。

神曲、焦山楂、麦芽、槟榔、鸡内金、莱菔子化食导滞，陈皮和胃理气，合之以治疗食积，胃脘痞痛，如食郁化热，身热面赤，夜睡不安，舌苔厚腻，脉象滑数或沉滑有力，可加大黄10克，热偏盛，口干苦，胃脘灼热，亦可加黄芩15克、龙胆草10克。

《内经》谓"饮食自倍，肠胃乃伤"。饮食不节，恣啖酒肉油腻面食之类，损伤脾胃，脾运失常，影响肠胃的运化功能，以致饮食停滞于中，而为伤食之证，出现脘痞满病、嗳腐厌食、腹中饱胀等证。属于食积胃脘痛者，适用于本方。如兼腹泻，大便完谷不化可于方内加入健脾止泻之剂，如山药、白术、茯苓、扁豆之类，消补兼施。

七、清胃温脾法

适用于寒热互结之胃脘痛。临床表现胃脘痛胀灼热，吞酸，嘈杂嗳气，肠鸣呕吐，大便秘或黏滞不爽，舌边红，苔白，脉弦或弦滑。

脾喜燥恶湿，胃喜润恶燥。脾主升清、胃主降浊；脾主运化，胃主受纳。一升一降，阴阳相济，共同完成消化之功能。如脾寒则湿聚而清阳不升，胃热则浊邪失于和降，湿热蕴结而成为痛、胀、呕逆、吞酸嘈杂等症。多见于胃十二指肠溃疡、慢性胃炎、胃肠神经官能症等。

处方：黄芩10克、川连7.5克、大黄5克、公丁香7.5克、半夏15克、吴萸7.5克、干姜7.5克、甘草15克。水煎服，每日2次。

本方为寒温并用法，芩连清胃热，大黄泄热，胃清则气降而下行，公丁香、吴萸、干姜以温脾，脾气得温则恢复运化而升清，清升浊降则痛胀呕逆自除，更加半夏降逆，甘草和中，方从大黄黄连泻心汤及半夏泻心汤衍化而成。

溃疡病多见此类型，吞酸嘈杂痛，用此方后湿热除，诸症随之而解，溃疡面亦多愈合。可随症加减，吞酸者加海蛸、煅牡蛎，胀甚可加金铃子、槟榔、川朴等。附病例如下。

例：杜某，男，47岁，干部。1978年10月15日初诊。

在某医院经胃纤维镜检查：胃小弯部3厘米×3厘米溃疡，黏膜水肿，大弯糜烂。胃脘痛，饥饿时痛甚，夜间痛醒两次，食后稍缓解，吞酸烧心，口干，大便秘，舌苔薄白，脉弦中带滑象。诊断：十二指肠球部溃疡。辨证为脾湿胃热、湿热中阻、宜清胃热为主，佐以温脾之法。

处方：半夏15克、川连10克、元芩15克、干姜7.5克、大黄7.5克、海蛸20克、甘草15克、槟榔20克。水煎服，每日2次。

10月22日二诊：服上方6剂。胃脘痛减轻，大便稍稀，每日1次。胃脘仍不舒，夜间仍痛，舌质红，苔白，脉弦中带滑。

处方：甘草20克、海蛸20克、煅牡蛎20克、川连10克、吴萸7.5克、槟榔15克、元芩15克、金铃子20克。水煎服，每日2次。

10月29日三诊：服上方6剂，夜间已不痛，能安睡，晨起仍稍痛，口干，舌红，苔薄，宜前方佐以养胃阴之剂。

处方：甘草20克、海蛸20克、煅牡蛎20克、寸冬15克、石斛20克、沙参15克、陈皮15克、金铃子20克、川连10克、公丁7.5克、吴萸7.5克、半夏15克。水煎服。

11月5日四诊：服上方6剂，胃已不痛，吞酸烧心俱消除。大便正常，每日一次，脉滑，舌红润，薄苔。宗上方稍事加减，继用十余剂。经胃纤维镜复查溃疡愈合，大弯糜烂已木存在，病已告痊愈。

八、活血通络法

久痛入络，胃络瘀阻，血行不畅，胃脘刺痛，痛有定处，拒按，食后较甚或吐血便黑，舌质紫暗或有瘀斑脉沉。

处方：当归15克、生地20克、丹皮15克、桃仁15克、赤芍15克、红花15克、枳壳15克、柴胡15克、川芎15克、丹参15克。水煎服，每日2次。

本方有活血通络，和胃止痛之作用。血瘀有形故痛如针刺，定处不移。血瘀日久，络脉损伤则吐血便黑。舌紫脉沉，为血行不畅之征。

本方即血府逐瘀汤加减，活血通络止痛。如吐血便血可加汉三七面冲服，兼胃热阴亏者酌加石斛、寸冬、沙参等。如兼胃脘胀满可加疏气行气之品，如郁金、香附、木香等。凡血瘀之证，重者多表现舌紫暗有瘀斑，轻者则无表现，往往用其他治法无效，改用活血通络法收效颇捷。

例：张某，男，45 岁，干部。1979 年 8 月 10 日初诊。

胃脘灼热如沸水烫，剧痛，发作时难忍，得食稍缓解。胃纤维镜检查胃大弯广泛糜烂，黏膜红肿充血。脉弦滑，舌质红，白苔，初以疏肝和胃清热之剂，开始有效，继续用药则无效，后投以本方加公英 50 克、银花 50 克、甘草 20 克，用后痛大减。连用药十余剂，胃脘痛全消失。经胃纤维镜复查，胃黏膜红肿充血全消失，糜烂面积缩小三分之二，继用前方以善其后。

九、疏气温中法

适用于气郁中寒之胃脘痛。临床表现胃脘胀满痛，胁下胀满，喜暖怕凉，呕恶吐逆，泛酸多吐清水涎沫及不消化食物残渣，或便溏清稀，舌淡苔白滑、脉弦迟或沉迟。

本症为寒邪内犯厥阴肝经，肝失条达，寒邪夹气侵犯脾胃，脾胃失和，故出现胀满呕逆，泛吐清水及涎沫等，治疗宜温肝疏郁以散寒邪。

《内经》谓："肝为刚脏，体阴而用阳。"故多热证实证，但这是肝病的一般性，也有表现虚证寒证的为肝病的特殊性。肝主疏泄，性喜条达，肝气郁而化热，为热证实证。肝气虚寒浊阴上逆亦郁而不疏，内犯脾胃，故膜胀呕逆，面黄不泽，苔白腻等。《伤寒论》吴茱萸汤以温肝降浊；《医醇剩义》青阳汤治肝胀以疏肝散寒，皆治肝寒之法。此类肝胃痛并不罕见，临床上不可忽略。

处方：吴茱萸 10 克、干姜 10 克、肉桂 10 克、元胡 10 克、广木香 7.5 克、紫苏 15 克、乌药 15 克、醋香附 15 克、青皮 15 克、甘草 10 克、白术 15 克、茯苓 15 克。水煎服，每日 2 次。

本方具有疏郁、温中散寒的功效。寒气攻冲，脘腹胀满郁闷作痛呕吐等症较为适宜。方中药物皆理气疏郁，温中止痛之剂，辨证以胀满攻冲及舌脉为依据。本类型与肝郁化热伤阴者不同。彼症忌用香燥，本症则必用香燥。二者有寒热之不同。临床观察多见于肥厚性胃炎及胃肠神经官能症等。

例：许某，女，22 岁，兵团战士。1973 年 1 月 10 日初诊。

胃脘及胁腹部胀满痛，呕逆吐清涎，喜暖畏寒，脉沉迟，舌淡滑润。经 X 线钡透：1. 肥厚性胃炎；2. 胃下垂五横指。辨证：厥阴寒邪犯胃，气郁不疏，中阳失运，宜以温中疏郁散寒法治疗。

处方：吴茱萸 10 克、公丁香 10 克、干姜 10 克、沉香 10克、广木香 7.5 克、紫苏 15 克、白术 15 克、香附 15 克、元胡 15 克、乌药 15 克、陈皮 15 克。水煎服，每日 2 次。连服药 10 剂，胀满痛俱消失，诸症痊愈。

十、和中安蛔法

适用于脾胃不和，上热下寒的蛔厥证。

临床表现：上腹痛、恶心呕吐、口苦或吐蛔虫，上腹痛常为阵发性剧烈钻顶痛，捧腹曲膝，辗转不安，或呻吟不止，手足厥冷，发作过后一如常人。此病即胆道蛔虫症。此外脾胃不和，寒热交错，亦可使人脘痛胀满，恶心呕吐，口苦，咽干，腹胀痛，泻利，舌白黏腻，脉弦缓或沉迟，多见于慢性胃肠炎、结肠炎一类疾患，皆适用此法治疗。

处方：乌梅 20 克、附子 7.5 克、党参 15 克、桂枝 10 克、干姜 7.5 克、川椒 7.5 克、细辛 5 克、黄柏 10 克、黄连 7.5克、槟榔 20 克。水煎服，每日 2 次。

本方即乌梅丸原方，略有增减。方中用黄连、黄柏，苦寒清热，乌梅酸敛生津，附子、干姜、川椒、细辛、桂枝辛温，以温中驱寒，因而治疗胃热肠寒的蛔厥证及慢性胃炎、肠炎等症，蛔虫喜温而恶寒，肠寒则不利于蛔虫生长，故移行于胃或钻入胆道胃受虫扰，则烦闷呕吐，甚或呕出蛔虫；肠寒虫动，则腹痛时作，甚则四肢厥冷。亦可痛处有肿块聚起，上下往来活动。面色㿠白或黄白相兼或有虫斑。消瘦呕吐清水或蛔虫等，多见于肠道蛔虫病，即虫心痛一类。治以驱虫为主，宜本方加苦楝皮50克。

眩晕证治

眩晕是指以头晕目眩为主证的一种疾病。眩是眼目视物昏花不清，晕是头晕旋转。二者常同时并见，故统称眩晕。

眩晕轻者闭目即止，重者如坐舟车，旋转不宁，站立不稳，可伴恶心呕吐，甚则昏倒等症状。

包括现代医学的梅尼埃综合征、迷路炎、椎基底供血不全、神经官能症、高血压病、低血压病等。

参考文献结合本人临床实践一般分为风阳内动、肝血不足、肾精亏损、气血亏虚、痰浊上泛、气血瘀阻六类，大体分虚实两类。如肝血不足、肾精亏损、气血亏虚统属虚类；风阳内动、痰浊上泛、气血瘀阻则属实类。然亦有虚实夹杂，如肾精不足兼痰浊上扰则宜补肾与化痰并举，气血亏虚兼风阳上亢则宜益气血与潜阳息风共图，要在于医者善于辨证，正确地掌握病机，分轻重缓急而施治之。

分别列举如下：

一、风阳内动

《素问·至真要大论篇》谓："诸风掉眩，皆属于肝。"肝为风木之脏，凡阳气亢盛化火上炎，或阴血亏虚不能涵阳，阳气亢逆，皆可出现头晕目眩，肢体动摇振颤等症，统称风阳内动。但可分虚实二类，虚则属于阴虚阳亢、肾阴不足而致肝阳亢逆，实则为肝郁化热生风而致肝火上炎，分述如下：

①肝阳亢逆　肝脏体阴而用阳，肾与肝相互滋生，称为"乙癸同源"。肾阴不足可导致肝阴亏耗，肝阴不足也会促使肾阴亏损，肝肾阴亏，木失水涵则出现肝阳亢逆一系列证候。

②肝火上炎　素体肝阳偏亢，急躁易怒，肝气亢逆，或精神抑郁，气有余便是火，化火生风，上犯颠顶，出现眩晕头胀等。

肝火上炎与阴亏阳亢二者确有虚实之分，但肝火亢盛则耗伤肝阴，肝阴亏耗亦常夹肝火亢盛之证，二者有内在联系，有时虚实夹杂，不易分割，在辨证中应注意二者标本虚实，或偏于清肝泻火，或偏于滋阴潜阳，虚实兼顾，补泻兼施，应随症施治。

1. 肝火上炎

临床表现：头昏胀痛、口苦目赤或目糊多眵，耳鸣耳聋，急躁易怒，面赤升火，舌红，苔黄白燥，脉弦数。

多因恼怒情志过极而发作，其来也暴，发作即眩晕欲倒，呕恶，面部潮红，口苦咽干等。

此属肝郁化火，火热上冲之眩晕证。风火上冒颠顶故眩晕，情志过丰及或暴怒激动肝火故发病急骤，出现面红目赤、心烦易怒、口苦咽干、舌燥、脉弦数等一系列肝热上冲证候。

治法以平肝清热息风为主，清肝热之药如山栀、黄芩、龙胆草、羚羊角、青黛之类皆可选用，平肝息风如菊花、桑叶、钩藤、生赭石、生牡蛎、珍珠母等。如便秘可用酒炒大黄以泄热平肝，此类多夹风邪所谓风火相扇，余临床应用泻青丸化裁其效甚佳。

处方：龙胆草15克、黑山栀15克、大黄7.5克（酒炒）、羌活10克、防风10克、川芎15克、当归15克。水煎服。

方中龙胆、栀子、大黄以泄热平肝；羌活、防风、川芎上行颠顶以遂其条达之性，当归养血而润肝燥，一泄一散一补共用为治肝经郁热之妙方。

肝络风火相扇，上攻于脑，气血逆于高颠，除清热息风外，亦常用镇摄潜阳之品，如代赭石、磁石、珍珠母、龙骨、牡蛎、铁落等。《金匮》之风引汤、《医学衷中参西录》镇肝息风汤等皆为有效之方。根据病情多滋阴镇摄潜阳合用。

此病凡见上述脉症无论是脑动脉硬化供血不全或高血压病、内耳眩晕病皆可用之。清热平肝与镇潜摄纳合用大多有效。

一妇女患内耳眩晕病，头目眩晕欲倒如坐舟车，发作时呕吐不止，诸治罔效，延为诊治，脉弦而数，舌红苔燥，面颊赤，眼稍红，辨证为肝火上炎，宜平肝清热镇摄息风法，拟清眩汤。

处方：龙胆草 15 克、黑山栀 10 克、元芩 15 克、柴胡 15 克、生地 20 克、玄参 20 克、生赭石 30 克、生牡蛎 20 克、生龙骨 20 克、珍珠母 30 克、生草 15 克、当归 15 克。水煎，日两次服。

连服 6 剂眩晕大减，继续调治而愈。

肝火上炎之眩晕，肝阴亦多亏耗，归、芍、地黄、玄参之类补肝阴润肝燥须与清肝火之药相伍，本案用生地、玄参、当归与龙胆草、山栀、黄芩即为此意。

又邹某，男，48 岁，干部。

主诉：半月以来，连续晕厥 2 次，发作时头眩晕如坐舟车，头不敢转动，眼不敢睁，呕恶欲吐，发作后头眩晕较轻，颈项强不敢转动，行步需人搀扶，不能阅书报，一阅即头昏，手足心热，心烦易怒，小便黄，血压 170/110 毫米汞柱，脉象弦中略数，舌质红，苔白少津，眼底有动脉硬化改变，血胆固醇 250 毫克，脑 CT 检查有腔隙性梗死灶。诊断：①脑梗死；②高血压病 Ⅱ 期。

辨证为肝阴亏耗，肝阳上亢之证，宜滋阴清热潜阳平肝法。

处方：胆草 10 克、生地 20 克、甘菊 15 克、白芍 20 克、玄参 20 克、怀牛膝 15 克、生赭石 25 克、生牡蛎 20 克、钩藤 15 克、夏枯草 20 克、甘草 10 克。水煎服。

二诊：用上方 3 剂，眩晕大减，头项敢转动，不需人搀扶能步行，血压 140/90 毫米汞柱，但睡眠多梦仍昏眩，五心烦热，舌质红，苔转薄，脉象弦滑略数，继以上方增减主治。

处方：生赭石 30 克、珍珠母 25 克、玄参 20 克、白芍 20 克、生山药 25 克、怀牛膝 20 克、钩藤 20 克、甘菊 15 克、胆草 10 克。水煎服。

三诊：连服上方 12 剂眩晕基本消失，行步脚有根不打晃，五心烦热大减，但夜间仍有少眠，项部不适，脉象弦中见缓，舌转润，继用上方化裁主治。

处方：生地 20 克、枣仁 20 克、当归 20 克、茯苓 20 克、远志 15 克、夜交藤 30 克、生牡蛎 20 克、生龙骨 20 克、生赭石 20 克、珍珠母 25 克、麦冬 15 克、五味子 10 克、柏子仁 15 克、甘草 10 克。水煎服。

四诊：连服上方 10 剂，除颈项稍不适外，诸症皆消失，一切恢复正常，血压 140/80 毫米汞柱，患者家住外地要求离哈，遂于原方加葛根 20 克，嘱其服上方若干剂以善后。随访此患者病情稳定，已上班工作。

按： 本案脑腔隙梗死、高血压病Ⅱ期，临床表现眩晕较重，用西药扩张血管等药未见收效。辨证根据脉象弦劲带数，舌赤苔白、五心烦热、小便黄等，认为属于肝阴亏耗肝火上炎之证，治以清热平肝滋阴潜阳之品，二诊仅用药三剂眩晕即大减，能独立步行，不需人搀扶，继续原方调治而收功，且远期疗效一直巩固。但系外地患者，未经系统复查为美中不足。

2. 肝阳亢逆

肝阴不足，肝阳上亢，或肾阴亏耗不能涵养肝木以致肝阳亢逆上扰清窍，发为眩晕。临床表现眩晕呕恶、心悸、心烦、心悬、头胀而鸣或头脑空痛、目涩目糊、口干、少寐多梦、手足烦热、肢麻重则颤动，脉象弦细或细数、舌红绛少苔。治法宜滋肾柔肝育阴潜阳之品，如生熟地黄、玄参、龟板、女贞子、甘杞果、白芍、钩藤、菊花、桑叶之类。余治此类眩晕拟有育阴潜阳汤颇效。

处方：珍珠母 30 克、生白芍 20 克、生地 20 克、龟板 20 克、炒枣仁 20 克、玄参 15 克、何首乌 15 克、当归 15 克、甘草 10 克。

如心悸少寐可加朱砂粉 1～2 克、琥珀粉 3 克，二药冲服与汤药同时服；肢体麻木加桑枝、钩藤、潼蒺藜、地龙等；如兼抽搐加全蝎 5 克、蜈蚣 1 条。

肾为肝之母，"乙癸同源"，肾阴充卜涵肝木，则肝阴亦充；反之肾阴不充则肝阴亦匮乏。肝者体阴而用阳，肝阳易升易动，全赖肾阴以涵养之，则不致上亢为害。若肾水不足则肝阳失涵而上浮，故亢逆为病，此肝阳上亢之病机也。图治之法欲潜其阳必先滋其阴，使阴得育则阳自潜也。

肝火实证与阴虚阳亢之证，常合并出现，本虚标实，虚实夹杂，往往难以截然分割，在辨证中审其如肝火上炎症偏重，治法宜泄肝火为主育阴潜阳为辅。如阴虚症偏多，肝火实证次之，则应以育阴潜阳为主，泄肝火辅之；二者处于均衡者，则泄肝火育阴潜阳平均用之，视两者偏重而用药。

肝喜条达，郁则为肝气，发则为肝火。"木郁达之"，如前证兼胸满胁痛太息，脘闷纳呆等肝气郁滞证，宜加入疏肝之品，如柴胡、郁金、白芍、川楝子、青皮等。肝为刚脏郁则易化火，用疏肝药时，切忌刚燥开伐之品，防助热伤阴。

如见眩晕欲仆，肢体麻，振颤，手足抽搐蠕动，语言不利，步履蹒跚，舌红少苔，脉象弦细为肝风内动，多为中风先兆，偏于热者可用羚羊钩藤汤，以育阴平肝息风。如脉弦劲头眩痛，血压高者宜用镇肝息风汤，龙骨、牡蛎、赭石、怀牛膝、天冬、玄参、白芍、川楝子、茵陈、生麦芽。

羚羊钩藤汤见于《通俗伤寒论》以羚羊角、钩藤、桑叶、菊花息风定痉为君，以川贝、茯神化痰为臣，佐以芍药、甘草、生地、竹茹酸甘化阴，滋养血液以缓肝急，为凉肝息风增液舒筋之良方。用治肝风内动头晕胀痛耳鸣心悸、手足躁扰瘈疭等症甚效。

如有上盛下虚征兆，腰酸腿软，舌颤肢麻酸软无力，脉象弦大不任重按或脉来沉细等，为肝肾亏损精气不能上荣，乃风痱先兆，宜补肝肾培下元为主，宜地黄饮子。（详见肾精亏损条）

二、肝血不足

临床表现：面色黧黑，形体消瘦，头痛（或眉棱骨痛）眩晕，目干涩，耳鸣，心烦易怒，夜寐易惊多梦，肢体麻木，爪甲不荣，掌心热，妇女月经量少或经闭，舌干，脉细数或弦数。

心生血，肝藏血，血虚而热则心肝失养，表现心烦易怒。血虚不能上荣于脑故晕眩。"目受血而能视"，营血亏耗不荣于目故眼干涩，视物模糊，血虚不荣于筋故肢体麻木；肝主筋，爪为筋之余，肝血虚筋失荣则爪甲枯；肝藏魂，血虚热不足以安魂，故夜寐多梦，种种见症皆肝血虚热所致。

治以滋养肝血清热法治之，可少加风药以上达颠，余常用补肝汤加黑栀、苍耳、芥穗治之。

处方：当归20克、川芎20克、生地20克、白芍15克、枣仁15克、木瓜15克、麦冬15克、甘草10克、黑栀10克、苍耳子15克、芥穗10克、郁李仁10克。

四物汤为养血和血之通用方，肝藏血，本方实乃肝家之药，足厥阴之脉络于颠，故肝血虚不能上荣故眩晕，用四物汤养血行血，加酸枣仁、木瓜酸以补肝；麦冬清热滋阴；郁李润燥；黑栀清热；苍耳子、芥穗引药上行以达颠；于此类眩晕有良效。

曾治关某，女，37岁。患眩晕数年，发作则头目眩晕不已，眼不敢睁，过后则头顶悠悠作痛，余观其体瘦，面色黝黑，目干涩，心烦多怒，夜睡多梦纷扰，脉弦稍数。辨证为肝血虚而兼热之证，治以养肝血清热少佐风药以引药达颠顶。

处方：当归15克、川芎15克、白芍20克、生地20克、苍耳子15克、焦栀10克、郁李仁10克、白芷10克、枣仁20克、木瓜10克、芥穗10克。水煎服。

服上方12剂头目清晰，为数年罕见，眩晕未作，继以此方服6剂，从而痊愈。

虞抟《医学正传》曰："人黑瘦而作眩者，治宜滋阴降火为要，而常抑肝之剂。"黑瘦人多阴虚内热亦即肝血虚弱体质，其眩晕多属血虚不荣虚火上炎，故必以滋阴清热抑肝之品。本方用四物汤为补肝养血之剂；枣仁、木瓜酸以抑肝；黑栀子清热凉血；郁李仁润燥；苍耳、白芷、芥穗上行颠顶祛风；诸药合用故能有良好疗效。

秦景国《症因脉治》谓："五心常热，夜多盗汗，睡卧不宁，头面火升，则眼花旋转，火气下降则旋晕亦止。不比外感之常晕不休，不比痰火之暴发暴作，此血虚眩晕之证也。"又谓："血虚眩晕之脉，脉多细涩，细而不数，血虚无热，细而带数，血虚有热……两尺细数肾阴枯竭。"可知血虚有热与血虚无热以脉可以鉴别。盖血虚有热之眩晕，"多因恼怒伤肝，肝血内动而煎熬血室，此阴血内耗血海干枯而为眩晕之证矣。"因而在治疗中不能用助阳补气刚燥之品，如心血不足，血虚有火左寸细数者，天王补心丹合安神丸主之；肝血不足有热右关脉细数者，知柏四物汤主之。

四物汤为治血虚营弱，一切血病眩晕当以此为主。笔者临床观察此方确为治疗血虚眩晕之良方，肝血虚热之人易招外风，多夹风邪则眩晕加重，宜四物汤加天麻、苍耳子、白芷、细辛之类，用之颇效。兼热者加玄参、知柏、黑栀之类。

三、肾精亏损

《素问·六节藏象论篇》谓："肾者主蛰，封藏之本，精之处也。"肾藏精生髓，有充养骨骼，滋生脑髓的作用，故骨、脑的生长发育与其功能的活动，取决于"肾气"的盛衰。而肾寄命门之火为元阴元阳所藏，称水火之脏，故肾的盛衰又源于肾中元阴元阳化合产生之肾气。阴阳之偏盛偏衰皆可导致肾气不足，肾气不足为眩晕之主因。《灵枢·海论》谓："髓海不足则脑转耳鸣，胫酸眩冒。"因此肾精亏损之眩晕可分为肾阴虚、肾阳虚、阴阳两虚三个方面。

1. 肾阴虚　眩晕耳鸣，目昏，腰膝疲软无力，形体消瘦，五心烦热，健忘遗精，精神萎靡，足跟痛，舌质红，脉象弦细或细数。

2. 肾阳虚　眩晕耳鸣，面色无华，腰膝酸软，四肢不温，畏寒尿频或便溏，尿清自汗，阳痿遗精，舌淡胖嫩，脉象沉弱。

肾阴为一身阴液之本，有滋润形体脏腑，充养脑髓骨骼之功能，若肾阴亏损，形体脏腑失其滋养则精血骨髓日益不足，脑髓匮乏，故眩晕耳鸣健忘，腰膝酸软；或阴津不能上注于目，故目视昏花；阴虚阳亢虚火上升故咽干口燥、五心烦热或颧赤盗汗，虚火扰于精室故遗精，妇女则经行量少甚或经闭，虚火扰血室亦可致崩漏。

肾阳为一身阳气之本，有温煦形体、蒸化水液、促进生殖发育等功能，肾阳虚衰不能温煦形体、振奋精神，故形寒肢冷、精神萎靡；脑髓失充，故眩晕耳鸣；腰为肾之府，肾阳不足则腰膝酸软、遗精、脉来沉细、舌淡胖嫩苔滑等。

3. 阴阳两虚　由于阴阳互根，阳虚日久常损及阴，阴虚日久亦常损及阳，而出现阴阳两虚。在辨阴阳两虚标准中，必须具备阴阳两虚之主证，如阴虚之五心烦热头面升火烘热，舌红，脉细数；阳虚之畏寒肢冷舌淡胖嫩，夜尿多，大便溏，脉沉弱等，其中但见一二主证即可作为阴阳两虚之依据，不一定俱备。

肾阴虚者宜用左归丸壮水之主，方中熟地黄、枸杞子、山茱萸滋补肝肾之阴，使水旺以制火；茯苓、山药、甘草健脾胃以运化精微，共奏补阴精益肾健脑之功。六味地黄丸亦为治疗此病之有效方，所谓"蒂固则真水闭藏，根摇则上虚眩仆"，"滋苗者必灌其根"。

肾阳虚者宜用：①右归丸（熟地、山萸、山药、枸杞、菟丝子、附子、肉桂、当归）。本方是以甘温填补肾精的。熟地为君，辅以枸杞、菟丝、山茱萸、山药滋补肝肾之阴，尤以增加鹿角胶等血肉有情之品，益增添精之功。并用附子、肉桂取其温升动阳之妙以调整阴阳之偏，即以填补肾精为基础。汪蕴谷《杂症会心录》曰："盖禀厚则真火归藏，脏亏则气逆上奔，此阴虚之晕也"。②八味地黄汤。如房事过度，肾与督脉皆虚不能纳气归原，逆气奔上而眩晕者，宜八味地黄汤加沉香或黑锡丹。余治此类眩晕常用八味地黄汤加磁石、赭石、珍珠母镇潜摄纳而收效，取磁、赭与桂、附同用镇降温摄由上以纳下，单用磁石、赭石等只能是镇潜，必须与附子同用，方能达到温镇摄纳之功。

本方实乃治肾中阴阳两虚之证，并非纯肾阳虚证，由于阴阳互根，阳虚者必损及阴，多为阴阳两虚证，古方八味地黄丸、地黄饮子等皆阴阳俱补之方，用于脑供血不全属于肾阴阳两虚者二方皆效，尤以地黄饮子效果尤佳。余于临床中用之颇多。有的患者眩晕行路摇摆，经服此方若干剂后眩晕顿除，步履稳健如常，有意想不到之效。用以治疗脑血栓形成。辨证属肾阴阳两虚者亦颇效。汪昂解释谓："火归水中，水生木，盖用桂、附、干地黄、山萸等，补肾药中引火归原水火既济而内风自息。"近治魏某，男，52岁，某公司经理，在工作中突然昏厥约2~3分钟，苏醒经医院 CT 检查为小脑部有腔隙性梗死灶3个。住院治疗经用维脑路通等药治疗2个疗程无明显好转，头仍昏晕，耳鸣目花不能阅书报，精神疲倦，腰酸，舌淡，脉沉弱，辨证为肾阴阳两虚，用地黄饮子加味主治。

处方：熟地30克、山萸15克、石斛15克、麦冬15克、五味15克、远志15克、菖蒲15克、寸芸15克、巴戟肉15克、肉桂7克、附子7克、磁石20克、珍珠20克、甘草10克。水煎服。

服上方10剂，头眩晕大减，耳鸣目眩亦明显减轻，继用上方加枸杞15克，连续服40剂诸症消失，后按此方配以补肾丸药连续服月余，复查脑 CT 梗死灶只余一个而且缩小，嘱继服丸药以巩固之。由此案可见必须掌握辨证论治，不能囿于脑梗死用活血化瘀法一途治之。

又沈某，42岁，干部，头晕微痛一年余，经某医院诊断脑供血不全，日常不能操劳，稍劳即眩晕而痛。后经治疗无显效，来门诊求治。头眩晕微痛，腰酸肢软，五心烦热，不能阅书报，稍过劳头即晕痛，自述与爱人性交后即眩晕加重，舌尖红，苔白少津，脉象沉细微数，症脉合参为肾阴亏损脑髓失养，宜大剂六味地黄汤加味主治。

处方：熟地50克、山萸20克、山药15克、茯苓15克、

丹皮 15 克、泽泻 15 克、龟板 20 克、女贞子 20 克、菟丝子 15
克、杞子 20 克、五味子 15 克、肉桂 5 克。水煎服。

此患者经 4 次复诊，服药 28 剂，头晕痛、腰酸诸症皆除，
脉象沉而有力，舌润，精力亦复，从而恢复工作。

陈士铎谓："此病得之于肾劳，无肾水以润肝，则肝木之
气燥，木中龙雷之火时时冲击一身，而上升于颠顶，故头痛而
且晕也，治法宜大补其肾中之水，而少益以补火之品，使水足
以制火，而火可归原，自然下引而入于肾宫。"此案以六味地
黄汤为主药，尤以重用大熟地 50 克，少佐肉桂 5 克，即此
意也。

四、气血亏虚

人体气血流行全身，是脏腑经络等一切组织器官进行生理
活动的物质基础。《难经》谓："气主煦之，血主濡之。"是对
气血功能的高度概括。若先天素质屡弱，气血不足；或久病大
病耗伤气血；或失血虚而不复；或中焦脾胃虚弱不能生化气
血；或因劳役过度，气血下陷。以上诸因素皆可使气血不足不
能上荣，脑失所养发生眩晕。《灵枢·口问》曰："上气不足，
脑为之不满，耳为之苦鸣，头为之苦倾，目为之眩。"其病机
属于此类眩晕，谓之虚眩。

临床表现：头额昏晕，心悸怔忡，少寐多梦，健忘，食少
便溏，倦怠乏力或见崩漏便血，舌淡，脉细弱等。属于气虚不
能摄血，气血不能上荣，因而发生以眩晕为主一系列证候。治
以补心脾益气血法，归脾汤主之。

有属于中气不足清阳不升者，临证表现，头晕目眩，视物
不清，耳鸣耳聋，面自少神，困倦乏力，食不知味，纳减便
溏，舌淡嫩，苔白，脉虚弱或大无力，宜益气升阳法，补中益
气汤、益气聪明汤之类主治。

益气聪明汤为参芪与升麻、葛根、蔓荆子、黄柏、白芍合
用，治中气不足清阳不升之头痛眩晕、耳鸣耳聋、内障目昏。
清阳之气不能上升，故目昏而耳聋。本方有益气升阳，清上焦

风热之作用，故用于此类眩晕多效。

病案：卢某，女，32 岁，设计员。1991 年 12 月 6 日初诊。

头眩晕二年余不能工作，用西药无效，来中医门诊求治，头眩晕、耳鸣目花、视物不清、气短乏力、倦怠少眠、面白无华、不能工作二年余，脉沉细，舌淡。辨证为气虚清阳不升，以益气聪明汤加味主治。

处方：红参 15 克（另包）、黄芪 30 克、白术 20 克、升麻 15 克、葛根 15 克、黄柏 15 克、白芍 15 克、天麻 15 克、五味 15 克、甘草 10 克、蔓荆子 15 克。水煎服。

服药 11 剂头眩晕耳鸣、全身无力、气短俱大减，面色转红润、舌边红，脉沉较有力，仍睡眠不佳多梦。

上方加炒枣仁 20 克、远志 15 克、菖蒲 15 克。水煎服。

继服上方 6 剂诸症皆除，睡眠亦佳，从而上班工作。

益气聪明汤治疗此类眩晕甚多，用之辄效。其辨证要点为眩晕气短，倦怠面白，脉细弱舌淡。除治眩晕外，余用此方加补肾之剂治愈 3 例眼型重症肌无力。曾治一王女，21 岁，眼睑下垂数年，确诊眼型重症肌无力，来寓求诊。先用升阳益胃汤收大效，但下眼睑仍下垂疲劳无力。余根据肾气不足清阳不升，脾肾两虚施治，拟方如下：

处方：生芪 30 克、潞参 25 克、蔓荆子 15 克、葛根 15 克、升麻 15 克、白芍 20 克、柴胡 15 克、生草 15 克、当归 20 克、杞子 20 克、熟地 20 克、菟丝子 15 克、女贞子 15 克、五味子 15 克、白术 15 克、茯苓 15 克。水煎服，每日 2 次。

此患者家住外地，连服上方 45 剂，下眼睑亦不下垂，恢复如常而痊愈。

血虚眩晕者临床表现：眩晕，面色无华，心悸怔忡，神疲乏力，形体瘦怯，唇舌爪甲色淡无华，或目干涩，视物昏花，脉细弱舌淡等，此属血虚不能上荣所致，宜人参养荣汤，八珍汤之类（与前肝血虚热合参），前者为血虚兼热，此则为血虚无热，但用补血即可。

五、痰浊上泛

多因痰湿体质，恣食肥甘，饮食不节，或劳倦伤脾，或因误治汗、吐、下损伤脾阳，脾主运化水湿精微，脾阳受损运化失司，聚湿成痰上犯清窍，发生眩晕。此类属于痰湿，如《伤寒论》之苓桂术甘汤证，《金匮要略》之泽泻汤证皆是。另有痰热而致头眩，朱丹溪谓："无痰不作眩"，此类乃气郁而生，"气郁生痰，志极动火"，津液遇热则煎熬成痰为痰热，与痰饮虽同属痰证范畴，但其病机却同中有异。

1. 痰饮上泛、清阳蔽阻

胸闷，恶心呕吐，膈下漉漉有声，眩悸不止，头重额痛，多寐，四肢倦怠，舌苔白腻滑润，脉象濡或沉缓。

多因饮食不节，脾虚不能运化，聚湿成痰，蒙蔽清阳，因而头眩心悸，头重身重，湿阻中焦，气机不利，故胸闷恶心，脾主四肢，脾阳不振则四肢倦怠，少食多寐，苔白滑或腻，脉象濡缓。治疗和胃化痰，宜二陈汤或温胆汤，燥湿化痰理气温中治痰饮上犯头眩心悸、恶心呕吐。临证观察此类眩晕多见舌苔白腻，胃脘搅闹上泛，恶心吐，脉濡或滑。曾治一妇女眩晕耳鸣不能起床，目视物旋转不敢睁，胃脘搅闹恶心吐。西医诊断梅尼埃综合征。舌苔白腻，脉濡滑。投以半夏20克、陈皮15克、茯苓20克、甘草10克、竹茹15克、枳实15克、石菖蒲15克、苍术15克。服3剂眩晕大减，继以本方化裁服10剂而愈。温胆汤加川连、枣仁治胆虚痰热上扰之不寐证亦颇效。

如痰饮夹外风者，眩晕呕恶兼自汗项强畏风，脉象浮，宜二陈汤加祛风之品。常用清晕化痰汤即二陈汤加防风、羌活、川芎、细辛、白芷、天南星、黄芩。临床此类患者多痰湿素质，体肥胖、头晕、项强、自汗、四肢重、畏风、脉浮缓、舌白腻，用本方化痰湿和胃祛风颇为有效。

如脾虚不能运化，痰湿内生，目充胀、腹满、便溏、倦怠短气、头眩晕者，宜六君了汤益气健脾祛痰。

如水饮上逆眩晕，呕吐频繁，吐清水涎沫，舌苔白薄而腻，脉象沉或濡滑，宜小半夏汤降逆化饮和胃。

有属脾胃阳虚水停心下，水气上逆隔阻清阳者，临床表现：心下逆满，悸动，气上冲胸，起则头目昏眩，或见小便少、脉象沉紧，舌胖嫩，苔白腻，宜苓桂术甘汤治之。

附病案：王某，女，41岁，工人。

自述近1周来，连续晕厥2次，发作前心中悸动不宁，旋即手足厥冷，昏不知人，移时即醒。现在症状：心中悸动不安，手脚厥冷、头眩晕、气少懒言，有不能支撑之势，脉象左右沉细，舌胖嫩，血压120/70毫米汞柱。经某医院诊断为神经官能症。经用安定剂及中药安神养心一类药物，悸动不减，此属心阳式微，水气上凌之证，宜温心阳健脾化饮法。

处方：茯苓40克、桂枝25克、白术20克、甘草15克、泽泻15克、生姜15克、党参15克、红枣5个。水煎服。

二诊：服药4剂，心悸动大减，手足转温，晕厥未发作，头晕亦轻，精神转佳，此心阳渐复水气渐化之佳兆，再以前方治疗。

三诊：又服上方6剂，心中悸动等症皆愈，手足转温，全身有力，头无昏眩，脉沉、舌体转正常而安。

有水饮停于心下，清阳受阻，浊阴上冒，出现头目昏眩，发作时欲倒，舌滑润胖大，脉沉弱或沉紧，宜用泽泻汤补脾利水除饮法治之。

有属脾胃虚弱、痰湿内生，头眩烦闷、恶心吐逆、身重、四肢厥冷不能安卧，此为"痰厥"。宜半夏天麻白术汤。方中半夏燥湿降逆化痰，天麻升清降浊定风除眩，二药为治风痰眩晕之主药，参、芪、术补气健脾，恢复脾胃功能，干姜温中逐寒，橘皮、神曲、麦芽和胃消食，茯苓、泽泻、黄柏泄热利湿，为治痰厥头痛眩晕之良方。

笔者以此方治疗风痰眩晕及头痛验案甚多，兹举二案。

例一：王某，女，62岁，退休干部。1991年6月28日初诊。既往有眩晕史，已4~5年，中间迭经治疗，一段时间好转。近年来眩晕加重，经某医院系统检查诊为脑供血不全，曾用低右（低分子右旋糖酐）、维脑路通等药无明显效果，来中医治疗。体质不胖，面色白，头终日昏晕不清，阵眩晕较甚，手心热，脉象弦滑，舌淡红，苔薄。初按肾虚施治，用杞菊地黄汤合二至丸服 6 剂睡眠稍好，眩晕未减仍阵发性发作，发作时静卧闭目稍缓解，全身沉重稍有恶心。观其面色晦暗，阵烦闷，舌淡红略有腻苔，脉象弦，此属脾胃虚弱，痰湿中阻清阳不升之证，宜半夏天麻白术汤治疗。

处方：半夏 20 克、天麻 15 克、白术 15 克、党参 15 克、茯苓 15 克、橘红 15 克、黄柏 15 克、黄芪 15 克，干姜 7 克、神曲 15 克、苍术 15 克、麦芽 20 克、泽泻 20 克、甘草 10 克。水煎服。

8 月 7 日三诊。服上方 6 剂，头痛眩晕俱大轻，身重恶心已除，精神好转，面色转润，舌淡脉沉，继用上方连服 12 剂，眩晕已除，头目清，患者自述为近年罕见之现象，精神食欲睡眠均正常。

按：本案为脾胃内伤，痰湿上逆之眩晕病，辨证以身重恶心烦闷、头眩眼黑、四肢厥逆为特征，本案未见四肢厥逆，不甚典型，但身重复视、眼不欲睁、恶心烦闷、舌苔小腻、面色不泽、脉弦，可以排除肝阳上亢及风火阳证，属脾胃内伤，痰湿上逆，清阳受阻所致，用半夏天麻白术汤。重用半夏除痰；参、芪、术、苓、泽益气健脾利湿；陈皮、神曲、麦芽消食调气利脾胃之枢机；天麻治虚风眩晕，干姜温脾散寒，黄柏苦寒泻火以反佐之。药味虽繁但配伍严谨，此东垣匠心独具，故能药到病除，东垣原治痰厥头痛，笔者除治痰厥头痛有效外，用之于脾胃内伤痰湿上逆之眩晕亦有良效，本案即其一例。

例二：叶某，女，42 岁，干部。1987 年 5 月 24 日初诊。

患者右侧头部及三叉神经痛，剧时痛不能忍，曾经本市各大医院诊断为三叉神经痛，治疗无效。初诊其脉象滑、舌干，疑为风热上攻，用祛风清热之剂，服 6 剂，不仅不效反头痛加剧，眼不敢睁，羞明畏光，眼睑小有红肿，舌干转润，脉沉，发作时小有恶心，手脚未见厥，综合分析当属痰厥头痛，东垣所谓："眼黑头眩、恶心烦闷……心神颠倒，目不敢开，头苦痛如裂……"本案症状虽不俱备，但眼不敢睁，头痛如裂，目羞明畏光，服祛风清热剂反甚，当属痰厥头痛，因予半夏天麻白术汤加减主治之。

处方：黄柏 15 克、苍术 15 克、半夏 20 克、天麻 15 克、白术 15 克、党参 15 克、茯苓 15 克、干姜 10 克、麦芽 20 克、神曲 10 克、陈皮 15 克、吴萸 7 克、全虫 5 克、钩藤 15 克。水煎服。

6 月 1 日复诊。连服上方 6 剂头痛大减，诸症消除大半，恶心已除。

7 月 8 日，上方服 12 剂，头及三叉神经已基本不痛，仅微有头痛，上方加川连 10 克继服。

7 月 20 日复诊。服 6 剂头痛完全消除，诸症皆退，患者精神、睡眠食欲均恢复如常而愈，嘱按上方继服 3～5 剂以善后。

2. 痰热上犯而清阳受阻

痰郁化火，痰夹热上冲：口苦尿赤，心烦恶心欲吐，头目眩晕，胀痛，舌苔黄腻，脉象弦滑。宜化痰泄热，用温胆汤加黄连、黄芩，呕吐重者加半夏、代赭石以降逆止呕。

热痰内结：眩晕耳鸣目眩，心烦懊憹，胸满膈热，口干喜冷，大便秘结，小便赤热，或咽嗌不利，黏痰似胶，咯之不出，咽之不下，脉滑实，宜泄热化痰，滚痰丸主之。

附病例：

姜某，女，39 岁，工人。1983 年 1 月 12 日初诊。

体肥胖，痰湿素盛，本月 6 日突然眩晕甚剧，如坐舟车，目不敢睁，睁眼则眩晕难忍，恶心欲吐，不敢动转，耳鸣欲聋，脉象左右弦滑有力，舌苔白腻，口唇赤，血压 120/70 毫米汞柱。经某医院诊断：内耳眩晕证。辨证为痰热上冲，胃失和降，以温胆汤加苦寒之品以清热降逆和胃。

处方：半夏 15 克、陈皮 15 克、茯苓 20 克、甘草 10 克。

竹茹 15 克、枳实 15 克、川连 10 克、胆草 10 克、甘菊 15 克、钩藤 15 克。水煎服。

1 月 14 日二诊。服上方 3 剂，眩晕大减，恶心减轻，已能行走，患者从香坊安埠街步行三辅街就诊（约 1500 米），舌苔渐薄，脉象弦滑中带缓象，此痰化热清、胃气下降之兆，唯舌尖赤，为阴分不足，宜前方加滋阴之品。

处方：半夏 15 克、陈皮 15 克、茯苓 20 克、甘草 10 克、竹茹 15 克、枳实 15 克、川连 10 克、黄芩 15 克、寸冬 15 克、生地 20 克、钩藤 15 克。水煎服。

继服本方 6 剂，症状全除，患者素有此病常发作，经用本方治疗后 1 年未发作，从而痊愈。

六、气血瘀阻

多因头部外伤重力打击，脑部气血瘀阻循行障碍。亦有情志抑郁或恚怒伤肝，肝气郁滞气机不利，血瘀气滞，眩晕头痛。

临床表现：多有外伤史，头痛眩晕，心悸不宁，胸闷气短，健忘，精神疲倦，面色青暗，舌质暗有瘀斑或舌紫等。

头为诸阳之会，气血流经之所，外伤后气血瘀阻，故见头痛眩晕，血行瘀滞气机不利，不能奉养于心，故心悸不宁，血瘀上行受阻，清窍失养故健忘，面色青暗舌紫，各种见症皆由气血瘀阻所致。治法活血通络，宜用血府逐瘀汤加山甲、汗三七，如口干舌燥有热者可加天花粉、知母、丹皮等清热生津之品。

如外伤头晕痛舌暗或有瘀斑者，宜用活络效灵丹加川芎、桃仁、红花、地龙行血活血止痛之剂。如眩晕甚者可加珍珠母、生赭石等镇肝潜阳之品。

外伤头眩晕痛、大便秘者，可用复元活血汤行血化瘀泄热通便法治之。

凡外伤眩晕，除用活血化瘀法外亦可以与潜阳平肝法合用，相互协同，疗效较佳。

附病案：

于某，男，43 岁，工人。1986 年 7 月 24 日初诊。

患者在外地来哈就医，自述两个月前因住房倒塌头部被砸，当时昏迷不醒，经医院抢救后清醒，头昏眩晕，说话吃力，一句话不能连贯、有似口吃，行走步态不稳、摇摆，如同酒醉状，经诊断为脑外伤综合征。历经中西医治疗无明显效果，脉象弦，舌紫苔薄，结合病史考虑属脑外伤后血瘀所致，以活血祛瘀法治疗。处方：当归 20 克、生地 20 克、红花 15 克、桃仁 15 克、柴胡 15 克、赤芍 15 克、怀牛膝 20 克、丹皮 15 克、郁金 10 克、菖蒲 15 克、葛根 20 克、甘菊 15 克、川芎 15 克。水煎服，每日 2 次。

8 月 8 日二诊：服上方 4 剂有明显好转，说一句话基本能连贯下来，但仍吃力、慢，头眩晕好转，行步摇摆亦明显改善，仍不太稳，头仍痛眩晕，食不知味，脉弦，以前方增减治疗。前方加土鳖虫 5 克。

9 月 4 日三诊：连续服上方 10 剂，眩晕大减，说话完全恢复正常，下肢行步亦大好转，无摇摆打晃现象，精神及食欲皆好，但腿软下肢无力。前方加黄芪 40 克、地龙 15 克，继服 10 剂而愈。

按：本案结合病史，脑外伤后昏眩，语言吃力，行步摇摆，辨证与辨病结合为外伤瘀血，用血府逐瘀汤加减取得了满意的效果。方内加葛根者，现代药理实验：葛根黄酮有改善脑循环的作用；加菖蒲，郁金以开窍行气，气行则血行，经三诊共服药 30 剂诸症基本痊愈，唯两腿软，仿补阳还五汤意在上方加入黄芪、地龙以图之，终获痊愈。

头痛治疗经验

　　头痛是临床常见病症之一，可见于多种疾病中。本方所论专指以头痛为主证的内伤或外感性疾病。头痛有部位、久暂、轻重之别，有胀、钝、跳、刺、灼等性质之异，因而头痛又有太阳、少阳、阳明等六经头痛以及偏正头痛、头风等名称。

　　头痛的成因复杂。六淫外袭、七情所伤、饮食劳倦、跌仆损伤皆可致病。但概括起来不过外感、内伤二类。头为诸阳之会，凡五脏六腑清阳之气，皆上会于此。外感六淫，上犯颠顶，或寒遏络脉，或热扰清空，或湿蔽清阳，均可致病。因"风为百病之长"，故一般感受外邪，必多夹风。六淫外袭，必风邪为引。或风夹寒邪，阻遏络脉，血郁于内而为头痛；或风夹热邪，侵扰清空，气血逆乱而头痛；或风夹湿邪，蒙蔽清阳，使清阳不升，浊阴不降而为头痛。内伤头痛，考其病因，多与肝脾肾三脏有关。因于肝者，一因情志不和，肝失条达，郁而化火，上扰清空，而为头痛；一因木火伤阴，肝失濡养，或肾水不足，水不涵木，以致肝阳偏亢，上扰清空而头痛。因于肾者，多由禀赋不足，或房事不节，肾精亏耗，脑髓空虚而致头痛。或由于肾阳衰微，清阳不展所致。因于脾者，多系劳伤过度，或病后体虚，饮食失节等，脾虚而生化无权，气血亏虚，不能上营脑髓而致头痛；或脾失健运，痰浊内生，以致清阳不升，浊阴不降，而发生头痛。

　　此外跌仆损伤，以及"久病入络"，皆可导致血瘀络阻而发生头痛。

　　综上头痛病机，辨治头痛，首先辨别是属外感或属内伤。在此基础上进一步审证求因，审因论治。并结合头痛部位，所属经脉，循经用药。

　　外感头痛，多起病较急，病程较短，疼痛多剧，无休止时，并常伴外邪犯表症状。其临床表现又常因风寒湿热之偏而各具特点。"因风者恶风，因寒者恶寒，因湿者头重……因火者齿痛，因郁热者烦心，因伏暑者口干"，《类证治裁》这段论述较好地概括了其特点，可作参考。

内伤头痛，其痛反复发作，时轻时重，病程较久，多有脏腑气血失调之证。其症随气虚、血虚、肾虚、肝阳、痰浊、瘀血之异而各具特征。一般来说气虚脉大，血虚脉芤；肾虚腰膝酸软，肝阳亢者筋惕肢麻，痰浊者头眩恶心，瘀血者痛如锥刺。

分经辨证，对于审因论治及辨经用药有重要意义。大抵太阳经头痛，多在头后部，下连于项；阳明经头痛，多在前额部及眉棱骨等处；少阳经头痛，多在头之两侧，并连及耳部；厥阴经头痛，则在颠顶部位，或连于目系。

头痛的治疗，外感头痛，多属实证，治疗以祛邪为主；内伤头痛，多属虚证，治疗以扶正为主。但有时外感与内伤并存，正虚与邪实同在。此时又当根据标本先后，或先祛其实，或先救其虚，或扶正与祛邪兼顾，当因证治宜。

一、外感头痛

1. 风寒头痛　症见头痛连及项背，恶风畏寒，常喜裹头，舌质淡，苔薄白，脉浮或浮紧。治以疏风散寒止痛。常以川芎茶调散化裁。方中川芎行血中之气，祛血中之风，上行头目，为风寒头痛之要药；羌活、防风、白芷、细辛辛温散寒，疏风止痛，薄荷以清头目，甘草以调和诸药；以清茶调下，取茶叶清上而降下之性，以监制诸药过于温燥、升散，使升中有降，共奏疏风邪、止头痛之功。

若寒邪侵犯厥阴经脉，引起颠顶疼痛，甚则四肢厥冷，苔白脉弦，治当温散厥阴之寒邪，方用吴茱萸汤，常加藁本、川芎、细辛以祛风散寒。

若寒邪客于少阴经脉，症见足寒气逆、头痛、背冷、脉沉细，治宜温散少阴寒邪，方用麻黄附子细辛汤化裁。

例：厥阴头痛。王某，女，40岁，某医院主治医师。

1990年3月27日初诊。平素健康，2个月前突然出现阵发性头痛，剧烈难忍，以头顶为重，下连前额、目眶。发作时手足厥冷，伴见恶心、吐涎。经某大医院头部CT检查未见异常，诊为神经性头痛。曾用中西药多方治疗而无效。经人介绍而来诊。见面色晦暗，精神萎靡，手足厥冷，舌质淡，苔白润滑，脉沉。辨证为厥阴头痛，为寒邪侵犯肝经，浊阴循经上逆所致。治以温经散寒。处方：吴茱萸15克、党参15克、生姜15克、半夏15克、红枣5个、白术15克、陈皮15克、胡椒10粒（碎）、藁本15克。每日1剂，水煎服。服药1剂头痛减轻，继服2剂，干呕止，面色转润，手足转温，舌质略显红润。但稍干，脉沉。二诊前方去胡椒，续服3剂而痊愈。

2. 风热头痛　症见头痛而胀，甚则头痛如裂，发热或恶风，面红目赤，口渴欲饮，便秘溲赤，苔黄，脉浮数。治以祛风清热常以芎芷石膏汤与银翘散化裁。取方中石膏以清热泻火，菊花、连翘、银花、薄荷辛凉轻解，川芎、白芷、芥穗祛风止痛。若舌红少津可加石斛、花粉以生津止渴；便秘者可加大黄以泄热通腑。

例：风热兼腑实头痛。李某，女，38岁，干部。1991年1月29日初诊，头部胀痛1年余，以前额为重，1年来时轻时重，反复发作，甚则全头胀痛欲裂。常伴有牙龈肿痛，眼眵多。平素多便秘，现三日一便，便硬。诊见形肥，面红，目见血丝，舌红，苔厚而黄，脉见滑象，证属胃热腑实，风热上攻。治以祛风清热，通腑泄热。处方：菊花15克、薄荷15克、连翘15克、川芎15克、生石膏50克、生大黄10克、芒硝10克（单包烊化冲服）白芷15克、焦栀15克、芥穗15克。每日1剂，水煎服。服上方1剂，大便通，头痛减。再服去芒硝，生大黄改5克，继服6剂，头痛全除，龈肿、目赤全消。嘱停汤剂。平时若见口干、口臭、便秘等症，即用石膏煎水频服。1992年3月患者来哈出差，据云遵此法，头痛年余一直未发。

3. 风湿头痛　症见头痛如裹，肢体困重，纳呆胸闷，小溲不利，大便或溏，苔白腻，脉濡。治以祛风胜湿。方用羌活胜湿汤化裁。方中羌活、独活、防风祛风胜湿，蔓荆子、川芎、藁本散风湿而止痛。恶心呕吐者加半夏、陈皮、竹茹以降逆止呕；胸闷不适加厚朴、紫苏以行气；纳呆加麦芽、神曲以消食化滞；小便不利可加薏仁、竹叶以淡渗利湿。

若暑湿外袭，症见头痛而胀，身热心烦，口渴胸闷，治以清暑化湿，用黄连香薷饮加藿香、佩兰、蔓荆子、荷叶之类。

例：刘某，男，50岁。1989年7月28日初诊。1周前在田间作业，时天气炎热，袒胸赤臂而劳，忽然阵雨，身被雨淋，随后发病。头痛而胀，周身酸楚沉重，身热而不畅，胸闷纳呆，口渴不欲饮，大便稀黏，小便短赤，舌苔厚腻微黄，脉濡数。证属暑湿头痛。治以清暑化湿。处方：黄连10克、香薷15克、藿香15克、佩兰15克、荷叶10克、蔓荆子15克、竹叶10克、厚朴15克、半夏15克、竹茹10克、茯苓15克、薏仁30克、滑石15克、羌独活各10克、薄荷10克。水煎服。服上方3剂头痛大减，热退身轻。纳食有所增加，继服上方3剂，诸症悉除，随后照常下田劳作。病告痊愈。

二、内伤头痛

1. 肝阳头痛　症见头痛而眩，时作筋掣，两侧为重，心烦易怒，口干口苦，或兼胁痛，舌红，苔薄黄，脉弦细而数。治以平肝潜阳。常以天麻钩藤饮化裁，方中石决明重镇潜阳；天麻、钩藤平肝息风，牛膝引热下行，山栀、黄芩泻肝胆之郁火，茯神宁心安神。肝阴不足可加白芍、女贞子、石斛以养阴。若肝火偏盛，症见头痛剧烈、口苦目赤、小溲色黄者，宜用栀子清肝散加减。若头痛系肾阴亏虚，水不涵木所致者，宜用杞菊地黄丸加减。

例：朱某，女，42岁，工人。1990年3月18日初诊。头胀痛一年余，时轻时重，经久不愈。伴见耳鸣、目胀、口干、胸闷、心烦、多梦，并且月经10月未来潮。经某医院诊为血管神经性头痛，功能性闭经。曾用谷维素、安定、羊角冲剂等多种药物无明显效果。经人介绍来求诊治。查舌质暗红，苔白而干，脉弦，综合脉症属肝胃火旺，风热上犯，兼络脉血瘀，久病入络。治以清热平肝，兼以祛风活血止痛。处方：生石膏50克、生石决明30克、生赭石30克、怀牛膝15克、生地20克、钩藤15克、川芎15克、白芷15克、生草10克、桃仁15克、芥穗15克。每日1剂，水煎，分2次口服。

1990年3月25日二诊。服上方6剂，头痛大减，耳鸣、目胀、心烦等症亦见好转。现仍感口干，手足心热，舌暗红而干，脉弦。此为肝火已降，风热得散，然仍阴津亏乏，络脉血瘀尚存。续以滋阴清热、活血通络。处方：生地20克、玄参20克、寸冬20克、丹皮15克、桃仁20克、赤芍20克、花粉20克、当归20克、红花15克、知母15克、泽兰叶15克、甘草10克、陈皮15克、枳壳15克。

1990年4月16日三诊。患者头痛已1周未发，耳鸣、目胀、心烦等症基本消失，五心烦热亦明显减轻。于4月12日已见经血来潮，但来时小腹胀微痛，血带有紫块，舌质转润，苔薄白，脉弦缓。续以上方加郁金15克、桂枝15克。

1990年5月15日四诊。继服上方二十余剂，于5月10日月经正常来潮，腹已不痛，经色正红量属正常。遂停汤剂，嘱服丹栀逍遥丸以善其后。随访半年，病已痊愈。

2. 气血亏虚头痛 症见头痛绵绵，时发时止，劳则加剧，倦怠乏力，面色少华，气短懒言，心悸怔忡，舌质淡，苔薄白，脉虚大无力或沉细。治以益气养血，祛风止痛。常以顺气和中汤与四物汤化裁。方中黄芪、人参、白术等益气健脾；四物养血，川芎、细辛、蔓荆子等祛风止痛。陈皮和胃，柴胡、升麻升阳，无热者去黄芩。

例：肝血不足，风邪外袭头痛。吕某，女，37岁，干部。1990年9月22日初诊。头眩痛，目空痛五年余。伴见视物不清，气短懒言、心悸，稍事劳作即倦怠难支。诊见形体消瘦，面色萎黄，精神疲惫，舌质淡红，苔薄白，脉弦细。证属肝血不足，风邪外袭。治以益气养血，祛风止痛。处方：红参15

克、白术 15 克、生地 20 克、白芍 20 克、当归 15 克、郁李仁 15 克、茯苓 15 克、川芎 15 克、蔓荆子 15 克、芥穗 15 克、菊花 10 克、丹参 20 克、陈皮 15 克、甘草 10 克。每日 1 剂，水煎服。以本方加减服药半月，头痛大减，诸症均见好转。服药月余，诸症渐除。遂改服人参归脾丸，连服 2 月。面色转润，体力大增，一般劳累已可耐受而头痛不发。嘱继服归脾丸 1 月，以资巩固。

3. 痰浊头痛　症见头痛昏蒙，胸脘痞闷，纳呆呕恶，舌苔白腻，脉滑或弦滑。治以化痰降逆，祛风止痛。方用半夏白术天麻汤加减。方中半夏、茯苓、陈皮、白术、生姜健脾化痰，降逆止呕；天麻平肝息风，可加白蒺藜、蔓荆子以祛风止痛。若痰湿化热，出现口苦、舌苔黄腻、大便不畅，可去白术，加黄连、竹茹、鲜竹沥以清化痰热。

例：王某，女，38 岁，教师。1989 年 7 月 25 日初诊。头疼半年，以前额及左眼上下疼痛为重。初时较轻，逐渐头痛加剧而难以忍受。西医诊为三叉神经痛，用多种止痛药不效。后转中医治疗。有以肝火治之者，有以血瘀治疗者，有以血虚失荣治疗者，均未奏效。患者因疼痛难忍而终止工作已 4 个月。食之无味，夜难成眠，形体渐衰。后经人介绍而请余诊治。诊见舌质淡红，舌苔白微腻，脉弦而滑。诊察时患者正值发作，自述视物模糊，目眩物摇，温温欲吐。追问其已往头疼发作时多有此状。因恍然而悟，诊为风痰上扰之头痛。治以化痰降逆，祛风止痛。处方：半夏 15 克、白术 15 克、茯苓 15 克、陈皮 15 克、生姜 15 克、天麻 15 克、竹茹 15 克、枳壳 15 克、白蒺藜 15 克、蔓荆子 15 克、僵蚕 15 克、全蝎 10g、桃仁 15 克、川芎 15 克、鲜竹沥 15 克、甘草 10 克。每日 1 剂，水煎服。以上方服 3 剂而痛减，服半月而病除大半。服至 28 剂痛已数日未发，其余诸症全无。遂停药观察半月，患者精神体力渐复，于 9 月 1 日上班，随访 2 年，头痛一直未发。

4. 瘀血头痛　症见头痛经久不愈，痛处固定不移，如锥如刺，舌有瘀斑，脉弦或细涩。治以活血化瘀止痛。常以通窍活血汤化裁。方中麝香香窜开窍；红花、桃仁、赤芍、川芎活血化瘀。若疼痛剧烈可加全蝎、蜈蚣、地龙、地鳖虫等。若属气虚血瘀者则当改用补阳还五汤加减。若属气滞血瘀者用血府逐瘀汤加减。

　　例：韩某，男，58岁，干部。1991年2月13日初诊。头痛近二年，以后枕部为重，波及两耳。初时较轻，时发时止。后逐渐加重，发作日渐频繁。近半年来疼痛剧烈，后枕部常如锥刺。伴见头昏、肢麻、记忆力减退等症。血压偏高，平时多在150/82毫米汞柱左右。经西医神经科及头部CT检查，诊为脑动脉硬化，腔隙性脑梗死。曾用低分子右旋糖酐、胞二磷胆碱、烟酸肌醇酯片等药缓解。2个月前疼痛又再次加剧，再用扩血管、抗栓药物治疗月余不见好转。因请余会诊。诊见表情痛苦，面色晦暗，形体略胖，肢体活动灵活，舌质暗，在舌两畔见有数块瘀斑，舌苔白，脉弦。综合脉症及CT所见，诊为瘀血头痛。治以活血化瘀止痛。处方：生地20克，当归20克、桃仁15克、红花15克、枳壳15克、赤芍15克、柴胡15克、川芎15克、桔梗15克、怀牛膝15克、钩藤15克、地龙15克。

　　1991年2月20日二诊：服上方6剂，头疼锐减，但疼仍时有发作，程度及频次显著改善。患者精神食欲亦好转。舌脉大略同前。续以上方再服。

　　1991年3月5日三诊：头痛偶尔发作，片刻即逝。舌转红润，瘀斑见退。舌苔白微腻，脉见弦缓，继以前方加黄芪50克续服半月。

　　1991年3月20日四诊：头痛连日未见发作，头昏亦不显，面色正常，舌斑已不见，精神体力如常人。因工作需要即上班，后略有小反复，复用此方加减服用即愈。

再生障碍性贫血证治

再生障碍性贫血是由骨髓造血功能衰竭引起的严重血液病，以进行性贫血、出血、感染及全血细胞减少为特征，分为急性、慢性两型。前者尤属严重，为常见病之一，迄今尚无理想的治疗方法，近年来中西医相结合，以中医药为主，完全缓解率有明显的提高。现将我对本病的证治体会叙述如下。

本病属于中医学的"虚劳"、"虚损"、"血证"门内。《金匮要略·血痹虚劳篇》记载之脉症，如"脉大"、"极虚"、"浮"、"芤"、"虚弱微细"、"浮弱涩"、"虚沉弦"，为本病常见之脉。"面色薄"、"白"、"短气里急"、"悸衄"、"手足烦热"、"四肢酸疼"、"盗汗"等又为本病常见之证候。《灵枢·决气》谓："血脱者色白，天然不泽，其脉窄虚，此其候也。"为本病严重贫血之外候。

近代医学谓血液生成来源于红骨髓，中医学则谓与肾有密切关系。肾主骨，生髓。《素问·平人气象论篇》谓："肾藏骨髓之气也。"肾藏精，髓藏于骨中，滋养骨骼，精与血同源，肾精充足则血生化有源，反之肾精匮乏，则血生化受阻。因此可以理解先天精血之来源在于肾。但先天之精血必须依靠后天饮食精微的滋养，故后天精血的来源在于脾胃。《灵枢·决气》说："中焦受气取汁，变化而赤是谓血。"说明了后天精血的来源在于脾胃，但后天饮食的精微又必须由先天肾中元阴元阳蒸化，两者相互资助，相辅相成才能维持其生命活动。

血液在全身的输布，则依靠心与肺二脏。《素问·经脉别论篇》谓："食气入胃，浊气归心，淫精于脉，脉气流经，经气归于肺，肺朝百脉，输精于皮毛。"指出了当饮食入胃以后，经过胃的腐熟和初步消化，然后由脾吸收，化成精华物质，再由脾输送到心肺，其水谷精微轻清的部分由肺输送到皮毛经脉朝会百脉。其浓浊的部分行于心，注于血脉，输注到全身，灌溉脏腑。

血液贮藏在于肝。《灵枢·本神》谓："肝藏血……"《素问·五脏生成篇》中说："人卧血归于肝。"可以理解当人们在活动时，血液随着气而运行周身，休息或睡眠时，全身各处不需要较多的血液供给，故血液大部藏于肝，所以肝在人体为藏血的脏器。

由此可见，血液先天生成在于肾，后天之来源在于脾，输布营养的功能在于心与肺，贮藏于肝。五脏之间即有严格的分工，又有紧密的配合，血液的生化过程与五脏都有关系，充分体现了中医学藏象学说的整体性。

一、病因病机

1. 劳倦内伤，饮食失调，营养失源，运化功能失常不能生血，心失所养，而致心脾气血两亏。

2. 烦劳过度，房事不节，精血亏损，或失血过多，肾阳亏耗，肝失濡养，相火偏亢，不能潜藏，阴无所附，易迫血妄行，属肝肾阴亏，或气阴两亏。

3. 素体虚羸，禀赋薄弱，肾中无阳不能化生阴血精髓，无以温煦脾阳，脾失健运形成脾肾阳虚；或病程久，阳损及阴，而致阴阳两虚。

二、辨证施治

1. 心脾两虚、气血双亏型

主证：头晕目眩，语声无力，心悸怔忡，气短不续，四肢无力，饮食无味，面色苍白，唇色爪甲淡，脉虚软，或沉迟无力，舌淡滑润。

常见鼻衄，或皮肤紫癜。妇女可见月经量多，持续时间长，或月经量少色淡，甚则闭经。

心脾亏虚，气血不能上荣，故头晕目眩，面色苍白，唇淡舌淡；心血不足则心悸气短；脾虚不能健运，则饮食乏味；生化之源不足，血少气虚，故四肢无力，脉见虚软；脾虚气不摄血则有鼻衄、齿衄，或皮肤出血，及妇女月经过多等症；血亏冲任失荣，故经少色淡，甚则闭经。

治法：健脾养心、益气补血。

处方：归脾汤加减。

黄芪50克、党参40克、白术15克、茯苓20克、当归20克、远志15克、枣仁15克、龙眼肉20克、首乌25克、菟丝子15克、甘草10克。水煎服，每日2次。

方中黄芪、党参、白术甘温补益脾气，远志、龙眼肉、茯苓、枣仁、首乌补血养心，根据情况也可加阿胶、熟地滋阴补血。

例一：王某，男，农民。1972年8月17日外院会诊。

患者在某医院住院，诊断为再生障碍性贫血，经治疗不效，邀往会诊。血红蛋白2.5克、红细胞180万/立方毫米、白细胞2900/立方毫米、血小板5万/立方毫米。

骨髓检查：符合再生障碍性贫血。

中医诊察：面色苍白，口唇舌淡白，爪甲淡，气短不续，心悸怔忡，头眩视物不清，腹胀便溏、每日1～2次，全身气力不支，脉沉弱而数，每周需输血500毫升，否则不能支持。据脉症分析，当属心脾阳虚，气血双亏之证。"心生血"、"脾统血"，阳气虚则不能生，宜甘温益气以扶心脾之阳为主，辅以酸甘之品以益阴。

处方：黄芪45克、党参40克、白术15克、云苓20克、当归25克、枣仁20克、龙眼肉15克、远志15克、首乌25克、菟丝子20克、甘草10克。水煎服，每日2次。

治疗经过：自1972年8月17日投上方治疗，开始每周仍需输血一次500毫升。服药至1972年12月，不需输血即能支持，症状皆明显好转，腹胀便溏已愈，面色转润，心悸睡眠皆好转，全身较前有力，脉沉舌淡红。血红蛋白8.5克、红细胞261万/立方毫米、白细胞3100/立方毫米、血小板4.8万/立方毫米。

用上方无大增减，到1973年3月血红蛋白上升至12克/

100 毫升, 红细胞 400/立方毫米, 白细胞 5000 万/立方毫米, 血小板 9 万/立方毫米, 症状全消失, 脉舌皆恢复如常人而出院。

例二: 张某, 男, 30 岁, 干部。1975 年 3 月 16 日初诊。

1 年来自觉全身乏力, 头昏, 心悸。经某医院血常规检查: 血红蛋白 7.5 克/100 毫升, 红细胞 250 万/立方毫米, 白细胞 6000/立方毫米, 血小板计数为 5 万/立方毫米。

骨髓检查: 红系统生成极度减低, 骨髓有核细胞生成减低。

诊断: 慢性再生障碍性贫血。曾用中西药治疗效果不显, 来我所门诊治疗。

中医诊察: 面色苍白, 口唇及齿龈淡, 舌淡润, 结膜苍白, 头昏, 气短, 心悸, 全身乏力, 无出血, 未发烧, 脉象沉弱。

辨证为心脾两虚、气血不足。

治法: 补心脾、益气血。

处方: 黄芪 50 克、党参 30 克、白术 15 克、茯苓 20 克、远志 15 克、当归 20 克、熟地 20 克、川芎 15 克、五味子 10 克、甘草 10 克。水煎服, 每日 2 次。

4 月 6 日至 5 月 9 日二次复诊, 连续服 18 剂, 症状明显好转, 全身有力, 心悸气短大好, 面色转润有光泽, 口唇及牙龈皆转红, 脉象沉有力, 此气血见复之佳兆。(4 月 21 日血常规检查: 血红蛋白 9.5 克/100 毫升, 红细胞 304 万/立方毫米, 白细胞 5800/立方毫米, 血小板计数 9.9 万/立方毫米。)

第二次处方: 于前方加入补肾之剂, 脾肾合治。

黄芪 50 克、党参 30 克、白术 15 克、当归 20 克、茯苓 20 克、远志 15 克、五味子 10 克、川芎 15 克、甘草 10 克、熟地 25 克、玉竹 20 克、菟丝子 20 克、首乌 20 克。水煎服, 每日 2 次。

5 月 22 日复诊: 服上方 6 剂, 症状进一步好转, 脉沉滑, 舌转红润。血液象检查: 血红蛋白 10 克/毫升, 红细胞 320

万/立方毫米，白细胞 5400/立方毫米，血小板计数 13.5
万/立方毫米。

5 月 26 日至 6 月 27 日两次复诊：继用上方 18 剂，已无明
显症状，6 月 14 日血常规检查：血红蛋白 12 克/100 毫米，白
细胞 5200/立方毫米，红细胞 384 万/立方毫米，血小板 13 万/
立方毫米。6 月 23 日检查：血红蛋白 13 克/100 毫升，红细胞
416 万/立方毫米，白细胞 5100/立方毫米，血小板 10.5 万/立
方毫米。

8 月 7 日随访，患者又服上方 10 剂，一直病情稳定，已
上班。

以上两例再生障碍性贫血，属心脾阳虚，气血双亏型，辨
证以无五心烦热、身热、脉象弦大芤数阴虚阳浮之征，而有脉
沉弱，手足冷，腹胀便溏，心悸气短等心脾阳气虚证候。两案
以重在补心脾的基础上皆增入补肾之剂。从辨证上看并无肾虚
证候，然而中医学认为肾主骨、生髓、藏精，精血同源，故加
补肾之剂，以促进血液之生成。观察结果加入补肾剂后，血液
象明显上升，病情改观迅捷，奏效理想，此乃脾肾同补相得益
彰之妙。

2. 肝肾阴亏，血虚血热型

主证：头晕目眩，气乏，心悸不宁，五心烦热，目赤耳
鸣，视物不清，唇淡，面色苍白，爪甲淡，齿衄或皮肤有出血
点，发热，遗精，口舌干燥，脉虚数、细数或浮大芤。

肝藏血、肾生髓藏精，阴亏阳浮则精与血不得潜藏故出血
或遗精；肾阴亏，肝阳亢故头晕目赤耳鸣。"肝开窍于目"，
"目受血而能视"，血亏不能上荣，故目眩视物不清。阴虚阳
亢，血虚而热，故五心烦热，身热，口舌干燥，脉虚数或浮
大芤。

治法：滋补肝肾，清热凉血。

处方：滋阴凉血汤（自拟方）。

生熟地 50 克、首乌 50 克、枸杞子 30 克、天冬 20 克、当
归 25 克、白芍 30 克、丹皮 15 克、玄参 25 克、银花 30 克、

玉竹20克、骨皮15克、黄芩15克、甘草10克。水煎服，每日2次。

本方以滋补肝肾之阴的药物为首选，如熟地、生地、枸杞子、何首乌、玉竹等，其次选用养血清热、凉血之品，如当归、白芍、骨皮、丹皮、银花、黄芩等，合之为治疗阴虚血热型再生障碍性贫血之有效方剂。有时可予方中加入人参或党参以益气，尤为有效。

例一：周某，男，25岁，知识青年。1972年10月14日会诊。

1年来，自觉头昏心悸，全身乏力，口干，牙龈出血。入某医院住院，经血常规及骨髓象检查，符合再生障碍性贫血。入院后曾用中西药治疗，无明显效果，每周需输血500毫升以维持。10月14日邀往会诊。

诊察：面色苍白无华，口唇牙龈淡白，舌淡少津，心悸怔忡，气短乏力，稍活动即加重，心烦口干苦，不欲食，身热，时发烧（体温38℃左右），手脚热，鼻时衄血，脉象芤数。

血常规检查：血红蛋白5克，红细胞170万/立方毫米，白细胞1000/立方毫米，血小板计数3万/立方毫米。

骨髓检查：呈中度受抑制改变。

辨证：为肝肾阴虚，血分虚热之证。

治法：滋补肝肾，养血清热。

处方：熟地25克、生地25克、首乌30克、栀子25克、菟丝子25克、玉竹25克、当归30克、白芍50克、党参30克、丹皮15克、骨皮15克、银花50克、黄芩15克、甘草10克。水煎服，每日2次。

11月1日复诊：服前方10剂，全身气力见增，心悸见宁，身热及手足发烧减轻，近来未发烧，面色稍有红润，舌稍红，半月内输血一次300毫升，脉象虚数，略有芤象。

血常规：血红蛋白7克/100毫升，红细胞250万/立方毫米，白细胞2200/立方毫米，血小板计数5万/立方毫米。

11月19日复诊：又用上方20剂，中间未输血，面色红润，心悸已宁，鼻未衄，手足减轻，舌红润，脉象略数。

12 月 10 日血常规：血红蛋白 12 克/100 毫升，红细胞 450 万/立方毫米，白细胞 4400/立方毫米，血小板 7 万/立方毫米。

骨显像检查：增生良好。续服上方 10 剂观察。

随访患者一直很好，病情缓解而出院。

例二：杨某，男，14 岁，学生。1971 年 9 月 5 日初诊。

患者家住北安，来哈市投亲治病，经某医院确诊为再生障碍性贫血。血常规检查：血红蛋白 3 克/100 毫升，血红细胞 120 万/立方毫米，白细胞 1560/立方毫米，血小板计数 2 万/立方毫米。骨髓检查：符合再生障碍性贫血。用中西药治疗无效，来我门诊治疗。

中医诊察：面色苍白无华，口干舌淡少津，气乏心悸不宁，头昏目干，视物不清，心烦手足热，鼻衄齿衄，脉象虚芤而数。辨证为肝肾阴亏，阳失所附，血虚血热之证。

治法：宜滋补肝肾之阴，补血凉血法。

处方：首乌 25 克、生地 40 克、杞子 20 克、山药 50 克、玉竹 25 克、当归 20 克、白芍 30 克、丹皮 15 克、玄参 20 克、寸冬 15 克、茅根 50 克、银花 50 克、黄芩 15 克。水煎服，每日 2 次。

治疗经过：以本方增减服药四十余剂，血红蛋白上升到 13 克/100 毫升，红细胞 440 万/立方毫米，白细胞 5000/立方毫米，血小板计数 6 万/立方毫米。患者面色红润，全身有力，五心烦热消除，鼻及齿龈未出血，口唇红润，舌转红，脉滑有力。嘱其继服上方，以巩固疗效。

1974 年 3 月来哈复诊：无临床症状。上学两年余，一直无异常。血常规：血红蛋白 12 克/100 毫升，红细胞 480 万/立方毫米，白细胞 6000/立方毫米，血小板计数 7 万/立方毫米。除血小板外，余皆恢复正常。

1977 年来哈复查，已上班工作二年余。血常规：红细胞 450 万/立方毫米，白细胞 7000/立方毫米，血小板 10 万/立方毫米，无任何症状，完全恢复正常。

以上两例再生障碍性贫血属于肝肾阴虚型，除与心脾阳虚型及肾阳虚的贫血有共同症候外，还具有阴虚阳亢，阳不潜藏之独有特征。如脉之浮大芤数，症之心烦、手足热、身热、舌干口燥、出血等。治疗必以滋阴潜阳为主，尤以滋补肾阴为首务。其次为肝虚血热，血不潜藏，又宜辅之以补肝阴，养血凉血之品。通过50例之临床观察，再生障碍性贫血属此类型较多，用此方效果较佳。

3. 肾阳衰微，血亏气弱型

主证：面色苍白，神疲气弱，畏寒肢冷，腰腿酸软，心悸面浮，少气懒言，食入纳差，头昏目眩，皮下出血，鼻衄齿衄。

治法：宜补肾助阳，添精益髓。

处方：大菟丝子丸。

菟丝子、鹿茸、石龙芮、肉桂、附子、泽泻各50克，熟地、牛膝、山萸、杜仲、茯苓、苁蓉、续断、石斛、防风、补骨脂、荜茇、巴戟、茴香各30克，川芎、五味子、桑蛸、覆盆子、沉香各25克。共研细面炼蜜丸10克重，每日早晚各服1丸。

本方为《和剂局方》原方，主治肾气虚损，五劳七伤，腰膝酸痛，面色黧黑，目眩，耳鸣，怔忡，气短，时有盗汗，小便频数等。

再生障碍性贫血属于"虚损"、"虚劳"等范畴，原方所列主治证候。如"面色黧黑、目眩耳鸣、怔忡气短"，皆为贫血之证候。此方以补肾中元阳为主，辅以滋肾阴之品，以"阴阳互根"、"阳生阴长"之故。

张介宾认为"命门居两肾之中，谓肾两者，坎外之偶也；命门一者，坎中之奇也。一以统两，两以包一，是命门总主乎两肾，而两肾皆属于命门。故命门者，为水火之府，为阴阳之宅，为精气之海，为死生之窦……"他又说："命门为元气之根，五脏之阴气非此不能滋，五脏之阳气非此不能发。"可见命门对人体生命的重要性。

大菟丝子丸除用菟丝子以平补肝肾外，以鹿茸、附子、肉桂等温肾阳补命门之火为主，然阳生于阴，故又用熟地黄、山茱萸等以滋助肾阴，俾阴阳互济，火生于水，才能达到"阳生阴长"之目的。其他药物大部分为温肾助阳之品，故本方适用于肾阳衰微之再生障碍性贫血及其他各类贫血。

阴亏阳虚之鉴别当于脉候中求之，《金匮要略·血痹虚劳篇》谓："男子脉大为劳，脉极虚亦为劳。"前者为阴亏阳无所附而脉大，后者为阳虚无以生阴血而脉极虚，可为辨别此证的纲领。《素问·平人气象论篇》："安卧脉盛谓之脱血。"王冰注："卧久伤气，气伤则脉诊应微，今脉盛而不微，则血去而气无所主乃尔。"所谓脉盛即脉数急而大鼓也。急性再生障碍性贫血多见此脉，急性白血病发热不退亦常见此脉，此血脱气无所附之脉候。

例：刘某，男，23岁，住院号61438，入院日期1966年3月29日。

现病史：1965年3月，自觉全身倦怠无力，渐渐面色苍白，时常胃脘不舒，饮食减少，眼花视物模糊。1966年1月开始鼻衄，淡红血色，两眼视物不清加重，至2月24日晨右眼黑影明显，视物更模糊。26日黑影加大，甚至失明。经本市某医院检查为"贫血性眼结膜炎"经查血及骨髓，诊断为"再生障碍性贫血"。周身皮肤有出血点，胸背及下肢均显，尤以下肢为著。走路10分钟心跳加重。曾用考的松（可的松醋酸酯）、青霉素治疗，后又用丙酸睾丸素注射及乳氢酸治疗1周后鼻衄止。经介绍到我院治疗。

中医诊查：头昏心悸，周身无力，目眩，视物不清，面色苍白，爪甲淡，口中和，二便调，食纳佳，舌淡白嫩无苔，自汗，周身皮肤有出血点，四肢厥冷，睾丸潮湿，脉虚数。曾用过养心汤、归脾汤、八珍汤等无显效，每周必须输血，否则不能支持。

入院当时血常规：血红蛋白4.5克/100毫升，红细胞148

万/立方毫米，白细胞 8500/立方毫米，血小板 2.2 万/立方
毫米。

3 月 28 日入院当时给予归脾汤、十四味建中汤等小有效，
血红蛋白维持在 7 克/100 毫升左右，但仍需输血。后考虑患
者四肢厥冷，舌淡白嫩，阴囊潮湿，脉虚，乃属肾阳虚之证，
方宗大菟丝子丸加减，补肾阳治疗。

处方：菟丝子 25 克、泽泻 15 克、肉桂 7.5 克、附子 7.5
克、石斛 10 克、熟地 25 克、茯苓 20 克、牛膝 15 克、川断 15
克、山茱萸 20 克、寸芸 20 克、故纸 15 克、巴戟 20 克、沉香
5 克、五味子 10 克、川芎 10 克、人参 15 克、寸冬 15 克、知
母 15 克、甘草 7.5 克、当归 20 克。水煎服。每日 2 次。

治疗经过：用上方增减从 4 月 11 日至 1968 年 3 月 28 日
连续用上方，中间无大增减，心悸气短、怔忡、头昏、目暗诸
症俱消失。面色红润，舌质、爪甲活润，脉象滑而有力。

表1 服用大菟丝子丸的血象变化

	血红蛋白 （单位：克/ 100 毫升）	红细胞 （单位：万/ 立方毫米）	白细胞 （单位：/ 立方毫米）	血小板 （单位：万/ 立方毫米）
1967 年 5 月	6.8	189	1900	2.6
6 月 7 日	7.6		4050	3.4
10 月 10 日	9	297	2800	4
11 月 6 日	10		5000	4.8
12 月 19 日	13	439	4100	5.2
1968 年 2 月	15	514	5600	5.8
3 月 28 日	15	500	4200	8.4

从上表观察，用大菟丝子丸方后，血象有明显上升。因鹿
茸价格昂贵，石龙芮无药方内未用，亦同样取得较好的效果。
本所住院还有一例再障，孙某，血红蛋白 3 克/100 毫升，经
用本方治疗 4 个月，血红蛋白上升至 8.5 克/100 毫升。但必

须掌握辨证论治，如属阴虚患者用此药，不但无效，反而出现口干舌燥，出血加重，血液象恶化，切需注意。

余常用原方配制丸药亦效，但较汤剂力小而慢，配制丸药，则鹿茸必不可缺。

三、几个注意的问题

1. 输血问题　本病进行性贫血，血象急趋下降，血红蛋白 3～4 克/100 毫升以下，心悸气短，势不能支。此时用药物补血，不论任何灵丹妙药，血不能骤生，必须输新鲜血液可以取得一时的缓解。此时再投以药物补血，在用药后输血日期延长，直至不输血，血象亦逐渐上升改观，即可停止输血，依靠药物以收全功。由此可以体现中西医结合的优越性。

2. 感染问题　本病由于粒细胞缺乏及机体防御能力降低，常易并发感染，以皮肤、口腔、上呼吸道为多见，严重时可发生肺炎、败血症。感染为本病一大难关，易导致病情恶化。中医抗感染的方法为扶正祛邪兼顾。扶正的药物，我常用地骨皮饮加味。其方即四物汤加牡丹皮、地骨皮，再加首乌、玉竹。此方余屡用于粒细胞减少症以及白血病、再障反复发热不退甚效。祛邪用清热解毒药物，如金银花、连翘、公英、地丁、白花蛇舌草、重楼、黄芩、黄连、牛石膏、犀牛角等皆可选用。

3. 出血问题　本病出血主要由于血小板减少所致，常见皮肤黏膜出血点及瘀斑，其他部位如齿龈出血、鼻衄、月经过多、便血、尿血、眼底或颅内出血，后者常为致死原因之一。

中医治疗应依据辨证，如属心脾气虚，气不摄血宜归脾汤之类。如属血热迫血妄行，离经外溢等宜凉血地黄汤之类。除此之外，宜口服云南白药、花蕊石散等止血。后者出自《十药神书》，花蕊石火煅为末，每服 10 克，用醋水调服，用于本病出血颇效。凉血地黄汤方出《医宗金鉴》，即当归、生地、甘草、黄连、炒栀子、玄参、黄芩，具有清心、凉血、止血之作用。用于血热妄行之出血为宜。还有鼻衄如泉涌不止，属龙雷之火上奔者，清热凉血不能奏效，可用八味肾气丸补肾引火归原，加新鲜童便滋阴降火以止血。我用此方治愈数例顽固性鼻衄患者。此外中医有效止血方法甚多，可以选用，但必须认识到再障出血较一般出血严重，不宜控制，出血又加重贫血，促使病情恶化，成为恶性循环，应积极采取有效措施，使其及时得以控制。

附：验案

验案一：许某，男，19 岁，学生。1974 年 1 月 17 日初诊。

主诉：1973 年春节期间始患鼻衄，血甚多，用止血药后止。此后全身虚弱无力、心悸、气短日渐加重。1974 年 1 月 20 日在某医院查血常规：血红蛋白 38 克/100 毫升，红细胞 200 万/立方毫米，白细胞 3100/立方毫米，血小板计数 2 万/立方毫米。骨髓检查：增生明显减低，红系统增生不良。符合再生障碍性贫血诊断。

患者面色苍白，唇淡舌淡，心悸气短，心烦，手足心热，时有鼻衄，视物不清，脉虚数而芤。证属心肝肾三脏阴虚，血虚生热，阳气浮越。宜滋阴补肾，清热凉血之剂。

处方：生地 50 克、首乌 50 克、生山药 50 克、天冬 20 克、当归 25 克、白芍 30 克、丹皮 15 克、玄参 15 克、双花 30 克、茅根 50 克、小蓟 30 克、黄芩 15 克、甘草 10 克。水煎服，每日 2 次。

1974 年 7 月 3 日患者由外地来哈市复诊：自述用前方 60 剂，头眩、心悸气短诸症皆消失，鼻衄亦止，手足心热、心烦已除，面色口唇、舌俱转润，体力增加，脉象弦滑有力，能参加体力劳动。1974 年 7 月 3 日在本所做血常规检查：血红蛋白 78 克/100 毫升，红细胞 405 万/立方毫米，白细胞 4600/立方毫米，血小板 11.2 万/立方毫米；仍以前方加减，善后。

处方：首乌 50 克、生山药 50 克、生地 50 克、白芍 30 克、当归 25 克、枸杞 25 克、党参 25 克、天冬 20 克、玄参 25 克、双花 30 克、丹皮 15 克。水煎服，每日 2 次。

患者 1974 至 1975 年曾两次来哈复查，血象一直正常。并已上班工作，随访无复发。

验案二：齐某，男，15 岁，学生。1977 年 7 月 11 日初诊。

在某医院住院。自 1972 年发现鼻衄，齿龈出血，曾有二次大出血不止。入某医院抢救后缓解。当时诊断为再生障碍性贫血。几年来勉强维持，但不能就学。于三月鼻衄甚多，再次入某医院住院。血常规检查：血红蛋白 42 克/100 毫升，白细胞 4000/立方毫米，血小板 1.8 万/立方毫米。当时给予止血药，血稍止，但只取效一时。全身乏力，面苍白，低热，用中西药治疗无效。7 月 11 日邀余会诊。

患儿虚极不能下床，仍低热，手心灼热，舌淡少津，唇淡。此为气阴两虚、气不摄血，宜益气补血、滋阴凉血之品治之。

处方：红参 15 克、生地 20 克、当归 20 克、白芍 25 克、丹皮 15 克、枸杞 20 克、菟丝子 20 克、女贞子 20 克、玉竹 20 克、银花 30 克、甘草 10 克。水煎服，每日 2 次。

8 月 23 日二诊：连服上方 40 剂，症状明显好转，发热已退，衄血已止，全身有力，能下床活动，饮食增加。舌淡红、脉虚数。此期间做二次血常规检查，结果如下：

8 月 6 日：血红蛋白 62 克/100 毫升、白细胞 5250/立方毫米、血小板 2.2 万/立方毫米。

8 月 16 日：血红蛋白 62 克/100 毫升、白细胞 6350/立方毫米、血小板 2.1 万/立方毫米。

处方：红参 15 克、生芪 30 克、生地 20 克、当归 20 克、白芍 25 克、玉竹 20 克、枸杞 20 克、茯苓 20 克、甘草 10 克、丹皮 15 克、菟丝子 20 克、故纸 20 克。水煎服，每日 2 次。

9 月 1 日复诊：服上方 8 剂，全身有力，面色红润，无出血，饮食增加，睡眠及精神好转。舌红润，苔薄，脉滑有力。血常规检查：血红蛋白 78 克/100 毫升，白细胞 6000/立方毫米，血小板 4.4 万/立方毫米。患儿今日出院，继用前方增减治疗。

处方：生芪 20 克、红参 15 克、首乌 20 克、菟丝子 20

克、当归 20 克、白芍 25 克、玉竹 20 克、生地 30 克、故纸 15 克、茯苓 20 克、丹皮 15 克、女贞子 20 克。水煎服，每日 2 次。

9 月 27 日复诊：用上方 20 剂，无自觉症状，精神好，食量增加，舌红润，脉滑有力。9 月 17 日血常规：血红蛋白 78%，白细胞 4200/立方毫米，血小板 5.1 万/立方毫米。继用前方加焦栀子 15 克。

10 月 27 日复诊：用上方 9 剂，血常规检查：血红蛋白 81%，白细胞 6150/立方毫米，血小板 9.3 万/立方毫米。无自觉症状，一切皆正常，继用前方治疗。

验案三：申某，女，18 岁，1975 年 4 月 7 日会诊。

该患月经十余天来潮一次，量较多，持续 7~8 天始净。腰酸疼无力，气短，心悸，面色苍白，舌、口唇皆淡，脉沉弱。3 月 24 日血常规检查：血红蛋白 67 克/100 毫升，红细胞 230 万/立方毫米，白细胞 3100/立方毫米，血小板 6 万/立方毫米。骨穿检查：符合再生障碍性贫血诊断。辨证为心脾两虚、气血不足。以益心脾、补气血之法治疗。

处方：白术 20 克、党参 20 克、生芪 40 克、当归 20 克、茯苓 20 克、远志 15 克、白芍 20 克、煅龙骨 20 克、煅牡蛎 20 克、甘草 10 克、棕炭 20 克。水煎服，每日 2 次。

4 月 18 日二诊：服药 6 剂，心悸气短见好，月经半月未见，自觉全身有力，脉象稍有力，再以前方增减治之。

处方：生芪 40 克、党参 30 克、白术 20 克、当归 20 克、茯苓 20 克、远志 15 克、煅龙骨 20 克、煅牡蛎 20 克、茜草 20 克、枣仁 20 克、甘草 10 克。水煎服，每日 2 次。

4 月 29 日三诊：又服前方 6 剂，月经一月未见，全身较有力，心悸气短减轻，面色㿠白无华，舌淡红，脉沉。继用前方增减治之。

处方：生芪 40 克、白术 15 克、党参 30 克、当归 20 克、茯苓 20 克、远志 15 克、枣仁 20 克、龙眼肉 15 克、首乌 20 克、煅龙骨 20 克、煅牡蛎 20 克、甘草 10 克。水煎服，每日 2

次。

5月19日血常规检查：血红蛋白10克/100毫升，红细胞342万/立方毫米，白细胞3800/立方毫米。5月21日血常规检查白细胞6200/立方毫米，其余皆同5月21日检查结果。

5月26日四诊：服前方20剂，月经2月未潮，此为气能摄血，血虚待复之佳兆，全身较前有力，面色转红润。心悸气短及腰酸等症消失。舌淡红，脉象沉滑。继用前方治疗。

处方：生芪40克、白术15克、党参25克、当归20克、茯苓20克、远志15克、五味子15克、枣仁20克、首乌20克、熟地20克、龙眼肉15克、甘草15克。水煎服，每日2次。

6月10日五诊：服前方15剂，月经正常来潮，持续3天即净，全身无明显症状。血常规检查：血红蛋白11克/100毫升，红细胞400万/立方毫米，白细胞5700/立方毫米，血小板10万/立方毫米。嘱继服前方，巩固疗效。

白血病及血小板减少性紫癜治验

余平生治疗急性粒型及急性淋巴型白血病较多，在治疗中观察对发热、出血、贫血等方面有一定疗效，可缓解病情，延长生命，但长期观察鲜有治愈者，可见此病确为难治之证。

另外，还治疗一些血小板减少性紫癜的患者，疗效尚佳，附之以供参阅。现代医学把此病分为原发性和继发性两类，所治大多属前者，用清热凉血法疗效多满意。仅将其病案数例附于后，其病理机制及立方遣药可从病案中体现，这里就不赘谈了。

例一：任某，女，10 岁。1976 年 1 月 15 日初诊。

得病 1 年余，反复发热不退，肝脾皆能触及。曾去京、沪等地诊治，确诊为红白血病，用中西药治疗无效。血常规检查：血红蛋白 6 克/100 毫升，红细胞 250 万/立方毫米，白细胞 1800/立方毫米，血小板 7 万/立方毫米，网织细胞 7%，幼粒细胞 10%，1 月 8 日至 1 月 16 日 3 次血片分类均同意红白血病诊断。1 月 8 日：粒系统中性晚幼 2%，杆状核 2%，分叶核 53%，淋巴 38%，单核 5%。

1 月 11 日：单核 2%，淋巴 28%，中性 48.5%，晚幼粒 1%，中幼粒 0.5%，晚幼红 20%，原粒偶见，早幼红偶见，中幼红偶见。

1 月 16 日：单核 4%，淋巴 16%，嗜酸 1%，晚幼红 1%，杆状 1%，中性 76%，晚幼粒 1%，原粒偶见，晚幼红呈双核及多核。

中医四诊：反复发热，隔 1~2 日或 3~4 日不等，体温在 38℃~39℃之间，常持续数日不退。患者面色㿠白，心悸气短，手心热，食欲不振，牙龈出血，时鼻衄，贫血状态日益加重，爪甲淡白，唇舌皆淡，脉虚数。

综观脉症，病延年余，反得发热不解，心悸气短……脉来虚数,乃属虚劳之范畴。又兼牙龈出血,时时鼻衄,为肝虚血热不得潜藏所致。"肾为肝之母,乙癸同源,肾藏精,肝藏血,肾阴亏,精枯血耗,虚阳外越,此虚劳发热之源也。病久发热,肝脾肿大,则与疟母同理。拟滋补肝肾以生精补血,清热凉血以退热止血,软坚散结,以消肝脾,合而图之。"

处方:首乌 25 克、银花 40 克、生地 30 克、白芍 20 克、当归 20 克、丝子 25 克、寸冬 15 克、丹皮 15 克、炙鳖甲 25 克、丹参 20 克。水煎服。

1976 年 7 月 1 日复诊:患儿家住外埠,连续服上方 50 剂,半年来一直未发热,亦未衄血,体力增强,饮食增加,面色红润,肝脾已不能触及。

血象:血红蛋白 12 克/100 毫升,红细胞 450 万/立方毫米,白细胞 15000/立方毫米,血小板 11 万/立方毫米,组织细胞 20%,幼粒细胞不见。

1976 年 8 月 18 日血象综合报告:根据红白血病诊断标准:

1. 成熟粒细胞在正常范围。

2. 血红蛋白正常。

3. 血小板同上次增高到 9 万/立方毫米以上。

4. 血象改善持续 1 个月以上。

根据血象及临床体征为完全缓解。(因故未做髓象检查)以上血液检查持续 1 年以上,均在正常范围,患者无异常体征,证明完全缓解。

病大瘥,仍以前方增减。

处方:首乌 25 克、银花 40 克、地骨皮 15 克、玄参 20克、生地 30 克、白芍 20 克、当归 20 克、菟丝子 25 克、寸冬15 克、丹皮 15 克、炙鳖甲 25 克、丹参 20 克、枸杞子 20 克、甘草 15 克。水煎服。

11 月 15 日患儿家长来哈,患者继用上方,未再发热,血象正常。

1982 年 6 月 16 日:间隔六年半,患者病情稳定,发热及衄血均未出现，血象一直正常，患儿已上初中读书。因新染乙型肝炎来哈就医，经某医院确诊为急性乙型肝炎。虽加新病，肝脾仍未触及，血象仍近正常：血红蛋白9.5克/100毫升，白细胞8000/立方毫米，血小板9万/立方毫米，未出现幼稚细胞，可见其疗效是巩固的。

按：本例经京、沪、哈各大医院确诊为红白血病，以反复发热进行性贫血为特征。辨证为肝肾阴亏血虚发热，用滋补肝肾凉血清热之剂治疗，服药后血液象明显上升，发烧已退，全身状态好转，经继服前药四十余剂，不仅发烧未作而血液象亦恢复接近正常，迄今已8年病情稳定。

虚证发热亦自有别，如属气虚发热者当用甘温除热法，补中益气汤之类；阴亏阳旺发热者，宜壮水之主以制阳光，大补阴丸、六味地黄丸之类；如肝阴亏血虚发热者则应宜地骨皮饮以凉补之，使血有所藏而火自安也。肾为肝之母，乙癸同源，精亏血耗，阳无所附而外越故发热无休止，本条即属此类。笔者体验，急性白血病、急性再生障碍性贫血及其他贫血之发热，其病机皆不越此范畴，因之常用地骨皮饮以凉血补血，俾血得潜藏而热自退，再加滋补肝肾之品如熟地黄、枸杞子、女贞子、玉竹、首乌等生精益髓以固本，合并感染又须加银花、连翘、山豆根、重楼、蒲公英等清热解毒以治标。

西药长春新碱、环磷酰胺等免疫抑制幼稚细胞之增长，但用后血象迅速下降，患者体力不支，余常用地骨皮饮加人参及补肾之品，有些病例用后血象上升，体力增强，可收一时之效。

例二：于某，女，44岁，工人。1975年8月28日初诊。

周身皮肤散在出血点及出血斑，伴有周身酸痛，头痛头胀，五心烦热，倦怠无力，舌红，苔白腻，脉弦滑。实验室检查：血红蛋白11克/100毫升，红细胞400万/立方毫米，白细胞12500/立方毫米，血小板4万/立方毫米，在某医院诊断为病毒感染性血小板减少性紫癜。辨证为温毒侵犯血络，迫血妄行，宜清温解毒，凉血止血法治之。

处方：大青叶 30 克、丹皮 15 克、生地 20 克、黄芩 15 克、板蓝根 30 克、玄参 20 克、当归 20 克、茅根 30 克、小蓟 30 克、槐花 20 克、白芍 20 克、公英 30 克。水煎 300 毫升，分 2 次服。

9 月 8 日二诊：连服上方 10 剂，五心烦热及周身酸痛减轻，未见新的出血斑点，仍头痛头胀，有轻度浮肿，舌质红，苔白腻，脉弦滑。血小板上升至 9.5 万/立方毫米，温邪渐清，湿浊未化。宜清温凉血、佐以醒脾芳化利湿。

处方：茯苓 20 克、防己 15 克、大青叶 15 克、茅根 50 克、丹皮 15 克、苍术 15 克、大荷叶 10 克、升麻 7.5 克、槐花 25 克、生地 20 克、侧柏叶 20 克、甘草 10 克。水煎 300 毫升，分 2 次服。

10 月 25 日三诊：服前方 12 剂，症状基本消失，陈旧出血点全部吸收，未见新的出血点。舌苔已薄，舌质红润。浮肿消退。实验室检查：血小板 11 万/立方毫米，白细胞 9000/立方毫米，红细胞 420 万/立方毫米。病已大瘥，宗前法以善其后。

处方：生地 20 克、丹皮 15 克、黄芩 15 克、大青叶 20 克、茅根 50 克、槐花 25 克、侧柏叶 20 克、甘草 10 克、小蓟 30 克、公英 50 克、白芍 30 克、当归 20 克。水煎 300 毫升，分 2 次服。

服上方 6 剂后，病已痊愈，上班工作。

例三：徐某，女，35 岁，教员。1977 年 9 月 8 日初诊。

罹病 2 年，血小板 7 万/立方毫米左右，牙龈出血，两下肢常有云片状斑色紫。心烦、头昏、全身乏力，手足心热，舌尖赤，灰薄苔，脉弦滑。证属肝虚血热、迫血妄行。宜养血营肝，清热止血。

处方：当归 20 克、白芍 30 克、丹皮 15 克、生地 30 克、地骨皮 15 克、黄芩 15 克、侧柏叶 20 克、茅根 30 克、甘草 5 克，水煎服，每日 2 次。

10 月 5 日复诊：服上方 9 剂，出血已止，两下肢紫癜已退，心烦、头昏皆除，手足心热减轻，自觉全身有力。实验室检查：血小板 9.3 万/立方毫米，脉象弦，舌尖赤。继宜前方增减。

处方：当归 20 克、白芍 30 克、川芎 15 克、生地 30 克、丹皮 15 克、地骨皮 15 克、焦栀子 10 克、黄芩 10 克、侧柏叶 20 克、甘草 10 克、玄参 15 克。水煎服，每日 2 次。

10 月 20 日复诊：服上方 6 剂，皮下未见紫癜，牙龈未再出血，全身有力，心烦头昏，手足热已退。实验室检查：血小板 11.5 万/立方毫米。脉弦，舌薄苔。肝虚血热皆得平复，病遂愈。

例四：奚某，女，35 岁，护士。1975 年 1 月 21 日初诊。

罹血小板减少性紫癜已 3 年，经治疗不见好转，血小板 3 万～5 万/立方毫米，出凝血时间延长。

两下肢有紫癜成片状，月经量较多，持续时间 7～10 天，头昏，全身乏力，食纳不佳，心烦，手足心热，经前神疲乏力，犹如大病之后，月经色紫有块。舌尖赤，脉沉滑。综合脉症为阴虚内热，热迫血行，溢于脉外，宜养阴清热、凉血止血为治。

处方：茅根 50 克、丹皮 15 克、生地 30 克、当归 20 克、侧柏叶 20 克、白芍 30 克、小蓟 30 克、五味 15 克、山药 25 克、党参 20 克。水煎服，每日 2 次。

2 月 15 日二诊：服上方 10 剂，血小板计数上升至 12 万/立方毫米，下肢紫癜已退，自觉症状大减，本月月经周期正常，经量减少，全身较前有力，五心烦热亦减轻。舌尖红，脉象沉滑。继前方加减治之。

处方：当归 20 克、白芍 30 克、生地 30 克、丹皮 15 克、地骨皮 20 克、侧柏叶 20 克、小蓟 30 克、甘草 10 克、茅根 50 克、五味子 15 克、酒芩 15 克。水煎服，每日 2 次。

3 月 2 日三诊：服上方 10 剂，自觉症状消失。2 月 27 日月经来潮，量不多，色转红，全身有力，五心烦热已除，舌尖赤，脉象弦滑。此热清血止，以前方再进善后。

神志病证治浅谈

　　神志病，是指以神志活动异常为主证的疾病。诸如惊悸、不寐、健忘、郁证、脏躁、癫狂、夜游、百合病、痴呆、多眠、痫证等皆属此范畴。

　　现代医学中的神经衰弱、癔病、精神分裂症、躁狂抑郁症、反应性精神病、癫痫（精神运动性）、发作性睡病，及某些脑炎、脑血管病、中毒性脑病等在某一阶段以精神障碍为主要表现者，皆可参此病论治。

一、关于神志病的发病机理

1. 神志病与五脏

　　①神志为病，首责于心。《内经》谓："心藏神"、"心为神明之宅"。所以神志病的病位在心。因为"心为五脏六腑之大主，精神之所舍"、"心为君主之官，主明则下安"，所以在生理情况下，心神正常，则五脏六腑就能在心神的主导之下协调的进行活动。心神不仅主导脏腑的生理活动，同时也主导着人体的意识、思维、情感、行为等精神活动。倘若某种因素扰及心神，影响了心神行使主导精神活动的功能，那么就会在临床上表现出神志异常的症状，而发生神志病。譬如神不守舍，则令出现失眠、多梦、夜游等症；心神不安，则会出现心烦、懊丧、情感多变等症；心神失用，则会出现健忘、神乏，甚则痴呆或神昏；心神失明，则会出现精神错乱、或癫或狂等。

　　②神志为病，五脏相关。临床所见之神志病的病位，并非都直接发生于心。因为五脏相关，所以常是病本于他脏而间接影响于心神。《内经》有"五神脏"之说，即所谓"心藏神"、"肝藏魂"、"肺藏魄"、"脾藏意"、"肾藏志"。神、魂、魄、意、志都属于精神活动的范畴，分别由五脏所主，这本身就说明了人体的精神活动和五脏都有关系，因此五脏受伤都可

以造成精神活动的失常，而出现神志病证。但因为"心为五脏六腑之大主，而总统魂魄、兼赅意志"（《医门法律·先哲格言》），所以五脏病变所致之神志病证，也都是由于病变影响于心，致使心神活动失常而发生的。例如"肝藏血"、"肾藏精"、"肺藏气"、"脾藏营"（《灵枢·本神》），精气营血都是营养心神的物质基础，所以肝血不足、肾精亏损、肺气虚乏、脾营不健等，都可使心神失养，而出现"神"的活动能力低下或虚性亢奋的异常状态，如失眠多梦、虚烦懊丧、神衰健忘等症。再如肝气郁滞，郁久化火；脾湿不运，痰浊内生；肺热不宣，热扰胸膈；肾虚火旺，水不济火等，也都可使心神被扰，出现精神亢奋、心神不安、情绪不稳定等症。甚或心窍被实邪蒙蔽，致使心神失用、心神失明，而出现诸如癫、狂等较严重的神志失常病证。

此外，即使是病本于心而发生的神志病证，由于五脏相通之理，临床也常见有其他脏腑兼证。神志病临床但见一脏之证者鲜有之。因此，对于神志病在临床辨证论治中，一定要抓住"心神"这一中心环节，在纷杂的诸多症状中，理清五脏之间的病理转变关系，辨明病位之标本所在，以便更好地运用标本治则。

2. 神志病与七情

神志病的发生，多与七情有关。七情太过是神志病发生的最主要和最常见的原因。七情活动本来是人类正常的情志活动，是精神活动的重要内容之一。《内经》虽有"肝在志为怒，心在志为喜，脾在志为思，肺在志为忧，肾在志为恐"的记载，但因"心为五脏六腑之大主"，所以七情活动是直接在"心神"主导之下进行的，七情与心神的关系十分密切。正因如此，七情过度便可直接伤及心神，影响心神的正常功能，成为神志病的重要致病因素。这种七情内伤病因，或是过于强烈的精神刺激所致，或是过于持久的不良情绪影响。

3. 神志病与邪气内扰

导致神志病的邪气主要是热邪、痰火、痰浊、瘀血等，这些病邪，有的属于外感邪气，但大多都是由于脏腑内伤，气机失调，而机体自身产生的病理性产物。

①邪热内扰心神。外感热病，邪热炽盛内扰心神，甚或窍闭神阻而致神昏谵语发狂等，此时神志症状，虽为外感病之兼证，亦可参神志病论治。热病之后，大邪虽退，往往因正气未复、余热未除、心神被扰，而出现失眠多梦、心烦不安、坐卧不宁、神思恍惚、善悲欲哭、心悸易惊等神志症状，这时因热病已除，故多以神志病论治。譬如《伤寒》、《金匮》所载之虚烦懊侬、百合病等。脏躁、不寐发于热病之后者，也属此例。但是，神志病病因中内扰心神的热邪，主要还是脏腑内伤所致。如脏腑阴阳失调、气机紊乱而致阴虚火旺、阳热内盛、气郁化火等。此类病机常见有心肾不交、心肝火旺、肝胆郁热、阳明实热等。

②痰浊阻窍与痰火扰心。痰浊是神志病发病中最常见的病邪。痰浊可因脾运不健、水湿不化而生；亦可因内热炽盛、炼灼津液，或因气滞不行、水湿内停而成。痰浊由水湿而化，性属阴邪。阴主静，故易内蒙心窍而使神明失用，甚者临床可出现如痴如呆、反应迟钝、精神抑郁之证。但痰浊往往又和热合邪而成为痰热，甚或痰火。热灼津液之痰，本身就属痰热（痰火）；脾湿、气郁之痰，也可蕴久热化。热为阳邪而主动，故痰热（痰火）内扰，其势较猛，心神所受冲击较大，临床所出现的神志症状也较重，多具有精神亢奋的特点，如彻夜不眠、发狂等。

③瘀血扰神。瘀血内阻，常可导致神志病。《伤寒论》即有蓄血发狂之论。心主血而藏神，肝藏血而主魂，瘀血内阻，神不得归、魂不得藏，故轻则可见心烦不寐、梦游梦呓等症；重则心不主、神不明，故可发癫、发狂。瘀血虽然可由气滞、气虚、寒凝、热灼、痰湿、水蓄及风邪阻络等因而致，但作为神志病病因的瘀血，多是气滞血瘀和热灼血瘀二种，前者如《医林改错》之癫狂梦醒汤证；后者如《伤寒论》之抵当汤证。致使神志病发病的邪热，痰浊、痰火、瘀血等病理产物，

主要也是由于七情内伤脏腑，造成脏腑气机紊乱而产生的。例如郁怒伤肝，肝失疏泄之机，气郁日久便可化火；忧思伤脾，思则气机郁结，脾湿不运则可生痰等。过于激烈的情绪变动，诊病时易于觉察，但临床所常见者，却往往是不易发现的"隐曲之情"。尽管这些消极情绪不甚强烈，但郁积心中持之以久，则可暗伤心神，而成为神志病致病的重要因素。七情内伤脏腑所致神志病的病机，主要是气机紊乱，如"喜则气缓"、"怒则气上"、"悲则气消"、"恐则气下"、"思则气结"、"惊则气乱"等。由于气机紊乱，可直接扰及心神发病，也可衍生病理产物而邪气内扰。此外，还可造成脏腑阴阳气血的虚损，以致心神失养或心神失藏。常见症除心阴虚、心血虚、心气虚、心阳虚外，还有心肝血虚、心脾两虚、心肾阴虚、心肾阳虚、胆气虚怯等。在造成神志病的诸多因素中，七情过用实属最常见、最根本的原因，因而在治疗时配合适当的情志疏导，对提高临床疗效也是十分必要的。

二、关于神志病的辨证论治

神志病，包括有多种病证，病机复杂，其临床表现亦各不相同，治疗也难以一方一法论治。笔者体会辨治之要，首分虚实，以此为纲，再进一步分清实者何邪？缘何而生？虚者何虚？由何而致？虚实夹杂者又何轻何重？孰多孰少？据此再选方择药，何愁不能中病？从临证观察所见，神志病纯虚纯实者少，而虚实夹杂者多。因此尤其要重视虚实夹杂证的治疗。

（一）实证

实邪多为痰浊、实热、瘀血等。痰浊多因素体痰盛，或气机失调而肝郁、脾湿所致；实热多因五志化火；瘀血多由气滞而生。

痰湿久蕴、气血久郁（瘀）也可化热；实热内盛、烁灼津血，也可成痰致瘀。因诸邪常相和合，故治不应偏执一端，泄热、祛痰、行气、化瘀诸法常相结合运用。以其邪之多少、标本先后，而法也有轻重。诸邪直接犯心而现神志症状，或窍闭神阻心神失用，见神呆如痴、沉郁少语、嗜卧神昏；或实邪扰动、心神不安，见烦躁如狂、喜怒多言、心悸少寐等。但邪之所生多由他脏失调而致，故临床时需辨清脏腑兼证，治疗时不仅治心，也需兼理他脏，或以治他脏为主。

痰热扰心者，常用王隐君礞石滚痰丸，解郁化痰以开窍，酌加菖蒲、郁金、远志等。原方由半夏、陈皮、茯苓、甘草、生姜、胆南星、枳实、木香、香附等九味药物组成，临床随证加减。

气郁成瘀者，常用《医林改错》癫狂梦醒汤加减，行气祛瘀以醒神，原方由桃仁、柴胡、木通、赤芍、大腹皮、陈皮、桑白皮、香附、半夏、青皮，苏子、甘草等十二味药物组成。

瘀血夹热者，常用《伤寒论》桃核承气汤加减，泄热逐瘀以宁心。原方由桃仁、大黄、桂枝、甘草、芒硝等五味药物组成。

例一：热扰神昏

单某，男，57 岁。1974 年 11 月 5 日初诊。

高热十余日不退，体温 39.0℃ ~ 39.7℃，在某医院住院，拟诊为肠伤寒，但未查出伤寒杆菌，故未确诊。经用多种抗生素治疗，高热不退，邀余会诊。

患者壮热神昏谵语，舌苔黄燥，脉沉实。但已腹泻多次，泻出污水奇臭难闻，腹部坚硬拒按。

辨证：阳明腑实，热扰神昏。

立法：泄热攻结，急下存阴。

方药：大黄 25 克、芒硝 25 克（冲）、枳实 20 克、厚朴 20 克。水煎，2 次分服。

11 月 6 日复诊：遵嘱服药 1 剂，于当日夜间下燥屎十余枚，坚硬如石，高热渐退，神志转清。继服 1 剂。

11 月 7 日三诊：服药后又下燥屎及稠状粪便甚多，奇臭难闻。热退神清。此燥屎已尽，腑实已除，宜以养阴和胃之剂善后调理。

按语：本例壮热神昏，舌苔黄燥，脉沉实，据此脉症，辨为实热内结，扰及神明，耗伤阴津，欲用急下存阴之法，投泻剂治之。但其陪护家属及经治医生皆曰患者已腹泻多次，担心不堪再泻。余以手触其腹部硬满拒按，察视患者泄泻，见其泻下污水奇臭难闻，知乃阳明腑热、燥屎已成，而致热结旁流，不急下之不可救其危，故以"通因通用"之法，用大承气汤投之，果然其效如鼓应桴。

例二：痰浊蒙窍（痴呆）

曹某，女，62 岁。1991 年 7 月 6 日初诊。1 年前患脑梗死，右半身偏瘫，经治疗痊愈。近半年来逐渐表情呆滞。精神恍惚，记忆减退，常常饭后不久又要开饭，物品放在某处而忘记地点。思维迟钝，语言蹇涩，呕吐痰涎，行动迟缓，步履困难，经常呆坐一处久久不动。查舌淡苔白厚腻，脉弦滑。病属痴呆（痰浊蒙窍）。治以顺气导痰汤加减。处方：半夏 15 克、陈皮 15 克、茯苓 15 克、生姜 15 克、胆星 15 克、枳实 15 克、木香 10 克、香附 15 克、菖蒲 15 克、郁金 15 克、远志 15 克、桃仁 20 克、丹参 20 克、川芎 15 克。每日 1 剂。水煎，分 2 次口服。守方服用 2 个月，痴呆渐消，神情较前明显活跃，反应较前灵敏，语言亦较前流利，步履渐稳，经常主动到室外活动。后改用地黄饮子原方服用近 5 个月，患者病情大见好转，记忆力增强。遂停药，并嘱多参与老年迪斯科运动，以调情志，和气血。

例三：痰热发狂

袁某，女，47 岁。1984 年 6 月 14 日初诊。

数年前曾患精神失常已治愈，近日复发，由家人陪伴来诊。家人代诉，患者近来因情志不遂、思虑太过而发病，骂詈不避亲疏，常欲出走，烦躁易怒，夜不能寐，头痛恶热，大便秘结，曾服西药镇静安眠之剂罔效，特求诊治。

患者精神错乱，语无伦次。望之神志呆滞、表情淡漠。舌苔黄厚而腻，脉象沉实。

辨证：气血久郁，化热生痰，痰热扰心，神失所主。

立法：急则治标。先宜泄热涤痰、宁心安神。

方药：礞石20克（碎）、大黄10克、黄芩15克、沉香15克、生地20克、寸冬20克、玄参20克、甘草10克。水煎服。

6月25日复诊：服上方6剂，大便已行，初则坚硬粪块裹黏液臭秽，继则黄褐软便、每日1次，精神状态转佳。据家人述，近1周来神志清楚、语言正常，未见怒皆骂詈之状，烦热亦减，不服镇静安眠药夜间已能入睡3～4小时。舌苔转薄，脉象沉。此痰热渐除、心神渐安之佳兆。但近几日停药后，又大便不通。标急已解，拟疏郁活血法以固其本，加大黄以泻余热。处方：桃仁30克、香附15克、青皮15克、柴胡15克、半夏15克、木通15克、陈皮15克、大腹皮15克、赤芍15克、桑皮15克、苏子20克、甘草15克、大黄7.5克。水煎服。

此后，嘱二方交替使用，共服前方12剂，后方12剂。至8月6日复诊时，诸症悉除，业已痊愈。后追访，已上班10个月，一切如常，未见复发。

按语： 张介宾曰"狂病多因于火，或谋为失志，或思虑郁结，屈无所伸，怒无所泄，以致肝胆气逆，木火合邪……故当以治火为先，或痰或气，察其微甚而兼治之"。本案之病机与此相同，故吸取先贤治狂之经验，标本缓急，用之得法。先以礞石滚痰丸泄其热而攻其痰，痰热下则神志安；继以癫狂梦醒汤疏肝郁而行气血，气血行则郁热解。因该患热伤阴津大便不通，余热不清，故在运用滚痰丸泄热涤痰之时，辅以增液汤以滋阴泄热通便。盖因情志不遂，思虑太过，气机郁结，故痰热得清后，还应解郁活血以使气机畅达。标本兼治，此乃二方交替服用之意。

例四：瘀血发狂

史某，女，32岁。1983年9月16日初诊。

烦躁不安、发狂数月。患者因家庭不和，经常与爱人口角，抑郁寡欢，月经逐渐减少，后致闭经一年余。初则烦躁易怒，继而狂躁外奔，争吵骂詈，不避亲疏。曾入某专科医院，使用氯丙嗪等药治疗无效，故由家人陪伴来门诊求余诊治。

患者狂躁不安，经闭不行，少腹拒按。舌紫暗，脉沉弦有力。

辨证：瘀血闭阻胞宫，实热上扰神明。

立法：清热泻下，活血逐瘀。

方药：桃仁30克、大黄20克、桂枝15克、丹皮20克、玄明粉15克、赤芍15克、甘草15克。水煎服。

10月4日复诊：连服上方10剂，每日大便1~2次，精神渐安未出现骂詈奔走现象。但月经未潮，少腹仍拒按。上方去玄明粉，加生水蛭10克。

10月18日三诊：继服上方十剂，月经于本月15日来潮，经量较多，夹有紫污瘀块，精神转佳，继以养血活血之剂调治而愈。

按语：妇人发狂，常因经闭不行、瘀血阻胞而致。《素问·上古天真论篇》曰："女子七岁肾气盛，齿更发长；二七而天癸至，任脉通，太冲脉盛，月事以时下，故有子。"因任主胞宫，冲为血海，故妇人月经和冲任关系非常密切。又因"肝藏血"，冲任之血皆汇集、调节于肝，故叶天士曾有"女子以肝为先天"之说。妇人嗜欲多于男子，感情易动，情志易郁，故多肝气不疏，甚则可见瘀血经闭。情志不遂可致经闭，反之经闭也可导致神志之变异所以治疗妇人神志病，调理月经是一个不可忽视的因素。

本案即因情志久郁闭经而致。瘀血闭阻胞宫，久而化热，实热与瘀血内结，故少腹硬满拒按；血不得下，热不得泄，循冲任上扰神明故神志不宁、狂躁不安。舌、脉也皆为瘀血实邪内结之象，故投予桃核承气汤加味而效。

（二）虚证

虚证有气虚、血虚、阴虚、阳虚之别。"神行气中，气载乎神"，故气虚神失所用，临床可见神疲懒言、健忘无欲等。甚则气不载神，神气分离，神失所敛，可见少寐惊悸、多梦夜游等。尤其阳气虚衰，心神失其摄纳，或随虚阳外越，则诸症更加严重，并可出现惊恐、幻觉等。心神有赖阴血濡养，阴血不足，神失所养，轻则神用不足而神疲健忘；或者神不守舍而失眠多梦。尤其阴虚阳亢，化火内扰心神；或阴不敛阳，神随孤阳外浮，更增坐卧不宁、烦躁易怒，甚则狂妄骂詈不避亲疏等。又因阴阳互根、气血互化之理，也可见气血两虚、气阴两虚、阴阳两虚之证。因此，益气、养血、滋阴、助阳是治疗神志病虚证之大法。临床具体运用，应视气、血、阴、阳之虚损程度与兼并情况，而灵活组合。如益气补血、养心安神；育阴潜阳、清心宁神；温阳益气、摄纳敛神；益气养阴、宁心安神；阴阳双补、益心醒神等法。

五脏相通，又各有阴阳，故神志病诸虚之由，也当"有者求之，无者求之"。如心脾两虚、心肝血虚、心肾阳虚等，皆应五脏定位、阴阳气血定性，各司其属，以治病求本。

心脾两虚者，常用《儒门事亲》定志丸加减，以健脾益气，养心安神。原方由柏子仁、人参、茯神、远志（去心）、茯苓、酸枣仁六味药组成。心肝血虚者，常用《金匮要略》酸枣仁汤加减，重用酸枣仁，以补肝养血，宁心安神。原方由酸枣仁、茯苓、知母、川芎、甘草五味药组成。

心肾阴虚，水火不济者，常用《伤寒论》黄连阿胶汤加减，以滋水降火、交通心肾。原方由黄连、黄芩、芍药、鸡子黄、阿胶五味药组成。偏心阴虚者，酌加百合地黄汤；偏肾阴虚者，酌加六味地黄汤。

心肾不足、阳气虚衰者，常用《金匮》肾气丸加人参、远志、菖蒲等，以温补心肾、通阳醒神。若摄纳无权、心神浮越者，酌加龙骨、龙齿、牡蛎、五味子、益智仁等，以宁心敛神。

例一：虚烦懊侬

侯某，女，67岁。1985年1月14日初诊。

心烦不安、夜不能眠二十余日。该患者既往患"神经衰弱"。此次发病前因感冒发热，用药后热退，但心中"闹腾"不已，以致通宵不能入睡，服用安定、安宁等均未奏效。因二十余日未能睡眠，心中"闹腾"感日益加重，痛苦异常，故来门诊求治。

患者为年近七旬的老妪，素体虚弱，常有心悸、气短、失眠等症。此次病发于热病之后，心中懊恼，烦扰不宁，舌尖赤，苔白，脉滑而有力。

辨证：心气不足，余热扰及神明。

立法：清宣郁热除烦，益气养心安神。

方药：栀子20克、淡豆豉15克、甘草20克、红枣8枚、竹茹15克。水煎服。

1月20日复诊：连服上方6剂，懊恼消除，夜能安然入睡6小时，舌苔已退。继以此法变通调治而愈。

按语：虚烦不眠兼见脉滑，临床极易与温胆汤证相混淆。本案初诊时，曾先以温胆汤加黄连治之，因服药罔效而再详加辨识。此患之"烦"，患者形容为"心中闹腾"，且病发于热病之后，所以此属"虚烦懊恼"，而非温胆汤证，即时易法而效。疗效是检验理法方药的唯一标准。善医者从不避讳。在疾病诊治过程中修正自己的诊断，此即"十问歌"中"再兼服药参机变"之义。"虚烦懊恼"一证，见于《伤寒论·太阳病篇》。论曰："发汗吐下后，虚烦不得眠，若剧者，必反复颠倒，心中懊恼，栀子豉汤主之。"诸家皆谓本证病机为热扰胸膈，但余认为本证单以热扰胸膈为病机，义犹未尽，应进一步定位于心。"心藏神"，热扰心神故虚烦懊恼，故不论外感内伤，只要郁热扰及心神，就可发生，虽然两者有别，但殊途同归，故用栀子豉汤同样有效。栀子、豆豉二药相伍，能清宣胸中郁热，因而具有除烦宁心之功。陈元犀曰："栀子色赤象心，味苦属火，性寒导火热之气下行；豆形象肾，色黑入肾，制造为豉，轻浮引水液之上升，阴阳和；水火济，而烦热懊恼痛结等证俱解矣。"因患者又兼素有心气不足之证，故与甘麦大枣汤合剂，更增宁心安神之效。

例二：百合病

卫某，女，37岁。1979年9月21日初诊。

幻听三年余，近1年来加重。该患因爱人工作调动随迁外地，人地生疏与邻居不睦，情志抑郁日久而患此病。从1976年10月起，自觉有人与之说话，开始声音小，继则声音渐大，至1978年加重，甚至在大街上车水马龙嘈杂声中，幻听之声亦不减弱。此外，还自觉有人教以回答幻听之事，曾一度幻觉有人教以持刀刎颈，当即操刀，幸被家人发现将刀夺下而未肇事。经当地各医院精神科会诊，或谓"神经官能症"，或谓"精神分裂症"，皆未能最后确诊。虽服用中西药多种，均未获效，故重返故地请余诊治。

患者精神呆滞、表情淡漠、沉默不语，除上述症状外，尚有头晕心悸、少寐多恶梦、易惊恐等症。舌尖赤，苔白而干，脉象浮滑。

辨证：阴虚于内，心肝失养；阳浮于外，神魂不藏。

立法：滋阴潜阳，敛神安魂。

方药：百合50克、生地20克、生龙骨20克、生牡蛎50克、远志15克、麦冬15克、五味子5克、茯苓20克、陈皮15克、甘草10克、竹茹15克。水煎服。

10月4日复诊：服上方10剂后，精神状态转佳，痴呆之状有明显改善，有时眉宇之间可见微露笑容。幻觉幻听之事仍有，但已减少减轻，特别是已能控制自言自语回答幻听之事，这是近2年来屡经治疗所未见到的效果。继以前方加减。处方：百合50克、生地20克、生牡蛎50克、生龙骨20克、远志15克、麦冬15克、茯苓20克、合欢花30克、小麦50克、甘草15克、大枣6枚、五味子15克。水煎服。

10月16日三诊：服药10剂，精神状态进一步好转，时有笑容，睡眠时间明显增加，已能入睡5~6小时，恶梦减少，幻听大减，脉浮象已减，苔薄、舌面津液少布。继用前方治疗。

10月30日复诊：继服前方10剂，精神恍惚明显减轻，睡眠佳，虽仍时有幻听，但声音已小。头晕、心悸、恐惧感均减，但心胸烦闷，脉已转沉。继以前方酌加理气之剂。处方：百合50克、生地20克，生龙骨25克、生牡蛎20克、合欢花20克、甘草15克、小麦50克、大枣6枚、香附15克、柴胡15克、青皮15克、赤芍15克、陈皮15克。水煎服。

11月13日五诊：服上方12剂，病情继续好转，精神状态已基本恢复正常，幻听虽偶尔出现，但亦极其轻微。仍心胸烦闷，脉沉。易法改用疏郁活血理气之剂。处方：桃仁25克、香附15克、青皮15克、柴胡15克、半夏15克、木通15克、陈皮15克、大腹皮15克、赤芍20克、苏子15克、桑皮15克、甘草15克、小麦50克、大枣5枚。水煎服。

服上方10剂后，幻觉幻听基本消失，神态已如常人，谈笑自如，睡眠正常，食纳大增，神色与前宛若二人。嘱停药观察。追访未见复发，已于12月份返回住地。

按语：《金匮》云，"百合病者……意欲食，复不能食，常默然，欲卧不能卧，欲行不能行，饮食或有美时，或有不用闻食臭时，如寒无寒，如热无热，口苦，小便赤……如有神灵者，身形如和，其脉微数"。本案虽与《金匮》所言"百合病"典型症状不尽符合，但精神恍惚、神志不定的表现则完全一致，其病机相同，故仍诊断为百合病。根据《诸病源候论》及《医宗金鉴》记载，认为本病除起于伤寒大病之后外，也可由于平素多思寡断、情志不遂，或遭遇外界突然的或持久的精神刺激而致。本案病发于情志久郁之后，故与此说甚合。

《内经》有"五神脏"之说。心藏神、肝藏魂、肺藏魄、脾藏意、肾藏志，五神各安其所、各司其用则精力充沛、生机勃勃。若五脏阴阳失调，五神不藏或失其所用，则临床可见多种精神症状。据本案症状特点及舌脉所见，辨证为阴虚阳浮、神魂不藏。《灵枢经》曰："心者，五脏六腑之大主也，精神之所舍也。"又曰："随神往来者谓之魂。"魂是比神层次低的精神活动。当心神失养，神失所用，失去对魂的主持，则可发生不能自主的行为和幻觉；神用不明则现精神呆滞，表情淡漠如痴；肝魂不安，则少寐多梦，神志恍惚不定。此即张介宾所说："魂之为言，如梦寐恍惚、变幻游行之境皆是也。"故可认为阴虚阳浮，神魂游荡，悠悠忽忽而致幻觉幻听，乃为本案病机之所在。治用百合地黄汤合龙骨、牡蛎，以滋阴潜阳，收摄浮越之神魂；伍以甘麦大枣汤加味，以补益心气，助其神用而安魂。神魂归宅，阴阳相合，诸症大减。最后尚遗小有幻觉、心胸烦闷，此属气血凝滞于心窍，神气为之所阻，是以余症未能完全消除。本案前期属虚，故以滋阴潜阳益心气而收功；后期属实，易用《医林改错》癫狂梦醒汤以活血疏郁治之而愈。

例三：不寐（阴虚）

张某，男，32 岁。1985 年 9 月 15 日初诊。

失眠二月余。自述因所愿不遂、情志抑郁而致夜不能寐。2 个月来每夜几乎通宵不眠、五心烦热，有时方有睡意即突然惊醒而不能再入睡，精神疲惫，痛苦异常。经用西医镇静安眠药及中医镇静安神之剂均未获效，经介绍求余诊治。

患者不寐心烦，面色憔悴，目暗少神，舌光红无苔，脉弦滑而数。

辨证：志极动火，阴血暗耗，水不济火，心肾不交。

立法：育阴潜阳，清心宁神。

方药：黄连 10 克、黄芩 10 克、阿胶 15 克（冲）、白芍 15 克、生地 20 克、玄参 20 克、生赭石 30 克、珍珠母 30 克、五味子 15 克、酸枣仁 20 克、夜交藤 30 克、甘草 10 免、鸡子黄一枚（冲）。水煎服。

9 月 29 日复诊，服上方 12 剂后，心烦大减，已能入睡 4 小时，效不更方，继用上方。10 月 6 日三诊：又服上方 6 剂，睡眠进一步好转，已入睡 6 小时，精神转佳。舌红，已有薄苔，脉象弦滑。此为水火相济之佳兆。上方去黄芩，加茯苓 15 克再服。

10 月 13 日四诊：服药 6 剂，夜间已能入睡 7～8 小时，虽偶有心烦，但脉象弦中已带缓象，舌苔薄白，此阴分初复，心中尚遗余热之故。继服上方以善其后。

按语：不寐一证，其病机较为复杂，临床需认真辨证，不可妄用镇静安神。本案病发于情志抑郁之后，五志化火、耗伤阴血、阴不涵阳、心火独亢，故五心烦热、舌光红无苔、脉弦滑数；水不济火、心肾不交，神不安守其舍，故夜不能寐。此与《伤寒论》中少阴热化证"心中烦，不得卧"机理相同，故选用《伤寒论》黄连阿胶汤加育阴潜阳宁神之剂治之而愈。黄连、黄芩清心火，芍药、阿胶滋阴血，本方尤妙在鸡子黄既宁心涵液，又滋育肾阴，如此使水升火降心肾交，坎离济则心烦不寐诸症除。然该患已二月彻夜不眠，病情十分顽固，单以原方终嫌力薄，故加入生地、玄参育阴清热；珍珠母、生赭石重镇潜阳；酸枣仁、夜交藤、茯苓宁心安神。

此例不寐即情志内伤，经用黄连阿胶汤加味治之而愈，足证《伤寒论》为万病之准绳，非独伤寒也。笔者经验本方加减治疗心烦不寐，由于阴虚阳亢、心肾不交者多获殊效。凡心火亢盛、舌红脉弦滑或弦数者，即投此方，百不失一。曾于1971 年治一长达十月不寐屡治不效者，已发展至精神昏愦、肢体痿软、不能自持的严重病例，即以此方加减而愈。此类不寐若用归脾汤等温补之剂，则贻误病情，医者不可不知。

例四：夜游遗溺

姜某，女，13 岁。1984 年11 月30 日初诊。

夜间遗尿、夜游一年余。本年7 月份曾因车祸而致昏迷，经抢救后神志恢复，未遗有其他症状，但夜游加重，每晚必发，发则睡中出走。遗尿也随之加重，每夜必遗，几无虚日。几经治疗未效，故来求治。

患者夜寐不安，夜游遗溺，面色无华，神疲乏力，舌淡红，脉沉而无力。

辨证：心肾气虚，神志失藏；下元不固，膀胱失约。

立法：补肾摄纳，养心安神。

方药：龙骨20 克、牡蛎20 克、益智仁15 克、远志15

克、龙齿 15 克、山药 20 克、五味子 15 克、熟地 15 克、甘草
10 克、人参 10 克、杏仁 15 克、菖蒲 15 克。水煎服。

　　12 月 6 日复诊：服用上方 6 剂后，遗尿症状减轻，隔 1 ~
2 日一遗，但仍有夜游、睡眠不安。面色较前转佳，舌脉同
前。初见疗效，宜守此法，继以前方加减治之。处方：人参
15 克、酸枣仁 15 克、菖蒲 15 克、茯神 15 克、远志 15 克、龙
骨 15 克、龙齿 15 克、牡蛎 20 克、益智仁 10 克、熟地 20 克、
枸杞 15 克、山药 15 克、甘草 10 克、杏仁 15 克、五味子 15
克。水煎服。

　　12 月 13 日三诊：服上方 6 剂后，夜游外出次数大减，时
间亦缩短，遗尿基本控制，近一周来未有遗尿。精神转佳，但
夜寐多梦，舌淡红，脉沉迟。继服前方加附子 10 克、肉桂
10 克。

　　1985 年 1 月 3 日四诊：连续服用上方，除 12 月 18 日遗尿
一次外，此后夜游、遗尿症状再未发生，但尚有夜间多梦易
惊。此心肾气虚渐复，尚未收全功，故宜继用补肾固摄宁心之
法，以善其后。处方：人参 15 克、熟地 20 克、山药 20 克、
益智仁 15 克、远志 15 克、菖蒲 15 克、龙齿 15 克、龙骨 20
克、牡蛎 20 克、茯神 15 克、桑螵蛸 15 克、五味子 15 克、合
欢皮 15 克、甘草 15 克、附子 10 克、肉桂 10 克。水煎服。

　　后追踪随访已痊愈。

　　按语：夜游、遗溺二证，临床往往同时并见，多由心肾失
藏，神志浮越；下元不固，膀胱失约而致。因儿童稚阴稚阳之
体，心肾之气易虚，故多见此症。正如明·孙一奎所云："遗
溺，遗失也，醒而后觉，童稚多有之，大人少有也。夫童稚阳
气尚微，不甚约束，好动而魂游，故夜多遗失。""好动魂
游"、"夜多遗溺"，与本证颇为相似。该患为 13 岁之少女，
因素体阳气不足，心肾失养，至夜阴盛阳衰之时，心神肾志不
得潜藏，浮越于外故夜游；心气失养，神主不明，肾气不固，
膀胱失约故遗溺。突遭车祸惊恐，"惊则气乱、恐则气下，"
进一步伤其心神肾志，故诸症加重。须谨察病机，各司其属，

责之心肾气虚，故以熟地、山药、杞子、五味子、肉桂、附子温补肾气；人参、茯神、菖蒲、枣仁、远志益气养心；龙骨、牡蛎、桑螵蛸、益智仁等收敛固摄。诸药相伍、心肾气复、神志得藏、下元得固，故夜游遗溺之疾愈。

（三）虚实夹杂证

神志病在临床辨证中虽可分为虚、实二类，但纯虚、纯实者不多，而常见的多是虚实夹杂之证。故治疗时应视其孰轻孰重，补泻兼施。

笔者在长期临证中观察到，神志病虚实夹杂证病机属肝胆郁热、心气不足者较多。肝胆郁热则痰气内扰；心气不足则心神浮越，故见心神不安诸症。余常用《伤寒论》柴胡加龙骨牡蛎汤加减，以疏解肝胆郁热、益气养心敛神。实践表明，本方对多种神志病症确有良效。在《柴胡汤类方证治及运用》一文中对柴胡加龙骨牡蛎汤治疗神志病已作了部分介绍。此文再另举数例以进一步说明本方的运用规律。

为了便于患者服用，余以此方加减，研制成"宁神灵"冲剂，自 1981 年 5 月至 1983 年 8 月，以神经官能症为主，系统观察治疗了 353 例患者。有效率达 93.7%，显效率为55.3%，该成果曾荣获 1983 年黑龙江省人民政府优秀科技成果奖，并正式由药厂生产，畅销全国。

例一：郁证（癔病）

吴某，女，37 岁，工人。1989 年 6 月 11 日初诊。因家事不睦而发病年余。形体消瘦，面容抑郁，表情苦闷，思维幻散，夜不成寐，近一个月来每周发作性抽搐数次，发作时不知人事约 2 小时方醒。精神极度疲倦，心烦易怒，月经期尤重。经各医院诊断不一，有谓癫痫者，有谓癔病者。查舌质红，苔白腻，脉弦滑。辨证为肝胆郁热，心气不足，治以疏肝利胆，清热宁心法。处方：柴胡 15 克、黄芩 15 克、半夏 15 克、桂枝 15 克、龙骨 20 克、牡蛎 20 克、甘草 15 克、文军 5 克、党参 15 克、茯苓 15 克、白芍 20 克、红枣 3 个。

6月19日复诊：服药6剂，未作抽搐，心烦乱大减，精神好转，面见悦色。药已中病，效不更方。

6月25日三诊：继服上方6剂后，心情烦乱进一步减轻，数日来抽搐一直未再发作。仍健忘，月经量少，小腹痛。脉弦，舌质转淡，苔转薄。小腹有血瘀滞。前方加郁金15克、桃仁15克、丹皮15克、菖蒲15克。

7月2日四诊：连服上方6剂，经血连日量较多，其后腹即不痛。抽搐20余日来一直未见发作，睡眠可至7小时左右，精神愉快，心烦诸症渐失，脉见弦缓，舌转正红，苔已退。嘱继服上方半月停药，追访2年，患者始终未病，已痊愈。

按：本案例根据其发病特点，当属癔病。因癫痫神志障碍达2小时者鲜有之，且抽搐发生之前无明显的精神因素。本病例集气郁、不寐、抽搐于一身，难以一证定名。但不寐、抽搐皆源于气郁，故本案以郁证而名之。郁证有六郁之分，而此证并非单一为病。综其脉症当属肝胆郁热，气虚痰阻，神浮风动。对此虚实错杂之证，攻之恐伤正，补之又碍助邪，唯以柴胡加龙骨牡蛎汤攻补兼施最为适宜。故以原方略事中减，服药月余即告全功。

例二：痫证（脑梗死继发癫痫）

戴某，男，37岁，干部。1988年10月20日初诊。既往患脑梗死，经治疗缓解。于2月前突然抽搐，两眼直视，吐涎沫，随之每隔1~2日或3~4日必发作，经头部CT扫描及脑电检查，诊断为癫痫，经用多种中西药物治疗，仍不能控制发作，经人介绍求治。诊脉见弦滑，舌苔白腻，辨证属肝胆痰热动风阻窍，治以疏泄肝胆，清热息风化痰。处方：柴胡15克，黄芩15克、半夏15克、大黄7克、生龙骨20克、生牡蛎20克、生赭石30克、全蝎5克、钩藤15克、僵虫15克、川连10克、菖蒲15克。

11月3日复诊：连服14剂，抽搐未发作，精神好转，无明显症状，脉缓，舌苔已化。继服上方以资巩固。

11月19日三诊：连服12剂，抽搐未发作，精神如常人，食欲增加，体力大增。经某医院脑电复查，癫痫波已消失，嘱停药观察。随访半年疗效巩固。

按：本案痫证，属于脑梗死继发癫痫。前医多方用药而未能控制发作。根据中年体盛之人，抽搐发作频繁而剧烈，兼见苔腻脉弦滑，证属肝火痰热动风。因虚象不显，故用柴胡加龙骨牡蛎汤去人参、桂枝、生姜、大枣，加赭石、钩藤、全蝎、僵虫镇肝息风，加川连清热泻心。药仅十余剂，病而告痊愈。应用此方，当随证虚实寒热之偏，而灵活调正药物，方能立于不败之地。

例三：不寐（反应性精神病并发症）

黄某，女，38岁，工人，1986年7月6日初诊。主述两年前曾患反应性精神病，经治疗已愈。但其后入睡困难，一般入睡2小时即醒，醒后再难入睡。精神抑郁，心绪不宁，苦闷，对任何事物不感兴趣，头昏胀，心烦，坐卧不安，月经3个月未至，不能工作，经用中西药多方治疗无效，来门诊求治。诊见舌质红，苔白微腻，脉见沉弦。此属肝气郁结化热，痰热扰于心神所致，宜疏肝泄热宁心安神法治疗。

处方：黄芩15克、柴胡20克、半夏15克、桂枝15克、龙骨20克、牡蛎20克、白芍20克、甘草10克、文军5克、生姜15克、红枣5个、枣仁20克、夜交藤30克、远志15克、生地15克。

7月13日复诊：服上方6剂，心烦不宁大减，可入睡5小时，但不实多梦，月经已潮，量少色淡。头昏胀亦减轻，脉象沉，舌苔转薄，继以上方主治。

7月20日三诊：又服上方6剂，月经来量较多，夹有血块，色紫暗，遂头昏胀大减，烦闷基本消除，睡眠可达7小时左右，但仍多梦。精神愉快，时有谈笑。查舌苔已化，脉象沉缓，此肝郁得舒，气血流畅，心神得安，诸症向愈，继用上方再服。

7月27日四诊：连服上方6剂。诸症基本消失，月经已止，心绪已宁，精神愉快，体力渐复，睡眠良好，偶有梦呓，脉见沉缓，舌苔薄。嘱再服 6 剂，以资巩固。

此病 2 年后随访，患者一直上班工作，未见反复。

按： 此案不寐，心烦不宁，精神抑郁，脉弦，舌苔白，口苦，以肝郁化热，痰热扰心论治，用柴胡加龙骨牡蛎汤增减，疏肝胆、清热化痰，安神宁心，取得了明显效果。由于肝气舒，气血流畅，月经亦随之而潮，诸症向愈。肝藏血、血舍魂，妇女精神抑郁多致月经异常。古人有谓妇女"以肝为先天"之说不无道理。本案通过服药后月经来潮、诸症消失，从而痊愈，可见肝与月经关系极为密切。

肝喜条达而恶抑郁，"肝藏血"，"夜卧则血归于肝"。肝郁化热，内扰于心，阴血暗耗，心神不宁，一虚一实，虚实夹杂，为本证之特点。柴胡龙骨牡蛎汤正应此病机。此案在原方基础上加生地、白芍、枣仁、柏子仁、夜交藤以养血柔肝，亦即养心安神，柴胡、黄芩、大黄泄热平肝，龙牡安神，半夏化痰，相互配合方能奏效。

例四：癫狂

刘某，男，20 岁，工人。1990 年 12 月 20 日初诊。主诉精神失常年余（其母代述）。患者因与其继父不和，长期精神抑郁，以至精神失常。彻夜不寐，狂躁，打人骂人，毁物，思维断裂，语无伦次，有迫害妄想。经多家医院诊为精神分裂症（青春型）。曾经冬眠灵（盐酸氯丙嗪）等西药（大剂量），及中药（曾用礞石滚痰汤、癫狂梦醒汤等）治疗，病势略有缓和，打人毁物、狂躁等症已数月未见，但患者仍有迫害妄想，思维错乱，平时情绪抑郁不愿见人，有时一人向隅自语，有时又情绪激昂，讲话滔滔不绝，但杂乱无绪。当地医生劝其住精神病院，但家属畏惧而未去住院。后慕名而转请余诊治。诊见病者形体适中，表情呆滞。对医者问话初予不睬，继而答非所问。舌质微红、苔白厚、脉弦微滑。中医诊为癫狂，属肝气郁结，痰热内阻，神明失用。治以疏泄肝胆郁热，温阳化痰醒神。

处方：柴胡 20 克、龙骨 20 克、牡蛎 20 克、黄芩 15 克、大黄 10 克、茯苓 15 克、半夏 15 克、桂枝 15 克、菖蒲 15 克、甘草 10 克、生姜 10 克。水煎服。

1 月 6 日二诊：服上方 14 剂，患者睡眠比较安稳，情绪有所好转，有时与其母作简短对话，有时主动与人交谈。其母言此状久未见到，似属好转迹象。但仍多自坐卧，心烦，胸闷善叹气。舌脉大致同前。药已见效，继用上方。

三诊：以上方略作加减，服药三十余剂，病情大见好转。患者情绪渐较稳定，睡眠可睡 7 小时左右，自述睡得很香。现对问话能正确回答，并有时与人结伴滑冰，看球赛等，妄想已不显。查舌质淡红，苔白微腻，脉弦缓。嘱继服上方。

四诊：以上方继服 2 月，患者精神渐转正常。思维正常，未见妄想迫害症状，情绪较前明显乐观，但仍较正常人略显呆滞。舌质淡红，苔薄白，脉微弦。遂停汤剂，改服"宁神灵"冲剂，每日 3 次，每次 1 袋。连服 3 个月。患者已痊愈。后休养 3 个月余而参加工作，随访 1 年，病未见反复。

按：本例"精神分裂症"病历年余，虽经多方治疗而未能痊愈。根据其证候特点，初病之时当为"狂证"，来诊之际又似病"癫证"。采用柴胡加龙骨牡蛎汤加减治疗，病情逐渐好转，半年有余即告痊愈而上班工作，说明本方治疗此病确有良效。

《难经·二十难》曰："重阳者狂，重阴者癫。"后世医家多宗此说，认为狂为阳病，癫为阴病。如《医参》云："癫狂皆痰也，癫因寒为虚，狂因火为实。"但据多年临床实践，余认为本病纯虚纯实者均属罕见，大多寒热交织、虚实错杂，故常采用柴胡加龙骨牡蛎汤，通补兼适，寒温并用。明·张景岳云："癫狂二证，皆由情志过度……皆属火炽痰壅，但有缓急之分耳。"心藏神，为精神之所舍，火炽痰壅，扰乱神明，则发狂为急；痰热闭阻，神明失用，则发癫而缓。故用柴胡、元芩，大黄疏泄肝胆郁热；桂枝、半夏以温阳化痰醒神；龙骨牡蛎以镇惊敛神。尤以甘草桂枝益气通阳，不仅有助于化痰利湿，还能振奋心阳以启神用。诸药相伍，散与敛，通与补，温与清共熔于一方之中；郁热清而痰湿除，闭阻解而神用复，浮神敛而惊悸安。

不寐证治

不寐是常见病之一，属神志病范畴，顽固性不眠缠绵岁月，严重危害身心健康。本病临床分虚实两类，虚则多属心肾两虚或心脾两虚，气血亏耗；实则多属阳亢实热或血瘀及痰浊内扰等。笔者在长期临床实践中，对本病治验较多，现将自己诊治体会介绍如下。

《灵枢·寒热病》谓："阴跻阳跻，阴阳相交，阳入阴，交于目锐眦，阳气盛则瞋目，阴气盛则瞑目。"阴阳相交即阴阳保持相对平衡，阳气入于阴便成睡寐，阳气出于阴便成觉醒。《灵枢·邪客》谓："卫气昼行于阳，夜行于阴……行于阳不得入于阴，行于阳则阳气盛……不得入于阴，阴虚故目不瞑。补其不足，泻其有余，调其虚实以通其道而去其邪……阴阳已通，其卧立至。"以上两段经文精辟地阐明了不寐的病机，并指出了治疗法则。如何使其阳入阴，阴阳相交，水火既济，方为治疗本病的准则，即属阳盛灼阴而阳不入阴者，则须泻火以滋水，即《灵枢》所谓的补其不足，泻其有余，调其虚实之意。笔者生平恪守此旨治疗不寐证甚多，只要辨证准确，大多有效。《伤寒论》少阴篇有黄连阿胶汤证，原文谓："少阴病，得之二、三日以上，心中烦，不得卧，黄连阿胶汤主之。"即属心火亢盛，肾水不足，心肾水火不交，阳不入阴之证。方用芩连以直折心火，阿胶以滋肾育阴，芍药酸敛化阴，鸡子黄养心血，使心肾交和，水升火降。正如柯韵伯所谓："是以扶阴泻阳之方，而变为滋阴和阳之剂也。"临证观察本证表现以心烦不寐，口燥咽痛，舌红少苔，脉细数等为主证。1985年9月15日治一张姓男患，32岁，心烦少寐一年余，近两个月来因事务繁扰病情加重，常彻夜不能入睡，心烦难忍，经用各种安眠药皆不效。观其面容疲惫不堪，两目少神，手足心热，舌光红无苔，脉象滑数。辨证属心火亢盛，肾水不足，心肾不交，治宜清心火，滋肾水，辅以潜阳宁神之剂。拟方：黄芩15克、黄连10克、阿胶15克（冲烊化）、白芍15克、生地20克、玄参20克、生赭石30克、珍珠母30克、五味子15克、酸枣仁20克、夜交藤30克、甘草10克、鸡子黄1个（冲）。水煎服。9月22日至9月29日两次来哈复诊，共服上方12剂，心烦大减，能入睡6小时，精神好转，脉象数中带有缓象，舌有薄苔质仍红。此心火渐复之佳兆。继用上方6剂，10月6日复诊，睡眠继续好转，能入睡6～7小时，心烦等症已除，面色转润，脉象缓，舌质正红转润苔薄。嘱其继服上方若干剂以善后。

不寐属心肾两虚，气血亏耗，神志不宁守者，临床较多见，笔者常用十四友丸化裁治疗甚效，方为：熟地黄、人参、茯苓、茯神、酸枣仁、柏子仁、紫石英、龙齿、辰砂、当归、黄芪、远志、阿胶、肉桂。其组方特点除补肾养心安神外，有紫石英、龙齿镇肝潜阳配合甚妙。其他如磁石、赭石、珍珠母、牡蛎等皆可选用，此类药与补肾养心安神之品相伍，寓补于潜。使阳气得以潜藏，往往疗效卓著。人参有"补五脏，安精神，定魂魄，止惊悸，开心益智……"之功，此药临床应用确有疗效，野山参不易得，即培植之人参效果亦可，如曾用于神经衰弱之患者，单用人参煎汤每日2次服约二钱重，连用两周精力较前充沛，睡眠良好，食欲旺盛。归脾丸、定志丸、十四友丸等皆用人参，但必须属于脾气虚者方可用之，若阳亢实热之不寐，不仅不效，反而会使病情加剧，必须辨证用药，才不会蹈"实实"之误。

《金匮要略》之百合地黄汤治疗百合病，笔者常以此方重用生地黄与甘麦大枣汤合用，治疗不寐属心阴虚者，症见神志不宁，心烦不寐，怔忡，自汗，舌红，脉细数等。若原方加龙骨、牡蛎以潜阳疗效亦佳，若夹痰浊，则用滋阴清热，潜阳化痰浊之法，如大便秘者可于方中加大黄，大便通利则睡眠随之好转，笔者曾用此法治愈极顽固之不寐证甚多。如1986年3月28日，一女性王某（47岁）就诊，患者心惊不眠一年余，常彻夜不能入眠，心烦多怒，自汗，手足灼热，大便秘结，经用安神镇静之药皆来收效，脉弦数，舌红有薄苔。辨证为劳心过度，心火亢盛，肾水不能上济，因热生痰，痰气凌心，是以心悸不寐。治以清心火滋肾阴潜阳化痰浊之剂。药用：生地黄25克、玄参20克、寸冬20克、大黄10克、川连10克、黄芩15克、半夏15克、枣仁25克、赭石30克、茯苓20克。水煎服。连服12剂，夜能安卧，大便通畅，后去大黄，大便又秘而复不寐，夜间烦躁多汗，随又加入大黄，服后大便通利而睡眠随之又转好。可见大便通畅与否与此病关系极为密切，但生地黄等滋阴潜阳作用仍为主要，乃相辅相成之效。

《金匮要略》有酸枣仁汤治"虚劳虚烦不得眠"。其着眼在虚烦，针对因痰郁、热结所致之烦不得眠而吉，虚烦因肝虚血失所藏，盖卧则血归于肝，血不藏则烦不得卧，以酸枣仁为主补肝养血，佐以茯苓、甘草安神宁心，川芎解郁，知母清热，凡久病体虚不寐，服此方效如桴鼓。酸枣仁味酸为补肝之圣药，《本草从新》谓其治胆虚不眠，肝与胆相表里，凡肝胆虚不眠者，可用此方化裁治疗。兼寒者可加挂心，桂心为温肾之良药，《韩氏医通》有交泰丸。笔者认为，用酸枣仁汤时，酸枣仁须重用至八钱或一两，量小则效亦小。

有胃腑实热而不得眠者，以阳明为水谷之海，实热内结则气逆下降，奔迫而上，所以不得卧。《素问·逆调论篇》谓："胃不和则卧不安"。不安即反复不宁之谓，临证中见有不寐者每至傍晚欲出外奔走不能安卧，脉象滑实，舌干口燥，多伴有腹满便秘，五心烦热等症，此由胃家实热，阳明气逆所致。阳明之气以下行为顺，若实热内结则胃气上逆不和而不得安卧。笔者常用调胃承气汤或大承气汤以下其实热，大便通利，实热除则胃气和而能安然入睡。观小儿有夜间扬手掷足，五心烦热不能安睡，乃胃肠积热所致，予一捻金类大便通利即随之而愈，其病机与成人相同，此即泻其有余以下通其道，而去其邪之法。

此外，尚有属于痰热内扰而致不寐者，则宜用滚痰丸治之。如治一妇女产后十余日不寐，烦躁不宁，诸治罔效，用冬眠灵只能朦胧两小时，察其舌苔干厚，脉象滑而有力，体素丰腴。审证求因得之于难产，又与其爱人生气，恐惧与恚怒情志之变，结合脉证分析为气郁生痰动火，痰热胶结，内扰心神，以致烦躁不寐，遂予滚痰丸变为汤剂。拟方：大黄 10 克、黄芩 15 克、沉香 15 克、青礞石 25 克。水煎服。服药二剂大便稍利，夜间稍静，小有躁动，继而用滚痰丸，大黄加至 15 克合导痰汤，服 3 剂，大便通畅，夜能熟寐 5 小时，继以和胃安神之剂而愈。丹溪认为，痰迷心膈，可使人惊悸怔忡不寐。此病或因思虑过度，或因惊，心胆虚怯，神不守舍，舍空为痰气所扰，以致惊悸怔忡不寐。恶梦自汗，短气心悸，诸症丛生。胆属少阳为心之母，母虚子亦虚。"脏腑之气皆取决于胆，胆气一虚，而脏腑之气皆无所遵从，而心尤无主……"当心胆同治，虚为本痰为标，虚实夹杂，笔者喜用十味温胆汤治疗，半夏、枳实、陈皮、茯苓、酸枣仁、远志、五味子、熟地黄、人参、甘草、生姜、红枣。此方一方面益心胆，一方面除痰气，屡用屡效。或加菖蒲、郁金以开窍，有热者加黄连以清热，如苔黄腻大便秘则须加大黄泄热通便。用药如用兵，必须审病机之变化随证施治，方能克敌致胜。

《医林改错》血府逐瘀汤条下有"治夜不能睡，用安神养血药治之不效者，此方若神"。笔者体会，临证见舌光紫或有瘀斑，口唇紫，心烦胸胁满，短气不寐，脉象弦或弦滑等，病性多属血瘀，病位则在于心肝，因"心藏脉，脉舍神，脉为血府"，"肝藏血，血舍魂"，"人卧则血归于肝"。心与肝为子母关系，神与魂都属于思维意识活动，若情志怫郁恚怒，则气血瘀阻，魂不得藏，于是怔忡不寐，梦游梦语等症而生矣。笔者临证用此方甚多，只要属于血瘀者无不收效。近治一钱姓妇女，40 岁，因与爱人不和，情志怫郁日久遂致不寐，时彻夜不眠，心烦易怒，头胀昏，舌边缘有瘀斑，脉象弦，曾服安神宁心之剂百余剂毫无效果。按以上脉症分析，属心肝气血瘀阻，神不得藏，故夜不能安卧，投此方连服 6 剂，睡眠渐次好转，可入睡 5~6 小时，梦亦减少，继以安神养心之剂调治而愈。用此方活血化瘀须注意不可过剂，过用常有由瘀转虚之变。近治一妇女在某医院住院，诊断为隐性冠心病，患者自觉烦闷，发作时难以忍受，有灭绝之感，按冠心病用药无效。笔者察其舌紫光无苔，脉象弦滑，辨证为肝血瘀阻，用血府逐瘀汤原方 6 剂，发作时间缩短，烦闷程度明显减轻，嘱继用此方 3 剂后复诊。岂知患者喜药对症竟连续服之，服 10 剂后胸闷虽除，但觉心中颤抖恐惧不眠，来寓求诊。此即《内经》谓："心中憺憺，恐人将捕之。"乃由肝血瘀转为肝血虚之候，随以养血补肝之药，连服 6 剂而愈。通过此病例，可见活血化瘀与攻伐之药相同，过用则犯"虚虚"之误。

糖尿病治疗体会

　　糖尿病相当于中医学之消渴，又名消瘅、膈消等，宋元以后称为三消，以多饮、多食、多尿为特征。如《证治准绳》云："渴而多饮为上消；消谷善饥为中消；渴而便数有膏为下消。"实际上，这三种主要症状多合并出现，很难截然分开。

　　本病的发病原因尚不明确，一般认为与高级神经功能紊乱和遗传因素有一定关系。中医学则认为与素体肾亏阴虚有关。有因饮食不节，多食酒辣肥腻、煎炸之物，即所谓膏粱炮炙、酒酪潼乳，以致酿生内热，蕴结化燥，耗伤阴液，不能滋养肺肾而发为消渴者；有因精神因素喜怒耗神过度，气郁化火，消炼津液，以致阴亏阳亢而成消渴者。这同临床观察经过治疗的患者，因精神刺激或创伤而导致糖尿病突然加重的例子是一致的。

　　病理变化多责之于阴虚和燥热两个方面，并且互为因果。前人谓人身有君火和相火，"得其平则烹烁饮食，糟粕去焉。"由于热灼肺津而多饮，热郁脾胃而多食，虚火在肾而多尿。如病延日久，往往由阴虚而发展至气虚，表现气阴两伤，病后期，还可出现肾阳虚证。亦有在病的初期就同时兼有气虚者。久病未愈阴虚燥热内结更甚，可以并发肺痨、痈疽、目盲（视网膜病变）以及动脉硬化等症。

　　《证治准绳》谓："心火甚于上为膈膜之消；甚于中为肠胃之消；甚于下为膏液之消；甚于外为肌肉之消。"该书以消为特征，对本病的描绘尤为具体。

　　谢观氏谓本病"若小便有甜气及浮如烛泪者，此谷气与肾气并竭，不治"。又谓本病"以戒饮酒、戒烦劳、戒厚味庶可挽回，否则纵有良方亦难见效。"谢氏谓小便有甜气及浮如猪脂烛泪，则是大量葡萄糖随尿排出，为糖尿病严重之候。三多一少症状明显，患者出丁能量不足，可引起酮血症和酮尿症，重者可出现酸中毒，即酮中毒性昏迷，为糖尿病的严重阶段。

糖尿病的治疗，除药物治疗外，应重视精神疗法即减少忧虑，鼓励患者树立乐观主义精神，战胜疾病。同时也要调整饮食，适当限制每日总量和碳水化合物的进食量，有利于病情好转。这点与中医学戒烦劳减轻精神负担，戒酒及饮食厚味以减少热量的认识是一致的。

中医学认为本病病理是阴虚燥热，治疗方法以养阴生津润燥清热为主，久病气阴两伤，则宜益气滋阴，如补肾阴，泻心火，润肺燥，甚至还可泻肠胃之实热，以济津液之衰。心移热于肺，传为膈消，舌赤燥裂，大渴引饮，少食，大便正常，小便清利，为燥热在上焦，宜用清热润燥的白虎加人参汤治之。石膏之用量每剂药均以30克以上为宜，少则效果不显。本方用后对于口渴引饮等症，疗效卓著，但消除尿糖及降低血糖的疗效则不甚理想。此方适用于阳明热炽伤津之消渴。燥热伤于脾胃为中消，亦称"消中"、"胃消"，症见多食善饥，形体消瘦，小便频多，大便坚硬，治宜清胃泻火为主，兼以滋阴润燥，方用黄连猪肚丸，调胃承气汤等。下消为口渴饮水不绝，腿消瘦而溺有脂液，所谓"饮一溲一"，为阴损及阳，阴阳两虚，宜八味肾气丸补肾中之阴阳。

临床观察有不少患者，有的已经过中西药物治疗，已不具备"三多"症状，一是属于轻型糖尿病，二是经过治疗三消症状已消除，血糖尿糖不减，甚至血糖高，尿糖（＋＋＋），而无临床体征者，只是在体检中发现血糖、尿糖之异常。但通过中医诊察，还可发现疲倦乏力，口干，腰脊下肢酸软，舌红苔燥，脉弦滑等属于气阴两伤，或肺肾阴虚证候者，宜用益气滋阴补肾润肺之剂治疗，多能取效。余拟一方益气滋阴饮用之颇效。

处方：黄芪50克、人参15克（或党参30克）、玉竹20克、生地25克、山药25克、杞子20克、天冬20克、菟丝子15克、女贞子15克、玄参20克。水煎服。

　　本方用人参、黄芪以益气，玉竹、生地黄、枸杞子、菟丝子、女贞子、玄参以补肾滋阴。人参：《本草》谓益气，补五脏、生津止渴；黄芪：《名医别录》谓补丈夫虚损，五劳羸瘦，止渴……益气利阴气。二药合用有益气补五劳虚损、生津止渴之功。玉竹：《本草》又名葳蕤，性味甘平，补中益气止消渴润心肺；《神农本草经》谓"久服……好颜色润泽，轻身不老"。生地黄凉血生血补肾水。淮山药、枸杞子、女贞子、菟丝子补肝肾、生精益气。玄参滋阴清热。诸药合用具有补肝肾、滋阴润燥、生津止渴之作用，与人参、黄芪共组一方，治疗糖尿病之属于气阴不足者，颇为适宜。通过大量病例的观察，用药后患者体力增强，疲劳逐渐消除，多饮多尿症亦随之消失，确为治疗本病之良方。伴随症状之消退，患者之血糖尿糖亦逐渐下降。

　　本方人参、黄芪益气为不可缺少之药，其他补肾滋阴之药亦可扩大范围，如熟地黄、覆盆子、麦冬、天花粉、丹皮。根据施今墨氏治血糖尿糖之经验，苍术与元参、黄芪与葛根亦常选用。多尿不愈常于本方中加入附子、肉桂等药以温助肾中阳气，俾"阳生阴长"，"阴平阳秘"，则诸症自愈。

　　中药对改善消渴症状，增强体力及减轻并发症的症状皆具有较好疗效，对降低血糖尿糖亦有一定的作用，但降糖的效果不如胰岛素及其他降糖药迅速。但西药降糖药多不能巩固，停药则血糖尿糖复上升。中药降糖虽慢，但一般比较巩固，因此余在临床对顽固难治及重型糖尿病常采用中西药结合的治法。先将西药降糖药与中药合用，待患者血糖恢复正常，尿糖转阴后，再递减西药用量，最后只用中药继续治疗以巩固疗效，直至完全缓解。

　　有些病例用中药治疗疗效明显（包括改善症状及降糖），不必使用西药。临床证明，这样的病例疗效都比较巩固。中西药合用，必须有针对性按步骤用，防止滥用。西药滥用往往会贻误病情。曾遇一例患者，血糖 250 毫克%，尿糖（＋＋＋），用优降糖（格列本脲）后血糖降至 150 毫克%、尿糖（＋）。

患者以为疗效明显，未介意，骤停用药，血糖及尿糖又恢复原状。复用西药降糖药，效果不显，又改用中药益气滋阴饮，血尿糖又下降。患者旋又停用中药，血尿糖复又上升，再用中西药效皆不显。中西药滥用，治不彻底而停药，机体对药物产生了抗药性，所以再用效果则不明显。医生应帮助患者了解本病的知识，如饮食控制方法，在轻型中型既要控制饮食，又要加强体育锻炼，患者应该按医生的要求服药以控制血、尿糖，不要滥用药物，特别应该注意的是，一经用药就要用到彻底治愈，不要半途而废。

例一：李某，男，48 岁，干部。1982 年 6 月 10 日初诊。

平素未发现有任何病，近两月来感疲乏倦怠、口干渴饮水多，在某医院检查血糖 200 毫克%、尿糖（＋＋＋），口渴咽干、全身乏力、舌尖赤苔薄干、脉弦。

辨证：气阴两亏。

治法：益气滋阴。

处方：生芪 30 克、党参 30 克、玉竹 20 克、生山药 20克、花粉 15 克、杞子 15 克、丝子 15 克、知母 15 克、玄参 20克、天冬 20 克、葛根 15 克。水煎服，每日 2 次。

6 月 17 日二诊：服药 12 剂，症状明显减轻，全身较前有力，口不甚渴，小便不多，尿糖（＋＋），舌脉同前。继用前方。

6 月 30 日三诊：服药 12 剂，症状进一步好转，血糖 170毫克%、尿糖（＋～＋＋）、脉弦舌转润。继用前方。

7 月 15 日四诊：服前方 14 剂，血糖 140 毫克%、尿糖（＋），舌润口和。继用前方。

8 月 10 日五诊：服前方 20 剂，血糖 143 毫克%、尿糖（－～＋），脉小有弦象、舌润。嘱其继续控制饮食，定期检查。

例二：徐某，男，55 岁，干部。1980 年 6 月 30 日初诊。

平素健康，于本年 2 月感头昏、咽干，经哈市某医院检查，血糖 282 毫克%、尿糖（＋＋＋），诊断为糖尿病。用降糖片、玉泉丸，咽干见好，但血糖、尿糖不减。6月20日检查血糖230毫克%、尿糖（＋＋＋）。

无明显症状，尿不多，口不渴，头略昏，手稍颤，限制饮食，每日3餐，每餐100克，体重下降10千克，舌尖赤薄苔，脉弦。

辨证：气阴两亏。

治法：益气滋阴。

处方：黄芪30克、玉竹20克、生山药30克、天冬20克、菟丝子20克、生地30克、杞子20克、知母15克、丹皮15克、苍术15克、玄参20克、葛根15克。水煎服，每日2次。

7月23日二诊：服上方14剂，自觉全身有力，口不干，脉沉小有弦象、舌尖赤苔白。尿糖（＋）、血糖未查，已收效，宜前方增减治疗。

处方：黄芪30克、玉竹20克、生山药30克、天冬20克、丝子20克、生地30克、杞子20克、知母15克、丹皮15克、苍术15克、玄参20克、葛根15克、花粉15克、沙参15克。

10月5日三诊：服上方80剂，一直上班工作，血糖连3次140～146毫克%、尿糖（＋～－），脉象滑，舌正，无明显症状。

宗前方继续服用，以巩固疗效。

例三：关某，男，56岁。1981年2月18日初诊。

罹糖尿病3年经中西医治疗，效不明显，西药用降糖灵（盐酸苯乙双胍）、D860。尿糖（＋＋＋）、血糖290毫克%。

现症状：口渴干苦，无饥饿感，全身乏力，两腿膝以下酸软，小便多2～3小时一次，大便干，脉滑有力，舌红苔干。

辨证：气阴两虚、燥热伤津。

治法：益气滋阴、清热生津。

处方：生地80克、玄参25克、天冬20克、当归20克、花粉20克、党参20克、生石膏50克、生山药20克、沙参20

克、玉竹 20 克、石斛 15 克、生芪 30 克。水煎服，每日 2 次。

2 月 28 日复诊，服上方 10 剂，口干渴减轻，全身较有力，尿量亦减，舌转润，脉滑。宜益气滋阴法。

处方：生芪 50 克、党参 30 克、天冬 20 克、玉竹 20 克、山药 30 克、花粉 15 克、杞子 20 克、菟丝 20 克、女贞子 20 克、生地 20 克、葛根 15 克。水煎服，每日 2 次。

3 月 31 日复诊：服上方 20 剂，血糖 181 毫克%、尿糖（＋＋），全身较前有力，尿减，口渴已减，舌润苔滑，脉滑。

处方：生芪 50 克、党参 20 克、天冬 20 克、枸杞 20 克、菟丝 20 克、女贞子 20 克、玉竹 20 克、山药 30 克、葛根 15 克、花粉 15 克、生地 20 克。水煎服，每日 2 次。

4 月 16 日复诊：服上方 10 剂，尿糖（＋～＋＋）、腰稍酸痛、口渴及多尿俱愈。脉沉滑，舌紫苔干。

处方：前方加玄参 20 克、知母 15 克。

4 月 27 日至 5 月 10 日两次复查尿糖（－），血糖 130～150 毫克%，继用前方以巩固疗效，随访此患者，至今一直未复发。

例四：陈某，男，54 岁，干部。于 1982 年 3 月 28 日入院。

患者烦渴多饮，消食善饥，小便频数，全身乏力，多汗，舌质红而干，苔薄白，脉弦滑。并伴有轻度肾功损伤，尿素氮 28.2 毫克%，血肌酐 1.0 毫克%，内生肌酐清除率 56 升/24 小时，血压 170/120 毫米汞柱，尿糖（＋＋＋），血糖 240 毫克%，尿酮体（＋＋）。

辨证：气阴两虚。施用益气滋阴药物治之。

处方：生芪 35 克、红参 15 克、天冬 20 克、葛根 15 克、山药 25 克、菟丝 25 克、玉竹 20 克、花粉 15 克、知母 15 克、生地 20 克、茯苓 15 克、苍术 15 克、元参 20 克。水煎服，每日 2 次。

嘱其控制饮食，经用上方 20 剂，自觉症状好转，全身觉有力，三多症状明显减轻，尿糖（＋），血糖 150 毫克%，酮体（＋）。又继服上方 20 剂，三多症状消失，尿糖、血糖、尿酮皆转阴性。尿素氮 20.3 毫克％，血压 110/80 毫米汞柱。患者要求边治疗、边工作，又继服上方 20 剂，经随访病情一直稳定，精神良好，尿糖、血糖、尿酮均阴性，肾功、血压均正常。

咳喘证治拾零

　　咳喘为常见病之一，尤以儿童为多，病机多由外邪侵袭，肺失宣降，清肃下行失常所致。肺居五脏之上为华盖，主治节喜清虚不欲窒碍，一旦为外邪所侵，则肺气胀满发为咳喘等证。临床观察此类病症属外邪侵袭肺热所致者居多，治宜辛凉宣肺，清热止咳可随手奏效，方如麻杏石甘汤、桑杏汤之类。但本证亦有属风寒犯肺，肺失宣降或过用寒凉壅遏肺气，损伤脾胃阳气所致。"脾为生痰之源，肺为贮痰之器"，脾失健运聚湿成痰，湿痰上泛阻碍呼吸，因而形成咳喘。此类病症宜温肺理脾化饮，忌用寒凉。笔者常用射干麻黄汤增减以取效。原方见《金匮要略·肺痿肺痈咳嗽上气病脉证并治篇》："咳而主气喉中水鸡声，射干麻黄汤主之。"此方有祛寒化饮，温肺止咳之功，用于寒邪夹饮之咳喘颇效。笔者曾见咳喘患儿不辨寒热投予寒凉之剂，致使轻症转重，重症转危者甚多，仅举病案数例，以资借鉴。

　　例一：赵某，男，11个月。1970年4月10日初诊。

　　患儿本年2月患感冒，继而发烧，咳嗽，喘息。经某医院诊断为病毒性肺炎。住院二月余，曾用多种抗生素，无显效。现仍发热，体温38℃左右，咳嗽，痰多清稀有泡沫，喉中痰鸣如水鸡声两肺听诊有湿性啰音。面色青暗，舌润，大便溏薄，完谷不化，脉数无力，指纹青透气关。此为痰湿内蕴，外感风寒，肺气不宣之证。宜辛温宣肺，化痰理饮之法治疗。

　　处方：射干5克、麻黄3.5克、细辛2.5克、生姜5克、款冬花5克、紫菀5克、五味子1.5克、清半夏4克、桂枝5克、甘草2.5克，水煎50毫升，分3次服。

　　4月13日复诊：用上方2剂，周身微汗，发热退，体温36.8℃，咳嗽，喘息均减轻，喉中痰鸣亦明显减轻，两肺水泡音较前减少，便溏明显好转，唯舌稍红。为防其化热伤阴，故于宣肺化饮剂中少佐清热之品。

处方：柴胡5克、半夏4克、黄芩5克、生姜5克、细辛2.5克、薄荷4克、紫菀5克、寸冬5克、杏仁5克、五味子2.5克、牛蒡子5克、甘草5克。水煎50毫升，分2次服。

4月16日复诊：服用前方2剂，咳嗽，喘息，喉中痰鸣音大减，两肺水泡音消失，面色转红润，口唇淡红，指纹已无青紫。舌正红，脉稍有数象。此为外寒解，里饮化，但仍未根除，继续以前方主治。

4月19日复诊：继续服前方2剂后，上述症状基本消失，嘱其停药观察。

5月20日复诊：患儿已恢复健康。

按：此例病毒性肺炎，据脉症为内饮外寒，用射干麻黄汤以发散风寒，温化寒饮。服药2剂，肺气得宣，诸症减轻，唯舌稍红，防止辛温化热，故二诊改用小柴胡汤加减，宣肺化饮，并加入麦冬滋液生津。三诊诸症消失，继续治疗而康复。

本例患儿发于暮春，黑龙江省地处东北边疆，此时余寒未尽。患儿身热面青，喉中痰鸣如水鸡声，大便溏，舌润，痰清稀等，皆肺气不宣，脾湿不运，内饮兼外寒之证，故用辛温解表，宣肺化饮之射干麻黄汤一服而取效。

例二：刘某，女，9个月。1976年2月25日会诊。

病儿发热喘咳入大庆市某医院治疗，经用抗生素等药，热仍不退。十余天来体温一直在38.5℃～39.5℃之间波动。病情无转机，因而转入哈市某医院。

住院检查摘要：体温38.6℃，脉搏160次/分，左肺叩诊有浊音。听诊：左肺有湿性啰音。实验室检查：白细胞11000/立方毫米，中性68%，淋巴32%。胸X线透视可见右肺下野呈片状阴影。诊断为病毒性肺炎，经用抗生素效果不显，邀笔者会诊。

患儿发热无汗，喘憋膈动，呼吸困难，咯痰不利，喉中痰鸣甚明显，口周围色青，面青唇淡，手脚发凉，腹胀便溏，每日5～6次，指纹青紫透命关，精神萎靡，眼不欲睁，时而烦燥，舌白不燥。此属风寒闭阻，内蕴痰湿，肺气不宣之证。宜辛温宣肺，和胃化痰之法以治之。

处方：麻黄 4 克、白前 5 克、细辛 3.5 克、生姜 2.5 克、五味子 3.5 克、苏子 2.5 克、射干 5 克、半夏 5 克、紫菀 2.5 克、寸冬 5 克、甘草 3.5 克。水煎频服。

2 月 27 日复诊：连服 3 剂，全身微汗，体温降至 37.8℃，口唇及面青已退，面色转润，咳喘大减，吐出痰涎甚多，大便日 4～5 次稠黏，脉搏 100 次/分。精神转佳，有时在床上玩耍，手脚转温，能喝稀粥半小碗，舌苔已退。此外邪已透，肺气开，痰湿化，继用前方增减以散余邪。

处方：麻黄 4 克、五味子 3.5 克、白前 5 克、细辛 2.5 克、射干 5 克、苏子 2.5 克、半夏 5 克、橘红 5 克、沙参 5 克、寸冬 5 克、生姜 2.5 克、甘草 2.5 克、紫菀 5 克。水煎频饮之。

3 月 1 日复诊：继用前方 3 剂，喘咳已平，体温下降至 36.5℃，痰鸣音消失，两肺听诊啰音亦消失，大便每日 2～3 次。脉滑不数，舌苔已退，于本月 2 日出院。

按：本例为病毒性肺炎，发烧持续不退，喘咳气憋甚重，一般易作温病，喜用寒凉之剂，如安宫丸等。但面青唇淡，舌白不燥，手脚凉，腹胀，便溏，指纹青透命关，可知非温热伤肺，乃风寒犯肺，肺气不宣，以致喘憋气促。若误投寒凉。会使邪气壅遏，促使病情恶化，宜辛温宣肺，化饮和胃之法，使外邪解、里饮化，则诸症自愈。

例三：宇某，男，1 岁。1975 年 3 月 17 日初诊。

患儿 3 月初以发热喘咳而入某医院儿科病房住院。实验室检查：白细胞 17000/立方毫米，中性 70%。X 线胸片：两肺下野可见斑片状阴影，以左下侧较重。听诊：两肺可闻及湿性啰音，左肺下侧较明显，呼吸音减弱。体温 39.2℃，咳喘，烦躁，呛奶，呕吐，咽部痰鸣。诊断为支气管肺炎。先用青、链霉素效果不明显，后做抗生素敏感试验，以卡那霉素治疗后，体温下降到 37.2℃～37.5℃，咳嗽、喘憋等症皆减轻。

但 1 周后又反复，体温虽未上升，咳嗽、喘又加重，两肺下野啰音不减，再用卡那霉素无效。动员出院，请中医治疗。曾用安宫牛黄丸等皆无效。

3 月 17 日经笔者初诊。咳嗽、喘、气憋、痰稀薄，喉部痰鸣音甚重，流鼻水，手脚阵热，颈部以上有汗，全身无汗，大便色绿、每日 2 次，体温 37.5℃。听诊：两肺下野有湿性啰音，左下侧较重。舌滑白苔，口唇润，指纹青透气关，脉数无力。属外寒里饮，肺气不宣之证。宜辛温解表，温化痰饮之法。

处方：麻黄 3 克、射干 4 克、紫菀 5 克、冬花 5 克、半夏 3.5 克、细辛 2.5 克、五味子 2.5 克、前胡 4 克、牛蒡子 5 克、桔梗 5 克、生姜 1 片。水煎频饮之。

3 月 20 日二诊：用前方 2 剂后，全身微汗，咳嗽，喘憋大减，已不流鼻水，喉部痰鸣音明显减轻，体温 37.1℃。听诊：两肺下野湿性啰音减少。不愿吮乳，大便正常。舌润有薄苔，脉数无力。此表邪解，寒饮化，但胃稍热，以致纳呆腹胀，继宜前方稍加清胃利气之剂。

处方：麻黄 3 克、射干 5 克、半夏 5 克、紫菀 5 克、冬花 5 克、五味子 2.5 克、前胡 5 克、桔梗 5 克、细辛 2.5 克、牛蒡子 5 克、寸冬 5 克、川贝 5 克、生姜 1 片。水煎频饮之。

3 月 25 日三诊：服上方 2 剂，咳嗽大减，已不喘憋，喉中痰鸣音极轻微，全身仍有微汗，吮乳好转，腹已不胀，舌苔薄稍干。听诊：肺左下野啰音明显减少，颊部有少许水疱，指纹转红。体温 37.4℃，身有微汗，脉数。此表邪解，寒饮已化，前症大好，但颊部出少许水疱，体温不下，为邪热内蕴欲出水痘之兆，宜辛凉宣化除饮中兼清热解毒之法。

处方：桑叶 5 克、杏仁 5 克、桔梗 5 克、前胡 5 克、川贝 5 克、寸冬 5 克、半夏 5 克、紫菀 7.5 克、牛蒡子 5 克、银花 10 克、橘红 5 克、甘草 2.5 克。水煎频饮之。

4 月 5 日四诊：用前方 2 剂，发热已退，体温 36.5℃，水痘已愈，咳喘已基本消除。听诊：两肺啰音消失。患儿精神恢复，吮奶正常，病已痊愈。

按：本案从舌润口和痰稀，喉中痰鸣，鼻流清水等辨证属于表邪不解，寒饮射肺，宜射干麻黄汤以解表宣肺，温化寒饮，连用四剂，表证解，里饮化，但周身微热不退，舌少干，颊部有少许水疱，为毒热内蕴欲出水痘之兆，改用辛凉宣化，清热解毒之法而愈。

此外尚有咳喘长时间不愈，咽干口燥，身热不解，听诊水泡音满布，甚至经年累月反复感冒，迁延不愈，用大量抗生素罔效。此属肺阴亏耗，正虚邪恋，多见舌红绛少津，脉数；宜滋阴润肺扶正治疗则诸症自除，水泡音亦随之消失，切忌用苦寒化燥伤阴之剂。如近治一李姓患者，60岁，反复感冒半年余迁延不愈，听诊两肺上野水泡音甚多，经胸透两肺上野炎症不吸收，曾用大剂量抗生素无寸效，求治于余，见其舌光红、无苔、脉滑而带数象，此属肺阴不足失其清肃下行之常，宜滋阴润肺之剂，予沙参麦门冬汤加减治疗。服药6剂咳喘大减，舌微见薄苔，听诊水泡音消失大半，乃肺阴渐复之佳兆，继宜前方连服5剂，诸症悉除，水泡音亦随之消失，从此而愈。

例四：王某，16岁。发烧咳喘3个月，迁延不愈，咳痰色黄带血。经X线胸透右肺下叶片状阴影，诊断为大叶肺炎，并支气管扩张，经用抗生素及止血剂效不显，来我院门诊，诊察所见体瘦神疲纳减，胸痛咳痰带血，有时大口咯血、色鲜红，舌光红，薄苔少津，脉弦略数，此属燥热伤肺，肝火亢盛，木火刑金，灼伤血络之证，宜清肺润燥平肝凉血法。

处方：生地20克、寸冬20克、沙参20克、玄参15克、茅根50克、百合20克、藕节20克、桔梗15克、甘草10克、郁金15克。水煎服。

用上方7剂，血止痰减胸舒精神转佳，再以肃肺平肝化痰宁络之剂，前方加瓜蒌15克、芦根50克、枇杷叶15克。血止痰清诸症向愈。《医门法律》有清燥救肺汤，治诸气膹郁，诸痿喘呕。喻昌谓："诸气膹郁之属于肺者，属于肺之燥也。而古今治气郁之方，用辛香行气绝无一方治肺之燥者。"清肺润燥，肺气得肃则气自下行，诸气膹郁自可解除。此喻氏之创见。余从实践中体会：凡肺感染日久不愈，多属肺阴亏耗，正气不足，此时无论中药清热解毒，西药之抗生素皆不能收效，或收效甚微；原因只着眼于除邪而忽视扶正之故耳。治疗此症喻氏之清燥救肺汤，吴氏之沙参麦门冬汤皆可选用。

例五：徐某，男，13个月。1977年8月10日会诊。

患儿在本市某医院住院，发烧两个月时起时伏，经用抗生素如红霉素等，热虽一时下降，但不久又上升，体温一直稽留在38.2℃～39.4℃之间，咳喘甚剧，听诊双侧肺上野细小水泡音甚多，心率140次/分，血化验白细胞13200/立方毫米，中性48%，淋巴60%，诊断为病毒性肺炎。中医诊察发烧喘满膈动，咳嗽气促，烦躁不安，唇焦齿燥，手脚灼热，口渴舌绛少津，大便干，小便黄，脉疾如釜沸，形体消瘦已极，目紧闭奄奄一息，势甚危笃。综合脉症分析，此系发热日久肺阴亏耗。肺主气，气阴二虚不能宣化，痰热壅结失其清肃下行之顺，于是以上诸症丛生，然病势垂危，阴竭防厥脱出现，急当益气滋阴，润肺化痰以资挽救。

处方：红参15克、麦冬10克、五味子2.5克、玉竹5克、沙参10克、川贝10克、橘红5克、桑叶5克、甘草2.5克、瓜蒌5克。水煎，频频饮之。

8月13日复诊：服药1剂热稍减，体温38℃，咳喘稍轻；继服2剂，体温37.4℃，咳喘气憋俱大减，已不烦躁，能吮乳，精神转佳，脉数已减，心率100次/分，舌红有津，听诊：水泡音减少，继以前方增减图之，连服4剂喘咳基本消失，体温36.5℃，心率90次/分，白细胞9000/立方毫米，中性55%，淋巴44%，停药观察1周，痊愈出院。

按：本案为重症病毒性肺炎，迁延日久，液耗气脱，抗生素未能奏效，用生脉饮合沙参麦门冬汤益气滋阴润肺，连服4剂即使患儿化险为夷。沙参麦门冬汤见《温病条辨》，原方沙参、玉竹、生甘草、冬桑叶、麦冬、生扁豆、花粉，治"燥伤肺胃阴分，或热或咳者"，与此案证合拍故用之而效。余治肺感染甚多，凡经中医治疗绝大多数是用过抗生素无效者，此案为重症之例，亦有轻者症状不明显，唯听诊肺部水泡音不消失，见舌红脉滑，按肺阴不足施治亦同样有效。于此可见必须掌握中医辨证论治，且不可一见感染不分寒热不辨虚实即投清热解毒之剂，致使轻者重，重者危，可不慎哉。

阳痿病治疗一得

阳痿一名阴痿，即男性阴茎不能勃起，或举而不坚，往往伴有早泄、遗精等症。此病与肝肾阳明三经经有关。肾藏精为作强之官，《诸病源候论》谓："肾开窍于阴，若劳伤于肾，肾虚不能荣于阴器，故痿弱也。"肝脉络于阴器，薛立斋曰："阴茎属肝之经络，盖肝者木也，如木得湛露则森立，遇酷暑则痿悴……"张景岳谓："凡思虑焦劳忧郁太过者多致阳痿，盖阴阳总宗筋之会，会于气街，而阳明为之长，此宗筋为精血之孔道，而精血实宗筋之化源……"由此可知此病前人皆责之肝肾阳明三经，但属肾阳虚、命火不振、精气清冷者多，属阴虚者少，属湿热者则尤为少。属肾阳衰微者，余用补肾壮阳丸颇效。方药如下：

熟地 50 克、山萸 25 克、山药 25 克、茯苓 20 克、泽泻 20 克、丹皮 20 克、丝子 25 克、肉桂 20 克、附子 20 克、狗肾 1 具、鹿鞭 25 克、仙灵脾 20 克、红人参 25 克、仙茅 20 克、杞子 20 克、知母 20 克、盐柏 20 克、肉苁蓉 20 克，巴戟 20 克。研粉炼蜜为丸，每丸重 15 克，每日 2 次，每次服 1 丸，白水送下。

例一：冯某，男，34 岁，技术员。1962 年 4 月 19 日初诊。

结婚 7 年无子，腰酸无力，下元寒冷，阳事不举，因之夫妇感情日疏。经某医院检查，谓精子成活率为 20%，难望生育。病者深以为虑，求治于余。察其色脉无异常。因思《金匮要略·虚劳篇》谓："阴寒精自出，酸削不能行。"《诸病源候论·虚劳病诸候》谓："七伤者，一曰阴寒，二曰阴痿，三曰里急，四曰精漏遗，五曰精少、阴下湿，六曰精清，七曰小便苦数、临事不卒。"所谓阴痿精寒早泄，实乃肾元亏损，命火不振所致。宜以温补肾阳法施治，与上方连服 2 剂（丸药)，未及两月阳事勃起，其爱人已妊娠，后如期顺产一男。

例二：刘某，男，45岁，现役军人。1978年3月15日初诊。

阳痿三年余，阴囊寒冷潮湿，无性生活要求，精力不振，嗜睡。自述得之于战争时涉水而逐渐下元冷湿，阳事不起，脉沉迟弱。此属肾阳衰微不能作强当无疑义。先与补肾壮阳之汤剂，连服10剂，精力稍好，但仍阳事不振，随后给予补肾壮阳丸药方。服药一料后患者来复诊，自述药后性生活有明显改善，又在上方加驴肾一具，又服药二料，阳事恢复正常，诸症悉愈。

余以此方治疗阳痿属于命门火衰者颇多，大都有效。方中除了补肾阳助命火之药外，又配用一些滋肾阴之药。因"阴根于阳、阳根于阴，善补阳者必于阴中求阳，则阳得阴助而生化无穷；善补阴者，必于阳中求阴，则阴得阳升而泉源不竭。"在助肾阳时必辅以滋肾阴之剂，即火中取水之义也。

此病除命门火衰阳痿不起者外，亦有肝肾阴亏、湿热素盛以致宗筋弛纵而痿者。此类阳痿用温补药不仅无效，反而会使病情加剧。治此类阳痿，余常用知柏地黄汤以滋肝肾之阴，复加胆草、二妙丸等以清肝经之湿热颇效。曾治一王某，素嗜酒体丰，突于近日患坐骨神经痛，求治于余。脉浮缓苔白腻，知为湿热伤丁筋脉，用药后坐骨神经痛大减，然续发阳痿证。余初以温补肾阳药20剂丝毫无效，后恍悟此为湿热下注伤于宗筋所致，遂以三妙散加胆草、当归、柴胡、黄芩连服药4剂，阳事勃起，调治而愈。东垣以龙胆泻肝汤治前阴热痒，臊臭。薛立斋以龙胆泻肝汤治肝经湿热之阳痿。本证确因于湿热所致，故不得妄投温补。但据余之经验，湿热亦多合并肝肾阴虚，纯湿热者则极少见，必具火证火脉方可用之。

例三：刘某，男，50岁，干部。1981年2月7日初诊。

素康健，半年来阳痿不举，性欲减退，曾服海马三肾丸、参茸丸等温补肾阳之剂，无效。求诊于余，见其面色红润，仅有腰酸，余无他症，脉象滑而有力，当属肾阴不足、湿热下注、宗筋弛纵之证，宜滋补肝肾之阴清热利湿法。

处方：熟地 30 克、山萸 15 克、茯苓 15 克、丹皮 15 克、泽泻 15 克、山药 20 克、知母 15 克、川柏 15 克、胆草 10 克、女贞子 20 克、菟丝子 20 克、杞子 20 克、仙茅 15 克、羊霍叶 15 克。水煎服，每日 2 次。

3 月 21 日两次复诊，第一次复诊服药 10 剂，有小效，有性欲要求，阳事稍振。第二次又服上方 10 剂，阳事勃起，尤以清晨为明显，嘱继用上方 10 剂，如期复诊已基本恢复正常。

临证掇英

一、实热老痰证

昔王隐君氏谈老痰怪证，种种见症，变化叵测。笔者于1984年7月10日曾治一王姓女患，47岁，常年头眩晕痛，目眵视物不清，头面烘热，口干舌根溃疡，自汗不止，周身浮肿，耳后起包时肿时消，肢体困重，牙龈肿痒，痰多，大便干，小便浓赤腥臭。经中西医检查咸不知何病？患者痛苦莫可名状，来门诊求治。余诊其脉沉滑有力，舌苔厚燥，反复踌思，此属"实热老痰"之证，与王氏所述之症状如目眩耳鸣、齿颊痒痛，牙齿浮而痛痒……眼黏湿痒，口糜舌烂，绕项结核，状若瘰疬……或有如烟火上冲，头面烘热等症不谋而合，参以舌苔厚燥，脉象沉滑有力，属实热老痰内结无疑矣。投以滚痰丸加味逐痰泄热开结。其方即：礞石20克、白芥子15克、黄芩15克、沉香10克、大黄5克、甘草10克、青皮15克、枳实15克、茯苓20克。

7月20日二诊：服药3剂后，腹泻十余次，下黏稠垢秽甚多，头晕痛及眼目多眵视物不清诸症大为减轻，自汗基本得以控制，痰亦减少。3剂药后继服此方则不复腹泻，诸症亦随之减轻。现口渴思饮，饮水多，小便少，全身轻度浮肿，脉象沉而有力，舌苔转薄，舌根赤有溃疡，遂用上方加半夏15克、黄连10克、天南星15克。

8月25日三诊：连服上方10剂，中间腹泻10余次，浮肿已消，自汗头痛牙龈肿等症已除，耳后结核未起，小便转黄已无腥臭，其余诸症俱瘥矣。尤其是月经3个月未见，药后来潮，全身舒适，脉象沉中见缓，舌苔润，嘱其停药观察。中间曾因恚怒小有反复，9月24日复诊，嘱继服上方，又下泻5次，终至痊愈，迄未复发。

本案为实热老痰凝结于肠胃之证。前贤柯韵柏氏论实热老痰指出："痰之质虽滑而黏，善栖泊于肠胃曲折之处而为巢穴，不肯顺流而下，仍得缘涯而升，故称老痰。"案中所述种种症状，皆实热老痰缘涯而升使然，故以滚痰丸直攻老痰巢穴，使肠胃凝结浊腻之垢而不少留，顺流而下，前后大便下泻稠黏垢秽甚多，而诸症随之减轻，随泻随减，直至浊痰尽除而愈，是其验也。王隐君发明实热老痰表现之证状，并制滚痰丸一方治之，确为匠心独运，别具只眼，有功于后世良非浅鲜。

二、虚烦懊憹证

虚烦懊憹见于《伤寒论》78条："发汗吐下后，虚烦不得眠，若剧者必反复颠倒，心中懊憹，栀子豉汤主之。"心中懊憹烦心热躁，闷乱不宁，为热扰胸膈之证。此外，尚有烦热胸中窒（79条）；身热不去，心中结痛（80条）等，皆为栀子豉汤之适应证。栀子豉汤由栀子、淡豆豉组成，栀子苦寒，清热除烦散结；豆豉其性轻浮，善能宣散，二药配伍有清宣胸中郁热之作用。注家皆谓本证病机为热扰胸膈，笔者认为定位当属于心，"心藏神"，邪热扰于心神，故虚烦不得眠，心中懊憹。陈元犀曰："栀子色赤象心，味苦属火，性寒导火热之下行；豆豉象肾，色黑入肾，制造为豉，轻浮引水液之上升，阴阳和，水火济，而烦热懊憹痛结等证俱解矣。"陈氏之注释颇为中肯，若单以热扰胸膈为病机则义犹未尽。此病于临床颇不罕见，1985年1月14日，笔者尝治一侯姓妇人，67岁，感冒发热经用药已愈，但患者素有心气不足（神经衰弱）证，发热退后，患者心中闹腾不已，通宵不能入睡，服用安定、安宁等药，均无效，二十余日不能眠，极其痛苦，来门诊求治。诊见舌尖赤，苔白，脉象滑而有力，初以温胆汤加黄连，服药罔效。因思患者所述之心中闹腾，实即"心中懊憹"，患者非医，只能以心中闹腾形容，结合舌尖赤，苔白，脉滑有力，乃栀子豉汤证。又兼素有心气不足证，遂与甘麦大枣汤合剂，处方如下：栀子20克、淡豆豉15克、小麦50克、甘草20克、红枣 8 枚、竹茹 15 克。

1 月 20 日复诊：连服上方 6 剂，懊侬消除，夜能安然入睡 5 小时，舌苔已退，继续调治而愈。

本方在《伤寒论》中治外感后虚烦懊侬，但据笔者临证经验，不必拘泥于此。凡杂病心烦懊侬，只要辨证属热扰心神者，此方同样有效。1984 年 4 月 21 余曾治一妇人癔病（在某医院住院），抽搐频发，不能控制，笔者先以柴胡龙骨牡蛎汤为治，药后抽搐虽止，但心烦懊侬难以忍受，夜不能寐，舌紫干，脉弦数，遂投以栀子豉汤加味主治。方药：栀子 20 克、豆豉 15 克、川连 10 克、半夏 15 克、竹茹 15 克、陈皮 15 克、甘草 15 克、小麦 50 克、红枣 5 枚，生地 15 克。

4 月 27 日复诊：用上方 4 剂，心烦懊侬消除，夜能入睡四时半，诸症俱大减，继续调治而愈。

三、水肿证

中医学分析水肿病机，责之于肺、脾、肾三脏，《金匮要略》将其分为风水、皮水、正水和石水、后世医家又分阴水与阳水。据笔者临床经验，有一种浮肿按肺脾肾病机治疗皆无效。此类水肿临床表现全身皮肤浮肿，小便量不减，浮肿多出现在皮肤疏松处，如眼睑、足踝等处。有的患者肿势虽不严重，但全身重著，影响工作学习。笔者认为此类水肿属于三焦气化壅滞。《灵枢·五癃津液别》指出："水谷皆入于口……故三焦出气，以温肌肉，充皮肤，为其津，其流而不行者为液，天暑衣厚则腠理开故汗出……天寒则腠理闭。气湿不行，水下流于膀胱，则为溺与气。"《素问·灵兰秘典论》说："三焦者决渎之官，水道出焉。"说明三焦是主管体内水液流通和排泄的器官，也是水液流通和排泄的通道。如果三焦气化壅滞，则水液流通布化受阻，因而弥漫全身成为浮肿。治疗此类水肿，单用利水之剂虽可取效于一时，但因三焦气化壅滞，未得疏畅，终不能根治，或者用药后小便迳不得利。《伤寒论》少阳篇（足少阳胆，手少阳三焦），小柴胡汤为治手足少阳气化壅滞之方，仲景自注谓："上焦得通，津液得下，胃气因和。"笔者由此悟出，此方与桂枝汤合用则为柴胡桂枝汤，有疏畅三焦气机调和营卫之功，用于此类水肿颇效。余曾在病房遇治一肾炎患者，水肿持续不消，经用健脾温肾宣肺等方俱不效，患者一昼夜小便200毫升，水肿日增，用速尿（呋塞米）等小便稍增，但不明显，笔者殊感棘手。忽一日患者恶寒发热，肢体酸痛，为治其感冒，乃予柴胡桂枝汤原方，服药2剂后，非但恶寒发热消退，小便亦随之增多，继以此方加行气利水之品而水肿尽消。后以此方加活血行气之品治疗水肿患者甚多。凡属三焦壅滞投以此方无不收效，如本年治叶某，男，65岁，素体肥胖，全身浮肿，小便量正常，尿检无异常，予柴胡桂枝汤加益母草，红花，连服十余剂，浮肿尽消。益母草既有活血调经作用，又主浮肿下水，消水行血两擅其长，用量宜大方能取效。本年治徐姓妇，55岁，素有肝炎，用过人参等补益剂，呕恶不食，全身浮肿，舌苔白少津，脉象弦滑。笔者投以柴胡桂枝汤原方加益母草50克、红花15克，连服6剂，浮肿尽消，呕恶止食欲转佳，继续调治而瘥。以上病例说明无论肾炎或其他因素之水肿，只要辨证属于三焦气化壅滞者，皆可用此方治疗，且多有效，故提出供作参考。

四、润澡开结以治反胃关格

反胃关格概括肠梗阻，固然应辨证有寒热、虚实之分，但其中属于实热者居多，实热郁结，气机不利，肠道不通，气壅上逆，以腹痛、腹胀、呕吐、便秘为四大主证，故治疗必以开郁、泄热、润燥、通腑为法则，余有一验方治疗此病颇效，方如下：

桃仁15克、芒硝25克、枳实10克、槟榔20克、广木香3.5克、蜂蜜200克。共煎3次，第一次加水300毫升，煎成150毫升；第二次加水2500毫升，煎成150毫升；第三次加水3200毫升，煎成150毫升。以上共合一起，加蜂蜜200毫升，再煎一沸，共600毫升，每次服150毫升，4次服完。昔余在黑龙江省兰西县农村巡回医疗，遇一急性肠梗阻患者腹痛、胀满、呕吐、便闭、痛胀难忍，时在穷乡僻壤无法手术，余投以此方，令其如法急煎，一剂而大便通利、痛胀诸症悉除，继以理气疏郁之剂而安，当时随余侍诊之乡村医生高某在侧，惊奇此方之效，向余求教，余将本方方义面述，后高某以此方治愈10 余例肠梗阻患者，本年来哈面谈此方之效。本年 3 月治一卓性女患，与丈夫口角后腹胀、便闭、呕吐，经某医院检查诊此为单纯性肠梗阻，因年老体弱，建议服中药保守治疗。余诊其脉左右弦滑有力，舌苔白燥，腹痛胀满，便闭气不下行，痛苦莫名，余以此方连服 3 剂，大便通利而愈。又治一丁某，男，23 岁，经某医院诊断为慢性粘连性肠梗阻，非手术适应证，腹胀不排气，呕吐，亦投以此方服之，大便通利腹胀消除而安。此方妙在芒硝与蜂蜜合用，芒硝味咸性寒有荡涤肠胃积滞之功，《伤寒论》调胃承气汤、桃核承气汤、大承气汤皆用之以软坚润燥，荡涤肠胃积滞。蜂蜜清热，润燥补中，《伤寒论》治阳明结燥，大便不通，用蜜煎导法，治疗便燥，开外用导法之先河。《金匮要略》大半夏汤治胃反蜂蜜与半夏合用，取其润燥通幽以治胃反呕吐，可见蜂蜜既能润燥清热又药性平和具有补中效能。本方与芒硝合用有润燥之功，通腑涤肠胃郁结，药性缓和而不猛，非他药所能及，辅以槟榔、枳实、桃仁、木香开郁疏气活血润燥，相得益彰，服药后奏效迅捷，无不良反应，诚为治疗此病之佳方也。

五、治腹胀当辨寒热虚实

腹胀有寒热虚实之别，《金匮要略·腹满寒疝宿食篇》，以按之不痛为虚，按之痛者为实。实系指痰水、宿食、燥屎、瘀血、实热壅滞等。如属实热燥屎宿食者，可用厚朴三物汤、厚朴七物汤、大承气汤等下之即愈；如属瘀血者，则宜用桃核承气汤、抵当汤丸等；若属水与热内结者，可用大陷胸汤、大黄甘遂汤，攻逐其水热即愈。针对其邪之性质，用药施治则鲜有不效者。大黄、甘遂治疗水热之重症终嫌峻烈，余用厚朴七

物汤化裁加海藻，治疗水热内结之腹满，既稳妥而又效。如
1980年3月8日治一贾姓妇女，40岁，腹膨大胀满，有移动
性浊音，周身浮肿，便秘，尿少而黄，经检查肝肾俱无恙，辨
证为实热与水蓄，拟方如下：

川朴20克、枳实15克、大黄10克、槟榔20克、广木香
10克、海藻30克、泽泻15克、茯苓20克、桂枝10克、姜黄
10克、白术15克、陈皮15克。水煎服。

3月25日复诊：服上方5剂，大便通畅、每日一行，腹
膨胀减去百分之八十，小便增多，浮肿大消，全身轻松，尚余
微肿，继用上方去陈皮，桂枝改20克，加生姜15克。

4月20日复诊：又用上方6剂，腹胀全消，大便通畅、
每日一行，全身酸痛亦随之消除。方用厚朴七物汤以泻实热，
海藻散气逐水，苓泽利水，槟木姜陈行气，白术健脾，合而用
之故能使水热除而腹胀霍然。

临证中常见到患者体肥胖，腹部膨隆，面浮微肿，精神困
倦，周身酸重难支，舌苔白腻，脉象沉实或沉缓有力，为湿热
内壅之候，必下其湿热，二便通利，则湿热除而腹满消，全身
亦随之有力。治疗此证，海藻为首选药物，李时珍谓"海藻
咸能润下，寒能泄热逐水，故能消瘿瘤结核阴溃之坚聚，而除
浮肿、脚气、留饮、痰气之湿热，使邪气自小便出也。"肥盛
人素多痰湿，壅而化热，湿热壅清浊相混，隧道阻塞，不得下
行故腹部膨胀，必用海藻以除湿热，则腹满浮肿皆可随之而
消。《伤寒论》有牡蛎泽泻散"治大病瘥后，腰以下有水气
者。"方中用海藻与泽泻、商陆、葶苈子等以利小便，治水
气。余于临证中治疗肾炎水肿，腰以下肿，睾丸肿大，投以此
方常应手取效，但须重用海藻取其软坚散结利小便之功。

《伤寒论》有厚朴生姜半夏甘草人参汤，治汗后腹胀满，
此方历来注家皆谓治虚胀，但从方内剂量观之，厚朴半斤，半
夏半斤，生姜半斤，人参一两，甘草二两，朴夏剂量大于参
草，乃治虚实夹杂之胀，运用得当，其效固不待言，余于此方
去甘草加入海藻，名藻朴合剂，用治虚实夹杂，实多于虚者，

尤胜于原方。如近治一马姓妇，47 岁，腹胀满 1 年，面浮气促，肢体沉重，询其二便尚正常，舌苔白腻脉象弦而有力，辨为土虚木壅，湿邪壅聚，予理脾温运疏郁泄满之剂，宜藻朴合剂加味。

海藻 30 克、川朴 20 克、半夏 20 克、生姜 15 克、党参 20 克、槟榔 15 克、木香 7 克、紫苏 15 克、枳壳 15 克。

本年 9 月 29 日复诊，服上方 6 剂，自述腹胀减去 70%，药后矢气频频，腹部舒适，全身轻松，为 1 年来罕见之现象。嘱按原方不变，继服 6 剂，10 月 15 日携某患者来门诊，述其腹胀满已痊愈。

李东垣《兰室秘藏》引证《内经》"中满者泻之于内"，谓"脾胃有病，当令上下分消其湿，下焦如渎，气血自然分化，不待泄津秽……或伤酒湿面及味厚之物，膏粱之人或食已便卧，使湿热之气不得施化，故令腹胀满，此胀亦是热胀，治热胀，分消丸主之。""……如或多食寒凉及脾胃久虚之人，胃中寒则胀满，或脏寒生满病，以治寒胀，中满分消汤主之。"

李氏立中满分消汤、中满分消丸二方，以治寒胀、热胀，方中组成药味虽多，但配伍严谨，疗效卓著。分消汤方中川乌、干姜、吴萸、澄茄、草蔻辛热开降以温脾除寒，人参、黄芪益中气补脾胃，茯苓、泽泻淡渗利湿，厚朴、木香、青皮开郁理气，麻黄辛温宣通，升麻、柴胡升阳，更用黄连、黄柏以反佐，防其辛热伤阴，辛开辅以苦降，益气健脾与疏郁理气、淡渗利湿合用一方，补中有消，降中有升，相反相成，以达到其分消之目的。此方治疗寒胀，常收寒散郁开腹满消除之效。如治一程某，男 39 岁，腹胀满一年余，大便不爽，医用下剂，便虽暂通，但腹胀不唯不减，反胀满益甚，更用理气开郁之剂，亦不效，患者食纳日减，消瘦异常，求治于余。见其面色不泽，腹部膨胀绷急不能曲腰，胃脘隐隐作痛，时吐清水，舌淡红无苔，脉象沉弦，经钡餐 X 线透视，腹内充满气体，未见器质性改变。此为脾胃日衰，虚寒不运，升降失常，"浊气在上则生䐜胀"。宜本方化裁。

川乌10克、吴萸10克、麻黄7.5克、半夏10克、澄茄10克、升麻5克、干姜7.5克、草蔻10克、木香7.5克、党参15克、黄芪20克、茯苓15克、青皮10克。

复诊：服上方6剂，腹胀满大减，自述药后腹中雷鸣气体下行，胃脘隐痛消失，食欲增进，精神转佳。现胃脘部小有不适，便意较频，下部畏寒，口干不欲饮，舌淡红，脉弦无力，此脾胃阳复阴消，清升浊降之佳兆。继以上方若干剂以善后，1年后遇此患者，自述胀满消后，未见复发，疗效巩固。

原方除治脾胃寒湿胀满外，亦治寒气上冲之奔豚。曾治一例奔豚气病，初用桂枝加桂汤有效，气上冲减弱，但继服终不能制止其发作，后思原方后有治"心下痞下焦躁寒，沉厥，奔豚不收"之记载，随投以此方连服2剂，气即不上冲而愈。

中满分消丸治热胀，此热胀乃脾胃不和，湿热之气不得施化所致，不同于热实胀满。原方下谓治"中满热胀、鼓胀、气胀、水胀"。但其病机概属脾胃湿热，清浊混淆气机不得斡旋因而成胀。原方如下：厚朴一两，枳实、黄连、黄芩、半夏、陈皮、知母、泽泻各三钱，茯苓、砂仁、干姜、姜黄、人参、白术、甘草、猪苓各一钱。

方中朴实行气散满，芩连泄热除痞，姜黄、砂仁暖胃快脾；四苓利湿，夏陈消痰，参术健脾胃，知母滋燥为反佐之用。方由四君、四苓、二陈、泻心、枳朴综合而成。

脾与胃一表一里，一阴一阳，一升一降，相互资助相互制约，今脾湿胃热，则升降失常而成胀满，此方一方面温脾利湿则脾运复而清阳升；另一方面清胃热，行气泄满，热除气行而胃之浊阴降，补泻寒热熔于一炉，可见制方之妙。

余于临证中，用此方以治湿热胀满甚多，只要辨证准确，无不收效，仅举一例以作参考。本年8月7日治一李姓妇女，49岁，病3年经确诊为结核性腹膜炎，腹部胀满痛，有腹水，小便不利，短气，自汗，手脚热，面颊赤，口干舌燥，舌尖赤，苔白腻，脉弦滑而数。服西药抗结核药及中药利水之剂皆不应，来门诊求治，辨证为脾胃湿热之气不得施化，清浊混淆，水湿不能下行。仿中满分消丸变为汤剂。

黄芩 15 克、黄连 10 克、厚朴 15 克、枳实 15 克、半夏 15 克、陈皮 15 克、泽泻 15 克、姜黄 15 克、茯苓 20 克、猪苓 15 克、干姜 10 克、党参 15 克、甘草 10 克。

8 月 16 日复诊：服上方 7 剂，小便增多，一昼夜 1500 毫升，腹满胀痛大减，口干燥头面烘热皆减轻，前方加知母 15 克，又服 10 剂，腹胀全消，继续来门诊调治而瘥。

温病证治

一、概说

温病是感受四时不同温热病邪所引起的多种急性热病的总称，包括现代医学中多种急性传染病和感染性疾病。由于四时气候变化不同，所产生的病邪有异，故发生的病证又各具特点，因之温病也就有着很多类型。如风温、春温、暑温、湿温、伏暑、秋燥、冬温、温毒、温疫等。尽管类型很多，但就其性质而论，可归纳为"温热"与"湿热"两大类别。属温热者如风温、春温、暑温、秋燥、冬温等；属湿热者如湿温、伏暑等。

1. 温热病

温热性疾病有以下共同特点：

风温、冬温等为冬春两季温病，皆由风热病邪所引起，春季温暖多风，冬季应寒反暖的气候最易酿成风热病。主要特征有明显的季节性又有发病迅速的特点。暑温是夏季的常见温病，其形成与酷暑炎热有关，在夏季黄梅时节又多带有湿邪。燥热是秋季某些温病的致病主因，在秋季温暖而干燥的气候条件下，易患本病称为秋燥。它们共同的特点为阳邪致病，一般发病急速，初起即可见热象偏重，燥热伤津证候，如发热口渴自汗等。《温病条辨》谓："温病初起脉不缓不紧而动数，或两寸独大尺肤热，头痛，微恶风寒，身热自汗口渴或不渴而咳，午后热甚者，名曰温病"。此条一方面叙述了温病初起的主要脉症，又与太阳中风、伤寒两证做了鉴别。

温病与伤寒虽同属外感疾病，初起均见表证，二者有相似之处，又有差异之点。在病因方面，温病是感温热之邪，温为阳邪，耗伤阴津；伤寒是感风寒之邪，寒为阴邪易伤人阳气。

在病机方面，温病属热邪为病，表证短暂，传变迅速；寒为阴凝之邪，初起留恋在表，然后化热入里，演变较慢。温病初起，发热重而恶寒轻，多伴有口渴，苔虽白而欠润，舌边尖红，脉浮数等；伤寒初起，虽亦有发热恶寒，但多热轻寒重，且兼身痛无汗，脉象浮紧，舌苔白润而舌质淡，二者不难鉴别。

2. 湿热病

湿热（湿温）性疾病有以下共同特点：

1. 长夏（农历六月）、夏末秋初季节多见阴雨连绵空气中湿气弥漫，湿热之邪与人体脾胃之湿交阻酝酿发病。其特点是病势缠绵，病程较长。临证有两类，一是感受夏令湿热之气以表湿为主；一是人体里湿素重或饮食不节，脾湿不运，复感外邪，表里合邪而以里湿为主。

临床表现，初起身热不扬，身重酸痛，胃脘痞满，面色淡黄，小便黄，苔腻，脉濡或濡数。《温病条辨》谓："头痛恶寒，身重头痛，舌白不渴，脉弦细而濡，面色淡黄，胸闷不饥，午后身热，状若阴虚，病难速已，名曰湿温……"此节为湿温初起的主要脉证，并指出湿温与温热、伤寒、暑温的鉴别要点。暑温虽发生在夏末初秋季节，但暑温偏于热盛，治以清暑，《金匮要略》谓之"暍"。忆昔年余在农村巡回医疗时在夏季，气候酷暑，农民中暑者颇多，身大热昏不知人，脉洪大，舌燥，用大剂白虎加人参汤一剂知二剂已。湿温初起为湿邪在表，偏重于湿，治以芳化，三仁汤、薏苡竹叶散"芳化淡渗"为最效之方，待湿除热化之后，再用清热法治疗。湿热病兼脘闷肠鸣可选用五加减正气散治疗。余常用：草果仁10克、紫苏10克、茵陈15克、半夏10克、白蔻10克、川连5克、芦根26克、滑石15克、腹皮15克。定名为茵陈腹皮饮。对一般所谓常见的胃肠型感冒，身热头痛，脘闷，呕恶，肠鸣，大便不实，用此方效如桴鼓。

二、温病的辨证论治

1. 卫分证与气分证

外感温邪表证,必犯卫分,肺主皮毛,首当其冲。故温病初起,出现发热咳嗽,咽痛,头痛,微恶风寒,口干微渴,无汗或少汗,脉浮数,苔薄白,舌边尖赤等症。

温邪入于卫分,卫气奋而抗邪,正邪相争,故发热恶寒。由于温为阳邪,所以多发热重而恶寒轻,热邪上犯清阳故头痛,邪气入肺,气机不宣,故咳嗽咽痛,热邪伤津,故口渴,卫气开合失司,则无汗或少汗。脉象浮数,舌尖赤,苔白等均是温邪在表之候。

卫分证属八纲辨证表证,亦属三焦辨证的上焦肺经证候。常见于热性病前驱期,以及感染性疾病的初期阶段。多见于冬春季节,如流感、上感、急性咽峡炎、扁桃体肿、肺炎,某些传染病如麻疹、猩红热的初期。

温邪在卫在表,治疗以透汗为法则,《温热论》谓"在卫汗之可也",但透表宜辛凉不宜辛温,常用的方剂为桑菊饮、银翘散,二方均为辛凉解表之剂,笔者常师二方之意变通用之。

例一:李某,女,3岁。1984年3月11日初诊。

发热7天,住某院儿科病房,白细胞18700/立方毫米,中性80%,淋巴20%,体温39.7℃,听诊两肺上野水泡音,诊断病毒性肺炎。

住院后用青霉素、链霉素、先锋霉素热不下。会诊时,高热无汗,神昏,咳嗽喘促,尿黄口渴,舌边赤,苔白干,脉浮数。辨证为风温犯肺,肺气郁闭。宜辛凉解表,宣肺透卫。处方:银花15克、连翘10克、杏仁10克、桑叶10克,甘菊10克、桔梗10克、牛蒡5克、薄荷5克、芦根30克、前胡5克、甘草3克。水煎频频饮之。

药后得微汗,身热稍轻,咳嗽有痰,舌苔薄,脉滑数,表闭已开,里热尚未除,宜清解分利。处方:银花15克、元芩

5 克、连翘 10 克、前胡 5 克、花粉 10 克、橘红 5 克、枇杷叶 10 克、桑叶 10 克、桑皮 5 克。水煎饮之。

药后汗畅出，身热退，诸症皆除。

按："风邪上受，首先犯肺"，故用辛凉清轻之剂，宣肺以散上受之风，透卫以解在表之热，治此类证以清灵为佳，切忌过用寒凉之剂以遏制邪气不得外达。但如热邪炽盛耗伤阴液则须重用生石膏。《温病条辨》有辛凉轻剂，辛凉平剂，辛凉重剂之分，乃针对病邪之轻重而立方，既防止药过病所，又不宜杯水车薪达不到治疗目的。

哈尔滨有关单位研制出双黄连注射液，药物组成为双花、连翘、黄芩乃从银翘散衍化而成，用双黄连滴注对病毒性肺炎、细菌性肺炎、感染性疾病等疗效极佳。许多用抗生素无效的病毒性高热用此药常收到满意疗效。于现在哈市各医院应用颇广泛，此为剂型改革一大成功，源于中药高于中药，值得赞赏。但须掌握辨证，并非凡病毒性疾病皆效。必属风温风热者用之方效。尤以在黑龙江省，地处祖国东北边陲，气候寒凉，属风寒者甚多，同是病毒性感染性疾病，必须用辛温发表之剂方效。因而必须注意寒与温的鉴别。

风寒初起在表犯肺，临床表现：恶寒发热寒重热轻，咳嗽喘促，舌白润，不燥不渴。笔者治小儿肺炎有时遇到风寒犯肺者，用辛温宣肺之剂疗效颇佳。

例二：王某，男，6 岁。1991 年 12 月 25 日初诊。

发病一月余，咳嗽喘促，喉中痰鸣音，呼吸中有笛声，右肺上野听诊有水泡音，舌苔白滑，脉象滑，不发热，白细胞 11900/立方毫米，中性 67%，淋巴 30%，X 光胸透右肺上野可见片状阴影，诊断为病毒性肺炎，经治无效，曾用先锋及青链霉素无效，后用双黄连注射液滴入一个疗程亦无效。来门诊求治，据上脉症综合分析为风寒犯肺，肺气不宣，气机上逆所致。宜辛温宣肺气和胃化痰之剂。

处方：柴胡 15 克、桔梗 15 克，荆芥 10 克、紫苏 15 克、薄荷 15 克、半夏 10 克、杏仁 15 克、元芩 10 克、瓜蒌仁 15

克、紫菀 15 克、牛蒡子 15 克、川贝 10 克、甘草 10 克。水煎服，每日 2 次。

1 月 5 日复诊：服 6 剂咳嗽大减，痰鸣音亦减，继用上方治疗而愈。

笔者以本方化裁治疗小儿上感及肺炎属风寒犯肺者甚多，用此方大多有效，如喘促较甚者可加麻黄，胸满者加枳壳，如属外寒内饮者可用射干麻黄汤化裁（参阅咳喘证治拾零一文），此方据杏苏饮与小柴胡汤二方化裁，定名为柴苏饮，治此类呼吸道疾患颇效。

笔者所治疗之病毒性肺炎大多经西医治疗无效者，辨证多属风寒犯肺，按辛温解表宣肺法治疗。如稍兼内热可用麻杏石甘汤，表寒里饮可用小青龙汤或射干麻黄汤，如金沸草散、止咳散等皆可选用，但如属风温则不可用，必须辨证方能无误。

暑湿在卫分证

主症：发热恶寒，无汗头痛，身重脘痞，心烦口渴，舌尖赤或边赤，苔腻，脉象濡数，兼头晕，口不知味，不思饮食，大便溏。

本证为长夏季节，伤暑邪夹有寒湿，暑邪为寒湿所遏，阻于卫、气分所致。寒邪束于表卫气被遏，故发热恶寒，头痛无汗，暑邪遏于里则心烦口渴，舌红，脉数，湿阻气分故身重脘痞，脉濡苔腻。本证为暑湿寒三气兼感，卫、气同病，与一般邪气在表的单纯卫分证有所不同。

夏季暑气当令，气候炎热，一旦人体正气不足则暑邪易乘虚袭入而发生本病，更由于夏季湿气亦盛，暑湿之邪易于结合为病，同时在炎热季节人们常易贪凉当寒饮冷，所以受暑后往往复感寒邪而成暑病兼寒邪束表之证。

治宜解表清暑：以辛散透表清暑利湿法，代表方剂，如新加香薷饮（香薷、银花、扁豆花、厚朴、连翘）。古方有四味香薷饮（香薷、川朴、扁豆、黄连）冷服。

例：赵某，男，57 岁。1980 年 8 月 5 日初诊。

病者 7 月中旬来我省去黑河、绥化地区检查工作，中途发烧，遂回哈在某医院住院，经用抗生素等药热不下，邀本人会诊。

发热 2 周不退，上午无热，下午 2 时开始低热，逐渐上升最高 39.1℃ ~ 39.5℃，夜半热始退，在发热前微恶寒，继之则消失，头痛身重无汗，小便黄，便溏、每日 2 次，脘痞满，食纳减少，舌尖赤，苔腻，脉濡数。西医诊断：病毒性感冒。

辨证：此为暑湿夹寒邪阻于卫分证，卫气被遏所以发热、恶寒而身重、脾湿失运故脘闷便溏，宜清暑解表，理脾化湿法治疗。处方：香薷 15 克、扁豆 15 克、川朴 15 克、黄连 10 克、砂仁 7.5 克、藿香 15 克、滑石 15 克、竹叶 10 克、甘草 10 克。水煎服。

8 月 4 日复诊：服药 3 剂，全身汗出，体温下降至 35.7℃，连续 2 日下午体温未上升，食纳好转，口知有味，舌苔转薄，脉沉，脘闷腹泻皆转轻浅，继续调治而愈。

暑湿伤气分证

主症：时在长夏，气短自汗，四肢倦怠，面色苍白，精神不振，眼不欲睁，身热心烦，口渴恶食，肢体酸痛，小便赤短，大便溏，脉虚，苔白稍腻。

本证为暑湿伤于气分，涉及脾肺，暑湿伤脾故肢倦大便溏，暑热伤肺故气促心烦、自汗口渴目赤；暑湿伤脾，脾失运化故脘胀恶食，正虚邪盛宜益气健脾清热除湿法，代表方为清暑益气汤：黄芪、人参、白术、当归、麦冬、五味、青皮、陈皮、神曲、黄柏、葛根、苍术、升麻、泽泻、生姜、红枣。水煎服。

昔年余在农村巡回医疗，时值季夏，暑湿炎蒸，农民多患此病，就诊者特征为气短乏力，面色萎黄不泽，四肢困倦，肢体沉重，懒言恶食，大便溏薄，舌苔白腻，脉象多见沉缓，余用此方治之，一剂知，二剂已，随手奏效。

此方以清暑益气命名，补中气、升清阳、除湿邪、清热保肺坚阴，配伍苍术、白术、泽泻等上下分消其湿邪；青陈皮、神曲消食利气，使补而勿壅；麦冬、五味合人参、黄芪保肺清热以益气阴，湿除热清气阴复则诸症自愈。

以上所举皆暑湿之邪伤于卫分，赵某病例以祛邪为主用新加香薷饮使邪去则正安。清暑益气汤证类为暑邪伤气，气虚不能御邪，故以益气为主，利湿清热为辅，虽同为伤暑，审其正邪盛衰之不同，治法则同中有异。

伤暑有纯属热邪而不夹湿者，《金匮》谓之暍，"太阳中热者，暍是也。汗出恶寒，身热而渴，白虎加人参汤主之。"

昔年余在黑龙江省兰西县农村巡回医疗，治一邱某，男，30岁，农民，在田间夏锄，突然昏迷，其家人抬至卫生院求治，壮热体温40℃，面赤，唇干舌焦，大渴大汗，心烦气促，头痛，脉象洪大有力，此属暑湿伤于气分，热炽津伤，壮火食气，以清热益气生津法治之。

生石膏200克（砸碎）、党参25克、知母20克、粳米25克、甘草10克。

患者连服2剂，热退，体温降至35.8℃，脉象转缓，诸症随之消失而愈。

此类则纯热不夹湿邪，热炽伤津耗气，宜白虎加人参汤治之，投之立愈。

燥邪在卫分

主症：发热微恶寒，少汗伴有皮肤红，鼻干燥，咽喉干疼，干咳少痰，舌红欠润，苔薄白，脉浮数。此证好发于初秋燥热季节，常见于上感、急性咽峡炎等病。

燥邪易伤津液，使与肺卫相关的组织器官出现"燥象"，所谓"燥胜则干"。这是燥邪的特有征象。治疗用辛凉宣肺，润燥生津法，代表方剂用桑杏汤：桑叶、杏仁、沙参、象贝、香豉、栀皮、梨皮。

若燥热入里，耗伤津液较重，证见发热干咳，可用沙参麦门冬汤：沙参、麦冬、玉竹、天花粉、扁豆、桑叶、甘草。

燥热伤肺可用清燥救肺汤治疗。

例一：孙某，女，57岁，副教授。1980年7月10日初诊。近3个月来喉中干涩，如有异物，鼻干眼干口干，食纳不佳，身体日见消瘦，舌质红，苔白燥，脉滑略数，经某医院五官科、内科检查诊断为咽炎，中西药物治疗无好转。此属燥邪伤于肺卫气分证，宜润燥滋阴法治疗。处方：麦冬20克、生地15克、沙参15克、杷叶15克、石斛15克、花粉15克、桑叶15克、甘草10克。水煎服，每日2次。

7月25日复诊：连续服药6剂，病减大半，喉中异物感消失，舌苔转薄润，食欲略增，再以上方化裁治疗而愈。

例二：高某，女，25岁，阿城人。1980年7月20日初诊。

某校应届毕业生，在校期间感觉喉中干涩如棉絮，影响睡眠及食欲，分配工作后更加重，经治疗无效，来门诊诊治。舌红，苔白少津，脉象滑，辨证为燥邪伤肺，宜润燥清肺法：沙参20克、寸冬15克、花粉15克、石斛15克、知母15克、桑叶15克、川贝10克、生地15克、桔梗10克、甘草10克，水煎服，每日2次。

8月17日来哈复诊：服上方6剂，喉中干涩如棉絮状大减，舌白，苔稍润，脉滑中稍带缓象，继以上方调治而愈。

按：以上两案为燥邪伤肺卫之证，用清肺润燥法而愈。《金匮要略》记载，"火逆上气咽喉不利，止逆下气麦门冬汤主之"，亦此类证，此方从沙参麦门冬汤衍化，此病切忌苦寒化燥之品。

笔者治肺感染日久不愈，辨证属燥热伤肺，用清肺润燥法治之多能治愈。如曾治王姓学生，男，16岁，发烧、咳嗽时痰带血，经X线胸透右肺下野片状阴影，诊断为：①支气管扩张；②肺感染。但用抗生素及止血剂效不显。

形体消瘦，精神不支，倦怠乏力，食纳减，胸痛咳痰带血，有时大口咯血，舌红苔薄，脉象弦滑，辨证为燥热伤肺，肝火亢盛灼伤血络，宜清肺润燥平肝凉血法。

处方：生地20克、麦冬20克、沙参20克、玄参15克、茅根50克、百合20克、藕节20克、甘草15克、桔梗15克、郁金15克。水煎服。

10 月 20 日用上方 7 剂，胸部舒畅，痰减少未咯血，精神转佳，再以肃肺平肝化痰宁络之品加瓜蒌 15 克、杷叶 15 克、茅根 30 克，继服 6 剂，血止痰清而安。

《医门法律》清燥救肺汤治诸气膹郁，诸痿喘呕。喻氏谓："诸气膹郁之属于肺者，属于肺之燥也，而古今治气郁之方，用辛香行气绝无一方治肺之燥者。"是则清肺润燥肺气得清则自下行，诸气膹郁自可解除。笔者经验：肺感染日久不愈，多是肺阴耗伤，正气不足，以养阴润燥往往可以治愈，清热解毒苦寒之剂，不唯不效，反化燥伤阴，促使病情加重，可不慎欤。

2. 中焦证（邪热入里证）

温热之邪入于中焦属于八纲的里热实证，临床表现以发热高而不恶寒、口渴、苔黄为特征，本证包括范围甚广，凡邪不在表而传于里，涉及内脏器官甚多，如肺、胃肠、胆等，因此可分为肺热证，胃热证，肠腑燥实证，胆热证等。

肺热证

主症：发热不恶寒，咳嗽气喘，痰稠黏或黄稠，亦有见脓痰或铁锈色痰者，口渴舌红，苔黄燥，脉象滑数，可见于急性气管炎、肺炎及肺脓疡病的某一阶段。

热邪灼肺，蒸酿痰浊壅阻，宣降失司，则咳嗽气喘，咯痰黄稠，若灼伤肺络，痰血相混则色如铁锈，如热蒸肺叶腐败成脓则有脓样痰咯出。

大叶性肺炎痰热壅肺，宜清热宣肺化痰，宜加味麻杏石甘汤，石膏用量必须大于麻黄 10 倍，疗效才能显著。

咳脓痰多属肺脓疡，余用清肺消痈汤甚效。

处方：鱼腥草 50 克、桔梗 15 克、桑皮 15 克、黄芩 15 克、芦根 50 克、川贝 15 克、金银花 30 克、连翘 30 克、公英 30 克、瓜蒌 20 克、薏仁 30 克、百合 20 克。水煎服，每日 2 次。

加味麻杏石甘汤：麻黄 10 克、杏仁 15 克、生石膏 50 克、甘草 10 克、鱼腥草 30 克、川贝 15 克、黄芩 15 克、桔梗 15

克、射干 15 克。水煎服。

咯血加茜草根 15 克、茅根 30 克、侧柏叶 15 克；大便秘加大黄 10 克；痰浊壅塞气道喘促加葶苈子 15 克（布包）、瓜蒌仁 15 克。本方重在清肺泄热，麻黄、杏仁宣开肺气；石膏清热；甘草解毒；麻黄辛温，原属发汗解表之品，但与石膏相伍，则其作用不在发汗解表，而着重于宣肺泄热。对急性支气管炎、肺炎，凡属邪热与痰浊阻于肺经，肺气郁闷者皆为适宜。

例：孙某，男，7 岁。1978 年 11 月 5 日初诊。

起初发热恶寒继则壮热无汗，体温 39.7℃，经哈市儿童医院检查右肺可闻及湿性啰音，X 线显示右肺高密度阴影，白细胞总数 19100/立方毫米，嗜中性粒细胞 75%。诊断：大叶肺炎后继发脓胸，经用青、链、氨苄、红霉素等抗生素治疗 15 天未见明显好转，体温下午有时达 40.3℃。来中医求治，患儿烦乱，颧赤，呼吸急促，鼻翼扇张，两肋牵动，咳声嘶哑，痰稠黏不易咯出，舌尖赤，苔燥，脉数。辨证为寒邪入肺蕴而化热，气逆不降，宜宣肺清热降气定喘之剂。麻黄 7.5 克、生石膏 75 克、杏仁 15 克、甘草 7.5 克、葶苈子 15（布包）克、桔梗 10 克、枳壳 10 克、元芩 15 克。水煎服，每日 2 次。

二诊：服药 3 剂汗出热退，痰易咯出，鼻翼扇张等症俱减弱，再宜上方加麦冬 10 克、沙参 10 克以滋养肺阴。

三诊：咳喘大减鼻窍已无扇张，体温 36.5℃，脉滑，舌转润，继续调治而愈。

按：本案符合《医宗金鉴》喘证门"马脾风"，寒邪客肺，寒化为热，闭于肺经，故出现上述证候，初用麻杏石甘汤合葶苈大枣泻肺汤，宣肺清热降气定喘，继加入麦冬、沙参滋润肺阴调治而愈。

石膏为清肺胃热之要药，本案以 7 岁之儿童，用石膏 75 克取得了卓越疗效，可见必须大剂量方能有效。但胃肠素弱大便溏者则必须慎用。曾遇肠弱大便溏患者用后泄泻益甚，外邪不解致邪气内陷促使病情恶化者。曾遇一例粟粒性肺结核患者，继发感染，发烧不退，痰稠黏不易略出，曾以抗结核药与抗生素联合应用，皆失败。某院曾用中药清热解毒剂大剂生石膏不仅无效而大便溏泄、每日数行，无奈将气管切开。邀余会诊，因思大便溏泄不宜再用清热重剂，观其痰稠如脓样，发热不退，投以《千金》苇茎汤合甘桔汤加鱼腥草、金银花、川贝母连服 6 剂，热渐降，体温 37.5℃，痰变稀薄，继用上方化裁调治连服二十余剂热退而安。

因思温病学家谓"上焦如羽非轻不举"。可见轻灵之剂亦可治大病，药贵对症，那种以轻灵而弃之，不免带有某种片面性。

胃热证

主症：壮热不恶寒，汗多口渴，喜冷饮，气促舌红，苔黄燥，脉象洪大而数。肺炎、伤寒、脑炎、流行性出血热、斑疹伤寒及其他感染性疾病的极期高热阶段皆可出现。

热邪入里，内传阳明胃经，正邪相争，里热炽盛，故高热恶寒；热邪蒸腾，腠理开泄则汗多；热蒸液亏，故呼吸增大加快而渴饮，气粗，脉象洪大，舌苔黄燥，常用代表方剂为白虎汤、白虎加人参汤等，可参阅"临床运用石膏治疗急性热病的经验"。

肠腑燥实证

主症：高热，午后尤为明显，大便秘结或纯利稀水，肛门灼热（热结旁流），脐腹胀满痛拒按，甚则伴有烦躁神昏谵语，舌红，苔黄燥或灰黑带有芒刺，脉象沉实而数，可见于热性病及败血症等极期的某一阶段。

本证乃邪热进入肠府与积滞相结，燥屎结于肠腑，传导失司，则便秘或热结旁流；腑气壅塞则腹满胀痛，压痛拒按；燥热内燔，腾于外则发热日晡尤甚；上扰神明则见烦躁昏谵等症。宜用大承气汤攻下实热法治疗，可参阅"《伤寒论》阳明腑证之机理及三承气汤之运用"。

胆热证

主症：寒战发热如疟状，热多寒少，口苦而渴，咽干，脘胁局限疼痛，拒按，呕恶，舌红苔白，脉弦或弦数。此类证候可见于疟疾、胆道感染、急性胆囊炎、急性胰腺炎及外感半表半里之少阳证。

邪热郁于胆经，少阳枢机不利，故寒热往来如疟，胆火上炎则口苦而渴且伴咽干。脘胁局限疼痛拒按，为实热阻滞少阳经所致。胆热犯胃、胃气上逆则呕恶，邪居少阳脉多弦，舌红苔白；邪化热则脉见弦数，舌白少津。代表方剂为小柴胡汤、大柴胡汤、蒿芩清胆汤。可参阅"柴胡汤类方证治及运用"。

余治外感发热不退每用柴胡、生石膏、半夏、草果仁为主而收效。外邪日久则化热，必柴胡与石膏合用，一疏解外邪，一清里热。外邪日久不解则多夹痰湿，用半夏、草果仁化痰湿开郁以除其兼夹之邪则热退。

例：张某，男，22岁，工人。1991年6月12日初诊。发烧4日不退，体温下午高达39.5℃～40℃，通身疲倦无汗，略有恶寒，舌苔白少津，舌质红，脉象数而有力。

患者在某医院住院一月余，经系统检查无结果，用过各种抗生素而热不退，于是来中医求治。

据上列脉症分析属外邪入里化热不得外出，因而发热缠绵不解，宜疏外邪清里热化痰浊法。

处方：柴胡25克、桂枝15克、黄芩15克、生石膏100克、甘草15克、草果仁15克、半夏15克、银花80克、连翘25克、生姜15克、红枣5个。水煎，隔5小时服药一次。

6月15日复诊：连服药3剂发烧已退，体温36.8℃，全身无力自汗出，不欲食，舌苔白较前厚，此里邪外达所致，脉象滑，宜前方辅以益气清热之剂。

处方：川连15克、元芩15克、半夏15克、柴胡15克、党参15克、桂枝15克、草果仁15克、银花30克，连翘20克、生石膏70克（砸碎）、生姜10克、红枣3个。水煎服，每日2次。

6月20日复诊：患者服上方3剂未发烧，体温35.8℃～36.7℃，食欲佳，脉象滑，舌白薄润，嘱停药观察，随访已痊愈。

3. 营分证与血分证

营分、血分多由气分证传变而来，也可由外邪乘虚直接侵入营血而成。临床表现有发热夜甚，口干不甚渴饮，斑疹隐现，烦躁神昏，舌红绛，脉象细数等。其中以神志改变及舌质红绛为热邪入营的主要依据。热入营血和热闭心包证，是营血证两个主要证候类型。多出现于感染性或传染性疾病的极期或后期，代表方剂清营汤、犀角地黄汤、安宫牛黄丸等。

热闭心包证

主证：神昏谵语甚或昏愦不语，灼热肢厥，舌红绛，脉象细数。多见于各型脑炎、脑膜炎及大叶肺炎等病的极期，伴有中毒性脑病时。

热邪内陷，则窍机闭阻，因而出现神昏谵语等神志障碍。灼热肢厥，乃热邪内陷阳气被郁所致，舌红绛，脉细数，系心营热盛之征。本证从现代医学观点，乃病变侵犯大脑，使中枢神经处于中毒麻痹状态，为中毒性脑病的典型表现。代表方药为安宫牛黄丸、至宝丹、紫雪丹等。

安宫、紫雪、至宝皆适用邪热入于心包，高热神昏谵语之证，其中安宫牛黄丸方中用黄芩、黄连、栀子苦寒清热解毒；牛黄、犀角凉血清营；麝香、冰片芳香开窍；雄黄解毒辟秽；朱砂、珍珠安神潜阳镇痉。具有清热解毒、芳香化浊、开窍逐秽、镇痉安神之功，适用于多种急性热病脑病引起的昏迷、抽搐、痉厥之证。

紫雪丹重用生石膏、寒水石甘寒清热；磁石平肝息风；元参、升麻、犀角、羚羊清热凉血解毒；麝香、朱砂开窍宁神；朴硝、牙硝软坚通便；木香、沉香、丁香调畅气机。综合其功用：清热解毒、镇潜息风、开窍宁神通便，治高热引起之昏迷痉厥为宜。

至宝丹重用冰片、麝香开窍；玳瑁、琥珀、朱砂安神镇痉；少佐犀角、牛黄、雄黄凉血解毒。通闭开窍之功较优，清热解毒之功略逊。

以上 3 药皆属辛凉开窍之剂。辛凉开窍其作用主要是清泄心包邪热，化痰宣窍，促使神志清醒，用于热邪内闭心包神昏谵语或昏愦不语、舌蹇肢厥、舌质绛等症。此外尚有豁痰开窍法，其作用在于清化痰浊湿热宣窍醒神，主治湿热郁蒸，酿痰蒙蔽清窍，神识昏蒙，时明时昧，身热不高，舌红而苔黄腻等。宜菖蒲郁金汤、苏合香丸亦佳。

例一：苏某，女，24 岁，护士。1990 年 8 月 15 日初诊。

病毒性脑炎，入某院体温 39.5℃～39.8℃之间，深度昏迷，伴有呕吐项强，烦躁不安，头汗，四肢阵发抽搐，呼吸喘促，两目对光反射迟钝，瞳孔散大，角膜红，舌苔黄燥质赤，脉滑数。辨证为热毒蒙蔽心包，肝风夹热扇动，急以清热开窍平肝息风法。

处方：银花 30 克、连翘 25 克、大青叶 20 克、山栀 15 克、川连 15 克、郁金 15 克、菖蒲 15 克、文军 10 克、甘草 10 克。水煎服，每日 1 剂。

安宫牛黄丸两粒，每日 2 次，与汤药同时鼻饲，停用激素与抗生素。

服上方 2 剂后大便得通，3 次下污浊奇臭，神识转清，抽搐止。前方去大黄加生赭石 30 克、生地 20 克，继服安宫牛黄丸。

连 3 次复诊，服约 9 剂，安宫丸 30 粒。患者神志完全恢复正常，发热退体温 36.3℃而愈。

例二：李某，男，37 岁，干部。

面目遍身发黄，神识不清 3 日，阵狂躁，发烧，体温 38.5℃，下午较重，腹胀满，尿深黄，大便不爽，肝触及，舌质红，苔腻、黄疸指数 50 单位，谷丙转氨酶 500 单位，脉象弦数，此属肝胆郁结，湿热蕴蓄，陷于心包，宜清热化湿，舒肝利胆，辛凉开窍。

处方：茵陈 50 克（后下）、山栀 20 克、文军 10 克、郁金 15 克、菖蒲 15 克、枳壳 15 克、川朴 15 克、公英 30 克、茯苓 15 克、甘草 15 克、柴胡 15 克、赤芍 15 克。水煎服。安宫牛黄丸，每次服 2 粒，每日服 2 次。

服药 2 剂大便通利，2 次如麦酱样，神识转清，发热渐降，体温 37.8℃，去大黄加败酱草 30 克，继续服安宫牛黄丸，经 2 个月调治，肝功基本恢复正常而出院。

安宫牛黄丸对脑出血昏迷亦有较好的疗效，患者昏迷，牙关紧闭可用鼻饲法，亦可灌肠用。

另有周氏回生丹一方：

五倍子 60 克，檀香、木香、沉香、丁香各 9 克，甘草 15 克，千金子霜 30 克，大戟 45 克，山慈菇 45 克，神曲 150 克，麝香 9 克，雄黄 9 克，冰片 0.9 克，朱砂 18 克。糊丸或水丸，每服成人 1.5 克。

治中暑或受寒或饮食不节，呕吐泄泻，腹中绞痛。

笔者青年时用此药治疗极重之胃肠型感冒，呕吐泄泻；小儿饮食不节，腹痛发热等症，用此药以朱砂为衣如小豆粒大，每服成人 10～20 粒，小儿酌减，此药效果甚佳。余在青年时屡用之以治时疫昏谵吐利，用之多效。曾治一小儿麻疹不透，昏睡吐泻，用此药后，吐泻止，疹全透出，患儿苏醒从而痊愈。可见此方具解毒除秽芳香开窍之功。

方 药 新 用

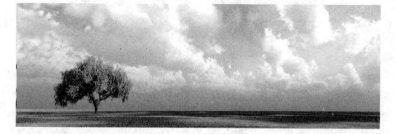

升阳益胃汤的临床应用

升阳益胃汤乃金元时期李杲所创，首见于《脾胃论》。本方由黄芪、半夏、人参、炙甘草、白芍、防风、羌活、独活、橘皮、茯苓、泽泻、柴胡、白术、黄连、生姜、大枣16味药物组成。据《脾胃论》所述，本方主治肺之脾胃病，其症为怠惰，嗜卧，四肢不收，体重节痛，口苦舌干，食无味，大便不调，小便频数，不嗜食，食不消，兼见肺病，洒洒恶寒，惨惨不乐，面色恶而不和等。由于脾胃虚弱，湿热留连，肺失所养，表气不固，故见以上诸症。升阳益胃汤以柴胡、防风、羌活、独活升阳以燥湿；用白术、茯苓、半夏、橘皮益胃以化湿，湿去而阳气升发；黄连以清滞留之余热；泽泻引导湿热下行而解，加黄芪、人参、炙甘草以补肺气，芍药和营，收肺气之散，并节制柴、防、羌、独的辛燥作用。诸药相合，健脾升阳益胃，佐以清热利湿，兼以补肺固表。

余向崇尚东垣重视脾胃的学术思想，在临证中常以《脾胃论》诸方治疗而收功。对多种慢性疾病，凡见以脾胃虚弱、清阳不升为主要见症者，每以升阳益胃汤化裁应用而多获良效。因感升阳益胃之法具有广泛实用价值。此仅举医案数则以示一般。

1. 内伤发热（无名热）

刘某，女，28岁。1991年7月3日初诊。此女在美国某大学攻读博士学位，半年来持续低烧，体温多在37.5℃～38℃之间。倦怠乏力，纳呆，食无味，神疲气弱，面色无华，眼不欲睁，查舌质淡红，苔薄白，脉虚数。询问其病因，系在国外学习每日至深夜，日工作量达十余小时，身体异常疲劳，生活无规律，遂致此病。在美曾经多方检查，未能查明原因，虽多种方法治疗未能奏效。因而不远万里回国求治。根据脉症综合分析，诊为内伤发热，属劳倦伤脾，清阳不升，阴火上乘而为病。《内经》谓："阳气者，烦劳则张。"东垣云："脾胃一伤，五乱互作，其始病，遍身壮热，头痛目眩，肢体沉重，四肢不收，怠惰嗜卧，为热所伤，元气不能运用，故四肢困怠如此。"对于此病，不可以苦寒清热，必以甘温除热，以升阳益胃汤主治。处方：红参15克、黄芪25克、白术15克、半夏15克、茯苓15克、陈皮15克、泽泻10克、防风10克、独活10克、柴胡15克、白芍15克、甘草10克、生姜15克、红枣5个。水煎，每日1剂，分2次温服。服药4剂发热即退，迄未再起。继服6剂，食纳大增，全身渐觉有力，肢体舒适，精神转佳。唯近2日天气炎热，贪食瓜果，腹胀有小痛，大便稍稀，手心热，舌尖赤苔白，脉沉弱。此为脾气刚复，不耐寒凉所致。仍以上方略作增减治疗。红参10克、白术15克、茯苓15克、甘草10克、陈皮15克、半夏10克、砂仁10克、木香7克、黄连10克、炮姜10克、泽泻10克、防风10克、柴胡10克、甘草10克、紫苏10克。每日1剂，连服4剂，诸症皆除。因学习时间紧迫，遂携药数剂返美。近日来信，几个月来一直未见发热，学业成绩优秀。

按：本案发热半年之久，虽经西医多方治疗而无功。以气虚发热论治，用升阳益胃汤二十余剂竟获痊愈，可见"甘温除热"之法与本证若合符节。发热有外感内伤之分，内伤又有阴虚、气虚之别。气虚，主要为脾气虚弱。其证当有神疲乏力，气短懒言，食纳不香，腹胀便溏，面色萎黄，头晕目眩，舌淡苔白，脉沉弱无力等症。对于此证切不可以苦寒、润腻之品，否则就会犯"虚虚实实"之戒。

2. 飧泄（慢性肠炎）

李某，女，20岁，哈某厂工人，1989年9月6日初诊。主诉半年来腹泻频作，少有宁日。每日排便约3～4次，泻下物水谷分明，完谷不化。经某医院多次检查粪便，无阳性发现。拟诊为慢性肠炎。曾用链霉素口服，多种消化酶及收敛止泻制剂无明显效果。周身倦怠乏力，小便黄，口苦，不欲食，身体逐渐消瘦，极易感冒，每次流感都难以逃脱。诊见舌质

淡，苔白微腻，脉左弦无力，右沉弱，证属脾胃虚弱，清气下
陷，同时又有湿热郁结之证。治以健脾益气，升阳止泻，佐以
清利湿热。方以升阳益胃汤原方。党参 15 克、白术 15 克、黄
芪 20 克、黄连 10 克、半夏 10 克、陈皮 15 克、茯苓 15 克、
泽泻 10 克、防风 10 克、羌活 10 克、柴胡 15 克、白芍 20 克、
甘草 10 克、生姜 10 克、红枣 5 个。每日 1 剂，水煎服。1989
年 9 月 20 日二诊：服上方 12 剂，腹泻止，每日排便一次，稍
稀，小便淡黄，食感饭香。周身渐觉有力，面色转润，舌苔渐
化，脉象沉而有力。此乃胃气渐复，清阳得升，湿热亦除。继
用上方 12 剂，二便如常，饮食大增，面色微见红润，形体略
丰。效不更方，继以此方略事加减服用月余，患者康复如初，
遂停药。

　　按： 此案慢性泻泄，西医诊为慢性肠炎，中医称为飧泄，
其特征为泻下完谷。兼有倦怠乏力，气短懒言，口干，食不知
味，小溲微黄，舌质淡，舌苔白微腻，脉沉等症。《内经》谓
"清气在下则生飧泄"。又谓"久风入中则为肠风飧泄"。说明
本证病机为脾胃虚弱清阳不升，故以升阳益胃汤主治而痊愈。

　　3. 痿证（重症肌无力）

　　杨某，女，11 岁。1986 年 3 月 7 日初诊。主诉双眼睑下
垂，睁眼困难一年余。晨起略轻，夜间较重。经西医神经科确
诊为重症肌无力。服新斯的明等药取效一时，但不能持久。因
转中医求治。诊见患儿形体适中，面色萎黄，双眼睑抬举不
能，语言清晰。家属代言其平素饮食较少，择食较重，喜食则
略多，不喜则拈筷即放。体质较差，肢体软弱，动则乏力，不
似他孩好动。查舌质淡，苔白，脉沉弱。中医诊为痿证，属脾
气虚弱，肌肉失养。治以升阳益胃汤加减。处方：党参 15 克、
白术 10 克、黄芪 20 克、半夏 10 克、陈皮 10 克、茯苓 10 克、
泽泻 10 克、防风 10 克、大活 10 克、柴胡 10 克、白芍 10 克、
红枣 3 个、生姜 10 克、人参 10 克。每日 1 剂，水煎服。

　　1986 年 3 月 16 日二诊：服上方 8 剂，眼睑下垂有明显好
转，上午基本可以睁眼，午后仍差。继服上方月余，眼睑无论

上下午均可灵活抬举。但看书较多时，仍觉眼睑疲劳，再诊上方去茯苓、泽泻，加薏仁 30 克，连服 3 个月，眼肌麻痹完全恢复。饮食、精神、体力均随之逐渐好转。后嘱其以香砂养胃丸、补中益气丸间断交替服用，以巩固疗效。追访 3 年，患儿一直正常，已告痊愈。

按：《灵枢》谓"五脏六腑精气皆上注于目，而为之精。精之窠为眼，骨之精为瞳子，筋之精为黑眼，血之精为络，其窠气之精为白眼，肌肉之精为约束，裹撷……"裹者、包扎；撷为以带承物，约束裹撷即眼睑肌之功能，为肌肉之精，而属于脾，脾合肌肉。故本案治眼肌无力下垂，以补脾胃升阳为主，选用升阳益胃汤治之而获满意疗效。

4. 顽固性蛋白尿

邵某，女，32 岁，教师。1991 年 7 月 10 日初诊。患慢性肾小球肾炎三年余。初经中西药治疗已缓解。半年前因劳累、感冒又再次复发。周身浮肿，血压增高，蛋白尿，管型，并有肾功轻度损害。经中西药综合治疗，水肿基本消退，血压亦被控制在 135/82.5 毫米汞柱。但尿蛋白始终为（＋＋），血 BUS 9.4 毫摩尔/升，血色素 90 克/升，血总胆固醇偏高（6.8 毫摩尔/升），血浆 pr 略低（总 pr52 克/升）。伴见面色萎黄，眼睑轻度浮肿，脘腹胀满，食纳无味，气弱无力，肢体重着酸软，足踝部时肿。舌淡红，苔薄白，脉沉。证属脾胃虚弱，水湿精微失于运化，湿邪留连。治以升阳健脾利湿法。投以升阳益胃汤。黄芪 30 克、党参 25 克、白术 15 克、茯苓 20 克、半夏 15 克、陈皮 15 克、柴胡 15 克、防风 10 克、羌活 10 克、独活 10 克、泽泻 15 克、白芍 20 克、山药 20 克、苡仁 30 克、生姜 15 克、大枣 5 个。以此方略作加减，服用六十余剂。患者水肿全消，食欲良好，面色转润，精力充沛，体力渐强。查 Hb130 克/升，血浆蛋白血脂均正常，尿 PRO（－），肾功（－）。病获完全缓解，已上班数月。

按：本案肾炎，尿中蛋白数月不退，而以升阳益胃汤治疗 2 月告愈。可见升阳益胃法是治此病途径之一。笔者观察，慢性肾小球肾炎肾病型或肾病综合征，水肿消退后，多有蛋白尿长时间不消退，伴体重倦怠，面部及下肢轻度浮肿，食少纳呆腹胀，尿少便溏等症，此属脾虚下陷、湿邪留连之候。因此多可用升阳益胃汤加减治之。临证观察多案均有良效。

5. 紫癜肾血尿

郭某，男，20 岁，学生。1991 年 8 月 5 日初诊。周身紫癜，伴尿血、便血，并有蛋白尿 7 个月。西医诊为紫癜性肾炎。曾用激素治疗，病情一度缓解。在撤换激素过程中病情反复；再用激素无明显效果。因转中医诊治。前医曾用清热凉血之剂，亦疗效不佳。因邀请为之诊治。症见周身皮肤紫癜漫布，以下肢及胸部较多。其色多暗。面色虚浮，精神萎靡，自述周身乏力，腹胀，纳呆，时有恶心。经常身有低热。近日尿赤。尿检 PRO（＋＋），尿中 RBC 充满。肾功（－）。血小板 150×10^9/升。查舌质淡，舌体胖嫩，苔白微腻，脉沉缓。证属脾胃虚弱，清阳不升，湿邪留连，血失所统。治以益气健脾升阳化湿止血。处方以升阳益胃汤加味：黄芪 20 克、党参 15 克、白术 15 克、茯苓 5 克、半夏 15 克、陈皮 15 克、柴胡 15 克、防风 10 克、羌活 10 克、独活 10 克、泽泻 10 克、炒槐花 20 克、蒲黄炭 15 克、川连 10 克、藿香 15 克、生姜 15 克、大枣 5 个、白茅根 30 克。每日 1 剂，水煎服。以此方加减先后服用三十余剂，患者低热渐退，周身紫癜渐消，腹不胀，饮食增加，尿色转淡。尿检 PRO（±），RBC（－），WBC（－）。心情愉悦，体力渐复。嘱继服半月以资巩固。随访 3 个月，未见复发。

按：紫癜肾（过敏性），以紫癜、尿血及蛋白尿特征，中医多以清热凉血之法治之。但本案用此法无明显效果。根据脉症，当属脾胃虚弱，清阳不升，阴火内扰血失所统而致。因采用升阳益胃汤加味，竟获满意效果。可见临证中不拘常法，当随证论治方能中肯。

谈血府逐瘀汤的应用

　　血府逐瘀汤乃清·王清任氏制定的诸活血化瘀方中应用最广泛、疗效较著的一个方剂。王氏原书《医林改错》谓此方治胸中血府血瘀所出现的病症达十九种之多。他从临床实践中总结出气血合脉说，认为气府有气，血府有血，一则行周身之气，一则行周身之血，两者分之为二，合之为一，因此他创立了治气虚和血瘀诸方剂，独具卓识。笔者应用此方较多，仅将近年来治验诸病笔之于下供作参考。

1. 胸痹

　　胸痹一病包括现代医学冠心病而胸中痹痛在内，但亦有不属于冠心病而胸中痹痛者，因此两者尚不能等同看待。《金匮》谓本病病机为"阳微阴弦"，即胸中阳气式微而阴邪得以乘之，用瓜蒌薤白白酒汤等通阳宣痹法治疗，药证相符取效固不待言。此外《金匮》尚有"肝着"一病乃属于气血瘀滞，着而不行。患者常欲蹈其胸上，用旋覆花汤主治，亦属胸痹一类。因手厥阴心包络起于胸中……足厥阴属肝络胆，上贯膈布胸胁，如厥阴之经脉气血循行受阻，亦发生胸痹心痛，必须用活血祛瘀法治疗，以血府逐瘀汤效果最佳。余临床 50 年屡用此方取效，既用于冠心病心绞痛属气滞血瘀者，亦用于非冠心病之胸痹心痛等证。

　　①胸烦闷

　　孟某，女，55 岁，干部。1987 年 6 月 1 日初诊。患者自北安来哈就医，并在某院住院。自感胸中烦闷阵发作，发作时胸中烦扰不宁，难以忍受，有灭绝之感。昼夜频繁发作，夜间不能入睡。经心电检查：V_5T 波低平，余无它变，诊断为隐性冠心病，用潘生丁等扩冠药无效。对胸中烦闷难忍之情况，难以用冠心病解释，因而未能确诊。察其舌光紫无苔，脉象弦稍有力，面色不泽，表情苦闷，脉症分析当属手足厥阴经脉气血失于条达，由气及血，聚于胸中血脉瘀阻之证，宜血府逐瘀汤加味主治。处方：当归15克、生地15克、桃仁15克、红花15克、枳壳15克、赤芍15克、柴胡15克、川芎15克、桔梗15克、怀牛膝15克、丹皮15克、丹参15克。每日1剂，水煎服。

6月8日二诊：服上方6剂，胸中烦闷大减，发作次数减少，程度亦轻，夜间能入睡4~5小时，胸中有热感，上方加川连10克、元芩10克。

6月14日三诊：继服上方6剂，自感胸中烦闷减去十分之九，精神愉快，十余日来基本未发作。有时仅有轻度烦闷，转瞬即消失。患者喜出望外，面色转润，舌红润略有薄苔，脉象见缓。以上脉症足以说明药证相符，病去大半，但患者自觉有心颤心慌之感为以前所无，考虑此病原为气血瘀阻，经活血祛瘀药18剂气血得以通调，病情明显改善。但"大毒治病，十去其六；常毒治病，十去其七；小毒治病，十去其八；无毒治病，十去其九。"（《素问·五常政大论篇》）活血化瘀药物虽非有毒之品，毕竟属于消法范畴，宜暂不宜久，心慌心颤乃由血瘀转为血虚朕兆，此刻宜急转直下，不宜再用前方。因予养血辅以疏肝柔肝法。

处方：柏子20克、五味子15克、酸枣仁20克、远志15克、龙骨20克、牡蛎20克、生地20克、茯苓20克、白芍25克、柴胡15克、生赭石30克、寸冬15克。

6月25日四诊：服上方6剂，烦闷未作，心慌，心颤大减，夜能安睡。患者已出院，因病大见好转，拟携药回北安服药，同意其带方回家服药。

7月9日五诊：患者从北安来哈，经用上方8剂，烦闷与心慌颤俱未发作，舌转红润苔薄白，脉象缓，已痊愈。

②胸痛

敬某，男，60岁，干部。1987年9月18日初诊。患者2年前患脑血栓形成，经治疗已缓解。现遗有右侧颜面肌肉稍有麻痹，口角流水，其余皆无著变，已上班1年。于本年7月上旬突然感胸膺疼痛甚剧，偏右侧，呼吸气憋阵发作，常彻夜不眠，入哈市某医院经系统检查，皆无明显变化，用扩冠药亦无效。医院意见仍不能排除冠心病心绞痛，遂来本院门诊。查舌尖及边缘有轻度瘀斑，脉象弦。脉症分析应属于手足厥阴经脉气血瘀阻。手厥阴心包络起于胸中，足厥阴肝脉贯膈布胁肋，气血郁阻着而不行，因而胸痹疼痛，宜活血祛瘀法。

处方：当归 20 克、生地 15 克、桃仁 15 克、红花 15 克、枳壳 15 克、赤芍 20 克、甘草 10 克、柴胡 15 克、川芎 15 克、桔梗 15 克、怀牛膝 15 克、丹参 20 克、郁金 10 克。

9 月 26 日二诊：服药 7 剂，胸痛大减，发作次数减少，夜间只 1~2 次，时间缩短，呼吸通畅，继用上方主治。

10 月 18 日至 11 月 20 日连服上方 18 剂，疼痛消失，迄今未发作，但觉心悸，防止药过为害，改用益气养心剂而愈。

2. 胁痛

胁痛属足厥阴肝经，以肝脉布于胸胁。叶天士《临证指南》谓此病有虚实寒热之分，属实者多为肝郁，以肝失条达，气郁不伸则痛，然久痛则入络由气及血。《见闻录》谓："瘀血，按之痛，不按亦痛。痛无休息而不膨，嗳即宽，旋复痛。"以此作为气滞血瘀之鉴别，有一定参考价值。属血瘀者此方甚效。

张某，男，54 岁，干部。1987 年 10 月 15 日初诊。素体健康。于本年 8 月中旬右季胁部感觉不适，逐渐加重，呼吸刺痛，夜间常痛醒不能入睡。经超声、CT 扫描及肝功检查均未见异常。请中医用舒肝理气之剂数十剂亦无效。来本院门诊求治，察其表情抑郁，面色晦暗，舌边紫苔白，脉象弦而有力，此属肝络血瘀，继用疏肝理气无益，宜本方加味治之。

处方：当归 20 克、生地 15 克、桃仁 15 克、红花 15 克、赤芍 15 克、枳壳 15 克、柴胡 15 克、川芎 15 克、桔梗 15 克、怀牛膝 15 克、甘草 10 克、乳香 10 克、没药 10 克、丹参 15 克。

10 月 22 日二诊：服上方 6 剂。右季胁痛大减，但仍时有锥痛感，继用上方主治。

10 月 30 日三诊：继用上方 6 剂，痛消失。嘱停药观察。

3. 胃脘痛

方书谓心胃疼有九种，即饮食、热、寒、气、血、悸、虫、痃。必须随证求因，审因论治，舌质紫暗或有瘀斑则为血瘀，必宜活血，用本方疗效较佳。如本年 4 月治一张姓，男，50 岁，职员。胃脘痛三年余，时轻时重，去北京某医院胃镜检查，诊断为萎缩性胃炎。胃脘灼热，如锥刺样痛，食后稍胀满，曾用叶氏益胃汤及六君子汤等数十剂未见效果，后转来就诊。察其舌光紫无苔垢，脉象弦滑。脉症分析诊为血瘀络阻不通则痛。《类证治裁》谓本病"初痛邪在经，久痛必入络"。初痛宜行气，久痛宜活血。因于本方加丹参 15 克、丹皮 15 克，连服三十余剂诸症消失，经胃镜复查，黏膜萎缩有明显改善。

4. 头痛

属于血瘀头痛者此方甚效。血府逐瘀汤善治上部瘀血，属于肝血瘀阻之证。肝脉上于颠顶，血瘀则颠顶胀痛，伴胸满、心烦。此方疏郁活血，使肝气条达则头痛自除。此类头痛一般唇色微暗，舌紫或有瘀斑，脉象弦长、弦滑等。近治一少女，19 岁，头痛二年余。唇色紫暗，舌边稍紫，脉弦滑有力，头痛在经前加重。辨证为肝郁血阻，故经行上逆而致头痛。用本方加丹皮 15 克、夏枯草 30 克，服 3 剂疼大减，继服十余剂而愈。

肝主疏泄而调畅气机，促进全身气血之通畅。气畅则血畅，气郁则血必随之而瘀。王清任常以此方治血府血瘀。血府与肝脏关系密切。府者，库也；血府即藏血之库，肝为藏血之脏，血府非肝而何？肝郁在气分，可用四逆散、柴胡疏肝散等疏肝理气之剂治疗。如在血分，必以此方活血逐瘀，方能取效。王清任《医林改错》注重解剖，注重从形踪立法（如气血等），而忽视脏腑功能气化，是其理论上的不周。

5. 不寐

《医林改错》谓："夜不能睡，用安神养血药治之不效者，此方若神。"血府血瘀（肝瘀）则出现心烦易怒，不寐多梦等。人进行思维活动，必需肝气的调节升发和肝血的输送供给。肝血不足故可出现失眠多梦，《金匮要略》之酸枣仁汤为治肝血不足不眠之有效方剂。而肝血瘀阻也会出现不眠多梦等，故以血府逐瘀汤治疗此种不寐甚效。1986 年治一刘某，男，35 岁。因个体经商，操劳过度，夜不成寐。每夜常常通宵不能入眠。服西药安定片始能朦胧 2 小时，中药安神养心之剂皆无效。余见其舌尖红而紫，心烦热。初以黄连阿胶汤服后心烦热稍减，然不眠依然。因见其眼角有红丝，脉象弦滑有力搏指，恍悟此乃肝血瘀阻之证。肝为心之母，肝气调畅则血液始能供给于心。今肝血瘀阻则心失所养，必以疏肝活血调畅气机之剂治疗。血府逐瘀汤加郁金 15 克、香附 15 克，服药 2 剂后有小效，能入睡 3 小时。继续服药 6 剂后能入睡 4 小时，连用此方加柏子仁、远志、枣仁 10 剂，能入睡 6 小时，治疗月余而告痊愈。

6. 怔忡

怔忡多责于血虚，血不营心，则心悸怔忡。张景岳谓："怔忡之病，心胸筑筑振动，惶惶惕惕，无时得安者是也。"朱丹溪则谓："此病属血虚与痰。""病因惊而得者，惊则神出于舍，舍空得液则成痰，血气入舍，则痰拒其神不得归焉"。可见怔忡惊悸病机多责之于血虚不能养心，或痰气内扰神不得藏。除此之外则为血瘀。肝为心母，若肝血瘀阻，失其条达之作用，扰于心神故怔忡不已。王清任谓："心跳心忙，用归脾安神等方不效，用此方百发百中。"此处王氏所指即血瘀而致的怔忡心悸。曾治一女程某，心跳如击鼓，经心电检查除心动稍速外余无异常。脉见滑数，心率 100 次/分，患者自觉心悸怔忡难以控制，曾服安神养心之剂及朱砂琥珀等皆无效。余见其舌光紫无苔，认定为肝血瘀阻，投以本方加元参 15 克、丹皮 15 克、川连 10 克、寸冬 20 克，活血化瘀，兼以清热养阴。3 剂后心悸大减，连服 12 剂，霍然而愈。

7. 早搏（结代脉）

《伤寒论》有脉结代、心动悸者炙甘草汤主之。该方治心肌炎、冠心病的心律失常，早搏属气阴两虚者颇效。据临床观察早搏多夹瘀血阻滞，病机多为本虚标实。本虚有心阴虚、心阳虚、心气虚、心血虚之分；标实则或气滞、或血瘀、或痰浊瘀阻、或湿邪壅滞等，治疗当标本兼顾。但在标急于本的情况下，可先标后本。血府逐瘀汤适用于血瘀之早搏，凡见有血瘀征象者，用此方可取一时之效。早搏，除器质性心脏病外，尚有植物神经失调所致者。对此类早搏辨证属血瘀者皆可投以本方，但在取效后当图其本。或益气、或通阳、或滋阴、或养血，与本方合用，使气血通调可望痊愈。此类病例较多，此不一一列举。

8. 喘证

喘证分虚实二类。实则邪气实，虚则正气虚。其病位在肺与肾，肺为气之主，肾为气之根。肺合皮毛而居上焦，外邪犯之则上焦气壅而作喘，宜宣肺降逆。肾主精髓而在下焦，若肾阴亏损。精不化气则上下不交而为喘。宜补肾摄纳，此为常法。如肺气壅逆，久则入于血分，形成肺络瘀阻而气逆作喘，舌紫瘀斑，口唇紫，宜本方。1985 年 10 月 16 日笔者治一沈某，男，34 岁，工人。素有哮喘，近日因天寒骤然发作，十余日夜不能卧，胸闷气憋，喉中痰鸣，气促，舌边紫，脉象滑。曾用中西药治疗皆无效。辨证为肺气壅阻，血络瘀滞，宜本方加补肾之剂。

处方：当归、生地、桃仁、红花、枳壳、赤芍、柴胡、川芎、桔梗、怀牛膝各15 克，苏子、熟地各20 克，甘草10 克。

10 月 23 日二诊：服上方 6 剂，哮喘大减，发作次数减少，程度亦轻，舌边仍紫，脉象滑，继用上方6 剂。

10 月 30 日三诊：继服上方 6 剂，哮喘进一步好转，胸中舒适，1 周内未发作，脉象缓。再以补肾摄纳之剂以善其后。

9. 其他

风心病、冠心病、肺心病、高心病，临床表现为舌质暗紫，口唇紫绀，心慌气短，胃脘部膨满，属于心衰血瘀者，用此方亦可收一时之效。

王某，女，66 岁。1985 年 5 月 15 日初诊。高血压心脏病，心衰Ⅱ度。气短，胸闷，心悸，头痛，腰痛，胃脘部膨满，小便少，浮肿，舌紫苔糙，口唇紫绀，脉象弦有力，血压 240/110 毫米汞柱，诸治不效。据脉症诊为心气虚，血瘀水蓄，水血交阻。急则治标，当以活血利水合治，宜血府逐瘀汤合五苓散化裁。

处方：当归 15 克、生地 20 克、桃仁 15 克、红花 15 克、赤芍 15 克、枳壳 15 克、泽泻 20 克、茯苓 20 克、桂枝 15 克、猪苓 15 克、柴胡 15 克、丹参 20 克、丹皮 15 克、甘草 10 克。

5 月 22 日二诊：服 6 剂，小便多，诸症皆减，夜能平卧，头未痛，胸部见舒。血压 180/100 毫米汞柱。舌紫脉弦。续以前方加益母草 30 克继服。

5 月 29 日三诊：服 6 剂，气短胸闷进一步改善，小便量增多，下肢浮肿见消。再以上方加附子 15 克。

6 月 5 日四诊：诸症较前又有进一步改善，血压 180/90 毫米汞柱。上方连服。

6 月 11 日五诊：服药 6 剂，胸闷大舒，气短亦好，小便增多，浮肿见消，口唇紫绀亦有显著好转，下肢仅有轻度浮肿，肢端稍冷。血压 170/88 毫米汞柱。继服前方。

6 月 18 日、6 月 25 日二次复诊，病情缓解，遂停药观察。

柴胡汤类方证治及运用

《伤寒论》柴胡汤类证共七方，笔者常用有五方，即小柴胡汤、柴胡桂枝汤、大柴胡汤、柴胡加龙骨牡蛎汤、四逆散。除四逆散已在病毒性肝炎的病因病机及证治探讨篇中论述外，其余四方分别论述及其运用如下：

一、小柴胡汤证

本方是由柴胡、黄芩、人参、半夏、甘草、生姜、大枣七味药组成。

少阳病以往来寒热，胸胁苦满，嘿嘿不欲饮食，心烦喜呕，口苦，咽干，目眩，脉弦等为主证，皆宜用此方治疗。因而此方为少阳病之代表方剂，其他各柴胡方皆由此方衍化而成。

少阳包括手少阳三焦足少阳胆，与手厥阴心包、足厥阴肝相表里。足少阳之经脉起于目外眦（瞳子髎），过听会，上头角下耳后，至肩，入缺盆，下胸贯膈，络肝属胆，循胁里，出气街，绕毛际，横行至环跳穴处。

胆附于肝，内藏"精汁"，故《灵枢·本输》称为"中精之府"。精汁即胆汁，味苦色黄，来源于肝，受肝之余气而成，疏泄下行，注入肠中以助消化食物。故胆气疏泄正常则水火气机可以自由升降，"上焦如雾，中焦如沤，下焦如渎"的功能，才能得到充分之发挥。以上为足少阳胆和手少阳三焦的正常生理概况。如外邪侵犯少阳则肝胆气逆，胆火上炎，枢机不利；正邪分争故出现口苦咽干目眩，往来寒热，胸胁苦满，嘿嘿不欲饮食，心烦喜呕等证。

少阳病位既因病邪不在太阳之表，又未达阳明之里，居于太阳、阳明之间故称半表半里。病邪不在表故禁汗，不在里故禁吐下，治疗原则应以和解为主。

《神农本草经》载："柴胡去肠胃中结气，饮食积聚，寒热邪气，推陈致新。"《名医别录》谓"除伤寒心下烦热……胸中邪逆"。可见柴胡具有疏解肝胆、畅利三焦的作用。故柯韵伯称："柴胡为枢机之剂。"邹澍说："仲景著小柴胡汤之效曰：'上焦得通，津液得下，胃气因和，身濈然而汗出解。'以是知柴胡证皆由上焦不通。上焦不通则气阻，气阻则饮停，饮停则生火，火炎则呕吐。半夏、生姜能止吐蠲饮，然不能撤热，黄芩能撤热然不能通上焦。能通上焦者，其唯柴胡乎。故往来寒热为小柴胡主证，而往来寒热悉本于上焦不通，盖唯痰凝之滞，升降之机始阻，当升不升则阳怫怒为热；当降不降则阴鸥张为寒。治其阻者，固不可无，而伐树寻根，终必求其致病之因，以拔其本，则谓非柴胡之力不可也。"观邹氏之论提示了诸柴胡剂中柴胡之作用，有助于我们加深理解柴胡散邪气疏肝胆利三焦之功能。

黄芩，《神农本草经》谓"黄芩主治诸热，黄疸，肠澼，泄痢，逐水，下血闭，恶疮，疽蚀，火疡"。柴胡疏解邪气，能开气分之结，不能清气分之热，故黄芩协柴胡以清热，柴芩合用，既解半表半里之邪，又清胸腹之蕴热。邪入少阳正气逐渐减弱，出现正邪分争之势。如果只知散邪不知扶正，则邪气终不能除，故方中用人参以扶正除邪。《神农本草经》谓人参能除邪气，有邪气而用人参其旨甚微。观人参败毒散之用人参即扶正使邪从汗解，可知人参之所以有除邪气之功效，实乃扶正以逐邪之法也。生姜、半夏降逆止呕，甘草、大枣健脾和胃。一方之中，寒热并用，通补兼施，故能疏畅三焦气机，宣通内外上下使邪气去，正气复，则诸症除。

小柴胡汤之运用

1. "伤寒中风，有柴胡证，但见一证便是，不必悉具。"此条可作为运用小柴胡汤之指针。邪入少阳出现胸胁苦满，往来寒热，默默不欲饮食，心烦喜呕，口苦咽干目眩，耳聋等症，凡见一二证便可用本方无不获效。笔者结合前人论柴胡除寒热之功效，又遵《伤寒论》"但见一二证便是"之训，凡外感临床表现发热恶寒，苔白，脉浮数，恶心欲吐等证，投以此方，重用柴胡，去人参（因正气不虚可不用），莫不取效，不必局限于见往来寒热方可用之。通过大量病例观察屡用屡效，足见柴胡为解热之良药。

2. 小柴胡汤加石膏治疗外感发热不退之证有卓效。笔者曾以此方治愈高热不退之热性病数例，足以为证。1971 年 6 月 3 日治一例败血症孙某，女，31 岁，在某医院住院发烧 50 天不退，体温稽留于 39℃ ~ 39.8℃，血培养大肠杆菌阳性。第二次培养长形杆菌阳性。经省市各医院会诊，诊断为败血症。用青链霉素、四环素、庆大霉素、红霉素热不下。后又用新型青霉素、氯霉素热仍不下。遂于 1971 年 6 月 3 日邀余会诊。

患者体质素健，发烧 50 天不退，自觉在发烧之前先发冷，冷过即烧。发烧时用一些解热药出汗热即退，但旋又发冷，遂之又发烧，如此往复不已。同时伴有口苦，咽干，耳聋，胸胁部苦闷，烦躁不宁，不思食，精神极度疲惫。意识清，未出现谵妄，大便每日一次量少而干，尿色黄如浓茶，舌苔白干，脉象弦数。中药用过犀角地黄汤、《局方》至宝丹等亦无效。

据以上脉症分析为邪入少阳，介于表里之间，邪从热化，又涉及阳明，为少阳与阳明合病。宜柴胡加石膏汤化裁，以疏散邪气，清热解毒法为治。

处方：柴胡 30 克、生石膏 75 克（砸碎）、黄芩 20 克、党参 25 克、银花 75 克、甘草 10 克。水煎 300 毫升，每次服 150 毫升，间隔 6 小时 1 次，连续用 2 剂，连服 4 次。

6 月 5 日复诊：连服 2 剂，精神状态较好，发热未退，体温如前。考虑发热日久，曾经用过大量中西药，邪气嚣张，即使药物对症体温亦不会骤然下降，宗前法加味治疗。

处方：柴胡 30 克、生石膏 75 克、黄芩 20 克、党参 25 克、银花 75 克、公英 75 克、甘草 10 克。水煎服。

6 月 7 日三诊：患者体温自 6 月 5 日晚逐渐下降，在 37.5℃ ~38℃ 之间，胸胁苦满亦好转，全身较舒适，脉象弦稍数，苔白少津。此邪气已减，病有转机，宗前法加味主治。

处方：柴胡 30 克、生石膏 75 克、黄芩 15 克、党参 25 克、银花 75 克、甘草 10 克、公英 75 克、川连 10 克、瓜蒌 25 克。水煎 300 毫升，每日 2 次。

6 月 10 日四诊：连用上方 3 剂，体温 36.2℃ ~37℃，心烦胸满消除，精神状态好转，睡眠好，从此调理而愈。

按： 本病例高热持续 50 天不退，西医诊断为败血症。用多种抗生素治疗热仍不退。据热型及脉症中医辨证为邪入少阳与阳明合病，故用柴胡、黄芩、石膏为主以清解二阳之热邪。因高热日久，"壮火食气"机体为热邪所耗，极度衰惫，故用党参以益气，即小柴胡用人参之意；邪居半表半里，正邪相争一进一退，此时用柴胡、黄芩清解外邪固然重要，然而正气已虚，只祛邪不扶正则邪亦不能解，所以必须用党参益气，方能达到助正祛邪之目的。

石膏为清阳明经热之要药，《伤寒论》白虎汤就是以石膏为主药，为清阳明经大热之代表方剂。本案高热不退，舌干脉数，乃热炽伤津。单凭柴胡、黄芩清解少阳，热重药轻难以为功，因而方中重用生石膏以清阳明气分之热，与柴胡、黄芩合而为力，二阳之热邪自当化为乌有矣。

因本案病邪顽固，如果沿用常法，每日服药二次，恐药轻病重难以控制，必须每六小时一次，日夜不间断服药。俾药力相继，才能胜病，一举而清除其邪热。凡急性热性病，病势危笃，余皆用此法服药，效果较好。

柴胡与石膏合用，余用之甚多，见柴胡桂枝汤证，此处不多赘述。

3.《通俗伤寒论》有柴胡达原饮，处方中有柴胡、枳壳、川朴、青皮、甘草、黄芩、桔梗、草果仁、槟榔、荷叶梗。治外邪犯膜原，湿热阻郁气机不通。余以此方化裁治愈外感夹痰浊湿热者病例较多，均获满意疗效。此方亦为小柴胡汤之变方。附病例如下：

例一：吴某，男，73 岁，工人。1974 年 5 月 27 日初诊。

患者住某医院发烧 2 个月不退，血尿，X 光胸透阴性，用抗生素热不退，邀余会诊。患者隔 1 日或隔 2 日恶寒发热，体温 39℃~40℃之间，发烧前胸脘部先有不适发热感，继之脊背恶寒壮热，肢节酸痛，胃脘堵闷，脉弦滑数，舌苔白厚腻。由于发热日久，又加高龄，身体衰弱不支。脉症合参，为外邪侵于少阳半表半里，痰湿夹热阻于中焦，阻遏气机，宜和解兼化湿浊清热之法。

处方：柴胡 30 克、黄芩 15 克、半夏 15 克、生姜 10 克、甘草 10 克、草果仁 15 克、槟榔 15 克、川朴 15 克、常山 15 克、生石膏 50 克、桂枝 15 克。水煎服，每日 2 次。

6 月 1 日二诊：用前药 2 剂，胸脘部觉舒适，连续 4 天未发烧。但当日上午胃脘部觉热，体温上升 39.6℃，呕吐一次，下肢酸沉。当时注射氨基比林一支，烧渐退，脉象弦滑，舌苔见化。综合脉症乃湿热渐退，邪有外透之机，宗前方增减以透邪。

处方：柴胡 30 克、桂枝 20 克、半夏 15 克、黄芩 15 克、草果仁 15 克、槟榔 15 克、常山 15 克、甘草 7.5 克、生姜 10 克、红枣 1 个。

6 月 5 日三诊：服药 2 剂，仅出现一阵微热，体温 37℃左右，时间甚短即退（约 10 分钟左右）。胃脘仍小有灼热感，搅闹上冲呃逆，舌苔转薄，脉象弦滑。此外邪已透，湿热已减，仍留有胃不和胆热上冲之证，宜化痰湿、和胃、清胆之剂，投以蒿芩清胆汤。服 3 剂，患者自述用药后如卤水点豆腐一样，胃脘有异常清凉之感，大便通畅，体温 35.5℃~36.6℃，从此而愈。

按：本例发烧 2 个多月不退，热时起时伏，迁延不愈，西医未予确诊，用抗生素热不退。中医辨证为寒邪入于少阳，痰湿热邪内阻，在半表半里，既不能汗，又不可下，宜和解法。但小柴胡汤只能解外邪不能除湿浊，故用草果仁、常山、厚朴、槟榔辛开化湿浊，与小柴胡汤合用而图之。用本方后热势已挫，但阵有微热，胃脘搅闹上冲，此外邪虽解，但痰湿夹胆热上冲，用蒿芩清胆汤清胆热和胃化痰而愈。

常山一药《本草纲目》谓治"伤寒寒热诸疟……"为治疗疟疾之有效药物。笔者临证经验，凡定时发作之寒热用常山皆有效。因常山能除胸中痰结，劫痰截疟。前人所谓疟，既指现代医学之疟疾，也赅括着一切定时发作之寒热。"无痰不作疟"，常山能驱逐痰水，所以能治定时发作之寒热。

本案病机为外邪入侵与湿浊痰水相互郁结。因其表现出舌苔白腻，胸脘痞满等证候，故不难辨识。若温邪热盛，则舌必燥，苔必干，质必红，而无胸满痞结之候。

笔者用此方亦常加用石膏。因湿浊化热，只顾化湿浊，不顾清热，则易化燥伤阴，所以在初诊时加用生石膏50克，以清热存津液。

例二：王某，男，45岁，干部。1974年4月8日初诊。

发热1周不退，体温39.6℃，午后较重，烧前有恶寒，胸满呕恶，舌苔白腻，脉弦滑而数，用过抗生素等药，热不解。此属外邪夹湿浊之证，宜疏解外邪，清热化湿浊之法。

处方：柴胡30克、黄芩15克、半夏15克、草果仁15克、槟榔15克、常山15克、生石膏50克、生姜10克。水煎服，每日2次。

4月11日二诊：用上方3剂，热下降，体温37.5℃，下午38℃，胸满恶心皆愈，苔腻转薄，脉弦滑稍数。此外邪渐解，湿浊渐化之候，继用前方。

4月14日三诊：用上方2剂，体温恢复正常，舌苔已退，脉弦，病已痊愈。

例三：郑某，男，47岁，干部。1974年4月12日初诊。

发烧旬余不退，上午轻下午重，头痛恶寒无汗，胃脘痞闷，恶心不欲食。用解热药及抗生素热暂退，不久旋又上升，体温一般39.6℃左右，舌苔白腻，脉弦数。此寒邪外侵夹湿浊化热，宜疏解外邪清热化湿浊之剂。

处方：柴胡30克、草果仁15克、半夏15克、常山15克、生石膏50克、黄芩15克、槟榔15克、青皮10克。水煎服，每日 2 次。

4 月 15 日复诊：服药 2 剂，发烧已退。体温 36.6℃，舌苔已化，脉弦。连续观察 1 周未发热，病已痊愈。

以上 3 则病例，皆为外邪入侵夹痰湿中阻，以致发热不退，痞满呕恶，舌苔白腻等症。在治疗时既用柴胡疏解外邪，黄芩石膏清热邪；又用半夏、常山、草果、生姜等辛开化痰湿诸药攒凑为功，效若桴鼓。由此可知柴胡之作用不只拘于和解少阳，凡表邪不解者皆可放胆用之。乃解肌祛邪之良药，此为余积年临证心得之谈，用之于临床，常遂手奏效耳。

4. 外感咳嗽，发热恶寒，鼻塞头痛，咳嗽，脉浮，苔白，属急性气管炎，上呼吸道感染之证，宜宣肺解表法治疗。用小柴胡汤加荆芥、紫苏、杏仁、薄荷。唐容川盛赞此方治咳之妙。他在《血证论》中说："《内经》云：五脏六腑，皆有咳嗽。而无不聚于胃，关于肺……兹有一方，可以统治肺胃者，则莫如小柴胡汤。……盖小柴胡汤能通调水津，散郁火，升清降浊，左宜右有，加减合法，则曲尽其妙。"余 50 年来用此方加减治疗急性支气管炎及上感等症，大多治愈，里热盛者可去人参加石膏。

二、柴胡桂枝汤证

本方是由柴胡、桂枝、黄芩、人参、甘草、半夏、芍药、大枣、生姜 9 味药组成，是小柴胡汤与桂枝汤之合方，治"伤寒六七日，发热微恶寒，肢节烦疼，微呕，心下支结，外证未去者。"本证既有太阳表邪不解，发热微恶寒，肢节烦痛，又有微呕心下支结的少阳证，故用柴胡桂枝汤主治。

本方证候之重点，在于表邪不解，发热恶寒，肢节烦痛。此类病症，余临床遇之甚多，投以本方，常获微汗出而愈之效。偏于热盛者，舌苔白少津，原方减人参加石膏。柴桂合用治疗属于外感之肢节烦痛其效较著。麻黄汤治身痛、腰痛、骨节痛，麻桂合用，以无汗而喘，属寒邪郁表，肺气不宣者为宜。本证虽亦属表邪不解，但有心下肢节微呕，属太阳与少阳合病，临床上无喘咳肺气不宣之证，以此鉴别。余在临床上运用此方多加以变通，所谓随证治之。

例一：王某，女，29 岁，工人。1972 年 11 月 12 日初诊。

1 周来恶寒发热，体温 39℃ ~ 39.6℃，全身肢节痛、头痛、口渴、恶心欲吐、舌苔白干、脉象弦滑而数。小便赤，大便干，无腹满硬痛阳明腑实证。曾用解热镇痛剂及抗生素无效。脉症合参为寒邪外束，邪热内蕴。宜疏解外邪清内热之剂。

处方：桂枝 20 克、柴胡 25 克、生石膏 50 克、甘草 10 克、半夏 15 克、生姜 10 克、红枣 5 枚、银花 60 克。水煎服，每日 2 次。

11 月 19 日二诊：全身得汗，诸症皆平。体温 36.5℃，脉象浮滑，舌苔已退，继续调理而愈。

按：本例重感冒，中医辨证为表寒里热之证。入冬以后，气候寒冷，本病发生较多。患者全身肢节酸痛，盖因风寒之邪束于肌表所致。伴有发热舌干脉数等症则是由于邪热内蕴不得外达。治用柴胡、桂枝以解表邪，石膏、银花以清里热，表邪解里热清则诸症自愈。

《伤寒论》中表寒里热为大青龙汤证。本例未用麻黄而用柴胡者，以麻黄治风寒束表，无汗而喘者为宜。本证未出现无汗而喘，以身痛为主，故用柴胡以解肌表之邪，桂枝调和营卫以治肢节痛。麻黄汤、大青龙汤治身痛皆用桂枝。可知桂枝为治肢节痛之要药。

例二：张某，女，25 岁，工人。1982 年 7 月 5 日初诊。

在某医院住院，发烧十余天不退，体温 38.5℃ ~ 40.1℃。经化验检查无阳性所见，用氨苄青霉素、红霉素等抗生素均无效。患者壮热恶寒，肢体酸沉，汗出不彻，脉浮数，舌红无苔。近 2 日检查白细胞下降至 2500/立方毫米，因此怀疑血液病。拟做骨穿，家属未同意，邀余会诊。据脉症分析，属外感邪气不解，邪热内炽，宜疏解表邪，内清邪热法。

处方：柴胡 20 克、黄芩 15 克、桂枝 15 克、赤芍 15 克、生石膏75克、连翘20克、银花50克、甘草10克。水煎,隔6小时服1次,每次服100毫升,连续服药。

7月6日复诊:用前方2剂,周身汗出,体温36.2℃~36.8℃,诸症悉除,白细胞7500/立方毫米,食欲增进,二便正常,舌淡红,脉滑。由于血培养有伤寒杆菌,又怀疑其为伤寒,但临床症状及体温一直稳定。1周后,血培养伤寒杆菌转阴,出院观察,从此而愈。

柴胡桂枝汤加石膏不仅治外感高热,亦治伏邪发热。此伏邪与温病之伏邪不同,为外感寒邪不解,迁延日久,伏而不出故发热。宜用柴桂以解肌,石膏以清热。予用此法治愈过极顽固之发热不解。

例三:吕某,男,40岁,已婚。1981年9月17日初诊。

从本年8月26日突然发烧发冷,胸闷后背痛,全身肢节酸痛。用解热药无效。至9月初下肢有出血点,当时医院以为是风湿,用可的松治疗,发烧不退。检查血象为:血红蛋白10克/100毫升,白细胞4.600/立方毫米,血小板8.4万/立方毫米,分叶核67%,淋巴31%,杆状2%,未确诊。患者发烧一直不退,来我院门诊求治。脉弦数,舌红,苔白稍腻,初投以清热解毒凉血之剂,连用6剂未能收效。下午发烧体温40℃持续2~3小时始退,伴恶寒肢节痛,但关节无红肿。因思本证属外感后未解,内伏化热,不得外出而呈现定时发热,恶寒,肢节痛楚等证,故以柴胡、桂枝疏解邪气使之透表之作用,辅以半夏、常山以蠲除痰湿。

处方:柴胡30克、黄芩15克、半夏15克、桂枝15克、生石膏75克、甘草10克、常山15克、青蒿20克。水煎服,每日2次。

从9月29日至11月26日8次复诊。共服上方48剂,一直未发热,诸症悉除。1982年3月患者来哈复诊已痊愈。

凡发热持久不退者,还应考虑其兼夹之证。前人戴麟郊有五兼十夹之论,本案用常山、半夏以蠲除痰饮即师此意。

伏邪不解,除类以本案高热不退证外,亦有属于低热缠绵不愈者，用本方治之，可使邪气外解，其热自退。

例四：王某，女，19 岁。1981 年 1 月 18 日初诊。

低烧 6 个月不退，每日下午 3 时以后发烧，体温 37.5℃ 左右。恶心肢体疲倦，舌苔白，脉象滑而有力。经系统检查，未发现异常，颜颊有少数丘疹，曾怀疑为红斑狼疮，但未查出狼疮细胞，未能确诊。脉症合参当属外邪入侵内伏不解。定时发热多兼痰结，宜疏解邪气，清热化痰之剂。

处方：柴胡 20 克、生石膏 50 克、元芩 15 克、半夏 15 克、桂枝 15 克、常山 15 克、青蒿 15 克、甘草 10 克。水煎服。

1 月 27 日复诊：服上方 3 剂，1 周内体温 36℃ 左右，诸症悉减，脉象转缓，苔白转薄，嘱继服上方，从此而愈。

此类病例并不少见，屡用此方而收效。《内经》谓"冬伤于寒，春必病温"，盖指伏邪温病。桂枝性辛温为温病所忌，用之而取效者，其与石膏为伍，化辛温为辛凉，与柴胡同用可搜剔内伏之邪，透表外出。此柴胡、桂枝、石膏为伍解肌清热之妙也。此类伏邪虽属温热，乃因寒而成，与纯温热者有别。若投药一味寒凉清之，反致邪遏不解。予曾治一患者周期性发热，一月之内必发热一次。壮热恶寒体温 39℃ 以上，持续 2～3 日或 3～5 日即自汗出而解。二年余不愈。几经检查皆无异常，未能确诊，前来求治。余按伏邪治疗，投以此方，连服 20 剂而愈。伏邪为病，并不罕见，但人多忽之，以致轻病转重，缠绵难愈，皆因病本不明之故也。

三、大柴胡汤证

本方是由柴胡、黄芩、芍药、半夏、生姜、枳实、大黄、大枣组成。

此方即小柴胡汤去人参、甘草，加芍药、枳实、大黄。主治少阳病"呕不止，心下急，郁郁微烦者"；亦治"伤寒发热，汗出不解，心下痞硬，呕吐而下利者"。

足少阳之府为胆与足厥阴肝相合，呕不止心下急，郁郁微烦乃肝胆气逆实热内结之证。小柴胡汤只有疏解少阳邪气之功，并无泄实热之能，必须用大柴胡汤疏利肝胆，泄除实热则诸症皆除。"心下急"是指心下拘急、窘迫，为少阳病邪气不解兼入阳明化燥成实之证。与小建中汤方治之里急（虚者）不同（见《金匮要略》）。发热汗出不解，心中痞硬呕吐下利亦邪踞少阳，肝胆气逆，胆热犯胃之证。其中之下利乃属肝胆邪热下迫之热利，故用大柴胡汤泄热以止利，与小承气汤治下利意义相同。大柴胡汤柴胡、芍药、黄芩、枳实、大黄、生姜合用和解疏郁，泄实热，利肝胆，肝胆之气平，则吐利自止，乃通因通用之法也。

大柴胡汤在临床上的应用

本方用于治疗胆囊炎、胆结石、胰腺炎、胃十二指肠溃疡、急性胃肠炎、胃肠功能紊乱、肠粘连等。中医辨证凡属实热内结者，皆有卓效。其症状以上腹部胀满疼痛拒按、胁痛、恶心、呕吐、恶寒发热等为主。

例一：王某，女，43 岁，干部。1977 年 5 月 5 日初诊。

患慢性胆囊炎二年余，屡经治疗无明显效果。右胁痛时放射到肩背，上腹胀满嗳气、口苦、咽干、恶心、不欲食、心烦少寐、头晕便秘、舌苔白燥脉弦数。此属胆热上逆、胃气中阻、胆胃不和之证，宜清利肝胆、泄热和胃之剂。

处方：柴胡 20 克、半夏 15 克、黄芩 15 克、大黄 7.5 克、郁金 15 克、香附 15 克、甘草 10 克、茵陈 20 克。水煎服，每日 2 次。

5 月 15 日二诊：用上方 3 剂，胁痛大减，心烦呕恶俱轻，大便每日 1 次稍干，继用前方治疗。

6 月 5 日三诊：连用上方 15 剂，胁已不痛，大便每日 1 次，上腹胀及呕恶俱消失，食欲增加，舌苔转润。停药 1 周后，因生气 1 次，右胁略有疼痛，仍宜前方增减。

处方：柴胡 20 克、半夏 15 克、川楝子 30 克（碎）、大黄 10 克、郁金 15 克、赤芍 15 克、公英 50 克、甘草 10 克。水煎服，每日 2 次。

6月17日四诊：连用前方10剂，症状俱消失。大便1次，食欲增加，胁已不痛，嘱停药观察。

按：本例慢性胆囊炎，辨证为肝胆气郁，胆热上逆，胃失和降，用大柴胡汤化裁疏利肝胆，泄热降逆而取效。患者始终便秘，故必用大黄。大便行则胁痛减，乃降逆泄热之效。

例二：刘某，男，42岁，工人。1979年10月14日初诊。

经某医院诊断：急性胰腺炎。症见两胁痛，腹胀满，不能食，食入即胀，稍进油腻食物则胀甚。病二年余不愈，大便干，舌苔黄燥，脉弦滑。辨证为肝郁犯胃，实热内结，治以疏肝理气泄热和胃之剂。

处方：柴胡20克、大黄10克、枳实15克、黄芩15克、白芍35克、半夏15克、鲜姜10克、红枣5枚、银花40克、连翘30克、郁金15克。每日1剂，水煎服，每日2次。

连续用上方40剂，诸症完全消除，饮食恢复正常，两月之内体重增加5000克。

例三：刘某，女，41岁，干部。1975年5月10日初诊。

外院会诊诊断为胃幽门溃疡术后肠粘连不全梗阻。

本年1月患者做了胃切除术，经过良好。近日手术部位周围出现硬结，疼痛拒按，不能进食，食入即吐。1周来饮食难进，大便干燥无矢气，舌红干无苔，脉弦无力。体质消瘦，住医院每日静点葡萄糖维持，体重下降7500克。辨证为肝郁犯胃，实热结滞，化燥伤阴，胃气有升无降，故呕吐不止，宜疏肝降逆泄热利便之剂。

处方：柴胡20克、大黄10克、枳实15克、黄芩15克、白芍35克、半夏15克、生姜10克、红枣6枚、川楝子25克、桃仁15克。每日1剂，水煎服，每日2次。

恐其药入即吐，嘱患者先少量频频服之。服药后约5分钟即觉气体下行，转矢气，腹部顿觉舒松。连服3剂，大便通利，能进饮食。继按本方增减调治，腹痛胀满完全消除，局部按之柔软，大便通利，恢复健康而出院。

例四：夏某，女，29岁。1981年5月16日初诊。

经某医院确诊为急性胰腺炎。胃脘、两季肋、腹部胀，呕吐厌油食，进油食则益甚，舌红无苔，脉沉弦。此属肝郁化热，肝胃不和，胃气上逆之证，宜疏肝泄热和胃降逆法。

处方：柴胡20克、半夏15克、元芩15克、大黄10克、白芍40克、生姜15克、红枣5个、川楝子20克。水煎服，每日2次。

服3剂即收显效，连服40剂，诸症皆失，饮食复常。

大柴胡汤不仅限于上述诸症，凡实热之胃痛、呕吐、胆结石、湿热食积之下利等用之皆有卓效，用途非常广泛，但亦须加减适宜才能中的。如胆结石加入鸡内金、三棱、莪术消坚化石，湿热下利加黄连，清热止利，食积加山楂、莱菔子、麦芽等消积化食。若加减得宜，无不收效迅捷。

本方在《伤寒论》中原为治表里同病而设，现临床应用已远远超此范围。不论有无外感，只要肝胆实热内蕴疏泄受阻，肠胃通降失常，即可放胆用之，多能随手奏效。若谓必具《伤寒论》之原文证候，才用大柴胡汤，则不免失之于胶柱鼓瑟、刻舟求剑，实未理解仲景本意。读《伤寒论》大柴胡汤如是，其他方证亦应如是，才可谓得仲景之真谛耳。

大柴胡汤配伍谨严，柴胡疏肝利胆，黄芩疗诸热，柴芩合用一疏一清为治少阳之妙药，枳实苦寒开郁通痞，大黄荡涤肠胃而泄热，半夏降逆止呕为治少阳呕逆之要药，白芍敛阴和营柔肝止痛，生姜温中与大枣合用调和营卫，诸药配伍有升有降，有散有敛，刚柔相济，寒温并用，融数法于一方，结构严谨，治疗肝胆与肠胃疾病，若能辨证准确无不收效。

四、柴胡加龙骨牡蛎汤证

本方是由柴胡、黄芩、桂枝、茯苓、半夏、大黄、铅丹、生姜、红枣、牡蛎、龙骨、人参十二味药组成。

此方治伤寒误下后"胸满烦惊，小便不利，谵语，一身俱重不可转侧"。为少阳之变证。足少阳经……下胸中贯膈，故胸满而烦，与柴胡汤证胸满烦相同；足少阳之腑为胆，误下伤及胆，胆气虚则惊。正如《灵枢·邪气脏腑病形》所说："胆病者，善太息……心下憺憺，恐人将捕之。"《素问·灵兰秘典论》云："三焦者决渎之官，水道出焉。"邪热入少阳经，郁于三焦，决渎功能失调，故小便不利。外邪夹痰湿留于肌表，故一身俱重不可转侧。

本方用柴胡、黄芩、大黄以疏解肝胆郁热，又用人参、大枣、龙骨、牡蛎、铅丹以益气敛神、镇惊。复用桂枝、半夏、生姜以温阳化痰利湿，散与敛，通与补，温与清共用于一方，用药虽杂而结构谨严，配合巧妙，为后人树立了楷模。

前人邹澍盛赞此方配伍之妙，他在《本经疏证》大黄条下说："仲景用大黄，每谆谆致戒于攻下，而于虚实错杂之际，如柴胡加龙骨牡蛎汤……等方反若率意者，今之人则不然，于攻坚破积，则投之不遗余力，而凡涉虚者，则畏之如砒鸩，殊不知病有因实成虚，乃一证之中有虚有实，虚者宜补，实者自宜攻伐，乃撤其一面，遗其一面，于是虚因实而难复，实以虚而益猖，可治之候变为不治，无怪乎医理之元，今人不及古人远甚也。柴胡加龙骨牡蛎汤涩剂也，涩剂用大黄，似乎相背，不知仲景用药，必不浪施……既以柴桂解外，人参姜枣益中，龙牡铅丹镇内，则大黄似可不用矣，然解外，可以已一身尽重不可转侧，益内镇风可以已烦惊，胸满谵语非大黄不为功，小便不利非茯苓乌能通，是大黄茯苓实一方之枢纽，必不因此碍龙牡之涩矣。"邹氏之论深合本方用药配伍之旨，可供我们细心玩味。

笔者平生喜用此方治疗内科神志之病，因铅丹有毒，内服对胃有刺激，不少人用后出现胃部不适呕吐等副作用，故去之。

柴胡加龙骨牡蛎汤在临床上的应用

1. 神经衰弱。以头昏、头痛、胸满、太息、烦躁易怒、心悸不寐或多梦纷纭为主要症状。

2. 癫病。以惊吓易悲伤哭笑、言语无伦次、四肢抽搐、便秘尿黄为主要症状。

以上二证多见舌质红苔白腻，脉象弦滑或弦数即用此方，多能随手奏效。

3. 癫痫。以烦躁易怒，胸满惊悸，发作时抽搐吐涎沫，脉见弦滑，舌苔腻为主要症状。

4. 精神分裂症。以神志失常，语无伦次，表情抑郁，心烦易怒，狂躁奔走等肝胆郁热，痰气内扰为主要症状。

6. 脑动脉硬化症，辨证属肝胆痰热内扰者亦有效。

例一：刘某，女，29岁。教员，1978年12月5日初诊。

心烦甚重，自觉屋隘不能容，面容抑郁，在诉病情时即哭泣而不能控制。少眠多怒，舌尖赤，苔薄白，脉象弦滑。辨证为肝胆气郁，痰热中阻，宜柴胡加龙骨牡蛎汤化裁治之。

处方：柴胡15克、半夏15克、茯苓20克，龙骨20克、牡蛎20克、大黄7.5克、甘草15克、红枣5枚、白芍20克、桂枝15克。水煎服。

12月24日复诊：连服7剂，诸症悉减，面有笑容。精神愉快，继经调治而愈。

例二：吴某，女，35岁，干部。1974年11月18日初诊。

因情志不遂，精神抑郁日久，遂罹此病。面容抑郁，感情易冲动，易怒，惊悸，心烦，眩晕，少寐，悲伤易哭，胸满太息，舌边红，苔白干，脉弦。此肝郁化热，痰气内扰之证，以柴胡加龙骨牡蛎汤化裁。

处方：柴胡20克、黄芩15克、大黄5克、龙骨20克、牡蛎20克、生地30克、寸冬15克、茯苓20克、远志15克、百合25克、甘草10克。水煎服。

连续经过4次复诊，共服药15剂，心烦胸满，惊悸太息，诸症皆明显减轻，能入睡6～7小时，梦亦减，舌苔已退，舌正红，脉弦，继续调治而愈。

例三：张某，女，50岁，干部。1976年1月18日初诊。

表情抑郁，心烦不宁，自觉有气上冲，发作时即昏厥，片刻即自行恢复。频繁发作，日无宁时，怔忡不寐，舌红苔白，脉弦滑有力。此肝郁化热生风，夹痰浊上冲之证，宜疏肝泄热，化痰和胃之剂。

处方：柴胡 20 克、龙骨 20 克、牡蛎 20 克、大黄 5 克、茯苓 20 克、半夏 15 克、远志 15 克、陈皮 15 克、郁金 15 克、甘草 10 克。水煎服。

1 月 26 日二诊：服上方 6 剂，气上冲现象大减。每日发作 1～2 次。头昏心烦、心悸怔忡皆明显减轻。脉弦滑略有缓象，舌苔渐化。前方加菖蒲 15 克、竹茹 15 克。

2 月 7 日三诊：用上方 6 剂，气上冲之症状消失，心烦悸动不宁已愈，能入睡 4 小时，精神大好，但尚不能适应外界刺激。如稍不如意或受惊恐即心悸怔忡，脉象小有弦滑，舌苔已化。此肝郁已疏，热清风息，唯心气尚虚，投以安神养心之剂调治而愈。

按：本例为肝气夹痰热上冲之证。肝气恣横，胃腑失纳，失其息息下行之常，则上冲发为昏迷。精神抑郁，心气不宁，胥由肝胆郁热胃气失和所致。故仿柴胡加龙骨牡蛎汤意，用柴胡、大黄疏郁泄热，龙骨、牡蛎镇敛冲气而安。

例四：王某，女，40 岁，农民。1975 年 5 月 23 日初诊。

罹病数年，以眩晕颤抖、心跳为主证。发作时心跳怔忡如击鼓状，手足颤抖动摇不能自主，甚至仆倒，继而手足厥冷，口吐涎沫，但意识清不抽搐。当 6 月 23 日初诊时，正值患者发作，全身颤抖动摇坐立不隐。据述月事前及患怒过劳易发作，发作前先心悸头晕，逐步加重发展至颤抖。舌红苔白干，脉象弦滑有力。经数医院检查或谓舞蹈病，或谓癫痫，未能论定，久治不效。脉证分析属肝郁化热，肝风内动，复感外风，内风引动外风之证，宜柴胡加龙骨牡蛎汤化裁，泄热平肝息内风为主，辅以羌独活、川芎、乌药以祛外风。

处方：柴胡 15 克、茯苓 20 克、生龙骨 25 克、生牡蛎 25 克、大黄 5 克、生赭石 20 克、香附 15 克、青皮 15 克、川芎 15 克、羌独活各 10 克、乌药 15 克、甘草 10 克。水煎服。

6 月 28 日二诊：用上方 7 剂，颤抖明显减轻，从服药后颤抖基本未发作。中间生气 2 次，口唇稍麻，下肢稍颤，近日虽遇到不遂意事,手足仅轻微颤抖,为几年来所罕见。病去大半,痊愈在望察其脉沉,苔白质红,此内风渐息,外风渐祛之兆,宗前法继续治疗。

处方:柴胡15克、大黄5克、半夏15克、生龙骨30克、生牡蛎30克、生赭石40克、钩藤20克、生地30克、玄参20克、羌独活各15克、茯苓20克、川芎15克、乌药15克、橘红15克。水煎服,每日2次。

9月27日三诊:服上方6剂,颤抖及心悸基本消失。在服药后2个月中,有数次似要发作,随即得到了控制,眩晕亦除。现腹痛怕冷,月经延期4~5天,经前稍有眩晕,经后即解,脉象沉滑,舌苔白薄。继而投以疏肝理气活血之剂而愈。

按:《内经》谓"诸风掉眩,皆属于肝",又谓"风胜则动"。本案心悸眩晕,动摇颤抖不能自主等一系列证候,皆属肝风内动之证。"肝在志为怒","肝藏血",所以遇怒及月事前则易发作,经后则血得泄而病减。除以上内风证候外,还有手足厥冷,吐涎沫畏寒等外风郁闭经脉证候,治疗用柴胡、香附、青皮疏肝开郁,龙骨、牡蛎、赭石潜阳平肝息风,大黄泄热。羌独活、川芎、乌药以祛外风,半夏、茯苓以化痰涎,二诊加生地、玄参以滋阴柔肝,内风息外风除则诸症愈。

例五:王某,男,15岁,学生。1973年12月7日初诊。

患者于1973年7月26日怒后抽搐。口鼻向左歪斜,吐涎沫2分钟后即恢复正常。本年10月5日惊吓1次又出现抽搐,症状同前大约1分钟即止。11月24至26日连抽搐2次较重,每次持续约20分钟。12月7日又抽搐,手足僵硬,咬破舌腮,口吐涎沫,两目天吊,呕吐胆汁样物,发作持续10小时。用针刺及苯妥英钠,都未能制止发作。面色青暗,舌质淡红,脉沉滑。西医诊断癫痫大发作。辨证为肝胆郁热夹痰气上冲之证,宜疏肝利胆泄热息风之剂。

处方:柴胡15克、大黄5克、黄芩15克、生龙骨20克、生牡蛎20克、生赭石30克、茯苓20克、全蝎5克、僵虫10克、蜈蚣1条、钩藤20克、甘草10克。水煎服,每日2次。

此患家住外埠，服上方20剂，四个半月未发作，因而停药。于1974年4月12日因过劳又发作，抽搐吐涎沫，口角向左歪斜，持续5~6分钟，以后每天小发作3~4次。4月22日患者同家属来哈市复诊。观其面容抑郁，表情苦闷，宗前法增减治疗。

处方：柴胡15克、大黄5克、茯苓20克、龙骨20克、牡蛎20克、生赭石30克、僵虫15克、钩藤15克、黄芩15克、全蝎5克、生地20克、胆星15克、甘草10克。水煎服，每日2次。

5月23日复诊：用前方后未发作，睡眠及饮食皆恢复正常，精神好，面色红润，体力增加。宗前方稍事增减，以巩固疗效，随访一直未发作。

按：本例癫痫病机为肝胆郁热夹痰气上逆，风动痰涌窍络阻塞，意识丧失而昏倒。本证发作最长时间持续10小时之久，足见病情之严重。治以疏肝利胆泄热降逆法，用柴胡加龙骨牡蛎汤合风引汤化裁，加全蝎、蜈蚣、僵蚕、钩藤息风止抽搐。3次方无大出入，可见辨证确切后，守方守法，实属重要。

例六：王某，女，47岁，职员。1981年7月2日初诊。

该患1958年患神经官能症，经治疗未愈。1962年因同他人在工作中产生意见分歧，心情不畅而病情加重，进而发展成为精神分裂症。住精神病院约2年好转出院，后又加重，反复3次住院无明显效果，一直呆在家中。到处求医，走遍省市级医院，各种中西镇静药无不服用也未获效。医者认为是不治之证，患者亦丧失治疗信心。经介绍于1981年7月2日来本院门诊求治。

当时望诊所见：表情淡漠，两眼呆直，不语，颜面浮肿。家属代诉，患者整日喜卧床，不愿步行，语无伦次，常发太息，悲伤哭泣，突遇外界事物，即表现出惊恐状态，惊悸加重。用大量中西镇静剂不效。脉沉弦，舌紫苔白干。根据脉症分析属肝气郁滞，心气虚痰热内阻，宜用本方增减主治。

处方：柴胡20克、元芩15克、大黄7.6克、半夏15克、桂枝15克、龙骨20克、牡蛎20克、甘草10克。水煎服，每日2次。

连服上方2周后，患者自诉心胸开阔，睡眠较实，语无伦次大减。又经服用月余，患者颜面浮肿消失，面现笑容，惊恐大减。该患坚持服用上方6个月，诸症基本消失，精神恢复正常。1982年2月已上班工作。7月31日，其爱人来院门诊述说，近来他母亲突然病故，回籍料理丧事，病亦未发作，仍能上班工作。以上病例，足以说明本方治疗一部分精神分裂症亦有效。

笔者在既往经验的基础上，将此方精简用以治疗神经精神系统疾病，如神经官能症、更年期综合征、精神分裂症及脑器质性精神病。凡符合肝胆郁热，痰气内扰，又有心神浮越，虚实寒热交织之病机者，应用此方无不收效。实践证明此类病纯虚纯实者均属罕见，大多虚实交错。本方通补兼施，寒温并用，切中病情，服药后患者自觉精神舒畅，心情愉快，睡眠好转，心烦焦虑烦扰不宁症状迅速得以解除。笔者通过大量病例观察，深感此方配伍巧妙，疗效确实，《伤寒论》经方确为中医学瑰宝。

麻黄汤类方证治

《伤寒论》中属于麻黄汤证类主要有麻黄汤、麻黄杏仁甘草石膏汤、大青龙汤、小青龙汤四方，均为常用之方剂。现分别探讨如下：

一、麻黄汤

本方见于太阳篇者三，见于阳明篇者一。其主要条文为35条："太阳病，头痛发热，身疼腰痛，骨节疼痛，恶风，无汗而喘者麻黄汤主之。"

本条为伤寒之主要症状，但未言脉象，应与第三条"太阳病，或已发热，或未发热，必恶寒，体痛，呕逆，脉阴阳俱紧者，名曰伤寒"相互参照，才能对伤寒之脉症有较为全面认识。寒邪束于表，太阳之经气不能畅通流行，循经上犯则头痛，寒为阴邪，其性凝滞收引，郁于经脉则身痛、腰痛、骨节疼痛。正邪相争则恶寒发热。肺合皮毛，寒邪郁于皮毛，则无汗而喘。

麻黄汤方中，麻黄辛温发汗开腠理，杏仁降逆利肺气。二药合用有泻肺定喘之功。桂枝辛温协同麻黄以解表，甘草甘缓以调和诸药。凡外感风寒闭阻肌表，无汗而喘，脉浮紧者，皆宜用之。

麻黄汤可用于治疗感冒、气管炎等病。辨证时必须掌握确系寒邪外束，无里热者方可使用。全身肢节痛、无汗、喘咳痰稀薄而少，咳痰不爽，舌苔白滑，脉浮或浮紧者投用此方，最为合拍，此类症状，因风寒束表，肺气不宣所致，故宜麻黄汤发表宣肺定喘。用本方后周身得汗，身痛除，喘咳减，肺气通调，咳痰亦爽，病乃向愈。

麻黄汤之喘为寒邪闭于表，肺气不得宣发而成，故无里热症状，切不可用寒凉之剂，以阻遏肺气。

寒邪束于肌表,经气受阻不得畅通故身痛、腰痛、骨节痛,与少阴篇附子汤证之身痛属于阴寒内盛,阳气不能充达于外者有根本之不同。凡寒邪束表之痛必用麻桂以治之,麻黄辛温驱寒邪外出,桂枝辛温通阳,故麻桂二药为治此类身痛必不可少之主药。麻黄之用量,应根据病邪之轻重,病者体质之强弱,具体应用。笔者用此药一般成人量为 5 ~ 15 克,量不宜大,过量容易出现心跳加快(心动过速)。还有对此药过敏的人,用后心悸气短不能支,甚至出现休克,医者不可不慎。

二、麻黄杏仁甘草石膏汤

原文:"发汗后,不可更行桂枝汤,汗出而喘,无大热者,可与麻黄杏仁甘草石膏汤。"

发汗后热不解,汗出而喘为邪热迫肺,不得外达,不可再用桂枝汤辛温解肌,宜用本方宣肺透邪,清热定喘治疗。

本方用麻黄宣肺透邪,但麻黄辛温与热邪以温济热不宜,故与石膏相配伍。石膏清肺中之热,且二药合用,石膏可监制麻黄之辛温,使辛温之性转为辛凉;二者制约麻黄之力,俾其发越不致过猛。但据笔者经验,石膏之用量须大于麻黄五倍以上,甚至十倍方能达宣肺清热之效,不然往往达不到药效。

原文载该方用于汗后下后,但在临床上使用此方,凡表邪不解,邪热迫肺作喘者皆可用之,不必拘泥于有汗无汗,可用于流感、上呼吸道感染、急性支气管炎、肺炎等病。

例:李某,男,8 个月。

麻疹出齐 10 天,高热不退,体温 39.5℃,无汗,咳嗽喘,气促鼻翼扇动,痰鸣,口渴,烦躁,舌苔黄,质赤,脉数,指纹紫透气关。听诊两肺上野有大量啰音,在某医院住院诊断为麻疹合并肺炎。曾用青链霉素,氨苄等热不退,服用安宫丸、银翘散、犀角等亦无明显效果。此为外邪迫肺,闭郁不宣之证,宜宣肺透邪,清热定喘法治之。

处方:麻黄 7.5 克、杏仁 10 克、生石膏 40 克、甘草 5 克、桑皮 10 克、川贝母 10 克、寸冬 10 克。水煎频频饮之。

服药 1 剂后，全身微汗出，高热渐退，体温 37.5℃ ~
38℃，喘促等症初见好转。原方麻黄减为 2.5 克，石膏减为
25 克，继服 1 剂全身不断汗出，体温 36.5℃，喘咳大减，能
吃乳，唯舌红仍微咳。此郁闭得宣邪热已解，但阴分尚亏，继
以养阴清肺之剂而愈。

三、大青龙汤

原文："太阳中风，脉浮紧，发热恶寒，身疼痛，不汗出
而烦躁者，大青龙汤主之；若脉微弱，汗出恶风者，不可服
之；服之则厥逆，筋惕肉瞤，此为逆也。"（38）

原文："伤寒，脉浮缓，身大疼，但重，乍有轻时，无少
阴证者，大青龙汤发之。"（39）

以上二条皆大青龙汤证，38 条病机为寒邪外束。邪热内
蕴，外寒里热之证。脉浮紧、发热恶寒、身疼痛、不汗出为寒
邪束于肌表之候，与麻黄汤证相同。多一烦躁则是由于邪热内
蕴不得外达所致，故用石膏以清里热。此方为发散表寒，清解
里热之剂。用之可使外邪解，内热清，一举而诸症皆平。

后条脉浮缓，身不疼但重，乍有轻时，亦用大青龙汤治
疗。综观历代注家对本条之阐释，皆随文衍义，不切实际。如
尤在泾曰："伤寒脉浮缓者，脉紧去而成缓，为寒饮变热之
证。"他在解释身重时说："伤寒邪在表则身疼，邪入里则身
重。"柯韵伯说："寒有轻重，伤之重者，脉阴阳俱紧而身疼，
伤之轻者脉缓而身重。"这些解释皆与仲景原义不牟。此条乃
寒湿之邪侵袭于肌表，由于湿性重浊，故"身不疼但重，脉
浮缓。"重即重着、沉重之意，临床表现多见头身困重，四肢
酸楚发沉，用大青龙汤祛在表之寒湿，清内蕴之邪热，故为正
治。《金匮要略·痰饮病证治篇》云："……饮水流行，归于
四肢，当汗出而不汗出，身体疼重，谓之溢饮。""病溢饮者，
当发其汗，大青龙汤主之，小青龙汤亦主之"。与本条证候相
同，但本条外证身不疼但重，溢饮身体疼重似有区别。从临床
观察，凡水饮在表之证，皆以重为主，间有夹痛者亦属次要，

二者并无轩轾之分。

慢性气管炎、肺气肿、肺心病属于痰饮咳嗽之范畴。外证多呈现头身困重，轻度浮肿或浮肿不明显，而亦多见全身沉重酸楚，皆属饮邪在表，阳气不能充达之候，必用麻桂通阳以祛饮。据病之轻重，可分别选用大、小青龙汤治之。急性肾小球肾炎水肿属于风水病。外证见骨节疼痛，恶风为风邪夹水之证。笔者常用越婢加术汤与麻黄连翘赤小豆汤合用，可收利尿消肿之效。

重症感冒、大叶性肺炎属外寒里热者，大青龙汤亦有效。凡重症感冒、大叶性肺炎纯表寒证者甚少，属表寒里热者较多。里热者除烦躁外，多见舌苔白干少津，脉浮数等候，故本方与麻黄杏仁甘草石膏汤较为常用多用之方。

四、小青龙汤

《伤寒论》原文："伤寒表不解，心下有水气，干呕，发热而咳，或渴，或利，或噎，或小便不利，少腹满，或喘者，小青龙汤主之。"（40）

原文："伤寒，心下有水气，咳而微喘，发热不渴，服汤已渴者，此寒去欲解也，小青龙汤主之。"（41）

小青龙汤之适应证为既有表邪不解，又有水饮停蓄之表寒里饮证。由于外邪里饮交织，在治疗上必须一面解表，以驱除在外之邪，一面化饮以逐停蓄之水饮。饮属阴邪，咳喘吐痰呈清稀泡沫，为本证之辨证关键。口渴引饮，为水饮不化，津不上承所致。若水饮渍于肠中则下利，水饮不化则小便不利，少腹满而喘。总之，这类证候皆因寒邪束于外，水饮停于内而生。

水得热则化为气，遇寒又复凝为水。阳气充沛则水化为津、为气，无水饮停蓄可言。水饮停蓄不化者，皆由"阳气衰微"所致。小青龙汤中，麻黄、桂枝以驱逐在表之风寒，细辛、干姜、半夏蠲除内停之水饮。此三药辛热而燥，伤津耗液，用甘寒滋阴之品辅佐义助湿化饮，故用五味子酸敛生津，芍药酸寒敛阴。陈修园氏谓"干姜、细辛、五味三药一开一阖一枢",巧妙配合,使开与阖,辛开与酸敛之药相互制约,而发挥其相辅相成的作用。

本方在临床上运用于治疗慢性支气管炎、肺气肿、病毒性肺炎等。凡属表寒内饮者用之皆效,内饮无表证者亦可。但本方之剂量宜小,因其药物,多为辛温燥药,量大则容易化燥伤津。笔者用量麻黄、干姜、桂枝 7.5 克,细辛 3~5 克,半夏 10 克,五味子 5 克,白芍 10 克,余曾在临床中见到一例患者,干姜用 15 克,桂枝 20 克,麻黄用 15 克,后出现痰黏滞不易咯出,喘咳加剧的现象,因痰饮患者虽属阳虚,病程久则阳损及阴,阴分亦亏,故投大量辛燥之药,偾事者不少,且勿掉以轻心。

本方治慢性支气管炎及肺气肿,属中医痰饮咳嗽病,人们容易理解,用于病毒性肺炎之治疗则需要加以说明。据笔者之观察,病毒性肺炎多见于儿童,听诊肺部有大量湿性啰音,咳痰稀薄,喉中有明显之痰鸣音(喉中水鸡声),舌苔白滑,伴有发热喘等症状,属于表邪不解,内渍水饮之证,用本方或射干麻黄汤解表化饮乃为正治。不能一遇肺炎即认定为温病,用辛凉解表或安宫牛黄丸治疗。必须辨别表邪是风寒风温,里证是里热里饮,施治方不致误。

本方为治外寒内饮之证,已如上述,但临床观察此类患者有夹热者,即慢支、肺气肿等并发感染,既有外寒内饮又夹热邪,咳痰稠黏间有黄痰。此时小青龙汤原方辛温助热用非所宜,改投小青龙加石膏汤方能中的。此方载于《金匮要略·肺痿肺痈咳嗽上气篇》:"肺胀,咳而上气,烦躁而喘,脉浮者,心下有水,小青龙加石膏汤主之。"此方解表蠲饮兼清内热为治此证之有效良方。石膏用量宜大,少则效减。笔者在临床上一般用 50~100 克,余药用量同前。《医学衷中参西录》盛赞此方之妙,可供参阅。

例:赵某,男,53 岁,干部。1973 年 1 月 5 日初诊。

外院会诊,患者体质素丰,于 1972 年 12 月 28 日发烧,体温 39.1℃，恶寒咳嗽，经某医院诊断为：慢性支气管炎并发感染。用抗生素控制感染，效不显，延中医会诊，发烧（体温 38.7℃），恶寒肢节酸痛，烦躁无汗，咳嗽吐痰泡沫间有黏液，呼吸气促，脉象滑数，舌尖赤，苔白干，此为外寒内饮夹有热邪之证，宜小青龙加石膏汤解表化饮清热法治疗。

麻黄 10 克、生石膏 75 克、干姜 7.5 克、细辛 6 克、五味 10 克、桂枝 15 克、白芍 15 克、半夏 15 克、甘草 7.5 克。水煎服。

1 月 8 日二诊：用前方 3 剂，周身微汗，发烧退，体温 36.7℃，烦躁及咳嗽气促皆减轻，痰易咯出，但仍咳嗽，舌苔转润，脉滑。此表邪已解，饮邪渐化，里热清。继以宣肺清热止咳之剂而安。

按：本例即外邪不解（表寒）发热恶寒肢节痛，里饮夹热，咳吐痰清稀间带稠黏，用小青龙加石膏汤解表化饮清热，表解饮化热退而诸症皆愈。

本证以喘为主，间有属于肾虚者，虽有外寒内饮证候多见尿频或遗尿不禁，脉虚或濡等。宜本方选加熟地、山萸、丝子、杞子、补骨脂等补摄肾元固下之药。笔者治一肺气肿患者，孟某，男，65 岁。素有慢支、肺气肿病，近日受外感而剧，恶寒肢节酸痛，咳嗽喘息，喉中痰声漉漉，倚息不得卧，舌苔白腻，脉浮。此表邪不解寒饮内蓄之证，但患者动则喘息加甚，腰酸尿频，遗尿为肾元不固之候，宜小青龙汤加熟地 30 克、苁蓉 20 克、枸杞子 20 克，服药 3 剂，咳喘减大半，连用 12 剂诸症完全缓解。

《伤寒论》阳明腑证之机理
及三承气汤之运用

　　《伤寒论》有三承气汤为苦寒攻下之剂，用以治疗阳明实热、燥屎内结之证，称之谓"胃家实"，后人亦称"阳明腑证"。其临床表现为日晡潮热，腹满痛拒按，大便不通或热结旁流，烦躁神昏谵语，舌赤苔黄厚干燥或灰黄黑起芒刺，脉沉实等候，以上证候不必俱备，但见二三主要证候即可用承气汤攻下其实热治之。

　　三承气汤为苦寒攻下之剂，但有轻重之不同，大承气汤证为痞、满、燥、实俱备，缘于燥屎内结，实滞不去，腑气不通，治以硝黄泄热荡实，复重用枳朴，以行气破滞，消除痞满，故大承气汤方中枳朴之用量重于小承气汤。小承气汤证以痞满为主，实热未至大结，故减枳朴之量，又因燥实不甚，故去芒硝。调胃承气汤证以燥实为主，故方中芒硝之用量重于大黄，取其泄热软坚之作用。因无痞满，故不用枳朴而代之以甘草。但三方皆用大黄，可知大黄在三承气汤方中占主要地位。《温疫论》谓"三承气汤功用仿佛，热邪传里，但上焦痞满者，宜小承气汤，中有坚结者加芒硝软坚而润燥。病久失下，虽无结粪，然多黏腻结臭恶物，得芒硝则大黄有荡涤之能。设无痞满唯有宿结，而有瘀热者调胃承气宜之，三承气功效俱在大黄，余皆治标之品也"。《神农本草经》谓"大黄有荡涤肠胃推陈致新"之作用。可见大黄为苦寒攻下之主药；芒硝咸寒润燥软坚，厚朴、枳实理气消积，促使胃肠蠕动，四者配合更能有力地清除胃肠内之实热燥结，疏通胃肠恢复其正常以通为用之气机。

　　胃肠在人体内为最大器官，《内经》谓"肠胃为海"，为"多气多血之府"，"以通为用"，"以下行为顺"，由于各种原因，如感染发热，津液不足，饮食不节（宿食），燥屎滞留，或炎性粘连等，均可使胃肠传导功能失调，积热结聚于胃肠，而出现阳明腑实证。

但《伤寒论》之阳明腑实其本质为邪热内结，邪热灼耗津液，糟粕停滞形成燥屎，前人吴又可曾经指出"因邪热而致燥结，非燥屎而致邪热"。用承气汤旨在于攻逐邪热，邪热除则燥屎随之俱下，因此对下法不能仅理解为通便，俗医只用滋润的麻油等徒下其粪，而不能荡涤其邪，《伤寒论》有"医以丸药下之，非其治也"的记载。恰好说明这个问题。

《伤寒论》阳明、少阴篇各有三条急下证，因热病最易伤阴劫液，当热炽津竭之际，必须急下以存阴，阴是机体"正"的一个组成部分，"存阴"是热病扶正一个重要措施，温病增液汤是从正面增液滋阴以扶正，但热邪不除则阴不能复，因此下法不尽是祛邪，而是积极辅助生理抗病能力，改善机体状态，促进疾病痊愈，前人形象的比喻扬汤止沸，莫如釜底抽薪，可知大承气汤乃釜底抽薪之治。由此可见伤寒热病运用通下法，旨在于逐邪热下燥屎，保津液具有"祛邪存正"的意义。

温病学派师承仲景下法，尤详于承气之运用，根据病机之变幻，发展了承气汤之应用，如宣白承气、牛黄承气、增液承气、导赤承气、护胃承气等汤，均是在承气汤的基础上发展而变换其方，对通下法的运用，较前考虑更加精详，立方遣药也更加完善。大大丰富了清凉攻下法的内容。

承气汤除用于热性病阳明腑证外，亦可用于杂病，举凡实热内结者，皆可用之。因为脏腑之间互相络属和联系，是一个不可分割的整体。异病可以同治，反映了辨证论治的独特性。谨将余运用本方治疗验案笔之于下。

一、心烦不寐

昔年余调一少妇产后3旬，烦扰不宁彻夜不寐，凡中药安神养心之剂，毫无寸效，西药用大剂量冬眠灵始能朦胧2小时，醒后仍心烦不安，迎余往诊，见其辗转床榻，不能安卧，舌苔白燥，质赤，脉沉滑搏指。因思此属"胃家实"，《内经》谓："胃不和则卧不安。"《伤寒论》谓："不吐不下心烦者。与调胃承气汤。"殆指斯类，因与调胃承气汤原方，大黄15克、芒硝10克（冲）、甘草10克，服药1剂，腹痛下泻1次，夜能入睡3小时，继服1剂，大便下泻2次，稀便色污极臭，此实热下夺之佳兆，从此夜能安寐。舌苔化，脉亦和缓，继以滋阴安神养心之剂而瘳。

胃肠实热于儿科尤多见，凡儿童夜间不能安睡，扬手掷足，不愿着衣被，手足心热，鼻孔赤，舌燥脉滑，便秘溲黄，予小剂量调胃承气汤频频饮之，大便通利诸症自除。儿童除惊吓外，鲜有情志之扰，不能安睡多属饮食不节，肠胃积热，此方颇宜。

二、胃脘痛

康某，男，65岁。1991年10月10日初诊。

经某医院X线透视及内窥镜检查诊断：十二指肠球部溃疡，胃脘痛，每于夜间饥饿时痛剧，不能入睡，吞酸灼热，手足心热，便秘，脉滑，舌尖赤，苔白少津。《内经》谓："诸呕吐酸，暴注下迫，皆属于热。"本证之胃脘痛、吞酸、灼热、便秘当属胃腑实热，宜小承气汤增味主治。

处方：大黄15克、川朴15克、枳实15克、黄芩15克、川连10克、吴萸5克。水煎服，每日2次。

10月16日复诊：服药3剂，大便通，每日1次，稍稀，脘未痛，吞酸灼热大减。继以前方，大黄减为7.5克，连服6剂，大便畅通，每日1次，诸症消失。嗣经X线复查龛影消失大半，半年后复检已全部消除而愈。

按：凡胃脘痛、吞酸吐酸、便秘、舌燥多属胃腑实热，必须用大黄以泄热，余常用小承气增味，或半夏泻心汤加大黄，或用公丁香、生地、大黄等下夺其热，热除则痛止。一般喜用制酸剂乃治标之方，非治本之图也。

三、腹痛

郭某，女，50 岁。1983 年 2 月 7 日初诊。

右下腹部痛，经某医院检查诊断为移动盲肠，拟手术复位。患者愿保守治疗，迎余往诊。见其呻吟床榻，脐右下腹如锥痛难忍，以手触之硬痛拒按，大便数日未行，舌苔白少津，脉沉滑。脉症合参乃大肠实热证，属《伤寒论》胃家实之范畴，因与大承气汤、大黄牡丹皮汤二方化裁。

处方：大黄 15 克、枳实 15 克、川朴 15 克、芒硝 15 克（冲）、丹皮 20 克、桃仁 20 克、丹参 20 克、赤芍 15 克，水煎服，每日 2 次。

2 月 11 日复诊：服药 3 剂，大便通利、每日 1 行，腹痛大减，以手触之仍硬痛，不触则不痛，继以前方增减调治而愈。

本条根据泄可去闭的原则，排除大肠积滞，荡涤实热，使热随利泄，痛随利减。近年余治急性阑尾炎、肠梗阻等急重疾病多用此法。

四、膈

张某，男，45 岁，干部。1976 年 4 月 2 日初诊。

脐腹部痛上攻，食入即吐，大便 7 日未行，入某医院外科住院经检查诊断：麻痹型肠梗阻。因体质瘦弱，建议中药保守治疗。

中医诊察：腹胀满痛拒按，无矢气无大便，食入即吐，甚则吐胆汁，口苦，咽干，溲黄，手心热，舌苔白厚，脉弦滑。方书以食入即吐为之上膈，朝食暮吐为下膈。本案属上膈证，综合脉症分析，当属胃肠实热内结，不能通降下行，于是格拒而上冲，宜大承气汤增味通腑泻浊法。

处方：大黄 15 克、川朴 15 克、枳实 15 克、芒硝 15 克（另包冲）、半夏 15 克、黄芩 15 克、川楝子 20 克、槟榔 20 克、白芍 20 克、木香 10 克。水煎服，每日 2 次。

5 月 4 日二诊：服上方 6 剂，泻下水样便数次，气体下行，呕吐止，能进食，腹已不痛，精神好转。但腹部稍不适，大便稀、每日2~3次，舌苔化转润，继以理脾化湿法佐以清热之品而瘥。

五、呃逆

王某，女，14岁，学生。1982年7月15日初诊。

素沉默，近因某事，情志抑郁，骤得斯疾。呃逆频繁脘闷腹满，始以旋覆代赭汤，继用橘皮竹茹汤有小效，但呃逆仍不止。连声响亮，夜不得眠，便闭无矢气，自述脘腹郁闷不舒，气体不动，宛如一潭死水，脉弦滑带数，苔干。因思《内经》谓"诸逆冲上，皆属于火"。此胃肠实热与肝胆郁热相夹，气机有升无降，逆而上冲，以致呃逆声壮，连连不止。不夺其热，则不能伐树寻根，宜小承气大柴胡汤二方化裁治之。

处方：大黄15克、柴胡15克、半夏15克、黄芩10克、白芍20克、川朴20克、枳实15克、生姜10克、红枣3枚，水煎服。

7月20日二诊：服药3剂，大便泻2次，矢气下行，脘腹见舒，呃逆大减，食纳稍振，继用前方，大黄减为10克，又服3剂，大便通畅、每日1次，脘腹大舒呃逆止，诸恙悉除，继予舒肝理脾之剂以善其后。

六、喘咳

汪某，男，65岁，退休工人。1981年10月18日初诊。

西医诊断：慢性支气管炎肺气肿合并感染。咳喘倚息不得卧，喉中哮鸣音，咳黄痰，用中西平喘药俱无效。入某医院住院用大剂量抗生素，给氧，稍缓解，但仍喘咳不休，呼吸困难，不能平卧，呻吟不止。邀余会诊，如上述证候，而唇青紫，舌苔干黄，脉象滑数，大便7日未行。因思大肠与肺互为表里，上下相应，肺气肃降，则大肠腑气通畅，反之大肠壅滞便秘亦可使肺气受阻，宜大承气汤增味。通腑泄热澄源沽流，以治下为主。

处方：大黄20克、芒硝15克、枳实15克、川朴15克、葶苈15克（布包）、麦冬20克、杏仁15克、黄芩15克、沙参15克、甘草10克。水煎服，每日2次

10月22日二诊：患者服上方3剂，大便下泻3次，黏秽污水样便，咳喘大减，能平卧入睡，痰转白，呼吸较前通顺，痰鸣音大减，苔转白，脉滑。继以清肺化痰之剂治之而安。

余遇类似本案多例，凡喘咳兼便秘者，皆用通腑泄热法治之。大便通则喘咳减，反之不治大肠用镇咳平喘之剂则徒劳无功。可见肺与大肠相表里，相络属，气机上下相应是有实践意义的，也是中医整体观的体现。

七、热结旁流

单某，男，57岁。1974年11月5自初诊。

发热十余日不退，体温39℃～39.7℃，在某医院住院拟诊为肠伤寒，但未查出伤寒杆菌，未确诊。经用多种抗生素热不退，邀余会诊。患者壮热神昏谵语，舌苔黄燥，脉见沉实，考虑当属阳明腑证，告其家属当用下药治之，其女及经治医生在侧，疑而问曰：患者已腹泻多次，再用泻剂可否？余方踌躇，患者又欲泻，旋即泻出污水奇臭难闻，以手触其腹，则坚硬拒按，恍悟此乃阳明腑实热结旁流之证，告其家属必当下燥粪乃愈，为疏方如下：

大黄25克、芒硝15克（冲）、枳实20克、厚朴20克。水煎服。

1剂药服2次至当日夜间下结粪十余块，坚硬如石，此即《伤寒论》所谓之燥屎也，高热渐退，神志转清。继服1剂，又下燥屎及秽稠状粪甚多，奇臭难闻，从此热退神清，继以养阴和胃之剂而愈。

八、暑温痉厥

刘某，男，25岁，某林业局伐木工人。1960年8月10日初诊。

1960 年 7 月下旬在作业中，突然昏倒，壮热神昏，来哈入某医院确诊为森林脑炎。邀余会诊，患者高热神昏，面赤唇焦，颈项强直，手脚抽搐，目睛不和，牙关紧，舌卷，苔黑黄干厚，脉沉数有力，便闭 10 日未行，遗尿不知，脐腹坚硬拒按。中医诊断为暑温痉厥，乃温热传入阳明热结成实，上扰神明，阴分涸竭，病势危笃，宜大承气汤合增液汤化裁急下存阴法。

处方：大黄 25 克、芒硝 25 克、枳实 20 克、川朴 20 克、生地 50 克、玄参 50 克、麦门冬 60 克、生石膏 100 克、犀角 10 克（另煎）、全蝎 5 克。水煎服。

服前方 1 剂，下燥屎及臭秽稠粪甚多，热减牙关开，未出现抽搐，目睛稍活，病有转机，继以前方大黄、芒硝各减至 15 克，连进药 2 剂俱用鼻饲，大便续下稠粪甚多，热尽退神志清醒、从此调理半年而愈，未遗留任何后遗症。

本案为余 50 年来所治温热急重症之一例，当时因在外院会诊，西医检查资料俱未记下，但确用中药而治愈。

本案属热结阳明腑实证，热炽伤津阴分有涸竭之虞，故以急下存阴之大承气汤治之，又防"无水舟停"，与大剂增液汤合用即增液承气汤，加石膏以清热又属宣白承气汤，服药后收效迅捷，使患者转危为安，可见中医治疗急重病有其独到之处。

吴茱萸汤运用之经验

吴茱萸汤三见于《伤寒论》。一见于阳明篇："食谷欲呕，属阳明也，吴茱萸汤主之……"此属胃气虚寒，浊阴上逆所致之呕逆。笔者治疗慢性胃炎、胃肠官能症等病，见胃脘痛胀，吐清水或稀涎，或干呕，面色晦，脉沉迟，或沉弦，手足冷，舌润口和等此方用之颇效。吴茱萸汤一般成人用量为：吴茱萸 15 克、人参 15 克、生姜 20 克、红枣 10 ~ 12 枚。吴茱萸、生姜辛开温中散寒降逆下气，人参、大枣甘缓益气和中，适用于胃气虚寒，浊阴上逆之证。

例一：陈某，男，40 岁，工人。1982 年 3 月 15 日初诊。

素罹慢性胃炎，近日加重，胃脘隐痛，吐清水，脉沉弦，舌滑润，胃纤维镜内窥黏膜水肿。据脉症分析属于胃中虚寒、浊阴上逆之证，宜吴茱萸汤加味主治。

处方：吴茱萸 15 克、党参 15 克、红枣 5 枚、生姜 15 克、公丁香 10 克、半夏 15 克、甘草 10 克。水煎服。

3 月 22 日复诊：连服 6 剂，胃脘已不痛，吐止食欲增加，诸恙悉除，继以调理脾胃之剂以善其后。

阳明病为胃家实，吴茱萸汤所以列入阳明篇者，乃仲景昭示后人，胃家实之反面尚有胃家虚寒。一实一虚，一热一寒，令人当知辨证对照，临证不至于含混。

二见于少阴篇："少阴病，吐利，手足逆冷，烦躁欲死者，吴茱萸汤主之。"本条证候虽似少阴病，原文亦冠以少阴病，其实并非少阴病。吐利手足逆冷，烦躁欲死为少阴病之危证，但本条乃寒邪犯胃，中焦升降失常，浊阴上逆攻冲之证，证候与少阴病相同，故列入少阴篇，乃借宾定主之文，示人当知与少阴病鉴别。这种写法意在言外，学者不可不知。《伤寒论》类似条文甚多，应细心玩味，且勿混淆。本条证候虽似危笃，但实乃脾胃寒盛阳气不能敷布，病在中焦未涉及少阴，故用吴茱萸汤温中散寒，降逆止呕即愈，如属少阴则阳气绝之危证，岂吴茱萸汤所能疗救哉？笔者治疗小儿吐泻不止，手足冷常用本方而取效。

例二：肖某，女，3岁。在某医院住院，1968年3月10日初诊。

吐泻1周不止，手脚逆冷，患儿烦躁不安，腹阵痛。医院给予输液及镇吐止泻之剂，俱不应，邀余会诊。见其面色苍白眼不欲睁，腹泻每日4～5次稀水。呕吐频频，不时躁动，舌润多津，手脚凉。辨证为寒邪侵犯脾胃，升降失司，欲作慢惊，宜吴茱萸汤加味温脾胃散寒邪。

处方：吴茱萸7.5克、红参10克、红枣3个、生姜10克、胡椒10粒（碎）、白术7.5克、甘草5克。水煎服。

3月12日复诊：服药1剂，呕吐即止，腹泻减、每日2～3次，继以前方调治而愈。

按：《福幼新编》有逐寒荡惊汤治疗慢惊风吐泻以培补元气温运脾胃，方中用胡椒、炮姜、肉桂、丁香、伏龙肝。用胡椒者因其有辛散寒浊止吐利之功，本条加胡椒即师此意。

三见于厥阴篇："干呕吐涎沫，头痛者，吴茱萸汤主之。"本条为寒邪犯足厥阴肝经之证，厥阴之脉夹胃上颠、寒邪循经上犯故出现干呕吐涎头痛。三条临床表现虽然不尽相同，但阴寒内盛，浊阴上逆的病机是一致的，故均可用吴茱萸汤治疗。笔者临床遇此类头痛甚多，辨证除为原文所载症状外，常出现四肢厥冷面色青暗，脉沉弦或沉迟，舌润口和，头痛部位多局限于颠顶，亦有兼目眩及眩晕等，则因"肝开窍于目"；"诸风掉眩皆属于肝"之故。"肝为刚脏"，"体阴用阳"；肝病以热证居多，但亦有寒证者，吴茱萸汤证即寒证之范例。此类头痛临床上并不罕见。笔者常用此方治疗顽固难愈肝经虚寒头痛多例。

例三：宫某，女，7岁。1971年2月24日初诊。

头痛二月余，发作时难忍，经某医院检查未发现异常，怀疑脑膜炎，拟做脑脊液穿刺，患儿畏惧不肯接受，遂来我院门诊诊治。

患儿面色青暗，头痛甚重，彻及颠顶。发作即干呕欲吐，吐出少量澄清痰沫，手足厥冷，舌润，脉象沉，综合脉症属厥阴头痛，以吴茱萸汤治疗。

处方：吴茱萸15克、人参10克、生姜10克、红枣3枚、半夏10克、陈皮15克、甘草5克。水煎100毫升，分2次温服。

2月28日二诊：服药1剂，头痛减轻，继服2剂，病明显好转，干呕止，面色转润，但舌稍干，脉象沉，此厥阴寒邪渐退但舌稍燥，防化热伤阴，宜前方少佐清热之品。

处方：吴茱萸10克、人参10克、生姜10克、红枣3枚、川连7.5克、寸冬10克、半夏10克、甘草7.5克。水煎100毫升，分2次温服。

3月5日三诊：连服上方3剂，头痛一直未发作，面色红润精神好转，脉象沉滑，舌润，随访已痊愈。

例四：修某，女，6岁。1975年4月1日初诊。

平素身体健康，5个月前突然出现阵发性头痛，剧烈难忍，伴恶心欲吐。经某医院诊断为神经性头痛，用西药治疗无效，曾用中药清热祛风及补肾之剂几十剂效不显。现患者仍反复发生阵发性头痛，发作时恶心欲吐，伴手足厥冷，面色青暗，舌苔滑润，脉象沉。

根据其发作时手足厥冷，舌滑润，脉象沉。辨证为厥阴头痛，为寒邪侵犯肝经，循经上逆所致，宜温肝散寒降逆之剂。

处方：吴萸7.5克、党参10克、红枣3枚、生姜10克、半夏10克、陈皮10克、茯苓10克、甘草6克。水煎服，每日2次。

4月25日复诊：患儿服前药9剂，二十余日来头痛一直未发作，面色转润，手足转温，未出现恶心呕吐症状，精神亦较前恢复，自诉近两天头有些不适，但未疼痛，其母恐反复故来复诊。舌仍润，脉沉稍滑，继以前方少佐清热药物。

处方：吴萸5克、党参10克、红枣3枚、生姜10克、半夏10克、陈皮10克、茯苓10克、胆草7.5克。水煎服，每日2次。

患儿继用上方6剂，头痛一直未发作，随访已痊愈。

例五：唐某，女，30岁，干部。1982年9月4日初诊。

眩晕1年余，发作时甚重，头晕目眩如立舟船之上，恶心欲吐，眼不欲睁，面色晦暗，手厥冷，苔白脉沉。经某医院诊断为梅尼埃综合征，历经中西医治疗无效，来我院门诊就医。根据以上脉症，当属寒邪夹痰湿循足厥阴肝经上扰清阳，故尔眩晕发作不已，宜吴茱萸汤，二陈汤合治之。

处方：吴茱萸10克、党参15克、生姜15克、红枣3个、半夏15克、陈皮15克、茯苓15克、甘草10克。水煎服，每日2次。

9月17日复诊：服上方6剂，眩晕大减，近日未发作，已不呕吐，手足温，面色转润，脉象沉舌润，继宜前方主治。

处方：吴茱萸15克、党参15克、生姜15克、红枣15个、陈皮15克、茯苓15克、甘草10克。水煎服，每日2次。

以上三案，前二案为厥阴头痛，后案为眩晕，但病机皆为寒邪侵犯足厥阴肝经，上扰清阳，因而施异病同治之法，皆用吴茱萸汤增味治疗而收功。

芍药甘草汤的临床应用

《伤寒论》第29条："……脚挛急……更作芍药甘草汤与之，其脚即肿……"成无己谓："脚挛急者阴气不足也……"赵嗣真谓："脚挛急，乃血为汗夺，筋无以润养也。"陈修园曰："热盛伤津，故脚挛急。"从诸家注释可以理解本证乃热耗阴液，由于血虚不能濡养筋脉而致挛急。《朱氏集验方》别名此方为去杖汤，"治脚弱无力，步行艰难"。日本医家矢数道明谓本方应用目标"以紧迫性强烈肌肉挛急与疼痛为主要目标，一般多为腹直肌挛急，本方不仅作用于表里，同时对四肢、腹部、腰背之挛急有效"。故此方除治脚挛急外亦治腹痛，因肝主筋藏血，肝血充盈则筋得养，肝血虚或为热耗则失营而挛急。由此可知，无论腓肠肌或腹直肌挛急，其病变皆责之于肝，肝体阴用阳，阳亢阴亏，故易发生此证。芍药甘草汤益阴养血而柔肝，肝血充盈则筋舒而挛急自除。余治一王姓媪，61岁，体质消瘦，近几日两大腿筋抽掣，初较轻微而未介意，突于昨夜就寝之际，两大腿筋剧烈抽搐拘挛，左腿大筋杠起僵直似一条棍棒，抽掣疼痛难以忍受。当即延医针刺并艾灸足三里稍见缓解，然终不能控制其发作，一夜之间不断发作。翌晨延余诊视。观其人素禀阴亏血燥，木火体质，参合病情，乃属血燥阴亏筋脉失荣所致。急拟：白芍药50克，甘草25克，知母15克，公藤3克。煎服1剂后，两腿大筋有欲抽之感，但始终未能发作，尤其在傍晚两腿有一阵轻松舒适之感。继服上方3剂而愈。

《医学心悟》有言："芍药甘草汤，止腹痛如神。"《勿误方函口诀》亦谓："此方主治腿挛急，诸家亦用于腹痛及两足脚气，或膝痛屈伸不利者，其他诸急痛。"《伤寒论》凡腹痛皆用芍药，其机理乃肝木凌脾，芍药柔肝敛阴以平肝气之横逆，肝气平则脾土健而腹痛除。李时珍谓芍药"于土中泻木"

正是此意。肝为将军之官，前人谓为刚脏，需阴液以涵之。倘阴液亏耗，则亢逆恣睢一发而不可制，首当其冲者唯脾土先蒙其害。凡心胃痛，腹满痛，胸胁痛支撑胀闷，无一非刚木凌脾之病，既忌行气直折及燥烈之品以耗伤肝阴，又不宜甘寒滋润以碍脾之健运。唯芍药甘草汤，一则养肝阴而平肝气之横逆，再则益脾阴而摄纳耗散之气，此仲景治腹痛之妙用也。余治一李姓妇女，47岁。胃脘痛胀，食不下，久治无效。经X线钡餐检查及胃镜检查，诊断为肥厚性胃炎，来门诊求治。诊其脉弦滑有力，舌尖红少津，此肝气犯胃之证。查其以前所服之药皆棱莪、青皮、香附之类伐肝破气之品，不仅治之无效，反而使病痛加剧。岂知乃肝气横逆凌脾犯胃所致，宜柔肝和脾胃方能收效。处方：白芍50克、甘草20克、柴胡15克、枳实10克、丹皮15克、川楝子20克。服3剂痛止。继续调治而愈。《医学衷中参西录》制肝脾双理丸："治肝脾不和，饮食不消，满闷胀痛，或呃逆嗳气呕吐……"方中即以芍药、甘草为主。张氏力主此证忌用伐肝开破之剂，他说："肝木于时应春，为气化发生之始，若植物之有萌芽，而竟若斯平之伐之，其萌芽有不挫折毁伤者乎。"张氏此论深合我意。余曾见一脾大性肝硬化患者，某医曾以鳖甲、三棱、莪术、青皮、土虫、桃仁等开破之剂施治，服药后两胁剧痛。某医以为"药不瞑眩，厥疾不瘳"，病家亦深信不疑，连续用药竟致不起。肝病患者服削坚开破之剂偾事者并非罕见。笔者治疗此病常用四逆散，以芍药为主柔肝敛阴疗效颇佳。脾大可用鳖甲消坚，但需与人参、当归等补气养血药合用，消补兼施方能取效。《金匮》鳖甲煎丸、大黄䗪虫丸皆以消坚化积为主，但前者用人参、阿胶、芍药以益气育阴；后者用干地黄、芍药、甘草以育阴养血，二者皆寓扶正除邪之义，并非一味削坚化积，此不可不知。

芍药甘草汤，药性缓和，须用大量方效。余常用芍药30～50克。然芍药毕竟属酸寒之品，如虚寒腹痛则非所宜。《伤寒论》第280条"太阴为病，脉弱，其人续自便利，设当行大

黄、芍药者，宜减之，以其人胃气弱，易动故也。"余于临床
用芍药每达50克，有肝气犯胃之胃脘痛常应手取效。但如属
脾寒者则易引起泄泻，仲景之"设当行大黄芍药者宜减之"
之语，亟应引起我们重视。由此可见，对于某个方剂药物，宜
潜心揣摩研讨。既要知其利的一面，又应知其害的一面，临床
应用方能得心应手而不致偾事。

黄连阿胶汤之运用

黄连阿胶汤载《伤寒论》一书中，治"少阴病，心中烦，不得卧"。本病系少阴经热化证。足少阴肾，手少阴心，一水一火相互制约，相互资助，即所谓"心肾相交，水火既济"，以保持正常生理功能之常。如手少阴心火亢盛，足少阴肾水不足，破坏了相互制约和相互资助之功能，于是亢则为害，出现心中烦不得卧诸症。而心火亢盛肾水不足又与肝有密切联系，由于水不涵木，肝阳暴张，因而出现心肝同病，木火上炎，故用黄连苦寒入心经以直折君火，黄芩苦寒入肝胆以清相火。二药合用有相辅相成之妙。芍药酸寒柔肝养血，阿胶、鸡子黄滋助心肾之阴，如此使水升火降，心肾交，坎离济则心烦不得卧诸症自除。此仲景先师制本方之妙义也。

笔者经验本方治疗心烦不寐，由于心火亢盛者用多良效。凡心火亢盛舌尖多赤，或见红舌、绛舌，脉象弦滑或弦数。同时见五心烦热不得卧诸症，即投此方，百不失一。曾治一妊妇1月不寐，舌尖赤脉，脉象滑数，用一切安神养心药皆无效，予此方1剂即酣睡，可见此药之效。余以此方化裁治愈极顽固之不寐证甚众。

病例：谷某，男，49岁，工人。1971年10月5日初诊。

患者系某工厂工人，因搞技术革新日夜钻研，过度耗伤脑力而罹此疾，已10个月不安然入寐，白昼尚可，入夜即烦躁不能卧，两腿萎软，步履困难，须扶双拐，由家人搀扶在室内活动，否则烦躁不能忍受，痛苦异常。曾去京沪等地治疗罔效，每次用8片安宁才能入睡2小时，病情甚重，邀余往诊。患者面色晦暗，青如蓝靛，唇赤口干，舌绛无苔，双目少神，自述入夜刚有睡意，上肢即掣动蓦然惊醒，后再不能入睡，心烦难忍，头眩晕阵痛，胸中烦热，精神昏愦。脉象左右弦滑带数。据脉症综合分析，当属心肝火盛亢逆，肾阴不足无以制约，心肾不交之证。宜黄连阿胶汤增味主治。

处方：黄连10克、黄芩20克、阿胶15克（冲）、鸡子黄2枚（冲）、白芍30克、生地40克、玄参25克、生赭石40克、生龙骨25克、生牡蛎25克、枣仁25克、夜交藤50克。水煎服。

10月10日二诊：用上方3剂，同时仍用安宁片8片，症状明显好转。特别是用药前之刚有睡意即上肢掣动惊醒现象已消失大半，心烦亦随之减轻，但仍不能入睡。继用前方治疗。

11月2日三诊：服上方3剂，安宁减至4片，夜能入睡3～4小时以上，上肢掣痛消失，烦躁大减，精神好转，面有笑容，患者自觉痊愈有望。舌稍淡，脉象略带缓象，继用前方。

12月20日四诊：服上方30剂，安宁减至2片，夜能入睡4～5小时，精神恢复大半，烦躁基本消失。舌质仍较红，绛色已退，脉象现缓象。此心火平，相火敛，肾阴复之候。但睡眠仍少，两下肢痿软，走路困难，宜前方增补肾之剂。

处方：黄连10克、黄芩20克、阿胶15克（冲）、鸡子黄2枚（冲）、白芍30克、生地30克、玄参20克、赭石40克、生龙骨25克、生牡蛎25克、枣仁30克、夜交藤50克、杞子25克、怀牛膝25克、川断20克、寸芸40克、女贞子20克。慢火水煎450毫升，分3次服。

上方连续用80剂，不须用安宁片，能睡6小时，面色转红润，体重增加5000克，精神如常，两下肢较有力能走路，但不能远行。脉象弦缓，舌淡红。嘱其加强体力锻炼，可停药。

1973年7月25日复诊：一切症状皆消失，睡眠达6小时以上，除有梦外，余皆正常，能步行2000～2500米。继以安神、养心、补肾之剂配制丸药常服以巩固疗效。

本案不寐证是余几十年来临床中遇到最重的一例，刚一入睡即上肢掣动惊醒，烦躁不宁，舌绛，脉弦滑。皆因肾阴亏耗，不能上济，心肝化火生风亢逆所致。故用黄连阿胶汤清心火，滋肾阴，再加生地、玄参以滋阴，龙、牡、赭石潜阳平肝息风，酸枣仁、夜交藤安神养心，诸药攒助为功，故见奇效。四诊后睡眠已显著好转，下肢痿软不能步履，又加用枸杞、肉苁蓉、川断、牛膝、女贞子以补肝肾，强筋骨，与前药合用而收功。

　　黄连阿胶汤余用之甚多，凡心火亢盛，心烦不寐，见舌红脉滑数用之辄效。此类不寐误用温补药如归脾汤等则加重，医者不可不慎。

乌梅丸的临床应用

乌梅丸为《伤寒论》治疗蛔厥吐蛔的一首方剂，其组成为：乌梅三百个，细辛、桂枝、人参、附子各六两，黄连一斤，干姜十两，川椒、当归各四两，苦酒浸乌梅一宿，去核，蒸熟和药蜜丸。方中以乌梅为君，蛔虫遇酸则伏，故以乌梅酸以伏之，连、柏苦寒以安蛔，桂、附、姜、椒、细辛以温中脏，人参、当归益气养血，共构成安蛔温脾益气血之方。笔者以此方化裁治疗蛔厥、久泻、久痢、顽固性呕吐等证，均收到很好疗效，现介绍如下。

一、蛔厥

昔年在农村巡回医疗，遇一患者上腹剧痛，有包块突起，自述在家中曾烦躁不宁，恶心吐清水，口干渴不欲饮，手足厥冷，脉伏，舌苔白少津，吐出蛔虫一条。综合脉症诊为蛔厥。

拟方：乌梅30克（醋浸）、桂枝15克、细辛7克、附子15克、人参15克、川椒15克、干姜10克、川连10克、黄柏10克、当归15克、槟榔30克、雷丸15克、苦楝子20克（碎）。水煎，每日2次温服。

第一次药后4小时无反应，仍上腹突起包块、疼痛、呕吐。第二次药后3小时，疼痛大减，脉亦稍出，手足厥冷见温，但仍阵阵搅闹不宁，嘱按原方继续服。连服3剂，诸症皆消，手足转温，脉沉舌润，症获缓解。后便下蛔虫4条而愈。此方治疗肠道蛔虫疗效明显，如大便秘，可于方中加大黄，以助蛔虫从大便而出。

二、久泻、久痢

乌梅丸化裁治疗久泻、久利，《伤寒论》原有明文。笔者临床应用治疗过敏性结肠炎腹痛、久痢、久泻等，效果较好。

例一：吴某，女，35 岁。腹痛胀满、泄泻一年余，经 X光检查未见器质性改变，诊断为"过敏性结肠炎"，曾用中药百余剂，无明显效果。现症腹痛、胀满、泄泻，每日 3～4 次，下泻溏薄夹黏液不爽，食纳不佳，日见消瘦；腹部柔软，脐左下侧有压痛，口干不欲饮，舌边红，苔白腻，脉弦。此肝气犯胃、上热下寒，宜泻肝和胃理脾、温清并用法。乌梅 20 克、桂枝 15 克、川椒 10 克、附子 10 克、炮姜 10 克、川连 10 克、川柏 15 克、白芍 20 克、当归 15 克、白头翁 15 克、木香 10克、槟榔 15 克、白术 15 克、茯苓 15 克。水煎服，每日 2 次。

二诊：服上方 8 剂，腹胀痛大减，大便成形，每日 2～3次，未见黏液，食纳好转，全身有力，继以上方增减治疗。乌梅 20 克、肉桂 7.5 克、炮姜 10 克、附子 7.5 克、川连 10 克、川柏 10 克、白芍 20 克、木香 7.5 克、白术 15 克、川楝子 15克、甘草 10 克。水煎服，每日 2 次。

三诊：服上方 20 剂已基本痊愈，每日大便 1～2 次，成形不溏，腹无痛楚，食纳增，体重增加 2000 克，面色转润，舌淡口和，脉沉。现时感有便意，此脾虚寒尚未全复，继以抑肝温脾法。乌梅 15 克、炮姜 10 克、白术 15 克、茯苓 15 克、山药 15 克、白芍 15 克、肉桂 7.5 克、扁豆 15 克、甘草 10 克。水煎服，每日 2 次。

四诊：服上方 9 剂，而痊愈。

按：本案腹痛、胀满、泄泻一年余，历经治疗，或补或消，皆未收效。根据其痛、胀、泻下溏薄夹黏液，舌边红，苔白腻，脉弦等，辨证为肝气犯胃、脾虚不运。肝气亢而上热，脾气虚而下寒，由于寒热错杂，必须温清并用，宜乌梅丸化裁，抑肝和胃理脾，调整其上热下寒之病机，药后收效明显。乌梅丸治疗此类泄泻大多有效，但必须抓住其寒热夹杂之证候。如下泻有黏液，舌红，苔白腻，寒热交错之证，从脏腑定位在肝、脾、胃，治疗须从三脏腑入手，乌梅、白芍、白头翁平肝，抑肝气之亢逆，黄连、黄芩之苦寒清胃和胃，使胃气下降，干姜、附子、桂枝、川椒温脾祛寒，白术、茯苓健脾理脾，使清阳上升。在原方的基础上，针对病机，有所加减化裁，故能取得卓效。

例二：王某，男，15岁，学生。1992年2月2日初诊：脐腹部不适，隐痛，下泻黏液不爽，每日3～4次，腹胀满，食欲不佳，全身乏力，面苍不泽，在深圳上学，春节来哈探亲，主诉，病二年余，经中西药治疗均未效，某医院X线钡透，肠有激惹现象，未见器质性病变，诊断："过敏性结肠炎。"因久治无效，患者体质异常消瘦，口干不欲饮，舌红少苔，脉弦缓。辨证为足太阴脾经虚寒，足厥阴肝经气亢盛，形成上热下寒，寒热交错之证，宜抑肝温脾，温与清并举法，仿乌梅丸化裁：

乌梅20克、细辛5克、桂枝15克、附子10克、川椒10克、干姜10克、川连10克、川柏10克、当归10克、木香7克、川朴15克、甘草10克、白芍15克、麦芽20克、白术15克。水煎服，每日2次。

服药3剂后，下泻较前更甚，每日7～8次，腹部舒适未痛，其外祖父来电话询问，告以此乃寒气下行之故，乃佳兆，继续服药则泻止。

2月8日二诊：果如所言，服6剂，大便每日保持一次，稍溏，腹部舒适，已无痛楚，食欲略增，舌红转润，乃津液上达之兆，脉象缓已无弦象，继以上方化裁以善其后。乌梅20克、川连10克、附子片10克、川椒10克、桂枝15克、干姜10克、砂仁10克、广木香7克、川朴10克、白术15克、茯苓15克、甘草10克、白芍20克、麦芽20克、内金10克。水煎服，每日2次。

按：乌梅丸组方特点为酸敛、苦降辛开相配伍，所治久泻、久痢必须属于寒热交错、肝气亢而侮脾者方效，如乌梅之酸敛，抑肝气，连、柏苦寒以清热，姜、椒、桂、附辛温以化寒，参归以益气血，此配伍之妙，令人叹服，本案于原方去人参，防其补而生满，加白术健脾，厚朴、木香化滞，芍药平肝，麦芽开胃，相辅相成，故能有好的疗效。

三、顽固呕吐

张某，女，51 岁。1986 年 2 月 21 日初诊：3 个月前入哈医大二院住院，口渴多饮，饮入即吐，该院初诊为肾小管性酸中毒，后经会诊否定前诊断，确诊为"神经性呕吐"。转入本院住院，经用和胃降逆之剂无效。邀为之会诊，3 个月来呕吐不止，自觉有气从少腹上冲胸膺，胸中灼热，随之而呕吐，由于长期呕吐不能进食，所吐之皆痰涎黏液，口干渴不能饮，伴有恶寒，手足厥冷，体质异常消瘦，动作不支，血红蛋白 8克，脉象沉弱，舌苔白腻。因思此患者呕吐如此顽固，中西药治疗皆无一效，据其证候当属足厥阴肝经病。《伤寒论》"厥阴之为病，消渴，气上撞心，心中疼热，饥而不欲食，食则吐蛔……"本案虽非吐蛔，而其胸中疼热，气上冲心则毫无二致。肝为刚脏，内寄相火，相火夹肝气上冲是以气上撞心，心中疼且热，肝气上冲，气上逆不得下行，故呕吐不止；肝旺侮脾，脾虚寒是以四肢厥逆。综合本案为肝经热，脾虚寒，寒热错杂之证，宜乌梅丸原方以汤剂加半夏以降逆止呕。

乌梅 20 克、细辛 5 克、桂枝 15 克、人参 15 克、附子片10 克、川椒 10 克、干姜 10 克、川连 10 克、黄柏 10 克、当归15 克、半夏 15 克。水煎服，每日 2 次。

2 月 24 日二诊：服上方 5 剂，初服药吐出 2 次，连服 2 剂后，上冲之力减弱未呕，继服 3 剂，能进少量饮食，未吐，精神略振，手足转温，仍小有恶寒，唯痰多稠黏，略略即恶心，胃脘不适，此相火渐敛，肝气初平，已见效机，继以前方加瓜蒌仁 20 克、寸冬 15 克、茯苓 15 克以蠲除痰热。

3 月 1 日三诊：患者又进方 4 剂，未出现呕吐，手足已不厥冷，能进一般饮食，痰已少，胃脘已舒，精神转佳，体力略复，脉象沉中有缓象，舌苔白薄而润，继续以和胃化痰调中之剂，调治而愈。10 月 10 日其爱人来哈面述，其妻之病，经几个月调养已康复如初。

按：近贤张锡纯氏谓："厥阴病多呕吐者，因其疏泄之力外无所泻，遂至蓄极而上冲胃口，此多呕吐之所以然也。"乌梅丸调肝乃调肝之疏泄，使之条达复于常，自不致蓄极而上冲；同时温脾肾，酸以敛之，苦以降之，辛以温之，酸敛辛开苦降，熔于一炉，此正相反相成，配伍之妙。邹澍谓："夫肝属木，木得津润，遂畅茂条达，一身之壅塞皆除，其有不津，则气乱为逆，逆于肺则为上气，逆于胃则为烦满，治之以梅，亦直探其源耳。"邹氏论乌梅之与肝，颇为精湛，本案之呕吐，既属木失津润而横逆，又属脾肾虚寒乏温煦，以致升降失常。乌梅丸酸润苦降辛开，乃恢复其升降之常耳。

加味桃花汤治疗滑泄

　　滑泄多因泄久脾衰，症见泄泻不禁，日夜无度，饮食减少，腹痛肠鸣等，治宜固涩止脱敛肠之剂。余常用《伤寒论》桃花汤加味治疗颇效。《伤寒论》曰："少阴病，下利便脓血者，桃花汤主之。"成无己注："少阴病下利便脓血者，下焦不约而里寒也，与桃花汤固下散寒。"可见桃花汤为治虚寒下利便脓血之主方。

　　20世纪40年代友人之岳母罹痢疾便脓血，日数十行，百治不效，势甚危笃，后事备矣。延余往视，见其呻吟床榻，精神困惫已极，腹痛喜按，下痢脓血夹杂，色暗不鲜，舌润苔滑，脉虚软，此虚寒下利也。病虽重，尚可治，予桃花汤原方，服1剂而下痢大减，继服3剂而病愈，足见此方之效不同凡响。

　　桃花汤之主药为赤石脂，李时珍谓此药"补心血，生肌肉，厚肠胃，除水湿及脱肛，治冷痢腹痛下白冻如鱼脑"等。余常用此方加味治疗日久不止之滑泄，取其有收敛固脱之功。

　　例一：延某，男，19岁，现役军人。1978年8月20日初诊。

　　泄泻1年，每日3～4次，溏薄，腹痛肠鸣，喜热喜按，面萎黄消瘦，全身乏力，倦怠。在北京某医院经X线钡餐检查，未发现异常，久治不愈，来哈求治。舌淡嫩，脉沉弱。用健脾胃升清阳，温中止泻之法皆罔效。踌躇再三，考虑此属下焦滑脱之证，宜桃花汤加味温中固涩之剂主治。

　　处方：赤石脂25克（布包）、炮姜10克、诃子肉20克、粟壳10克、广木香7.5克、川连10克、白术20克、茯苓20克。水煎服。

　　8月28日复诊：服上方3剂，腹部未痛，精力稍复，大便每日3次，但量见少转干，脉渐起，佳兆也，宜上方略有出入。

处方：赤石脂25克（布包）、炮姜10克、诃子肉20克、粟壳10克、川连10克、广木香7.5克、陈皮15克、白芍20克、茯苓20克、白术20克。

9月12日复诊：服上方8剂，大便近日每天只1次已成条状，精神体力皆明显改善，但昨日偶食凉物，大便又稀，幸仍一次，腹未痛，继宜上方增减治疗。

处方：赤石脂25克（布包），炮姜15克，诃子肉20克，粟壳15克，川连10克，茯苓、白术、白芍各20克，乌梅15克，广木香7.5克，甘草10克。

10月4日复诊：连服上方10剂，大便每日1次转正常，诸恙悉除，从此痊愈。

按：本案属滑泻，当用涩肠固脱法，投以桃花汤去粳米，加诃子、粟壳收敛固脱，术、苓、芍和肝理脾。久泻虽虚，但多夹湿热，治法当以涩为主，复加黄连以除湿热，木香以化滞，此乃虚中夹瘀之治也。

例二：蔡某，男，59岁，干部。1978年8月7日初诊。

素有结肠炎，大便每日1～2次。近日气候炎热，每日泻十余次，溏而夹黏秽，腹痛不舒，全身倦息，食纳日减，舌苔白腻，舌质红，尿黄，脉濡稍数。时值长夏暑湿之令，脾胃中州失运而致暑泻。宜以清暑利湿止泻法治之。

处方：扁豆20克、香薷15克、川连10克、茯苓20克、滑石20克（布包）、甘草10克、川朴15克、葛根20克。水煎服，每日2次。

8月13日二诊：吃上方5剂，泻大减，每日4～5次，仍夹黏秽，食欲稍增，舌苔渐化，脉濡，此暑湿渐退，宗前法施治。

8月18日三诊：继用上方5剂，食纳大增，精神转佳，舌苔已化，小便转淡黄，但大便仍每日4～5次溏薄，因思此人素有结肠炎，病乃新感引动宿疾而成，新邪除而宿疾不瘥，故改投理脾抑肝法。

处方：白术 20 克、炮姜 10 克、白芍 20 克、防风 7.5 克、茯苓 20 克、诃子 20 克、乌梅 15 克、川连 10 克、甘草 10 克。水煎服，每日 2 次。

8 月 21 日四诊：服药 3 剂，大便稍好，每日仍 3～4 次，稍夹黏液。泄泻如此顽固当属下元滑脱夹有湿热，宜温涩固脱，佐以苦寒清热法。

处方：诃子 20 克、炮姜 10 克、粟壳 15 克、陈皮 15 克、赤石脂 25 克（布包）、白术 20 克、川连 10 克、甘草 10 克。水煎服，每日 2 次。

8 月 23 日五诊：服上方 3 剂，大便日 2 次，稍溏，腹部舒适，精神及体力皆好转，脉象沉滑，舌苔薄润，又用上方 5 剂恢复如初。

本案暑湿兼久泻，新感夹宿疾，先以三物香薷饮，清暑利湿初见成效，继以桃花汤、诃子散化裁以温涩固脱而收功。

抵当汤丸及水蛭之运用

抵当汤丸、大黄䗪虫丸分别见于《伤寒论》、《金匮要略》。前者治疗蓄血少腹硬满发狂，后者治虚劳腹满不能食，内有干血，肌肤甲错，两目黯黑，方中皆用大黄、桃仁、水蛭、虻虫以攻逐瘀血。所不同者，前者属于伤寒蓄血，故用前药以攻逐瘀血，后者属于虚劳气血亏损夹有干血，故用干地黄为君，以补血养血，合水蛭、虻虫等以攻逐瘀血，乃虚中夹瘀之治。水蛭、虻虫为逐血之峻剂。余临床应用于治疗癥瘕及属于积血等证，确有卓效，下面仅举病例数则供读者参阅。

一、积聚（积血）

王某，男，24 岁，工人。1961 年 9 月 18 日初诊。

在本所病房住院，脐左侧有一块状物，大如鞋底，有明显压痛，痞而不舒，午后潮热盗汗。经西医诊断为结核性腹膜炎（干性），历经抗结核药治疗无效，脉象弦滑。方书谓：诸有形而坚着不移者为积，诸无形留止不定者为聚。本证坚硬而不移位，当属积证，必以消坚化积为主治。观其人体质尚健，初用三棱、莪术、鸡内金等数剂，积块不缩，症状不减，因思此属陈久积血，营卫气受阻，非寻常化积之药所能治，必须用破血之峻剂方能取效。用生水蛭 25 克研粉，每次 2.5 克，每日 2 次。服药后自觉腹部有气体向下移动，硬痛减轻，继用前药硬块明显缩小，但连续按常规服此药则效不著，考虑此属药轻病重，须水蛭与虻虫合用方能进一步收效，遂为抵当丸方。

处方：虻虫 25 克、水蛭 100 克、桃仁 25 克、大黄 15 克。研粉蜜丸为梧桐子大，每次服 10 克，每日 2 次。

服药后硬块逐渐缩小，从 10 月 16 日服本药至 11 月 8 日，硬块完全消失而痊愈。

二、血瘀（输卵管结核）

陈某，女，35 岁，干部。1967 年 7 月 12 日初诊。

患者下腹痛有肿块，开始行经时痛，以后逐渐加重。现在情况：经来时腹剧痛，经过后稍减，但仍然痛，直到下月来潮又剧痛，因之一月之间几乎无休止。下腹拒按，触诊下腹左侧有硬块如鸡卵，触痛甚剧，月经量少色紫黑，皮肤粗糙，颜面色泽黧黑，肌肉消瘦，手脚烧，目视物不清，舌紫暗，脉象沉有力。曾去北京某医院检查，诊断为输卵管结核，用中西药治疗未见效果。辨证为瘀血积滞日久成为"瘀"，宜大黄䗪虫丸，每次 1 丸，每日 2 次。

患者用上药后，腹痛逐渐减轻，月经量逐渐增多，服至八百余丸，腹痛完全消失，月经来时一如常人，月经量亦恢复正常，色红无血块，肌肤荣润，体重增加，症状全除，但迄未生育。

按：本例中医诊断为血瘀，属于瘀血积滞，由于瘀血日久，影响新血的生成，无以荣养灌溉周身，故皮肤粗糙，面色黧黑，肌肉消瘦，手足发烧等。本证俗称"干血劳"，因属干血内积，非寻常活血祛瘀所能治。大黄䗪虫丸方中䗪虫、蛴螬、水蛭、虻虫、干漆皆攻逐陈久性瘀血（干血）之峻剂，大黄、桃仁、赤芍、黄芩活血清热，干地黄补血润燥，其为扶正逐瘀之剂，用丸药者，因积日久，须削坚破积之药以缓图之，方不致损伤正气。

三、血瘀

崔某，女，29 岁，农民。1974 年 8 月 25 日初诊。

1974 年 8 月余去北戴河，便道去原籍（河北乐亭县）探亲友，遇此患者，脐以下小腹硬满，触之有肿块疼痛，终日腹痛不休，月经量不多，月经来潮时痛尤甚，色紫污成块，在当地经中西医治疗效不显，又去京、津各地医院治疗亦无效。体质日见羸瘦。面色憔悴，舌紫暗，脉象左沉弦、右沉。此为瘀血内阻，日久结为瘀。《妇人大全良方》说："……瘀血成块，坚而不移，名曰血瘕。"即此类证，治以逐瘀化瘀之剂。

处方：桃仁20克、丹皮15克、赤芍20克、乌药15克、当归20克、川芎15克、灵脂15克、红花15克、香附15克、生地20克、生水蛭7.5克、甘草10克。水煎服，每日2次。

9月9日来信：共用上方15剂。服药9剂月经来潮时，腹痛明显减轻，色稍红，块缩小，饮食增加。继续服药腹痛进一步减轻，唯全身仍不适，脐下肿块拒按触之仍痛，仍照上方增减治疗。

处方：桃仁20克、丹皮15克、赤芍20克、乌药15克、当归20克、川芎15克、灵脂15克、红花15克、香附15克、桂枝15克、生水蛭7.5克、吴萸15克。水煎服，每日2次。

9月13日来信：共用上方14剂，服药后效果明显。月经恢复正常，色红，块消失，小腹部触之已软，肿块消失，只是经行第二日全身稍痛。据来信所述为瘀消瘕开，气血通调，病已向愈，复信令其按原方服几剂后停药观察。

12月1日来信：据云按上方又服6剂，月经来潮时一切无异常，腹不痛，下腹肿块全消已痊愈。

按：本例为血瘀病，以脐下肿块、腹痛、月经异常为辨证的依据，用膈下逐瘀汤加水蛭而治愈。本患者以前也用过活血之药皆未效，本方亦皆活血之药加水蛭即收显效，可见水蛭化瘀破瘀之力甚大，远非一般活血之药所能及。笔者屡用之以收效。再有患者近脐旁有条筋脉杠起，大者如臂如筒，小者如指如笔管，如弦为之疢，属积聚之类。多因气滞血凝。余每用生水蛭研末，每次口服2.5克，连续用后即消失。《医学衷中参西录》谓："凡破血之药，多伤气分，唯水蛭味咸专入血分，于气分丝毫无损，且服后腹不觉疼，并不觉开破，而瘀血默消于无形，真良药也。"笔者治一李姓少妇，少腹有一条杠起，终日痞满不舒，西医检查未确诊，予生水蛭研末，每次2.5克胶囊吞服，连服7日即消失不再杠起。信如张氏所谈，瘀血默消于无形，确从实践而来。张氏谓水蛭必用生者方效，但生用腥味甚烈，入煎剂尤甚，炙用则药效减弱，余常用生者研末胶囊吞服不入煎剂则无此弊。近人朱良春氏亦主张宜隔纸低温烘干，研细末以胶囊装盛吞服。

四、痛经

李某，女，37 岁，护士。1982 年 5 月 15 日初诊。

结婚 10 年，婚后 2 年怀孕 3 个月流产。从此月经愆期，经行腹痛难忍，量少色紫污多块，肛门下坠，上攻恶心吐逆，体质尚健，但迄未孕育。历经中西医治疗罔效，脉沉弦，舌紫。笔者始按寒凝血滞施治，初用温经活血之剂有小效，然经行时仍腹痛不减，余恙亦无显效，考虑此病已年久血凝较固，断非寻常草木之品所能治疗，如在此以前曾用过活血逐瘀之药百余剂皆未收效，治疗法则虽符合病机，但选择用药亦至为重要。随拟方如下：

处方：丹皮 15 克、赤芍 20 克、乌药 15 克、玄胡 15 克、当归 20 克、川芎 15 克、灵脂 15 克、红花 15 克、三棱 15 克、文术 15 克、茴香 15 克、炮姜 10 克、土虫 5 克、甘草 10 克。水煎服。另外用生水蛭研粉，每次 2.5 克胶囊盛装吞服，每日 2 次，与汤药同时用。

6 月 4 日复诊：服上方 12 剂，月经来量较前增多，腹痛减轻，腹阵痛即阵下白块状物为黏膜样，下后痛即减，少腹肛门下坠俱遂之减轻。自述近年来从未有此现象，患者喜出望外，坚定了治疗信心，嘱继用上方服之。

6 月 21 日复诊：服上方 10 剂，本月经行仍腹痛，肛门下坠，阵下血块色紫，下后即舒，经行 3 日即止，脉沉弦。以下瘀血汤桂枝茯苓丸加水蛭化裁应用。

处方：大黄 7.5 克、桂枝 20 克、茯苓 20 克、桃仁 15 克、赤芍 15 克、甘草 10 克、土虫 5 克、三棱 15 克、莪术 15 克、丹皮 15 克、丹参 20 克。水煎服。另外生水蛭研粉每次口服 2.5 克胶囊吞服。

7 月 23 日复诊：服上方 10 剂，本月月经来潮，下白膜状丝络样物甚多，阵腹痛即下，下后痛即解，仍有肛门下坠之感，但已较轻。

10月4日复诊：在此期间又用上方30剂，本月经行已无腹痛，仅轻微不适，血块及白丝络状物俱随之消失，脉沉。嘱继用上方数剂观察。

以上四则病例，皆用活血逐瘀法治疗，方中皆用水蛭以攻逐积血而收功。但据药理实验，水蛭鲜品含水蛭素，为水蛭头部腺体的分泌物，其抗凝血作用，必用新鲜水蛭方有此作用，在干燥生物中水蛭素已被破坏，是否仍有抗凝血作用尚待研究。但经我们临床应用皆用干燥者，证实此药虽干燥品仍具有破癥化积之效，不能单纯从现代药理角度衡量，不少药物皆有类似问题，不仅水蛭一药耳。

当归四逆汤证探讨及临床运用

当归四逆汤为《伤寒论·厥阴篇》"手足厥寒，脉细欲绝"之主方。历代有些注家认为本证之手足厥寒当用姜附，不宜再用桂枝汤攻表（原方中包括桂枝汤，缺姜），如钱潢氏谓："手足厥寒即四逆也，故当用四逆汤，而脉细欲绝，乃阳衰而血脉伏也，故加当归，是以名之曰当归四逆汤也，不谓方名，虽四逆而方中并无姜附，不知何以挽回阳气，是以不能无疑也。"柯琴谓："此条证为在里，当是四逆本方加当归，如茯苓四逆之例，若反用桂枝汤攻表，误矣，既名四逆汤，岂得无姜附。"钱、柯二氏成谓既名四逆，必须用姜附，不然即不成为四逆了，殊不知本证之手足厥寒，病机与少阴病不同。少阴之四逆乃心肾阳气衰微而呈现手足厥逆，常伴有下利清谷恶寒蜷卧。脉微欲绝，阴寒盛阳气衰等证候，宜用四逆汤类温肾助阳以祛阴寒为正治，如四逆汤，通脉四逆汤、白通汤、干姜附子汤、茯苓四逆汤等。即王太仆所谓："益火之原，以消阴翳。"本证则不然，乃属足厥阴肝经虚寒之证，肝藏血，血虚寒凝不能充达于四末，故手足厥寒，脉细欲绝。《伤寒论·厥阴篇》中记载多种厥证，本证之厥，为厥阴之正证，其他厥证（除蛔厥）于厥阴篇者乃借宾定主之谓，以提示与本证之厥鉴别。汪讱庵谓："四逆之名多矣，而有因寒因热之不同，此则风寒中血脉而逆。"周扬俊说："四逆汤全从回阳起见，四逆散全从和解表里起见，当归四逆全从养血通脉起见。"周氏列举三证四逆之不同，颇为中肯。由于血虚寒凝，故用当归补血行血，桂枝辛温，温通血脉，与芍药、甘草、红枣合用调和荣卫，以解散外邪，辅以细辛以散血分之寒邪，木通通血脉利关节，诸药配伍，寒去脉通而四逆之证自然可以消除。本证之脉细欲绝与脉微尚有区别，脉细为营气内束，细而欲绝形容应指不见，绝而不至之谓。

应用本方时，不能局限于"手足厥寒，脉细欲绝"。凡属厥阴肝经虚寒，血虚阳气衰，如头昏痛，面色青暗，手足厥冷，倦怠乏力，少气懒言，畏寒喜暖，少寐多梦，肢体拘急身痛，舌淡嫩，脉沉细弦弱等，只要掌握非肝阳亢逆，肝经实热证，即可用之。

肝为刚脏，《内经》谓为将军之官，体阴用阳，以实证热证居多，但亦有肝经虚寒证，前者为常，后者乃变，当归四逆汤即为后者之适应证。

今人用以治疗寒疝腹痛，虚寒下利，久疟，颠顶头痛，痹证，血痹，肢端冷痛，脱疽，冻疮等，其病机皆属厥阴肝经血虚寒凝所致，用本方可收异病同治之效。余用此方甚多，只要掌握上述病机，常收桴鼓之效，爰举近年来验案三则，不当之处，恳望指正。

例一：林某，男，48岁，干部。1980年3月15日初诊。头胀痛，心烦，胸憋闷少气，手脚厥冷，口唇麻，全身麻有恐惧感。西医诊断为脑基底和冠状动脉供血不全（心电图示供血不全），经治疗胸闷少气等症状有明显好转，但出现全身走窜拘急难忍，自汗，手足厥冷。始按痹证投以祛风活络之剂治疗无效。本年6月9日余查房诊其脉象沉迟而无力，舌润滑，如上述症状。因思患者以全身拘急为主证，伴有手足厥寒，自汗，结合舌、脉分析，当属足厥阴肝经虚寒证，《内经》谓肝藏血，主筋，肝经虚寒则不足以温煦养血营筋，故全身拘急窜痛，自汗，乃属营卫不和所致，犹桂枝汤证之自汗也；肝寒血虚不能充达于四末，因而手足厥冷，脉沉而迟，肝藏魂肝血虚失舍，则多梦纷纭。宜用当归四逆汤与吴茱萸汤二方化裁。拟方：当归20克、桂枝15克、白芍15克、细辛5克、甘草15克、红枣5枚、生姜10克、党参15克、半夏15克、小麦50克、木通15克、吴萸15克。水煎服。

服药6剂后全身走窜拘急减轻。按原方继服。7月4日至8月13日二次复诊，连用上方20剂，全身窜痛拘急自汗等症全部消除，心电图亦有明显改善，目前仍有时头晕多梦，肢麻手微冷，脉象缓，舌紫，苔薄。仍用上方加减主治：

当归 20 克、桂枝 15 克、白芍 20 克、细辛 5 克、甘草 10 克、红枣 5 枚、小麦 50 克、丹参 20 克、鸡血藤 50 克、红花 15 克、川芎 15 克、党参 15 克、生姜 15 克。水煎服。

继服上方 12 剂。诸症消失，每天坚持锻炼，无不适之感。于 9 月 2 日出院。

按：本案始用当归四逆汤、吴茱萸汤温经养血祛寒，服药后全身窜痛拘急自汗皆收显效，心电图亦有明显改善，但仍头晕、多梦、肢麻手畏冷，继用原方温经散寒有余，活血之力则嫌不足，故后方加入丹参、鸡血藤、红花、川芎等行血活血之品，以竟全功。

例二：蔡某，男，64 岁，离休干部。1984 年 11 月 8 日初诊。两脚寒冷感，色紫，甚则寒冷如冰，冬季虽在室内15℃~20℃。亦必须着皮毛鞋，夜间尤甚，不能入睡，经各医院会诊一致认为是雷诺氏病，历经中西药治疗无效，脉沉舌润。因思两脚寒冷者为血虚营运不周所致，此足厥阴血虚寒凝之证，宜当归四逆汤与顾步汤化裁。

当归 25 克、桂枝 20 克、白芍 15 克、细辛 5 克、甘草 15 克、木通 15 克、红枣 5 枚、黄芪 50 克、丹参 20 克、石斛 20 克、红花 15 克、鸡血藤 50 克。水煎服。

11 月 12 日复诊：服药 10 剂，脚冷梢好。原方加桃仁 15 克。11 月 29 日复诊：继用上方 10 剂，脚冷有明显好转，原方继服。1984 年 12 月 13 日、1985 年 1 月 14 日又二次复诊脚已不凉，色转红润，温暖有热感，自述为近年来罕见之现象，脉转沉滑，嘱继用上方 10 剂以善后。

按：本案经沈哈各医院诊断为雷诺氏病，两脚寒冷如冰，色紫青，脉沉舌润，辨证为厥阴血虚寒凝之证，用当归四逆汤合顾步汤之半，后者见于《外科真诠》为治脱疽之方，本病非脱疽故于原方中减去清热解毒之银花、公英、地丁、菊花，加入丹参、红花、鸡血藤与黄芪、当归合用，旨在益气活血，俾气旺血行营运通调，则两足由寒转温，连服本方近 50 剂而痊愈。

本病及脱疽属于周围血管疾病，临床表现皆手足厥冷，脉沉细或沉微等，一般认为属于四逆喜用附子、干姜辛热之剂，以回阳救逆用之不唯不效，反而灼伤阴液，不可不慎。前贤云："四逆汤全从回阳起见；当归四逆全从养血通脉起见。不入辛热之味者恐灼阴也。厥阴职司藏血，不养血则脉不起。少阴重在真阳，阳不回则邪不退。"观前贤论述结合临床观察，可知本方重温通血脉，调和营卫，"未有营卫不和而脉道能通者"。与少阴之四逆脉微细属真阳衰者显然不能同日而语。

例三：冯某，女，40 岁，科技人员。1985 年 1 月 16 日初诊。体素消瘦，眩晕二年余，终日昏眩时轻时重，不能上班，经某医院诊断有谓神经衰弱者，有谓梅尼埃综合征者，久治无效。来门诊求治，面色青暗不泽，全身乏力难支，精神萎靡不振，脉象沉细，手足厥冷，舌滑润，此足厥阴肝经营血虚寒之证，肝血虚阳气式微无以温煦，木失荣而内风动。故终日眩晕不已，宜当归四逆汤合吴茱萸汤化裁。

当归 20 克、桂枝 15 克、白芍 15 克、细辛 5 克、甘草 10 克、木通 10 克、红枣 8 枚、生姜 10 克、吴萸 15 克、党参 15 克、黄芪 30 克。水煎服。

1 月 23 日复诊：服上方 6 剂，自觉全身较前有力，精神稍振，眩晕亦减轻，自述用此药后全身舒适。3 次复诊继服上方 20 剂，眩晕大减，全身有力，精神振奋，唯有时睡眠欠佳，多梦，宜原方加酸枣仁 20 克，继服而愈，现已上班工作。

按：《内经》谓"诸风掉眩，皆属于肝"。诚以肝为刚脏，内寄相火，风火亢逆上犯颠顶发为眩晕，属热证者居多。但肝藏血，肝阳不足，血虚不能上荣亦可发生眩晕，本案即属后者，如除眩晕主证外面色青暗，精神不振，手脚厥冷，脉象沉细等，皆属肝阳式微营血不足所见证候。用当归四逆汤、吴茱萸汤二方化裁，温肝、散寒、养血，又增入黄芪以益气，积年沉疴得以蠲除。

临床运用石膏治疗急性热病的经验

石膏为治疗急性热病的有效药物。仲景《伤寒论》中的白虎汤清阳明大热；竹叶石膏汤治热病后余热未清、津伤少气，方中均以石膏为主。《名医别录》谓："除时气头痛、身热、三焦大热………解肌发汗。"但石膏须用生者更须大剂量方效。《笔花医镜》及《吴鞠通医案》中皆重用石膏以除大热；余师愚治瘟疫的清瘟败毒饮方中石膏用至八两，以治大热烦躁、渴饮干呕、头痛如劈、昏狂谵语、发斑吐衄等症。张锡纯尤善用生石膏治温热病，谓"生石膏性凉而散，有透表解肌之力，为清阳明实热之圣药"。余从事中医临床50年，学习前贤用石膏之经验，结合自己的临床实践，以生石膏为主与它药配伍，治疗各类发热性疾病，常随手奏效。其退热之功，直胜过犀角、羚羊等名贵药品。今不揣浅陋，仅将运用生石膏的经验简介于下。

一、治疗温热型流行性感冒

包括冬温和春温。临床主要表现壮热头痛，微恶寒，口渴，舌尖红，苔白，少津，脉象浮数。《神农本草经》谓石膏治"中风寒热……"，乃指风温而言。因风为阳邪，风邪夹温，不同于风寒，初起即壮热头痛，口渴，脉浮数，舌尖赤等。治疗此证，银翘、桑菊效皆未显。笔者常用生石膏50克、加葛根、连翘15～20克，一般药后得汗而热退，即所谓"体若燔炭，汗出而散"。

病例：刘某，男，34岁。1981年12月18日初诊。发病2日，壮热头痛，口渴，肢节酸楚，微恶寒无汗，舌尖赤，苔白少津，脉浮数，体温39.8℃。用羚翘丸等无效。病属冬温，宜清热解表。

处方：生石膏30克、薄荷15克、连翘25克、葛根20

克、银花30克、甘草15克、元参15克、花粉20克。服药3剂。周身汗出热除而愈。

二、治疗外寒里热之重感冒

此证在黑龙江省冬春两季较为多见，临床表现为发热恶寒，肢节酸痛难忍，头痛，口干渴，兼有呕恶、舌苔白干、脉浮滑带数。此为外感寒邪内蕴伏热，宜疏解表邪，加生石膏以清内热。

处方：柴胡25克、桂枝15克、黄芩15克、白芍15克、半夏15克、生石膏75克、甘草10克。

此方仿柴胡桂枝汤意，加石膏以清里热；服药后汗出，诸症悉解。本人以此方治愈外寒内热之重感冒甚多，往往一剂知、二剂已。甄权谓："石膏治伤寒头痛如裂，壮热皮如火燥和葱茶煎。"据临床观察与柴胡、桂枝合用得汗出则热退，头痛、肢节酸痛俱除，胜过葱茶远矣。本方除了治疗外寒内热之新感外，亦治外邪入里之伏邪。此伏邪非温病之伏邪，乃寒邪入里潜伏与内热互结，患者常长期发热，时起时伏。发作时则先寒后热，甚至有终年累月不解者。此方用柴胡、桂枝疏解外入之伏邪使之透表外出，生石膏以清内热，则顽固不解之发热可以解除。

病例：于某，女，37岁，工人。1981年1月29日初诊。

发烧二月余，上午体温39.5℃～40℃，持续至夜半热始退，翌日复如是，经本市各医院会诊无结果。余审其发热之前先恶寒随之即热，自汗，肢节痛，恶心耳鸣稍聋，便秘，舌苔白干，脉象弦滑。曾经用抗生素、氨基比林等一时下降旋又上升，持续二月余不退，患者体质日见衰弱，筹思良久，应按伏邪施治，辨证属三阳合病，宜解肌和解清热法。

处方：柴胡30克、黄芩15克、半夏15克、桂枝15克、生石膏75克、白芍15克、党参20克、生姜10克、红枣3枚、甘草10克。水煎服。

2月2日复诊：服上方3剂，热减大半，虽届时仍有热，但体温在 37.5℃ ~ 38.0℃之间，全身已不痛，耳仍小鸣，纳差，苔白渐化，脉弦滑中略有缓象。此乃伏邪渐透病有转机，继用前方连服 3 剂，热除而愈。类似病例颇多，可参阅柴胡汤类方证治及其运用。

三、治疗暑温

《金匮要略》谓之暍。"太阳中热者，暍是也。汗出恶寒，身热而渴，白虎加人参汤主之"。此为感受暑热之邪所出现之证候，以汗出发热烦渴为主证。叶天士谓"夏暑发自阳明"即指此类，必以白虎加人参汤主治。生石膏常用至 200 ~ 400克。张元素谓石膏为治"中暑潮热"之要药，信而有征。

病例：邱某，男，30 岁，农民。1967 年 7 月 2 日就诊。

当时余在兰西县巡回医疗中遇此患者，神昏壮热，体温40.1℃，面赤唇干，舌焦，大汗出，大渴，心烦气促头痛，脉洪大有力，此为暑热伤气，热炽津伤，宜清热益气生津。

处方：生石膏 200 克、党参 25 克、知母 20 克、甘草10 克。

服 2 剂，体温降至 35.8℃。神志清，脉滑，诸症悉退。

临床体会凡热病见洪滑脉象，唇红，舌红，苔白稍粗涩，口略渴，恶寒不甚重者，即可放胆应用生石膏，不必拘泥于阳明经证之具备与否。若有轻微恶寒，恶风表证，也不必顾忌，可加解表药。临床观察凡内热盛而兼有表证者，解表药与石膏合用，常获汗出热解之效。若热病重如《伤寒论》所载：谵语、遗尿、脉滑而厥的真热假寒证时，必须投以大剂白虎汤。1 剂不效，可以 2 ~ 3 剂连服，隔 4 小时 1 次。余治疗高热不退多采用连续服药法，使药能胜病多获良效。曾遇一患者，初起发热恶寒，继则不恶寒，壮热口渴。经中西医治疗，迁延不愈。后来身不热，但昏不知人，手脚厥冷，脉伏不出。举家恐慌，邀余会诊。见其唇干舌绛，苔燥，面色如蒙尘垢。此乃热深厥亦深之真热假寒证，投以大剂白虎汤合生脉饮，隔 4 小时服药 1 次，连服 2 剂，手足转温，脉亦出；唇舌起疱，势如火燎，为热邪外透之佳兆，患者神志转清醒，遂治而愈。

四、治疗大叶性肺炎及各类肺炎

属中医学"温热病"、"肺热喘咳"的范畴。凡遇咳嗽喘促，壮热无汗或自汗，舌干，脉滑数或浮数等症，《伤寒论》中的麻杏石甘汤是很有效的方剂。本人经验，本方药量比重颇为重要，石膏用量需大于麻黄 10 倍左右，服药后往往热退喘平。麻黄为宣肺定喘之要药，但性温与肺热不宜，必须配合生石膏清热。如生石膏量小则达不到清热透邪之目的。近人蒲辅周谓石膏闭遏邪气，蒲氏所指是湿温之类。温热炽盛，非石膏莫救。

病例：孙某，男，7 岁。1978 年 11 月 5 日初诊。

该患得病 7 日，初起发热恶寒，后壮热无汗。体温 39.7℃。听诊右肺有散在湿性啰音，X 线示右肺呈高密度阴影，白细胞总数 19100/立方毫米。嗜中粒细胞 75%，诊断为大叶性肺炎，继发脓胸。用青霉素、链霉素、红霉素、氨苄青霉素治疗 15 天，未见明显好转，体温最高 40.8℃，邀本人会诊。当时见咳声嘶哑，痰稠黏不易咯出，舌尖红，发热无汗，脉浮数。辨证为寒邪入肺、肺气郁闭、蕴而化热又夹饮邪。治宜宣肺清热逐饮，投以麻杏石甘汤合葶苈大枣泻肺汤。

处方：麻黄 7.5 克、生石膏 75 克、杏仁 15 克、甘草 7.6 克、葶苈子 15 克、白芥子 7.5 克、桔梗 10 克、生姜 5 克、红枣 3 个。

服药 3 剂后汗出热退，痰易咯出，咳喘大减，体温降至 38.5℃左右。继服前方 3 剂，体温下降至 37.5℃。鼻窍已不扇动，但仍喘促胸痛，大便秘。此属痰浊壅肺不能肃降，上方加瓜蒌 15 克、大黄 3 克、半夏 10 克，以利肺泄痰浊。服 3 剂，大便通，诸症悉退。经 X 线检查，右肺阴影已消失，继用滋阴润肺之剂，以善其后。本案符合《医宗金鉴》喘证门马脾风，症见胸高气壅，肺胀喘满，两胁抬动，鼻翼扇动，大便秘，神气闷乱。盖因寒邪闭肺经，郁而化热，肺气不通。初治以宣肺清热，继以利下痰涎，先升后降，诸症悉平。麻杏石甘汤重在宣肺清热，麻黄、杏仁宣开肺气，石膏清热。麻黄与石膏合用，其作用不在发汗解表，重在宣肺泄热，故《伤寒论》谓"汗出而喘，无大热者"可用此方。余临床体验，凡急性支气管炎、大叶性肺炎属邪热与痰浊阻于肺经，肺气郁闭者，皆可应用。（可参阅麻黄汤类方证治）

五、治疗猩红热（即烂喉痧）

此为热入营血之证，余昔年治此病甚多，见舌质虽红，但有白苔，壮热头痛，恶心呕吐，颈部腋下有痧疹出现，属气血两燔者，投以：生石膏100克、蝉衣10克、连翘20克、金银花26克、丹皮15克、生地16克、紫草10克。服3剂后，可使热降疹退病愈。猩红热后续发血尿者，余亦用生石膏加生地、丹皮、大小蓟、茅根等清热凉血之剂，收效甚速，可见用生石膏不必拘泥于温病学家的热在气分之说。

六、流行性乙型脑炎及森林脑炎

症见壮热，神昏谵语，口噤面垢，背反张，项强直，口渴，脉洪数，舌苔黄干或见四肢痉挛，抽搐不已，角弓反张，两目上视，口唇青紫，口燥咽干，脉沉伏不出，舌苔如霜。此即"壮火食气"、"阳毒伏匿"之证，可投以生石膏100～200克、元参25克、蜈蚣2条、全虫10克、银花50克、葛根25克。煎后徐徐温服送下，此类患者多不能服药可用鼻饲法。流行性乙型脑炎在我省较为罕见，森林脑炎则多见，余遇此病常用大剂生石膏配合上述药物治疗，效果显著。如见大便秘结、腹硬满、舌黄燥，可用大承气汤，重用大黄、芒硝，加用生石膏150～200克，大便通，燥屎得下，病情即见转机。此为阳明经腑合治之法。

病例：陈某，38岁，男，伐木工人。1961年9月15日在哈市某医院住院确诊为"森林脑炎"，邀余会诊。患者高热39.8℃～40℃，神志昏愦，狂叫，面垢，目赤项强，角弓反张，舌绛苔燥，手足抽搐，厥冷，躁动不宁，二便闭结，脉沉数有力。此为暑温暑厥重症。热邪结于阳明，因其如狂乃热入血分，瘀血内结上犯神明。宜大剂桃仁承气汤下瘀血，重加生石膏消气分之热。

处方：桃仁 60 克、大黄 50 克、芒硝 60 克（冲）、甘草 20 克、生石膏 200 克。

服 2 剂，二便遂通，下燥屎及红灰污水样便甚多，热大减，狂叫谵语亦止，手足转温，已不躁动。又用：生石膏 100 克、大黄 25 克、桃仁 26 克、枳实 15 克、川朴 15 克、芒硝 20 克（冲）、元参 26 克、生地 25 克、甘草 15 克。

继服上方三剂后，神志转清，眼珠转动自如，脉见沉弦，舌红转润，苔已薄，继以清热解毒养阴之剂调治而愈。本案属暑厥、暑风之重症，又符合《金匮要略》"腹满口噤，卧不着席，脚挛急，必齘齿"之痉病重症。故于桃仁承气汤中加生石膏。以清热生津，获效甚捷。

七、治疗温毒发斑

高热面赤，狂躁谵语，全身斑疹密集或斑烂点紫，脉洪大，舌艳红，苔黄燥或舌卷焦黯如烟熏。此为热毒入于营血。用清瘟败毒饮，重用生石膏加紫草等，以清热凉血解毒。

病例：杨某，女，11 岁，学生。1982 年 1 月 8 日初诊。

患儿罹淋巴肉瘤三年余，经北京某医院用长春新碱、环磷酰胺及肾上腺皮质激素维持，病情一直稳定。因其弟出水痘感染，于 1981 年 12 月 31 日，上下肢出现少数红色皮疹，翌日发烧，斑疹逐渐增多，体温达 39℃。经哈市某医院儿科确诊为水痘，用青霉素、链霉素热不降，体温仍在 39℃ ~ 39.8℃之间，斑疹继续外出不止，入某院儿科传染病房治疗，又用氨苄青霉素、维生素 C，体温依然不下，斑疹仍继出不止，乃邀余会诊。患儿壮热，从头面、眼睑、躯干、四肢以及手指足趾、前后阴部、鼻腔、喉咙斑疹密集色赤，或丘形融合成片，几乎无健康皮肤，眼不能睁，语言声音嘶哑，咽峡部周围红赤，小便色黄赤如浓茶，大便微干，脉滑数，舌红无苔少津，神志清无谵语。血象：血红蛋白10克/100毫升，红细胞333万/立方毫米，白细胞4300/立方毫米，多核62%，淋巴36%，单核2%。诊断：温毒发斑。辨证：温毒之邪郁于阳明。治则：清热凉血、解毒化斑。

处方：大青叶15克、板蓝根20克、双花10克、连翘20克、元参20克、生地20克、寸冬15克、丹皮15克、甘草10克、赤芍15克、黄芩10克、生石膏70克。水煎服。

嘱其隔5小时服药1次，服药2剂后，体温一度下降至37.4℃，4小时后又上升到39℃，但其颜面水疱疹干枯，再无皮疹出现，大便泻，每日3~4次，色污黄。嘱继服上方2剂，服药后体温降至37.4℃，但下午又上升到38.4℃。此乃热毒从大肠外出之佳兆，继用下方。

大青叶15克、银花30克、板蓝根20克、连翘20克、元参20克、丹皮15克、生石膏50克、黄芩15克、花粉15克、寸冬15克、山豆根20克、生地20克、栀子10克。

又用2剂体温下降至35.7℃不再上升。患儿全身皮疹逐渐干枯脱落，能进食，大便每日1次，检查肝脾，肝肋下1.0厘米、脾可触及边缘。血红蛋白6克/100毫升，红细胞240万/立方毫米，白细胞3600/立方毫米。温毒已解，防宿疾复发，以养血凉血之剂调之。

处方：当归20克、生地20克、川芎15克、白芍20克、丹皮15克、地骨皮15克、玉竹15克、元参15克、连翘20克。

服上方6剂，血红蛋白8.5克%、红细胞280万/立方毫米、白细胞5800/立方毫米，皮疹大部分消退；精神、食欲正常，以上方增减善后，血象终于恢复正常。本案在水痘高峰时高热不退，病情极为危笃，重用生石膏达70克，采取连续服药法，以期药能胜病，足证生石膏是清热解毒之良药。

八、麻疹、麻疹并发肺炎

初期为风邪所郁者，用升麻葛根汤加味主治。若疹出色红紫或黑，高热喘咳，烦躁不宁，脉洪数或滑数，急宜清热透表，用生石膏100克，紫草、升麻、葛根、丹皮各5~10克。余以此方治愈麻毒陷肺者甚多，用之及时，无不获效。此病期必须用大剂量生石膏方可挽救，喘甚可加麻黄，痰多酌加葶苈、桑白皮等。

九、治产后发热

产后在一般情况下忌用寒凉之药，但产后确有实热，生石膏亦在所不忌。《金匮要略》有竹皮大丸，治妇人"乳中（产乳期）虚，烦乱呕逆，安中益气……"方中白薇与石膏合伍，可退热除烦，通乳定乱；竹茹与石膏同用，善治胃中实热上逆之呕吐，张锡纯氏曾盛赞此方之功效。余在1981年6月治一少妇产后发热，投以生石膏为主的方剂而热退。

病例：薛某，女，38岁。1981年6月4日初诊。

产后二十余天，左乳房红肿，硬胀，乳汁不下，发烧。西医诊为乳腺炎，先后用青霉素、链红霉素其热不下。体温在38.4℃~39.2℃之间已两周余。病家甚为恐惧，邀余往诊。察其脉滑数有力，左乳房肿胀，乳汁不通，稍有焮赤，舌红苔燥。此是胃中实热不解，宜用清热解毒、通乳之剂。

处方：瓜蒌20克、漏芦20克、生石膏50克、丹皮15克、赤芍15克、柴胡20克、黄芩15克、公英60克、寄奴15克。

服前方3剂右乳房胀见消，体温下降至37.5℃，继用前方加连翘30克，又服5剂，乳房肿全消，乳汁已通，体温86.2℃，病愈。

再如产褥热高热口渴、头痛、神昏谵语、便结尿黄、脉象洪数、舌苔黄燥，高阳明温病，亦必须重用生石膏，辅以党参以益气。余遇此证，为顾产后血虚常用白虎人参汤加当归20

克养血，每奏良效。

十、治肺感染

脉见洪滑，大便干燥，咳嗽，咯痰稠黏，有时带血，口渴喜冷饮，胸痛，舌苔黄燥者。此属胃腑实热，肺受火灼，用白虎汤加黄芩以清肺胃之热，效果颇佳。曾治一例支气管扩张合并肺感染患者，咳血不止，黄痰稠黏，用生石膏50克加用凉血止血之剂，痰转稀薄，咳血止，发热退，病乃获愈。

十一、治疗支气管炎、肺气肿合并感染

症见咳嗽痰稠或咯黄痰，身热恶寒，肢节酸痛。此证为表寒里饮夹热，宜小青龙加石膏汤治疗颇效。

病例：刘某，女，63岁。患者素患慢性支气管炎、肺气肿。入冬以来，气候突变，感冒咳嗽加重，喘息不得卧，身热，体温38.7℃，恶寒，肢节酸痛，痰稠黏不易咯出，气短，干呕欲吐，脉象浮滑带数，舌质红，苔白腻。

处方：麻黄7.5克、生石膏50克、干姜10克、桂枝10克、白芍15克、甘草7.5克、半夏16克、细辛5克、五味10克。

服药2剂，身热恶寒皆除，咳喘减轻大半，痰变稀薄，继以前方增损而安。

十二、泌尿系感染

症见高热不退，有时用西药抗生素类，热亦不退。余用八正散加石膏，发热及尿路刺激症状可迅速消除。临床治疗此类疾病甚多。

病例：李某，女，87岁，工人。1981年1月29日。

发烧十余日不解，尿频，尿急，小便赤涩痛，周身肢节及腰酸痛，体温39.2℃。尿检白细胞满视野、脓球（＋）、红细胞15~20个、蛋白（＋）。脉象滑数、舌干赤。西医诊断：急性肾盂肾炎。由于青霉素过敏，用红霉素、氯霉素热不下，

高热十余日不退，患者甚恐惧，邀余往诊，诊为热淋。用清热解毒利水通淋法。

处方：生石膏75克、瞿麦7.5克、萹蓄20克、车前子15克（布包）、木通15克、大黄5克、滑石20克、焦栀15克、茅根50克、银花50克、甘草10克。水煎服。

上方连服6剂，发热退，体温下降至36.2℃，诸症悉除，尿检白细胞1~2，脓球（－），红细胞2~3，蛋白（－），舌润脉缓。继以清热解毒之剂，连服3剂而愈。

十三、治口疮、齿龈溃烂、牙痛、唇舌溃疡顽固不愈

此乃足阳明胃经积热，循经上犯所致。不能只着重于局部的治疗，必须重用生石膏以清阳明之热。余遇此证常用李东垣之清胃散重加石膏，取效甚捷。近治一患者于某，唇舌及牙龈溃疡糜烂，用西药罔效，时退时起反复不愈。经一年多时间的治疗不能根除。某医院谓有恶性变之虞，患者甚为忧虑。诊脉滑而有力，唇赤干，舌红少津，边缘有溃疡。

处方：生地26克、川连10克、丹皮15克、当归18克、升麻10克、生石膏76克、板蓝根20克、连翘25克、双花30克。

上方连服二十余剂，口腔溃疡痊愈，再不复出。此方即清胃散重加生石膏，以清阳明之积热，又加兰根、银翘清热解毒，积年沉疴得以向愈。

十四、急性风湿热、关节炎、类风湿性关节炎

急性风湿之发热，亦是顽固难治之证。《素问·四时刺逆从论篇》谓之热痹，病机为热邪痹阻关节，或内有蕴热，复感风寒湿邪与热邪搏结而起。临床表现关节红肿热痛，伴有发热口渴、脉数、舌苔燥等症。《金匮要略》有桂枝芍药知母汤，《千金要方》有犀角散等，治疗此类痹证疗效多不满意。余常用生石膏50~70克、防己、秦艽、穿山龙、地龙、伸筋

草、丹皮等以清热、祛风、活络，疗效颇佳。1981 年曾治杜某，女，27 岁，发烧一年余不退，关节肿痛，脉数舌燥，久治无效。余用上方，稍有增减，服药近百剂，发热已退，关节肿疼全消，病情获得完全缓解，足证石膏为治疗急性风湿发热之良药。（参阅痹证治疗经验）

以大黄为主复方的应用经验

一、大黄与厚朴、枳实、芒硝合用治急性热病阳明腑实证

急性热病的病程中，出现潮热，手足漐然汗出，腹满硬痛拒按，喘促心中烦热，目不闭合，甚则谵语直视，循衣摸床，小便数或不利，大便秘结或热结旁流，舌红苔黄燥或老黄或苔焦起刺，其脉多见沉实或滑数有力。以上皆因燥屎内结，热炽伤津，宜釜底抽薪，用三承气汤化裁，以下其结热燥屎，则诸症可愈。

笔者曾治森林脑炎、病毒性脑炎数例，皆出现昏不识人，潮热，大便秘结，腹满拒按，舌质红，苔黄燥，甚至抽搐，用大承气汤以大黄为主，配合芒硝，进药后大便下燥屎及污秽黏稠粪便，患者随之而苏醒。在此情况下，用安宫牛黄丸、紫雪丹等清心开窍之药皆无效，因阳明腑实，燥屎内结；不除其燥屎结热则神志不能苏，病必不能痊愈。

1986年9月16日，应某医院之邀会诊一患者。患者女性，16岁，确诊为病毒性脑炎。高热昏不识人，频繁抽搐，躁动不宁，牙关紧闭，遗尿不知，经用抗生素（氨苄青霉素、先锋霉素等）与安宫牛黄丸及甘露醇等治疗一月余无效。迎余会诊。如上所见，启其齿，舌红绛，苔黄燥；询其大便，其母讲每日鼻饲奶粉，但大便两周未行，余以手触其腹硬满，患者在昏迷中尚知用手拒之，脉象左右沉数有力。综合脉症为阳明腑实，燥屎内结，上扰神明。随处以大承气汤：大黄25克、芒硝15克（冲）、枳实20克、厚朴20克。水煎，鼻饲给药每日2次。观其大便情况，进药2剂，发热见轻，体温38℃，抽搐未发作，但大便未行，亦无矢气。嘱其继服此方，又进两剂，大便下粪块少许，躁动现象减轻，体温37.5℃~37.8℃。

据此可知，药已对症，但肠中燥屎热毒仍蓄积未下，所以神志未醒。嘱继续用此方不变，又进 1 剂，大便日数次下泻黏秽夹杂粪块，初则显污，继则深黄约 1 痰盂，躁动不安随之消除。至午夜苏醒，认识其父母，继以养阴清热之剂调治半年后康复，但神志呆板，反应迟钝。因思此病迁延一月余，若尽早采取中西医结合治疗，及时用大承气汤通腑泄热解毒，当不致遗留后遗症。

二、大黄与芒硝、黄连、黄芩、菖蒲、半夏、 胆星合用治疗中风入腑

治疗中风入腑闭证（阳闭），突然昏厥不省人事，牙关紧闭，口噤不开，两手握紧，肢体偏废，面赤身热，气粗口臭，大便闭，遗尿不知，躁扰不宁，欲去衣被，舌苔黄燥或黄腻，脉象弦滑或滑数。此属肝阳暴张，病因病机为干素肥甘无节，聚湿生痰，痰郁化热，上扰清窍，阻于舌本，腑实不通，予安宫牛黄丸、醒脑净虽有一定疗效，但腑实不通，则痰热难以蠲除，所以必须重用大黄，与豁痰药合用，泄热通腑，清化痰热，以使大便畅通，痰热除，则可转危为安。笔者验方，泄热化痰汤：大黄 15 克、黄连 10 克、生地 25 克、玄参 20 克、麦冬 20 克、枳实 15 克、清半夏 15 克、胆星 20 克、五爪红 15 克、石菖蒲 16 克、郁金 16 克、黄芩 15 克、芒硝 15 克（冲）。水煎服。方中半夏、胆星、五爪红化痰，黄连、黄芩清热，枳实、郁金、菖蒲开窍，生地、玄参、麦冬滋阴清热，大黄、芒硝泄热通腑。

本病包括脑梗死、脑出血急性期，重者神志昏迷不醒，全身蒸蒸发热，或兼抽搐，大便不通，脉象弦滑、实数，舌绛红，苔黄燥。服上方后，大便通利，下黏秽及燥屎粪便，痰热除，肠中清，则神志随之而苏。方中大黄一味苦寒泄热为主药，尤其注意用量足方能取效，用量不足往往达不到泄除热结之目的。余治疗此病的经验是，如审证准确，大黄常用至25～40 克，大便始得下，更须与芒硝咸寒软坚合用，相互协调，

则大便易通，邪热始除，此硝黄合用之妙。

三、大黄与黄芩、黄连、生赭石合用治疗吐血、衄血

阳明为多气多血之腑，以下行为顺，若阳明热盛，其气上逆，迫血妄行上溢以致吐血、衄血，甚则如涌泉不止。大黄苦寒泄热降逆，热除则气平而血自归经。《金匮要略》有泻心汤，大黄与黄芩、黄连合用，以大黄为主药，直入阳明之腑以降逆上之热。门诊曾遇一患者，大口吐血不止，经用白药等止血药罔效，患者甚为恐慌。余诊其脉滑实有力，舌红，苔燥，知其属胃热上冲所致。投以：大黄10克、生赭石25克、川连10克、黄芩10克、甘草10克。进药1剂，吐血大减，继服1剂，药未用完血即止。1989年7月治一刘姓妇女，大量鼻衄势如涌泉，某医院检查无结果，用药棉球塞鼻腔止血，而血从口出。其家属恐惧，伴同来门诊求治。诊脉象滑而有力，舌绛，知其属阳明邪热上逆，迫血妄行。投以：大黄15克、川连10克、黄芩15克、生地25克、玄参20克、丹皮15克、赭石25克、甘草10克。连进3剂，血全止而愈。可见大黄泄热降逆止血之效非他药所及，确系阳明胃热上逆者方效。

四、大黄与赭石、半夏、生姜合用治呕吐

呕吐病因病机甚多，属胃热上冲呕吐者，必须用大黄苦寒以泄阳明胃热之证。《内经》谓："诸逆冲上，皆属于火。"《金匮》用大黄甘草汤治食已即吐。前者指其病机，后者举其治法。审其舌脉，脉多滑实有力，舌苔多燥，兼证多见口苦、咽干、心烦热、大便秘、小便赤等。

1986年11月20日治一女孩王某，14岁，得病一年余，反复呕吐，不能进饮食，多于经前发作，一经发作即难控制，须十余日始能缓解。如此一月之余，几乎无宁日，由其祖父携来寓求治。面色萎黄憔悴，精神衰惫，体质消瘦，连日来粒米不能下咽，入口即反胃吐出。口干，舌燥，大便数日不行，脉象弦滑无力，曾用中药甚多，皆未收效。细询致病之由，其祖

父追述曾在行经期遭其父审斥，胸怀抑郁而罹此病。综合脉症属肝郁夹胃气上逆之证。考胃气以下行为顺，"气有余便是火"；肝为藏血之脏，在妇女与月经关系极为密切，"气为血之帅"，故至经期气必先行，然后血随之而行。今肝气郁而化热，经行期气难于下行而夹胃热上逆，故呕吐发作，此乃病因病机之证结，因予泄热和胃平肝降逆法。处方：大黄 10 克、甘草 10 克、生赭石 30 克、半夏 25 克、川连 10 克、黄芩 15克、干姜 10 克、旋覆花 15 克、党参 15 克。水煎服。拟方后，余即外出开会，嘱其用药后来我院门诊，请其他医生复诊。余返哈后，12 月 9 日祖孙来寓复诊，满面笑容，据述用药 3 剂后呕吐即止，来门诊又按原方服 6 剂一直未吐，本月月经来潮只头部昏沉，并未呕吐，为 1 年来无有之现象，又予疏肝和胃调治而愈。

此案西医谓神经性呕吐，辨证属肝胃不和，肝气夹胃热上冲之证。以大黄甘草汤、半夏泻心汤、代赭旋覆汤三方化裁，泄热平肝降逆，尤妙在大黄以泄胃热降逆气，与芩、连、甘草合用，清热和胃降逆，热清则上逆干，呕吐止。其他如赭石、半夏镇逆平肝，相互协调，相得益彰。在此以前，其他医曾用过半夏、赭石等，并未收效，可见大黄泄热和胃之功发挥主要作用，因热不清则气不平，叶亦不能止耳。

五、大黄与草果仁、苍术、半夏等合用治疗慢性肾功能衰竭湿浊上泛之证，与桃仁、生地、葛根等合用治疗肾功衰竭

慢性肾功衰竭，湿浊潴留，郁而化热，湿热上泛，脾胃升降失司，转输不利，症见胃脘胀满，恶心呕吐，口气秽臭，有膻味，舌苔垢腻，舌质灰淡，体肥大，脉象弦滑或沉滑。宜芳化湿浊、苦寒泄热结。药用：醋炙大黄 10 克、川连 10 克、黄芩 10 克、草果仁 15 克、藿香 15 克、苍术 10 克、紫苏 10 克、陈皮 10 克、半夏 15 克、砂仁 10 克、生姜 15 克、甘草 10 克。水煎服。本方用大黄、黄连、黄芩苦寒泄热，砂仁、草果仁、

藿香、苍术等芳香辛开驱除湿浊，配伍于一方，相互调济，既不致苦寒伤胃，又无辛燥耗阴之弊，其功效在于使湿浊毒热之邪得以蠲除，用后肌酐、尿素氮下降，临床症状随之消除或缓解，于维持肾功能代偿有较好的作用。

1990 年 8 月 14 日治一彭姓男患，56 岁，肇东市尚家站人，罹病半年余。开始周身浮肿，经治疗消退，现恶心不欲食，面色不泽，尿蛋白（＋＋），红细胞满视野，尿素氮35.2毫克/分升，血肌酐3.0毫克/分升，脉弦滑，舌苔厚腻，诊断慢性肾炎，氮质血症，辨证为湿郁化热、浊邪上逆所致，投以上方。服药 6 剂，恶心大减，继守原方化裁，历经 3 个月治疗，服药 70 剂。11 月 27 日复诊，尿蛋白（＋），红细胞（－），尿素氮18毫克/分升，血肌酐1.7毫克/分升，病情基本缓解，继以益气养阴清利湿热之剂，以善其后。

急性肾衰出现呕吐、舌紫干，宜用桃仁、生地、丹皮、葛根与大黄配伍泄热、活血解毒，疗效卓著。1988 年治一王姓男患，18 岁，急性肾炎、肾衰，呕吐频繁，饮食不能下咽，尿素氮60毫克/分升，肌酐5.0毫克/分升，尿检红细胞30~50，蛋白（＋＋），颗粒管型 3 个，小便少，色黄，轻度浮肿。在某医院住院，诊断急性肾小球肾炎、肾衰，经治无效，荐余为之治疗。观其舌色紫绛无苔，脉滑数有力，辨证为热毒蕴蓄、血络阻滞，投予解毒活血汤，桃仁用至 25 克，生地黄20 克，加醋炙大黄 10 克，水煎服，每日 2 次。初服药入口即吐出，嘱其用湿毛巾围颈部，小剂量药频频灌服，虽仍有呕吐，但吐出甚少，药留胃中较多。连续依此法用药，后遂不吐，肠鸣矢气下行，大便得通，呕吐遂止，稍有食欲，继续用此方加川黄连 10 克，服 10 剂，诸症消失，食欲转佳，小便亦增，浮肿全消，尿素氮 32 毫克/分升，肌酐 3.0 毫克/分升，尿常规红细胞5~7，蛋白（＋），颗粒管型（－），大便每日一行、不溏，舌转红润，脉象滑而不数。仍遵前法治疗，大黄改为 7 克，余药如前，又服 15 剂，尿素氮 18 毫克/分升，肌酐1.7 毫克/分升，尿检少量红细胞，尿蛋白（±），舌红薄苔，脉象见缓，肾功恢复，继以清热凉血之剂调治而愈，远期追踪未复发。

六、大黄与桃仁、赤芍、枳实、山楂、芒硝合用治疗肠梗阻

急性肠梗阻相当于中医"关格"、"肠结"证候。阳明的生理特点，以通降下行为顺，如果由于气血郁塞，热结寒凝等酿成通降失调，气血瘀结滞塞上逆，即可表现痛、呕、胀、闭之证，辨证审其热结者宜用大承气汤加味；寒积者可用温脾汤，大黄与附子、赤芍、山楂、半夏、莱菔子合用；气滞者可与金铃子、广木香、枳实等合用，但皆须大黄以通下则关格诸症可愈。曾治一张姓患者，男，45岁，脐腹痛攻冲呕吐，大便7日未行，食入即吐。在某医院外科病房住院，经检查诊断为麻痹性肠梗阻，但因体质消瘦衰弱，建议服中药保守治疗。经余会诊，腹胀满痛，拒按不排气，无大便，食入即吐，甚则吐胆汁，口苦咽干，手心热，小便黄，舌苔白厚少津，脉象弦滑有力。诊断为"关格"。辨证实热结于胃肠，不能通降下行。宜大承气汤加桃仁15克、赤芍15克、山楂20克、川楝子20克。连服6剂。初服药随入随即吐出，继服则吐止，大便下泻较稀，呕吐止，能进食而愈。

七、大黄与礞石、甘遂、菖蒲、郁金、朴硝合用治疗狂证

狂证多因痰火内扰。《难经》谓："重阳者狂。"《医学入门》谓："此心火独盛，阳气有余，神不守舍，痰火壅盛使然。"其症状表现头痛，不寐，两目怒视，面红目赤，狂暴不知人，语言杂乱无伦，甚则逾垣上屋，气力逾常，骂詈叫号，不避亲疏，弃衣而走，登高而歌，舌苔黄腻，质红，脉象滑数有力。治疗以泄热化痰为主，必重用大黄，配合礞石、半夏、黄芩、朴硝等，重者尤须与甘遂合用。余常以礞石滚痰丸变汤剂，合张锡纯氏荡痰加甘遂汤，屡见卓效，进药后通过下泻痰

浊瘀热,躁狂诸症即可随之消除。1990年5月治一孙姓妇女,
狂证终日躁扰不宁,阵骂詈、语无伦次,夜不能眠,诸治罔
效,来门诊求治。脉滑实有力,舌苔燥,先投以礞石滚痰丸,
大黄用20克,加桃仁、郁金、菖蒲,进药6剂,躁扰不宁遂
减,再进原方则病情无明显改善,后加入甘遂10克、芒硝16
克,服药后大便下行每日5~6次,狂躁诸症明显减轻。嘱继
服,但再进此方大便泻下甚多,每日十余次,患者精神趋于安
静,嘱再用此方。家人恐下泻次数过多身体难支,告其家人此
病痰热一时难以磬除,除邪务尽,嘱再用无妨。继服则下泻反
减,患者继续安静,躁狂不宁、骂詈诸症尽皆消除,神志清
醒。现追踪观察,除稍有多疑外,余皆一如常人。此患者始终
大黄与甘遂、礞石合用,一度下泻甚重,但不泻则痰热不能尽
除,及至后用此药泻反减,乃邪去之兆,从而停药痊愈。可见
用药必须有胆有识,方能起沉疴、愈痼疾耳。

另外,临证当注意病情之轻重,若轻者只大黄与礞石、黄
芩、石菖蒲、郁金、沉香合用即可,勿需甘遂、芒硝峻剂,用
药以适合病情为宜,防止药过病所。

八、大黄与葶苈子、鱼腥草、黄芩、杏仁、桑皮、枳实、厚朴合用治疗喘促(呼吸系统感染性疾病)

急性重症感染性疾病易引起急性呼吸窘迫综合征,临床表
现喘促不得卧,呼吸困难,胸满腹胀,大便不通,脉象滑实,
舌苔黄燥。此为毒热壅肺,肺失肃降。肺与大肠相表里,大便
通,肺气随之肃降下行,否则毒热壅遏,气机不利,血运障
碍,从而导致肠麻痹,极易引起休克。用通腑泄热之剂,有利
于腹胀减轻,膈肌下降,解除肺膨胀,改善肺的通气功能,大
黄为首选药物,与枳、朴、葶苈、鱼腥草、黄芩等合用,通腑
泄热解毒,服药后大便通,肺气得以下降,哮喘迅即缓解。余
临证治疗慢性阻塞性肺系疾病,如慢性支气管炎、阻塞性肺气
肿、肺源性心脏病等,凡见上述脉症者,必用大黄为主,合诸

药配伍，可以收到以通为补之效。

九、大黄与桃仁、小蓟、茅根、丹皮、赤芍合用
　　治疗血尿

溺血病甚多，凡因热结迫血妄行外溢者，必用大黄与桃仁泄热化瘀止血，尤以大黄为泄热止血之妙品。笔者临证治疗急慢性肾小球肾炎及泌尿系感染，症见手足心热，脉滑数或滑而有力，舌红或紫，小便赤，无论肉眼血尿还是镜下血尿，用之皆效。但大黄用量宜少，一般以 5～10 克为宜，量大则易致腹泻反而不佳。热淋血尿，大黄为必用之品，不仅止血，而且具有清热利水之效，如八正散为治疗热淋之有效方剂，其中大黄清热利水通淋，热清淋通则血止。余常用此方，大黄只用 5克，其效甚佳。

十、大黄与龙骨、牡蛎、生赭石、胆星、半夏、
　　全虫、蜈蚣合用治疗癫痫

癫痫临床表现为发作性神志不清、牙关紧闭、四肢抽搐、痰声漉漉、口吐涎沫，脉滑有力，舌苔厚腻，病机为风痰夹热上冲所致，宜清热化痰平肝息风，大黄尤为必须之品。《金匮》有风引汤治疗癫痫，其中用金石重镇之品伍以大黄。笔者临证经验，凡痫证表现有热者，必用大黄泄热降逆，伍以平肝息风豁痰之品，方能取效。

王某，男，15 岁，学生。患者因怒后抽搐，口鼻向左歪斜，吐白沫约 2 分钟即恢复正常。嗣后又惊吓 1 次，抽搐大发作，持续 3 分钟而止。以后连续发作，重时持续 20 分钟，手足僵硬，舌腮咬破，两目上吊，口吐涎沫，呕吐如胆汁样。愈发作愈重，1 次持续 10 小时，曾用针灸及服用苯妥英钠不能控制发作。面色青暗，舌质淡红，脉象沉滑。辨证为肝胆郁热、痰气上逆所致，宜疏泄肝胆郁热豁痰法。药用：大黄 10克、柴胡 15 克、黄芩 16 克、生赭石 30 克、生龙骨 20 克、生牡蛎 20 克、茯苓 20 克、半夏 15 克、全蝎 5 克、僵虫 10 克、

蜈蚣 1 条、胆南星 16 克、钩藤 15 克、生草 10 克。水煎服。
病者连服上方 20 剂，四个半月未发作，因而停药。后因过劳
又发作，抽搐吐涎沫，口角歪斜，持续 5 分钟，以后不断小有
发作，又与上方继服二十余剂，愈后迄今未再发作，随访远期
疗效巩固。

以代赭石为主复方的运用经验

《本草纲目》多主张代赭石应除去杂质，醋淬煅用。笔者师张锡纯氏之经验，应用生者效果较佳，下面仅就50年之临床应用体会笔之如下，供同道参考。

一、与人参、半夏、生姜合用，治膈肌痉挛之呃逆不止

余以《伤寒论》旋覆代赭汤加陈皮，用于顽固性呃逆不止属于肝气上冲脾气虚者，重用代赭石以镇虚逆，半夏、生姜温中降逆，人参、甘草、大枣培土抑木，镇之、降之、温之、补之，配伍之妙令人叹服，再加陈皮以和胃。如见舌苔白少津口苦者，乃夹有胃热，宜上方加黄连、黄芩苦降清热；如兼便秘可加大黄以利之。笔者经验，代赭石重镇之力较强，凡属气逆上冲之证用之皆有卓效。

例一：于某，男，59岁。1989年3月10日初诊。呃逆不止二十余天，伴胃脘痞满，在某医院诊为"膈肌痉挛"，给予镇静剂治疗有效，但停药呃逆即发作，经用药1周血压下降，患者素体消瘦羸弱，医者恐病有他变，未再继用镇静剂，邀余会诊。患者仍呃逆不止，精神倦怠，目不欲睁，舌淡口和，脉象沉细而弱。余辨证属肝气上冲，脾气不足。拟方：代赭石25克（布包）、人参15克、半夏25克、生姜10克、大枣10枚、甘草10克、陈皮15克。水煎服。服上方1剂，呃逆即止，继服3剂而愈。以后又复发此病，服此方1剂即止。

例二：王某，女，30岁，1988年4月12日初诊。自觉有气从小腹上冲即呃逆，声音甚大，脉象弦劲，舌苔白。自述由于暴怒所得，久治无效。分析此属暴怒伤肝，足厥阴肝经与冲脉之气上逆，有升无降，故蓄极而暴发，是以上冲呃逆，连声不止，声壮有力，因而疏方。生代赭石40克（研粉布包）、

清半夏 20 克、生姜 15 克、胆草 10 克、元芩 10 克、党参 15 克、柴胡 16 克、甘草 15 克。水煎服。服上方 3 剂，气仍上冲但力微，呃逆亦随之减弱，嘱其继服 3 剂，呃逆大减，上冲亦明显减弱。效不更方，嘱连续用之，服十余剂后而痊愈。

二、与人参、当归、天冬、生地、半夏、沙参合用，治疗噎膈反胃

噎膈以食入艰于下行，似有异物噎塞于咽及胸膈之间，或咽下未曾入胃即有痰涎夹食上泛吐出为主证。多见于食道炎、食道憩室、贲门痉挛及食道癌等病。

反胃以饮食不能下行，食入良久即吐出，方书谓朝食暮吐，暮食朝吐，吐出多为未经消化的食物夹有痰涎等为主证。多见于幽门梗阻、痉挛、水肿、狭窄、郁积或有肿瘤等。

临证观察噎膈、反胃，除肿瘤外，多属得之于七情、恚怒、忧思，气郁化火上炎，升多降少，津液被劫，阴液耗伤，胃脘枯槁。其槁在上，近咽之下，水饮可行，食物难下，即为噎证；其槁在下，多为胃之幽门处，食虽可入，良久复出，名之曰膈，亦名反胃。多伴大便秘若羊矢，舌干红或紫少津，脉弦细等。

笔者治此病应用降逆镇冲润燥法，屡收良效，尤其重用代赭石降逆安冲，以扭转升多降少之病机，再投以人参助胃气，赭石与人参合用既降胃镇冲，又不损伤正气，复用半夏降逆，生地、当归、天冬、沙参、肉苁蓉清热养血生津润燥，桃仁、内金润燥活血，蜂蜜润肠通结，组方系在张锡纯参赭培气汤基础上化裁。

例一：赵某，男，60 岁，1991 年 2 月 16 日初诊。结肠癌术后呕吐，食入即吐，吐物为黏涎与食物混杂，粒米不存，大便不通。经某院检查诊断为幽门梗阻，建议手术治疗。患者不接受二次手术，求诊于余。患者体质消瘦，营养状态尚可，舌干红无津，脉沉无力。诊脉过程中即连吐出黏涎及混杂食物。以镇冲降逆滋阴润燥法。处方：生代赭石 40 克（研粉布包）、

半夏25克、生地20克、天冬20克、当归20克、党参20克、玄参80克、陈皮15克、郁李仁15克、甘草10克。水煎服。2月21日二诊：服上方3剂，呕吐明显减轻，食后有时1~2小时始吐，吐量减少仍有黏涎，大便得通，舌红转润，脉弦弱。病见转机，仍用上方加重润燥活血之力，前方加沙参、桃仁、丹皮、枳壳各15克，水煎服。3月2日三诊：服上方3剂，近1周未呕吐，能进饮食，但大便秘结，腹部不适，改用通腑疏郁法。拟方：大黄10克、枳实15克、川朴15克、半夏15克、生姜15克、柴胡15克、木香7克、桃仁15克、槟榔15克。水煎服。3月14日四诊：服上方3剂，大便已通，但食纳不佳，呃逆，脘闷不适，肠鸣多气，舌干口燥，脉象弦。此属脾虚胃热，脾胃不和之证，宜清胃理脾降逆助消化之剂。拟方：麦冬15克、石斛15克、杷叶15克、陈皮15克、半夏15克、川连10克、元芩10克、砂仁10克、川朴15克、枳实16克、麦芽15克、内金15克、菜菔子15克、甘草10克。水煎服。以此方化裁服药10剂，病获痊愈。

治疗食道炎、食道狭窄或贲门痉挛，食入噎塞难下，格拒不入，进食固体食物尤甚，形体羸瘦，大便干，舌红或紫光无苔，脉弦细数，属胃阴亏耗，食道失于濡润，方书用五汁饮生津润燥和胃降逆。笔者经验单用润燥法往往药入口不及吸收即吐出，必须用生赭石镇冲降逆，与滋润胃阴相伍，药方能入胃达到镇冲润燥之效。

例二：于某，女，53岁。1990年6月20日初诊。食入吞咽受阻，噎塞难下，尤以干食更难入口。经某医院系统检查未见异物，诊断为贲门痉挛（贲门括约肌失弛缓症），曾服中药多剂无明显效果，来门诊求治。患者不能进食，喝少量牛奶亦难下行，痛苦异常，诊其脉象弦细无力，舌光紫无津。方药：生赭石30克、生地15克、石斛15克、麦冬15克、沙参15克、花粉15克、当归20克。初服6剂，噎塞感大减，能进少量固体食物。继用前方12剂，能食米饭一小碗，仅稍有噎塞感，上方加桃仁15克、李仁15克、寸芸15克、内金15克。

连用此方6剂，大便通，食入无任何不适，自觉通畅无阻，从而痊愈。

例三：尤某，男，85岁。1990年4月5日初诊。食入噎塞难下，尤以固体食物为甚，经某医院诊断为食道炎，来门诊求治。食入即噎塞不下3个月，体消瘦，面色萎黄，皮肤干燥，大便每周一行如羊矢，脉象细弱，舌红无津少苔。予镇冲润燥之剂：生赭石30克（布包）、旋覆花20克、天冬20克、当归20克、桃仁泥15克、党参20克、生地20克、赤芍15克、沙参15克、石斛15克、生内金15克、陈皮15克、寸芸20克。水煎服。4月18日复诊：服药10剂，吞咽噎塞感大减，仅食后稍有噎塞不畅，持续时间很短即通畅，大便下行较易，2～3日一行，能食，每日200～250克，全身较前有力，脉象弦细，舌红稍润。嘱其继服10剂，病获痊愈。

临床治疗此类病甚多，凡见上述脉症，大多用此方治之，效果尤为明显。

三、与清热凉血之药合用，治吐血衄血

气为血之帅，气行则血行，气降则血止。临床观察，凡大量吐血衄血多有气逆上冲者，单用止血药则无效，必须重用代赭石以镇降气逆，气下行则血随之而止。阳明为多气多血之府，以下行为顺，如恚怒伤肝，肝气怫郁夹胃气上冲，吐血衄血，当以镇冲降逆之代赭石为首选药物。李时珍曰："代赭乃肝与心包络二经血分药也。"张锡纯谓："赭石能生血凉血"。因之笔者治疗吐血、衄血，属血热妄行夹有气逆上冲证者，伍以清热凉血之品，如生地黄、焦栀子、牡丹皮、鲜藕节、侧柏叶、白茅根等，多能获效。如见胸胁痛，则属肝气郁滞，可加郁金、降香、瓜蒌、青皮之类，气顺则血自归经，纯用血药不能取效。

病例：刘某，女，52岁。1990年5月6日初诊。因情志抑郁突然鼻衄，出血量甚多，色鲜赤，经五官科、内科系统检查未能确诊。用肾上腺素棉球堵塞则出血止，棉球除去则血出

如涌泉不止，经用云南白药及中西止血药均罔效，来门诊求治。自诉头面部时有烘热感即血出，脉象弦劲，左关尤甚，舌尖赤，苔白少津。因思此属肝胆夹胃热上冲之证，必用重镇寒凉清热之剂，血始能止，见血止血无益。处方：生代赭石80克（布包）、龙胆草10克、栀子16克、生地20克、丹皮15克、侧柏叶80克、小蓟25克、茅根80克、黄芩15克、甘草10克。水煎服。服药2剂血即止，又继服3剂，头面部升火感大减，脉象弦中带缓象，舌转淡红。继以养阴清热之剂而愈。

四、与皂角、胆星、龙骨、牡蛎、大黄、全虫 同用，治疗癫痫抽搐

《别录》谓赭石治惊气入腹。《日华子本草》谓治"小儿惊痫……"笔者临床观察治惊痫抽搐颇效。赭石入厥阴重镇，为治肝风内动不可缺之药，笔者治疗癫痫属肝风内动夹有痰涎热邪者，与皂角、胆星、龙骨、牡蛎、大黄、黄芩同用，镇肝息风、豁痰清热，颇见效机。考赭石之所以能治惊痫者，因惊痫病位于心肝，以卒暴昏仆，四肢抽搐属于内风证，肝风与心火内动，津液遇热化成痰涎上逆，故必用入心肝二经镇惊降逆息风之代赭石，与清热豁痰之品合用之方切病机。

病例：程某，男，20岁。1980年3月22日初诊。既往有癫痫病史，近年来发作频繁，3月18日一日之间发作二十余次，发作持续时间由数分钟到半小时，发作时昏不识人，牙关紧急，口中作声，吐涎沫，舌唇及腮皆咬破，醒后表情痴呆，头昏乏力。由于发作频繁，清醒时间逐渐缩短，家属十分恐惧，当即给予苯妥英钠及针刺人中、涌泉、合谷、百会等穴，皆未能制止发作。脉象左寸口弦滑右沉，舌苔白腻。辨证属于肝气与心火夹风痰上逆，病情较重，宜镇肝息风、清热化痰法治疗。拟方：生赭石30克、生龙骨25克、生牡蛎25克、南星15克、皂角10克、蜈蚣1条、全蝎5克、半夏15克、黄芩15克、竺黄10克、远志15克、甘草10克、琥珀朱砂各10

克。共研粉分 8 次服。

此患者住外地，适逢笔者在该地讲学为其处方后即回哈，一直无信息。本年 9 月 1 日患者在家属陪同下来哈，据云服上方 6 付，吐出稠黏痰甚多，吐后即未发作。现已五月余，仅因过劳及受惊有 2 次极轻的小发作，精神睡眠及食欲皆好，一直上班工作。近日因过度疲劳，自觉周身不适，头昏，患者恐癫痫发作，要求再为疏方。处方：生赭石 30 克（研粉布包）、生龙骨 26 克、生牡蛎 25 克、全蝎 5 克、大黄 5 克、南星 16 克、皂角 10 克、蜈蚣 1 条、钩藤 10 克、甘草 10 克、黄芩 15 克。水煎服。琥珀 10 克、朱砂 10 克。共研粉与汤药同时服。11 月 1 日复诊：服上方 10 剂。头昏消失，周身有力，癫痫未发作，脉象左寸滑，尺沉。右沉缓，舌润苔薄，病情缓解，嘱其避免过劳，保持精神愉快，心情舒畅。

笔者治疗癫痫证较多，皆重用赭石以镇肝降逆，本案为最重之一例，最多一天发作二十余次，发作持续时间及程度均较长较重。因在乡村条件所限未进行脑电检查，结合脉症笔者认为属肝风心火夹风痰上逆，重用赭石、龙牡以镇肝熄风，全蝎、蜈蚣息风止痉，皂角、半夏、南星、天竺黄豁痰，风痰上冲夹热邪上扰故用黄芩、大黄清泄热邪，诸药配伍故能奏效。皂角除风痰也为它药所不及，《和剂局方》稀涎散用牙皂、明矾二味研粉，温水调灌取吐，用于卒然昏迷。口噤不开，及癫痫痰盛，关窍闭阻的病证，本案服药后吐出稠痰甚多，吐出后即未发作是其验。

五、与龙骨、牡蛎、珍珠母、天麻、钩藤、全虫合用，治疗内外风交织之小舞蹈病

小舞蹈病临床特征为不规则不自主运动，同时有自主运动障碍和情绪不稳定等症，现代医学认为系急性风湿病的一种表现。余临证观察属于风证，为内风与外风交织之证，因之用代赭石与龙牡重镇息内风。配合祛外风之品，内外风合治，收到较好的疗效。

病例一：高某，男，11 岁。1990 年 10 月 13 日初诊。发病二年余，以不自主运动为主要表现，注意力不集中，学习成绩下降，时出现舞蹈样动作，步态不稳，眨眼，吐舌，挤眉弄眼，经用西药苯巴比妥、安定等有一定疗效，但不能控制发作。面色青暗不泽，烦躁不宁，脉象弦，舌质紫。脉症分析属外风与内风交织为病，重用赭石与龙牡、珍珠母重镇息内风，天麻、钩藤、菊花、桂枝祛外风，生地、文军清泄内热，柴胡、白芍疏肝敛阴。拟方：生赭石 30 克、生龙骨 20 克、生牡蛎 20 克、珍珠母 25 克、钩藤 10 克、天麻 10 克、菊花 15 克、桂枝 15 克、生地 15 克、文军 7 克、柴胡 15 克、白芍 15 克、甘草 10 克。水煎服。服药 12 剂，心烦不宁及不自主运动表现皆大减。连续 5 次复诊以上方化裁，服药 60 剂，诸症消失而愈。

病例二：潘某，男，8 岁。1991 年 2 月 10 日初诊。患儿一向体质甚好，近二个月内发现多动，情绪不稳，头阵动，走路不稳，挤眉弄眼，精力不集中，经某医院诊断风湿性脑炎，来寓求治。舌红脉弦滑，按内外风同治法投以下方。生赭石 25 克、生龙骨 20 克、生牡蛎 20 克、珍珠母 25 克、钩藤 10 克、天麻 10 克、僵虫 7 克、全虫 5 克、生地 15 克、黄芩 10 克、菊花 15 克、甘草 10 克。水煎服。以卜方化裁，连续服药二十余剂，诸动作尽消失而愈。

六、与龙骨、牡蛎、生地、玄参、黄芩、枣仁、五味、生石决合用，治疗头痛、眩晕等

头痛、眩晕病因病机有多种，如属肝风上扰，则伴有心烦易怒，口苦少眠，耳鸣，舌质红，脉弦数或弦滑。治疗当用镇肝清热养阴法治疗，用生赭石、生地、玄参、龙骨、牡蛎、黄芩等。包括现代医学高血压、脑动脉硬化、脑供血不全等病皆效。张锡纯制镇肝息风汤治类中风，脉弦长有力，头目眩晕，或脑中时痛发热，或目胀耳鸣，或心中烦热等。余师其意化裁治疗高血压病颇效，然必审其脉弦有力，舌红，属阴虚内热，

肝风内动者方可不致误。

病例一：李某，女，65 岁。1987 年 5 月 4 日初诊。素有高血压病，于 1986 年 11 月 5 日夜左下肢活动不灵活，逐渐左上肢亦觉麻软欠灵活，继而出现口角歪斜，当即入某院，诊为：①脑血栓形成；②高血压病。经一段时间治疗左半身偏瘫有好转，能持拐步行，但血压高，一般持续在 200/120 毫米汞柱之间，眩晕，手足心热，心烦难眠，时烦扰难忍，口干，小便黄，大便秘，颜面潮红，舌质红无苔，脉象弦劲稍数，曾用过复方降压片等。血压虽一时下降，但药停即升，症状无改善，此属心肾阴亏，肝阳上亢之证，宜镇肝潜阳清心滋肾之品。处方：生赭石 80 克（研粉布包）、生地 30 克、玄参 20 克、麦冬 20 克、五味 15 克、枣仁 20 克、川连 10 克、黄芩 15 克、菖蒲 15 克、远志 15 克、龙骨 20 克、牡蛎 20 克、甘草 10 克。水煎服。5 月 14 日复诊：服上方 6 剂，头昏心烦、手足发热皆明显好转，能入睡 4～5 小时，舌较前稍润，脉弦中见柔，血压 170/100 毫米汞柱。继以上方加减服药二十余剂而病缓解。

病例二：李某，女，52 岁。1990 年 10 月 13 日初诊。素患高血压病经治疗病情稳定，近日因郁怒而头眩晕加重，头胀头痛，耳鸣，夜间不能入睡，心烦不安，自觉室内不能容，欲外出奔走，脉象弦劲带数，舌红少苔无津。血压 210/120 毫米汞柱，此属心肾阴亏，肝阳上亢，宜滋阴清热潜阳宁神法。处方：生赭石 40 克（研粉布包）、生龙骨 25 克、生牡蛎 20 克、生地 80 克、玄参 20 克、麦冬 20 克、五味子 15 克、酸枣仁 25 克、川连 15 克、黄芩 15 克、生草 10 克、柏子仁 20 克。水煎服。患者 3 次复诊，服药 18 剂，头眩晕、胀痛、心烦及睡眠均恢复如常。血压 140/100 毫米汞柱，脉象弦而缓，舌转润，病获近期缓解。

代赭石与龙骨、牡蛎合用，不仅治高血压眩晕等病，亦可治疗失眠病，盖失眠多由阳不入阴，代赭石潜阳之功非他药所能及，龙骨、牡蛎收敛浮越之阳安神定志，与赭石为伍，有潜阳宁神之功。另外，代赭石与龙骨、牡蛎为伍，亦治惊悸、怔忡及癫痫等皆有良效。盖龙骨有镇惊安神作用，《神农本草经》谓治惊痫癫疾，《神农本草经》谓牡蛎治温疟，主惊恚怒气。二药与赭石镇降合用，故能潜阳宁神，有相得益彰之效。

附子在临证中的运用

附子的作用在于温阳,《内经》谓:"阳气者,若天与日,失其所,则折寿而不彰"。以天与日喻人身之阳气,认定阳气是机体生命之本,与摄生延年防病祛病至关重要。张介宾之《大宝论》、赵养葵之《医贯》,皆对阳气有精辟之论述,然一身之阳气实根舍于肾,以肾为水火之宅,肾中阴阳化合,方能构成为有益于机体之少火。因此所谓温阳,首先在温补肾阳,同时也包括心阳、脾阳。在生理情况下阳气是生命的动力,在病理情况下又为抗邪之活力。赵氏《医贯》喻为如同走马灯,张仲景之四逆汤、附子汤温阳祛寒,实为振奋全身各脏器的功能,增强机体动力和抗邪能力,所以临床上应用附子为主的复方"回阳救逆"、"温阳行水"、"温中祛寒"等法,如审证准确,用之有如鼓应桴之效,不揣浅陋,仅就应用的经验体会笔之如下。

一、附子配回阳救逆法

1. 用于亡阳厥脱之证 临床表现手足厥冷,脉沉微,冷汗淋漓,血压下降,舌淡嫩,昏厥等症,余临床用四逆汤加人参、山萸、龙骨、牡蛎其效甚佳。如急性心肌梗死、心源性休克,用西药升压药可暂维持,但不能停升压药,药停后即血压下降,手足厥冷,面色青,精神萎靡。脉微细,舌嫩滑润等。人参20克、附子片80克(另包先煎)、干姜15克、甘草15克、龙骨20克、牡蛎20克、山萸肉20克。水煎,隔4小时服药1次,连续服,待血压稳定后再停用西药,继续服前方,直至病情痊愈。

2. 吐利脱水 治小儿吐泻出现四肢厥逆,口唇青,面色苍白,亡阳脱水,脉细微。人参10克、干姜5克、附子片10克、甘草10克、五味5克、山萸10克。此方即四逆加人参汤以回阳固脱，合五味子、山萸以敛阴，屡用屡效，该方用法即药煎好频频饮之，俟吐利止手足转温，血压徐徐上升即转危为安，但目前小儿病至此皆在儿科病房住院，中医已乏治疗机会，余已不用久矣，今后如能改进剂型则可发挥中药抢救作用之特色。

二、附子配温阳行水法

1. 治疗心力衰竭 症见面色苍白，心悸气短，咳声不扬，渴不欲饮，四肢欠温，便溏溺短，下肢浮肿，腹胀，舌体胖嫩，舌紫暗，唇甲青紫发绀，脉沉细或沉涩结代，为肾阳不足，寒水上凌心肺，宜温阳化气行水法。药用：附子20克（先煎）、茯苓20克、白术15克、白芍15克、生姜10克。酌加活血之品如丹参、泽兰叶、桃仁、益母草等。如肺心病，心衰多兼感染，面色晦暗，口唇青紫，颈部静脉怒张，张口抬肩不得卧，喉中痰鸣，咳吐稠痰，足跗浮肿，舌体胖淡，腰以下冷，此肾阳衰水气凌心射肺伴痰热壅滞，宜加紫菀、葶苈子、鱼腥草、杏仁清热化痰利气，并与生脉饮合用，刚柔相济，效果尤佳。因真武汤温肾助阳，火旺土健水得归壑，凌心射肺诸症自除。阳衰则血行瘀滞加丹参、桃仁、泽兰叶以活血祛瘀；痰热壅滞加紫菀、鱼腥草、杏仁、葶苈以清热化痰泄浊，则肺气得以肃降，此标本兼顾之法。生脉饮与参附同用温阳益气，麦冬、五味益阴敛阳，刚柔相济可防燥热伤阴之弊。我治风心病心衰甚多，临床表现心悸气短，呼吸困难不能平卧，下肢浮肿，小便少，腹胀，指甲青紫，两颧暗红，畏寒肢冷，脉沉涩或沉结，辨证为心阳衰微，气虚血瘀，予真武汤合生脉饮，加红花、桃仁、丹参活血之品，大多奏效。尤其值得注意是此类患者用强心药西地兰（去乙酰毛花苷）、地高辛等虽能纠正心衰（亦有无效者），但对改善症状不如真武汤显著，服用真武汤后患者体力增加，精神旺盛，此点为西药望尘莫及。附子之用量可根据病之轻重，一般以3~6钱（9~18克）为宜，注意须先煎半小时以上，以减其毒性，如服药后小便仍少者，可加泽泻、猪苓、桂枝等温阳利水之品。

2. 治疗慢性肾小球肾炎水肿　属于脾肾阳衰，不能温阳化水，水湿潴留而成阴水。症见腰以下肿按之凹陷，小便不利，畏寒肢冷，腹胀便溏，腰痛，或水肿反复发作，面色㿠白，舌胖嫩，色淡，苔滑润，脉象沉迟或沉弱。宜本方加人参、黄芪益脾肺之气，效果尤佳；如水肿剧者兼有咳喘，头面肿，不得卧，为肺气不宣，宜肺脾肾同治，用本方加麻黄、细辛以宣肺或予桂枝去芍药加麻辛附子汤，余用后方较多，如审证准确，大多有效，伴水肿之消退，蛋白尿亦随之好转。麻黄、附子合用乃肺肾合治一宣一温，大枣、甘草、桂枝温助脾阳以利枢机，故属阳虚不振水湿蕴结之水肿宜宣温并举则多能取效。

3. 治疗眩晕　属于阳虚水泛，畏寒肢冷，面色苍白，手足厥冷，下肢浮肿，眩晕欲倒，或头痛恶心呕吐，精神萎靡，面目浮肿，舌淡嫩滑润，舌体胖大，脉象沉迟细弱，宜用真武汤治疗。《伤寒论》谓：头眩心下悸，身𥆧动，振振欲擗地，本方主之。主要由于阳虚水泛所致，余曾遇一患者头眩行步不稳，两脚向外倾斜，西医诊断为脑动脉供血不全，用维脑路通等药无效，来门诊求治，观其舌胖嫩滑润。脉沉迟，面㿠嗜睡，辨证为阳虚水泛，投以真武汤加人参，附子用 20 克，水煎服，连进 6 剂眩晕大减，继服而愈。

4. 治疗甲状腺功能低下　全身黏液性水肿，症见头眩嗜睡，精神萎靡不振，肢体酸痛，畏寒，手足厥冷，气短心悸，舌润，脉象沉弱或沉迟，属脾肾阳衰，本方加党参、桂枝，其效甚佳，曾治一青年女性系上海复旦大学在校生，罹此病后辍学，曾服甲状腺素片无明显效果来门诊就诊，如上证候。血压 90/55 毫米汞柱，予此方附子用 20 克，加人参 15 克，连进 8 剂，浮肿全消，诸症悉减，复以上方化裁连服 50 剂，完全治愈后去上海恢复入学。又治一张姓女，38 岁，患甲低近日浮肿甚剧，畏寒肢冷，心悸头眩，精神萎靡，终日嗜卧，目不欲睁，脉沉无力，舌滑润，予上方加桂枝 15 克，人参 15 克、甘草 10 克，经过月余而愈。黏液性水肿畏寒肢冷，符合阴水病，用利水之剂多无效，如上二案皆用过中西药利水之剂毫无效果，因肾阳衰微不能化水故水湿泛滥，温肾阳则水得化，小便利，水肿消，而精神振。

三、附子配温中止痛法

《金匮要略》有附子粳米汤治腹中雷鸣切痛，寒气攻冲之证，取附子温中祛寒止痛，配伍半夏降逆，大枣健脾和中。余常用此方治疗寒气攻冲腹痛之证甚效，曾治一农民由吉林省榆树县来哈，腹痛肠鸣，攻冲上逆，呕恶不能食，久治无效，慕名求治，余见其面色青，手足厥冷，脉沉无力，舌胖嫩滑润。辨证为寒气上冲，脾胃不和，予附子粳米汤，原方加干姜 15 克，附子用 30 克先煎半小时，然后再入他药，连进 10 剂腹痛大减，肠鸣消失，继续调治而愈。此患者系一农民，患此病二年余不能参加劳动，曾在白求恩医大系统检查未获结果，经用附子汤为主的复方竟获治愈。可见附子为温中止痛之要药。凡属于寒邪作痛者附子为不可缺之药。

属于寒积腹痛宜附子与大黄合用，症见便秘腹痛，舌干口燥，腹部寒凉拒按，脉见沉紧，非附子不足以除寒，非大黄不足以下其积，大黄苦寒荡涤实热，与附子合用则借其荡涤之力下其寒积，斯乃中药配伍之妙。曾遇一患者脐腹痛拒按，每逢阴雨气候或遇寒则腹痛加剧，大便数日不行，脉象沉紧，口干舌苔厚腻，此非实热，乃寒积之证，予温脾汤化裁处方如下：党参 15 克、附子 15 克、干姜 15 克、大黄 10 克、芒硝 5 克、川朴 15 克、枳实 15 克、广木香 7 克。连进 3 剂，脐腹阵痛，大便下行如猪油样便，痛大减，继进 3 剂，大便转溏，腹痛止，从而痊愈。必须说明寒积腹痛，非大黄、芒硝适应证。但与附子、干姜合用，辛热祛寒则调剂其苦寒性味而发挥其荡涤通下之力，此寒热并用之妙。仲景有附子泻心汤、大黄附子汤皆寒热合用可资借鉴。

附子除温中治腹痛外，亦治风寒痹痛。《伤寒论》有桂枝附子汤、桂枝去桂加白术汤、甘草附子汤三方，皆用附子以治风湿相搏，身体疼痛之症。余治痹证之偏于寒者皆用附子以祛寒止痛，寒热夹杂之痹痛亦用附子与清热药合用，仿桂枝芍药知母汤意，每收佳效。曾治一少妇下肢痛畏寒，据云得之于产后，虽盛夏季节下肢亦感似风吹样，久经治疗未效，余用甘草附子汤加牛膝15克，附子初用15克，稍效。继则加量，最后加至80克，连进八十余剂而愈。可见附子为温经散寒，通阳止痛之唯一有效药物。附子煎法皆需先煎40~60分钟，以减其毒性，然后再下他药。

四、附子配温阳止汗法

《伤寒论》30条云："太阳病，发汗遂漏不止，其人恶风，小便难，四肢微急，难以屈伸者，桂枝加附子汤主之。"本条为汗多阳虚营卫失和之证。余临床观察，凡汗多恶寒属阳虚者，此方用之皆效。曾治一青年男性多年汗出恶寒，曾用中西药治疗均未收效，西医诊断为植物神经功能紊乱，来我院门诊求治时值盛夏，就诊时汗出淋漓如洗，自述恶风甚剧，余摸其手厥冷如冰，舌润口和，脉象缓无力，辨证为营卫不和，汗出阳虚不固。处方如下：桂枝15克、白芍15克、甘草10克、生姜15克、红枣5枚、附子15克。水煎服。初服8剂，汗出减少，全身稍有力。继用此方，附子加至80克，又进8剂，汗止大半，恶风亦大减。又嘱其继用此方不变，接服60剂，汗止手足转温已无恶寒之感，从而痊愈。余临证治自汗症甚多，病者大多舌红苔干身热自汗，喜用当归六黄汤化裁，清热滋阴固表，或配合甘麦大枣汤效甚佳。但其中部分患者夹有阳虚恶寒者，阴阳二虚寒热错杂，迁延不愈，于原方中（当归六黄汤）加入附子10~15克，寒温并用，进数剂后汗遂之而止，恶寒亦同时消失。附子助阳，与滋阴药配合，有阳生阴长之妙。阴阳和合则自汗止。

五、附子配潜阳清热法

治内伤发热，倦怠自汗，头昏气短，脉象虚软，舌嫩，属阴亏阳气外越所致。此类发热，用甘温除热法无效，余用龙牡以收敛浮阳，加附子引火归原，更用人参益气，白薇、银柴胡、青蒿等以清虚热颇为有效。曾治一妇女患低热 9 个月，体温一般在 37.6℃ ~ 37.8℃ 之间，经某医院系统检查无结果，曾用中药甘寒养阴及甘温除热法数十剂，均无效，来门诊求治。倦怠自汗，头昏气短，低热，脉虚弦，舌嫩。辨证为阴虚阳气浮越，宜助阳益气潜阳法。用药：龙骨 20 克、牡蛎 20 克、附子 2.6 克、白薇 20 克、银柴胡 15 克、黄芩 15 克、麦冬 15 克、甘草 10 克、人参 10 克。水煎服。进上方 6 剂，体温有下降趋势，几天来 37.1℃ ~ 37.3℃ 之间，自觉全身较前有力，精神好转，但仍头昏手脚热，脉象见小，此为阳气稍敛，复用上方不变。继进 6 剂，几天来体温在 36.5℃ 左右，为几个月未有之现象，全身较前有力，但有时仍自汗，舌薄苔脉象弦而较前有力。嘱继用此方，又服 6 剂，体温从此稳定，在 36.4℃ ~ 36.8℃ 之间，汗止体力精神皆恢复如常，从而痊愈。

此方余仿二加龙牡汤意，一方用附子、龙骨、牡蛎，以潜阳摄纳引火归原；一方用麦冬、黄芩、白薇、银柴胡以滋阴清热，再用人参益气，用于低热缠绵，倦怠乏力者颇效，与甘温除热法有异曲同工之妙。

六、附子配清热利湿法

《金匮要略·消渴篇》云："小便不利者有水气，其人苦渴，栝楼瞿麦丸主之"。本方以附子温阳化气使津液上升而渴止，水气得化则小便利，更用栝楼根清热润肺，肺为水之上源，肺气清则水气下行，瞿麦利小便，茯苓、山药健脾渗湿，与附子合用又有温补脾肾功能，原方治上热下寒之消渴。余师其意用附子配清热利湿，或甘寒清热之剂，以治涉及脾肺肾功能失调之顽固性水肿，屡收良效，在大队清热利湿或甘寒养阴方中加入附子以温肾助阳，小便利而水肿消。

近治一李姓男患，39 岁，患慢性肾小球肾炎，高度浮肿，尿蛋白（＋＋＋），久治水肿不消，小便少，用速尿等利尿剂无明显效果，中药利水之剂亦罔效，面㿠白，全身水肿，每日小便 300 毫升左右，口干舌燥质红，胃脘灼热，下肢凉，睾丸湿冷畏寒，血浆总蛋白 3.3，球蛋白 1.8，白蛋白 1.5，脉沉，手足厥冷，此上热下寒之证，其病机肺胃热，脾虚肾阳衰微，用清肺养阴，清利湿热温肾阳之剂。花粉 15 克、麦冬 15 克、知母 15 克、沙参 15 克、生芪 25 克、山药 20 克、茯苓 20 克、瞿麦 20 克、萹蓄 20 克、坤草 30 克、莲子 15 克、生地 20 克、附子 15 克、肉桂 10 克、白花蛇舌草 30 克、甘草 10 克。水煎服，每日 2 次。连进 10 剂，24 小时尿量为 2500 毫升，水肿全消，尤以全身较前有力，精神大好，食欲增，口干咽干胃脘灼热俱大减，尿蛋白由（＋＋＋）转（＋＋），继续调治尿蛋白（＋），血浆总蛋白 0.7 克。此方乃温阳与滋阴清利湿热合用，与病机符合故能奏效。

七、附子配清热解毒药

《金匮》薏苡附子败酱散治肠痈。其病机为阳气不足，湿浊停聚气血壅塞而成痈脓，不可用苦寒下药。本方用附子扶助阳气，败酱草苦寒清热解毒，活血排脓，薏苡仁清热利湿。三药合用治阳虚而痈脓不除。余据此意治一妇人慢性尿路感染，尿中大量脓球，各类抗生素及消炎药用之无效，终年累月尿路刺激症状不除，痛苦异常求治于余。腰酸畏寒，脉象沉缓，舌润口和，分析此为阳气虚夹膀胱热毒成脓所致，单纯清热解毒，不扶助阳气，正不胜邪所以不愈，故予薏苡附子败酱散化裁。方药：苡仁 30 克、附子 15 克、败酱草 30 克、白花蛇舌草 30 克、甘草 15 克。水煎服。连服 6 剂，尿路刺激症状大减。继服 10 剂，尿全部转阴，腰痛畏寒亦随之消除，从而痊愈。后以此方治愈类似患者甚多，凡下元寒冷，腰酸痛，恶寒，全身倦怠，尿化验大量白细胞或伴脓球，脉象沉，舌润，辨证属阳虚兼热邪者，用附子配清热解毒药皆效。此类患者长期用抗生素，八正散之类，初有效，继用则无效，缠绵不愈，所见比比皆是。如兼气虚者可加黄芪30克，热邪甚者加木通、瞿麦、萹蓄等。总之应权衡正邪之轻重变通化裁，以适合病机，则可药到病除。另如有前列腺炎，前列腺中大量白细胞，腰酸，睾丸湿冷，恶寒，应用此方亦多治愈。曾治一朱某学生，前列腺液大量白细胞，会阴部连尿道痛胀。腰痛畏寒，经某医院诊断为前列腺炎，诸治罔效，经用薏苡附子败酱散加白花蛇舌草、公英，服二十余剂前列腺液白细胞转阴，诸症消除而愈。

八、附子配益气活血法

附子入心脾肾经，温肾行水，强心回阳，余治心衰除用附子配活血祛瘀药外（见附子配温阳行水法），配益气活血治疗心律失常属于心阳衰者亦颇见效机。曾治一男患心律失常频发室性早搏，用抗心律失常药异搏定、乙胺碘呋酮、慢心律诸药皆无明显疗效，全身乏力、心悸怔忡、气短、手足凉、脉结代、舌淡嫩，辨证为心阳不足，血瘀络阻，以益气扶阳通络法。方药：附子10克、红参15克、桂枝15克、薤白15克、黄芪30克、红花15克、桃仁15克、赤芍15克、丹参15克、麦冬15克、五味15克、甘草10克。水煎服。连服17剂心律恢复正常，诸症俱减。唯夜间睡眠不佳，前方加枣仁20克、茯苓15克、远志15克，又连进10剂，诸症皆除而愈。凡心律失常，脉迟无力，舌润，畏寒，有阳虚证出现者，附子与益气活血药配伍，可以纠正。附子扶肾阳又能鼓舞心阳，合参芪益气，丹参、桃仁活血，气旺血行则可告愈。

总之，附子其性味辛热善行，能通行十二经，自上而下，出表入里，为回阳救逆之要药，如配伍得法则可以发挥其多用之功能。

乌药顺气散之临床应用

乌药顺气散出自《太平惠民和剂局方》，由麻黄、陈皮、乌药、僵蚕、川芎、枳壳、甘草、白芷、桔梗、干姜十味药组成。而《医方集解》汪昂误为严用和《济生方》。考严氏《济生方》所载为八味顺气散，由白术、茯苓、青皮、白芷、陈皮、乌药、人参、甘草组成，两方药物不尽相同，后方用四君子汤加乌药、青皮、白芷、陈皮，治中风真气虚营卫失和，腠理空疏邪气乘虚而入致半身不遂，肌肉疼痛，痰涎壅塞，口眼歪斜，舌强不语等症，为补虚调气之方，前方则属顺气祛风之剂，治中风顽麻骨节疼痛、步履艰难、语言蹇涩、口眼歪斜等症，风盛气壅、脉络痹阻、壅于皮肤则顽麻不仁；壅于肢节则烦痛；壅于胸喉则痰喘；壅于经络则语涩行难；壅于口面则歪斜。盖气壅则风邪不解，气顺则风邪自除，故本方以顺气命名，名为顺气，实乃祛风。

方中用乌药以通调逆气，乌药辛温香窜，为疏郁散气之妙品。四磨汤、正气天香散皆用其温通逆气以止痛；麻黄、桔梗宣通肺气，肺为气之主，肺气通则周身之气皆通；川芎、白芷和血气而散风，川芎为血中气药，善能和血而散气郁，白芷芳香利窍为祛风之圣药；气逆则生痰，故用陈皮、枳壳理气化痰；白僵蚕散结消风化痰；干姜温中通阳；甘草和中；再加姜枣调和营卫。相互配伍有调顺逆气消风化痰的作用，所以适用于因大怒引动肝气上逆，突然昏厥不知人事，牙关紧闭，四肢逆冷，脉沉伏之中气证。笔者生平运用此方化裁，治疗因气逆而导致各种病症甚多，远非如文献所限，仅举如下。

一、中气

吕某，男，32岁，工人。1983年3月8日初诊。

自述10年前因与领导不和，情怀抑郁日久，患发作性昏厥症，发作时手脚厥冷，神志不清，舌硬麻不能言语，颈项强直，心中抽掣约 1～2 小时即缓解，但发作越来越频繁，精神倦怠，面色不泽，脉象弦迟，舌润，畏寒，遇冷及生气即加重，久治不效，经介绍来门诊治疗。审证求因此病当属肝气郁滞又感风寒，为风邪壅于经络气滞不通所致，因予乌药顺气散疏气散风，加赭石、龙牡以镇潜之使邪不上犯。

乌药 15 克、川芎 15 克、白芷 16 克、僵蚕 16 克、橘红 15克、枳壳 15 克、桔梗 15 克、麻黄 15 克、生姜 10 克、甘草 10克、龙骨 20 克、牡蛎 20 克、生赭石 30 克。水煎服。

5 月 18 日复诊：服上方 12 剂，诸症基本消失，2 个月仅发作两次，甚轻，只口角舌稍麻，转瞬即逝，手脚转温已无畏寒现象，面色转润，脉象滑。

前方加苍术 15 克，继服 10 剂，诸症痊愈，1 年后随访未犯病。

二、中风

刘某，女，19 岁，农民。1977 年 5 月 7 日初诊。

既往健康，本年 3 月初劳动后受风头痛，继之右上下肢沉重，步行欠灵活，手不能拿重物，逐渐加重，右上肢不能高举，梳发（辫子）须向外伸展，有似划弧形圈状，异常吃力，右腿瘈疭不已，不能控制，步行前倾不稳，舌强语言不利，血压 120/80 毫米汞柱，病理反射（－），在某医院脑血管造影未成功，舌体胖大，苔薄白，脉象浮滑。西医拟诊：脑血管畸形。辨证为风邪中于经络，宜疏风祛邪通络法。

麻黄 7.5 克、乌药 15 克、川芎 10 克、白芷 15 克、僵蚕15 克、橘红 15 克、枳壳 15 克、桔梗 15 克、黄芩 15 克、钩藤20 克、菊花 16 克、甘草 10 克。水煎服。

5 月 12 日二诊：服上方 2 剂，右上肢抬举略有好转，下肢仍步态不稳，前倾瘈疭未止，自汗。语言稍好，脉浮，舌胖苔白。此风邪有外出之机，药证合拍，继以前法主治。

麻黄 7.5 克、乌药 15 克、川芎 15 克、防风 10 克、赤芍

15 克、桂枝 15 克、白芷 15 克、橘红 15 克、防己 15 克、黄芩 15 克、甘草 10 克。水煎服。

6 月 18 日三诊：服上方 6 剂，病情明显好转，右下肢已不沉重，步行前倾基本消失，瘛疭已止，右上肢能直举高抬不须划圈，舌强基本消失，仍稍硬。

现症状：右手腕无力，指端凉，握力略弱，不能拿重物，左侧头稍痛，舌胖苔白略干，六脉浮象已减，此风邪大除，经络疏通之佳兆，但从脉滑舌干分析，有风邪化热之证，宜前方加清热之品以防微杜渐。

麻黄 7.5 克、桂枝 15 克、川芎 15 克、防风 15 克、赤芍 15 克、白芷 15 克、黄芩 15 克、防己 20 克、乌药 15 克、生石膏 40 克、白附子 10 克、甘草 10 克。水煎服。

5 月 28 日四诊：服上方 3 剂，病情继续好转，右下肢步行已无前倾之象，上肢活动自如，舌柔软，语言恢复正常，唯右上肢尚觉沉重，手腕无力，握力弱，舌体见小，苔薄脉浮滑已转缓象，此风邪大除卫气虚已露端倪，宜益气疏风通络法以善后。

黄芪 80 克、地龙 16 克、川芎 16 克、赤芍 15 克、防己 20 克、防风 15 克、麻黄 7.5 克、桂枝 15 克、白附子 10 克、白芷 15 克、甘草 10 克。水煎服。

6 月 15 日五诊：连服上方 10 剂，诸症基本消除，继续调治而愈，远期追踪疗效巩固。

三、风疾

许某，女，47 岁，营业员。1984 年 8 月 12 日初诊。

患者体质肥胖，面色白，晨起眼睑有轻度浮肿，自述一年来患一奇疾，偏身顽麻沉重难支，犹如绳缚，口、眼、鼻孔、前后阴七窍如冒气之状，整日不解，百治不效，来门诊求治。脉象沉而有力，舌胖嫩，有齿痕，因思此乃风盛气壅，经络痹阻，痰湿不化，气不通调，则孔窍犹如冒气之状，气郁生痰，壅于肢节则遍身顽麻沉重难支，宜顺气祛风化痰法治之。

乌药 20 克、麻黄 10 克、川芎 15 克、白芷 15 克、僵虫 15、橘红 15 克、南星 15 克、半夏 15 克、枳壳 15 克、桔梗 15 克、甘草 10 克、生姜 10 克。水煎服。

本方即乌药顺气散加半夏、南星化痰，服药十余剂后窍孔冒气及顽麻俱明显减轻，依方化裁，连服六十余剂而愈。

四、麻木

张某，男，42 岁，工人。1983 年 12 月 27 日初诊。

自述患病之由，时值隆冬零下二十余摄氏度，穿拖鞋送客人至室外，初觉两足冷，继而顽麻至膝，步履困难，经用针灸中西药俱无效，来门诊就医，诊其脉沉紧有力，舌润，两腿麻至膝，感觉迟钝，经某医院神经科未能确诊，随证求因结合脉症分析，当属风寒客于经络，卫气不得畅通，风盛气壅之证，予乌药顺气散加味主治。

乌药 20 克、麻黄 10 克、川芎 15 克、白芷 15 克、橘红 15 克、半夏 15 克、干姜 10 克、僵蚕 15 克、枳壳 15 克、桔梗 15 克、炙川乌 10 克、甘草 10 克。

连服上方 6 剂，两腿顽麻大减，面积亦缩小，继用上方不变，连服 12 剂而愈。

五、石淋

程某，女，28 岁，工人。1988 年 3 月 3 日初诊。

妊娠 5 个月，少腹及腰右侧剧痛难忍，小便黄，尿检红细胞 30~40 个，大便秘，脉滑而有力，舌质红苔白燥，少腹触柔软，肾盂造影未显影，因思如此剧痛，结合尿中红细胞当系结石，桃仁、大黄皆治疗此证颇效，但为妊娠所忌，可用行气利尿排石法：

乌药 20 克、川芎 15 克、白芷 15 克、枳壳 15 克、桔梗 15 克、金钱草 50 克、石韦 20 克、车前子 15 克、甘草 10 克。水煎服。

连服 3 剂，排出砂石十余块，腹痛腰痛随之顿解，从而痊愈。

　　以上列举用乌药顺气散化裁治疗五病案例，病虽不同，而属于气壅则一，故皆用本方以顺气，气顺则邪自除。于此可见古人制方用药配伍精当乃从实践而来，是十分宝贵的，吾人必须掌握其理、法、方、药之妙用，则可以随证化裁，得心应手，运用自如，以达到古方今用之目的。

龙胆泻肝汤治疗阴痒阴痛

龙胆泻肝汤出自《太平惠民和剂局方》，药物组成：龙胆草、黄芩、栀子、泽泻、木通、车前子、当归、生地黄、柴胡、甘草。汪昂谓治："肝胆经实火湿热胁痛耳聋，胆溢口苦，筋痿阴汗阴肿阴痛，白浊溲血。"

本方妙在用龙胆草、黄芩、栀子苦寒清肝火，木通、泽泻、车前子利水湿，使湿热从小便而出，然苦寒清利皆属泻肝之品，湿热虽除而肝亦恐受累，故又用当归、生地黄补血以养肝，"肝藏血"。补血养血即所谓养肝而柔肝。

肝合于胆其经脉络于耳，布两胁，肝胆湿热故出现胁痛耳聋，胆汁上溢，故口苦，肝主筋络于阴器，湿热下注，故出现阴痒阴痛，前阴白浊溲血诸症。

1980年6月笔者治一妇女，57岁，前阴奇痒难忍，每日需坐浴，否则不能忍。经妇科检查无滴虫，投以龙胆泻肝汤原方加地肤子15克，服药3剂，瘙痒大减，继用原方不变，连服十余剂而愈。

1991年又治一李某，女，54岁，前阴瘙痒，夜不能入睡，头昏胀，两胁痛，心烦，脉弦，舌白苔，口苦，此属足厥阴肝经湿热下注所致，以清肝火利湿热之剂。

龙胆草15克、黑栀15克、柴胡15克、生地20克、车前子15克、泽泻15克、木通15克、甘草10克、当归15克、枯芩15克、香附15克。水煎服，每日2次。

经二次复诊，共用上方9剂，诸症皆除而愈。

1987年治一少妇，陈某，28岁，结婚后不能性交，每次性交则阴道痛不能忍，经妇科检查谓阴道肿，用中西药及坐浴均无明显疗效，来门诊求治，除本病外尚有口苦，头痛，心烦，胸胁痛，舌苔白，脉象弦，此属足厥阴肝经湿热下注所致，投以龙胆泻肝汤原方，外用苦参、黄柏沸水冲坐浴，经3

次投药服 12 剂而痊愈。可见此方确为治疗阴道肿痛之良药。

又如 1984 年 8 月 9 日治一妇女。孙某，55 岁，阴道瘙痒一年余，自述阴道瘙痒痛、灼热感，难以忍受，久治不效，经某医院检查，诊断为老年性阴道炎。来本院门诊求治，脉滑有力，舌苔白少津，肝脉络于阴器，此为肝火循经下注所致，宜清肝火利湿热之剂。

龙胆草 15 克、黑栀 15 克、黄芩 10 克、柴胡 15 克、生地 15 克、当归 15 克、车前子 15 克、泽泻 15 克、木通 15 克、甘草 15 克、苦参 15 克、黄柏 15 克。水煎服，每日 2 次。

外用苦参 50 克、白矾 15 克、黄柏 80 克、白鲜皮 50 克。沸水冲浸洗浴局部。

8 月 16 日复诊，服上方 6 剂，痛痒大减，继用 6 剂而愈。

又治一人坐骨神经痛，体素肥胖，嗜饮酒，脉滑，舌苔厚腻，属肝肾不足，湿热伤筋之证，予补肝肾祛风除湿热之品，坐骨神经痛除。突然阳痿，来门诊求治，遂用补肾壮阳之剂，连用十余剂，丝毫无效。恍悟乃湿热余邪循厥阴经脉下注所致，肝脉络于阴器，肝主筋，前阴乃宗气所聚，为湿热所伤故筋痿，龙胆泻肝汤为除湿热治筋痿之方。遂于补肾方中加入龙胆草 15 克、黄芩 10 克、黑栀 10 克，连服数剂阳事逐渐勃起，连用之而康复如初。

黑龙黄丸化裁治疗久
泻便血及肛门下坠

　　黑龙黄丸组方为：苍术、熟地黄、干姜、五味子。原方治"脾肾不足，房室虚损，形瘦无力，面色青黄；亦治血虚久痔。"盖因血虚湿热下注所致。张洁古谓："此方治血虚久痔之圣药。"方以苍术为君，除脾湿；熟地黄为臣，以补肾益血润燥；佐以五味子敛肾阴以济脾阴；使以干姜温脾阳，全方刚柔相济，燥脾濡肾，两擅其长。

　　笔者以此方化裁，治愈慢性结肠炎久泻以及大便下坠不爽，属于脾湿肾燥者甚效。

　　例一：姚某，女，45岁，某医院护士。腹痛，痛既欲大便，而便滞涩不爽，大便下脓血、黏液少许，肛门下坠，全身乏力，四肢倦怠，数年不愈，舌苔嫩白，脉象弦缓无力。西医诊断为："慢性结肠炎"，辨证为脾虚湿聚，肾阴不充，阴血亏耗之证。仿黑龙黄丸化裁，健脾除湿，升阳与滋肾阴养血刚柔并用法。熟地20克、苍术15克、炮姜10克、升麻7.5克、地榆20克、诃子20克、防风10克。水煎服，每日2次。复诊：连服上方9剂，腹痛下坠消除，大便通畅，无脓血，食纳增加，唯时有腹部隐痛不适，宜上方加白芍以柔肝理脾。熟地20克、苍术15克、炮姜10克、诃子20克、五味子10克、白芍20克、升麻7.5克、防风7.5克。水煎服，每日2次。再诊：连服上方6剂，症状全部消除，饮食增加，面色转红润而停药。

　　例二：刘某，女，62岁。1992年1月10日诊。小腹隐痛，下坠欲大便，大便燥涩不爽，肛门灼热，瘙痒难忍，全身乏力，四肢倦怠，面色青黄无华，脉弦无力，舌白苔。辨证为脾虚，清阳不升，肾阴亏耗，营血不足，湿热下注之证，脾虚清阳不升则腹痛下坠欲便，肾阴亏耗则大便燥涩，湿热下注则肛门瘙痒。宜黑龙黄丸化裁，健脾除湿，滋肾润燥，再以苦参、槐花、地榆凉血除湿热。方如下：苍术 10 克、熟地 20 克、干姜 10 克、五味子 10 克、苦参 15 克、槐花 20 克、地榆 20 克、升麻 15 克、葛根 15 克、甘草 10 克。水煎服，每日 2 次。1 月 27 日复诊，服上方 10 剂，诸症皆除，大便通畅，饮食增加，全身有力。

本案除苍术、熟地黄除脾湿，濡肾燥外，加升麻、葛根以升阳，槐花、苦参、地榆以凉血清热除湿，故大便通畅，肛门灼热瘙痒亦随之蠲除，从而获得痊愈，反映了中医辨证论治蕴藏着对立统一规律的辩证法内涵。

经方运用琐谈

仲景之方，因其疗效卓著，后人称为经方。其特点为药物遴选精当，配伍法度严谨，疗效卓著，所以被誉为"众方之宗，万法之祖"。且不限于国内，远及东瀛欧美等亦皆非常重视应用，尤以日本研究仲景方极为盛行。笔者临床 50 年的实践证明，经方如能运用得当，可收桴鼓之效。今将运用体会笔之于后。

1. 运用经方必须忠实原文，在关键处下工夫

仲景之书一丝不苟，研究其方药首先需要忠实于原文，仔细推敲，前后互参。因仲景之学皆从实践中来，只有把原文与实践有机地结合起来，才能领悟到其中奥秘。例如，大柴胡汤证原文"呕不止，心下急，郁郁微烦"。余曾治一少妇 28 岁，产后烦躁不得入寐，凡安神养心及西药镇静催眠之药皆不效。邀余诊视，细询病情得之于初产难产，既恐惧又五志过极，症见心下急，烦而呕，饮食不能下咽，舌苔白燥，脉象弦滑有力，此少阳兼阳明胆、胃实热上冲之证，因予大柴胡汤原方，1 剂呕止，心烦减有思睡意，又服 1 剂大便通，心烦大减能入睡 3 小时，继服 2 剂而愈。又治一妇人 37 岁，眩晕，行路足软欲仆，久治不效，求诊于余。见其面㿠、舌嫩苔白润、脉沉有力。恍悟《伤寒论》有"心下悸，头眩，身𥆞动，振振欲擗地……"本患者欲仆，实振振欲擗地也，遂投以真武汤治之，连服 3 剂大减，继续治疗而愈。曾遇一妇人年五旬余，一日起床头眩晕，颤动不止，自觉有气体上冲，冲则肢体振颤抖，脉象沉而有力。西医诊断为脑动脉硬化，基底动脉供血不全，诸治罔效。因思《伤寒论》67 条"伤寒，若吐若下后，心下逆满，气上冲胸，起则头眩，脉沉紧，发汗则动经，身为振振摇者，茯苓桂枝白术甘草汤主之。"与本证符合，因予茯苓 40 克、桂枝 30 克、白术 20 克、甘草 15 克，加泽泻 25 克。

连服 3 剂，上冲及颤动、眩晕皆大减，继服十余剂而安。再如
厚朴生姜半夏甘草人参汤，原书谓治"汗后腹胀满"，日本医
家矢数道明谓，此方为治虚满非实满，但从药物结构上看，乃
属虚中夹实之证，属脾虚气滞腹胀，为消补兼施之剂，且稍多
于补，使其补而不壅，消而无伤，原文以发汗后腹胀意在言
外，余治一人腹膨胀如鼓，按之濡，经西医检查无器质性病
变，但腹膨胀不除，痛苦异常。投以此方连服 6 剂，腹消如常
人而愈，可见此方之神奇，又近治一腹胀属实者贾某，女，40
岁，工人，1984 年 3 月 8 日初诊。腹膨大按之痛，全身轻度
浮肿，沉重难支，大便量少而干，脉象弦劲有力，舌苔燥。
《金匮要略·腹满寒疝宿食篇》曰："病者腹满，按之不痛为
虚，痛者为实，可下之。"与厚朴七物汤加味：厚朴 40 克、枳
实 20 克、大黄 7.5 克、桂枝 15 克、生姜 25 克、大枣 5 枚、
甘草 10 克、槟榔 20 克、茯苓 20 克、泽泻 15 克。连服 5 剂大
便通畅，腹胀明显减轻，浮肿消退，全身舒适，继服 3 剂
而愈。

　　例一在心下急呕而烦；例二在振振欲擗地；例三在头眩气
上冲，身振摇；例四在腹满按之濡；例五在腹满拒按便坚。可
见读仲景书运用其方，必须在原文上下工夫，特别是在关键处
须仔细推敲。陈修园说："经方愈读愈有味，愈用愈神奇，凡
日间临证立方，至晚间一一于方查对，必别有神悟。"又说：
"其文义高古，往往意在文字之外，说短味长，往往一二虚字
中寓其实理，且于无字中运其全神……读者最宜于此处着
眼。"陈氏之言颇为中肯，为学习仲景之书运用其方指出了正
确方法。

2. 运用经方贵在审病机、明方义

　　读仲景书用其方，既要忠实于原文，又不要被其束缚，
"遵古而不泥于古"，因为仲景在当时所治之病毕竟受着历史
条件所限，有好多病不能躬亲体验，不可避免地存在着一定的
局限性。所以运用仲景方贵在审病机，明方义，运用其理，扩
大应用范围，还其活活泼泼之面貌，方为仲景之功臣，古今研

究仲景学说的医家多是在扩大应用范围上获得成果。这实际上是发展和丰富了仲景学说的内容。

例如，大承气汤在《伤寒论》用以治阳明腑实证，有通腑泄热，荡涤胃肠之功效。根据通腑泄热的作用，凡属实热内结不论何病均可用之。余曾治一肺性脑病患者，神志不清谵语，询问家人知4日未大便，按其腹部硬满拒按，予大承气汤2剂，大便通而神志转清，终获痊愈。近治一脑出血患者，神志不清处于半昏迷状态，在某医院经抢救无效邀余会诊，询问患者家属，知患者9日未大便。诊见少腹硬、拒按，手足心热，时去衣被，舌苔黄燥，脉沉滑有力。此中风入腑之证，投以大承气汤鼻饲。2剂后大便通行，下燥屎半痰盂，患者神志转清，继续调理，除半身运动障碍外余均恢复正常。承气汤灵活运用远不止此，不能尽举。余曾治一眩晕患者，头眩如坐舟车，经某医院诊为梅尼埃综合征，多方治疗罔效，余见其面色青暗，手足厥冷，脉沉舌润，予吴茱萸汤加半夏、陈皮，数剂而瘳。原方治"干呕吐涎沫"之头痛，今移用于治疗眩晕而获效，关键在于掌握了肝寒犯胃，浊阴上逆的病机，用吴茱萸汤温肝寒，降浊阴，头痛既可除，眩晕亦可愈。所以说贵在审病机明义，病机方义明，则可异病同治，扩大应用范围。

例如，用甘草泻心汤合小陷胸汤治寒热互结型之胃、十二指肠溃疡；炙甘草汤治心律失常；真武汤、附子汤治慢性心衰，于方内加入丹参、桃仁、红花等，其活血强心之功更著；十枣汤与大陷胸汤治疗胸膜炎、腹膜炎、胸腔积液等形气实者，用之甚效，形气虚者可与参、术、苓合用，消补兼施，亦可奏效。余治疗肝硬化腹水，便闭尿少，常以甘遂、大戟、大黄与人参、黄芪、白术、茯苓合用，用后二便通利，小便增多，腹水随之而消，病情缓解。桃核承气汤为治疗太阳蓄血证，此证临床颇为罕见，50年来余只遇到一例，但根据其泄热活血逐瘀之作用，用以治疗急性肾炎、紫癜性肾炎及泌尿系感染血尿顽固不除，属于实热迫血外溢者，原方去芒硝、桂枝，加清热凉血之剂，奏效甚捷。如治王某，女，15岁，过敏紫癜性肾炎。起始肉眼血尿，以后镜下红细胞 50 个以上，逾年不愈。余诊其脉沉滑有力，舌紫苔干，以桃仁、大黄为主加茅根、大小蓟等，连服 40 剂痊愈，随访一年余未复发。余治此类血尿甚多，凡属实热者皆效。大黄黄连泻心汤治疗上消化道出血属热邪迫血妄行者，往往一剂知，二剂已，收效之捷出乎意料。其他如桂枝加芍药以解痉，桂姜以温中，草枣缓急，则疼痛可解。柴胡加龙骨牡蛎汤治疗以胸满、心烦、惊悸怔忡为主的神经精神系统疾病疗效卓著；余以本方增减观察了神经官能症 300 例，有效率 93.7%，治愈率 40.7%，本方之适应证为心气虚少阳肝胆气郁，心气虚则神不藏而浮越，肝胆气郁则痰热上扰，一虚一实相互交织，本方用柴胡、黄芩、大黄、半夏疏肝胆，平肝火，清痰热。桂枝、茯苓、甘草、人参、龙骨、牡蛎扶心阳、固心气以收敛神气之浮越，铅丹镇惊安神，通与补，散于敛、温与清融于一方，相反相成，为仲景制方之妙义，用之可收卓效也。黄连阿胶汤治疗顽固性失眠，舌赤无苔，心烦不得卧，脉滑数，用以清心火，滋肾阴，使水火济，心肾交则愈。桃花汤原治便脓血，用以治疗结肠炎属滑泻日久不禁者，屡奏奇功。白头翁汤、葛根黄芩黄连汤治疗热性泻痢。理中丸治寒泻。乌梅丸治疗胆道蛔虫证及久泻属于寒热错杂者多能收效，近贤龚志贤氏用乌梅丸治一例慢性角膜溃疡病而愈，一龚氏掌握了瞳孔风轮属厥阴肝经，又具寒热错杂之病机，故用之以取效。可见运用经方关键在于掌握病机，明了方义，则能运用自如，异病同治。《伤寒论》的精华在于辨证和治疗，尤其方药之运用，"启万世之清程"，为我们开辟了无穷的思路。

仲景方在妇科领域中之应用

一、经闭如狂证

妇女有经闭如狂者，由下焦瘀血所致，临证表现除如狂发狂外，常伴有心烦不宁，无端动怒，少腹急结硬满，经水不行或不利等。《伤寒论》谓："……其人如狂，血自下，下者愈。"但在原书所指系膀胱蓄血，而妇科经闭发狂，如狂，乃瘀血结于冲任及胞宫。女子生理之胞宫与肝经及冲任二脉关系极为密切，冲为血海，任主胞宫。《素问·上古天真论篇》曰："女子七岁，肾气盛，齿更发长；二七而天癸至，任脉通，太冲脉盛，月事以时下，故有子。"可见冲任二脉为妇女月经之本，然二脉又与肝肾有不可分割之关系，必肾气全盛，冲任方能流通，经血充盈，应时而下。"肝藏血"，冲任之血又皆汇集于肝，肝在人体具有贮藏和调节血量的作用，在妇女与经、带、胎、产的关系极为密切。肝为将军之官，出谋虑而主疏泄，喜条达、恶抑郁，女性偏于感情，《千金方》分析：女子嗜欲多于丈夫，感情病倍于男子。据国内有关材料统计，女性情志病高于男子一倍。以上都反映了女子生理上之特点。因此，重视女子肝气、肝血，情志病与月经之关系既有理论依据；又有一定的实践意义。妇女经、带、胎、产都广泛涉及情志，所以《素问·阴阳别论篇》谓："二阳之病发心脾，有不得隐曲，女子不月。"可见情志不遂可导致经闭，反之经闭也可促使情志之异常，所以探索妇女神志异常，是治疗月经病一个不可忽视的因素。

笔者临证，每遇妇女经闭或经少不畅，多出现头痛，眩晕，耳鸣，不眠，惊悸，腹痛，手足灼热，重则烦躁不宁，哭笑骂詈奔走，少腹硬满拒按，苔黄，舌质紫或有瘀斑，面色潮红或紫暗不泽，脉见沉弦或结，多得之于暴怒或情志不遂，气滞血凝冲任失调，属于血瘀化热，扰于神明所致。治疗必须泄热活血逐瘀，张仲景之桃核承气汤为治疗此证之有效方剂。方中共5味药即：大黄、桃仁、桂枝、甘草、芒硝。以桃仁为主药，活血润燥祛瘀；大黄清热泄下，又能攻逐瘀血；桂枝温通血脉，以散蓄血；芒硝软坚；甘草和胃缓中，调和诸药。笔者在临证中对上述证候常用此方，服药数剂后，热清瘀血下而诸症除。轻者数剂，重者则须多服，始能收功。所下之血皆紫污成块，为血因热结之兆，用后如见腹泻可去芒硝，大黄则酌情减量。本方除对狂躁诸症外，亦治瘀血夹热上冲之头痛、眩晕、目赤升火诸症；同时亦可用于月经先期作痛、经闭不行、产后恶露不下，少腹坚痛（"瘀血内停"）诸症。

本方不仅破瘀血，亦能止血，治妇女漏下属于瘀血内停者，莫不随手奏效。崩漏下血，属瘀血内停者并非罕见，审其血瘀夹热者，应用本方具有卓效。笔者曾治一少女崩漏久治不愈，阴道绵绵出血不止，服清热止血之剂，皆罔效。触其少腹拒按而痛，脉沉弦有力，手足灼热，舌紫无苔，予本方，大黄改为炒炭，去芒硝，加牡丹皮、棕炭，服药3剂，初服下血较多，患者母亲畏惧，来院向余询问，询问其色紫黯有块，此瘀血下行之吉兆。嘱继续服药。又服3剂，血大减，连续调服而愈。

大黄泄热毒，破积滞，行瘀血，通利二便。《神农本草经》言其"下瘀血，血闭"。因其有泄热、凉血止血的作用，故治大热亢盛、迫血上溢的吐血衄血，同时亦治热迫血下行之出血，如溺血、崩漏等。

例一：史某，女，82岁，工人。1983年9月16日就诊。因家庭不和，经常与其爱人口角，抑郁寡欢，月经逐渐减少，后致闭经一年余，初有烦躁易怒，继而狂躁外奔，争吵骂詈，不避亲疏。入某专科医院，服用氯丙嗪均无显效。来我院门诊求治，余诊其脉沉弦有力，舌紫黯。辨证为实热与瘀血闭阻于胞宫。不下其瘀血，则精神难复常，因予桃核承气汤加味。

桃仁30克、大黄20克、桂枝15克、丹皮20克、玄明粉

15 克、赤芍 15 克、甘草 15 克。

10 月 4 日复诊：连用上方 10 剂，每日大便 1~2 次，精神渐安，未出现骂詈奔走现象，但月经未潮，少腹仍拒按，上方去玄明粉，加生水蛭 10 克。

10 月 18 日复诊：继服上方 10 剂，月经于本月 15 日来潮，经量较多，有紫污块状，精神大好，继以养血活血之剂调治而愈。

例二：王某，女，19 岁，学生。1986 年 8 月 28 日就诊。月经来潮量少色紫，五心烦热，月经周期前，必出现烦躁不宁，狂躁不安欲摔物，烦冤哭泣，不能入寐，久治无效来门诊求治，其余触诊少腹硬满痛，舌紫有瘀斑，脉象沉弦有力，乃属实热郁于血分，冲任失调之证。宜桃核承气汤增味主治之。

桃仁 30 克、大黄 20 克、桂枝 15 克、甘草 10 克、丹皮 10 克、玄明粉 10 克、赤芍 20 克、香附 15 克。

连续用上方共服 30 剂，月经恢复正常。本年 6 月 15 日复诊一切症状均消除而愈。服前 10 剂后，大便溏、每日 2 次，去芒硝加益母草 30 克。服至 20 剂，月经量渐多，色转红，症状亦随之好转，继服而愈。

桃仁，《神农本草经》谓："主治瘀血，血闭，癥瘕邪气。"刘元素谓："治血结、血秘、血燥，通润大便破蓄血。"王清任各逐瘀汤皆用桃仁既有活血逐瘀之能，又有润燥之功，为血热兼血瘀者必用之药。笔者以之与大黄合用，除治疗血闭神志病外，对肾炎血尿属热结者亦有卓效。

笔者用于治疗紫癜肾血尿、急性肾炎血尿、急性肾衰以及产后瘀血不下之发热，诊其少腹硬满拒按，观其舌下静脉色紫污，发热不退，用本方泄热祛瘀，皆收显效。

二、癥瘕

指腹腔内癥块，一般以隐见腹内，按之形征可验，坚硬不移，痛有定处者为癥；聚散无常，推之游移不定，痛无定处者为瘕。一般以血积则为癥，气聚则为瘕。《妇人大全良方》

谓："……瘀血成块，坚而不移。"名曰"血癥"即属此类病癥。

张仲景抵当汤丸、大黄䗪虫丸，分别见于《伤寒论》《金匮要略》。前者治疗蓄血，少腹硬满发狂；后者治疗虚劳腹满不能食，内有干血，肌肤甲错，两目黯黑。方中皆用大黄、桃仁、水蛭、虻虫以攻逐瘀血。所不同者，前者属于伤寒蓄血，故直用前药以攻逐瘀血，后者属于虚劳气血亏虚，夹有干血，故用干地黄为君，以补血养血，合水蛭、虻虫等以攻逐瘀血，为虚中夹瘀之治。水蛭、虻虫为逐血之峻剂。余于临床用虻虫者少，用水蛭较多，以之治疗癥瘕属于积血者，具有他药不能比拟之效。

例一：许某，女，28岁，农民。1984年8月15日就诊。脐以下硬满，触之有肿块状物，疼痛，终日痛无小歇，月经来潮前疼痛尤剧，经量不多，色紫块多。经本市医院妇科检查诊为输卵管结核，但用抗结核药物治疗无效。形体日见消瘦，面色憔悴无华，舌紫暗，脉象沉弦。辨证为瘀血阻于冲任，日久结为"血癥"。治宜活血化瘀消癥之品。

桃仁20克、丹皮15克、赤芍15克、首乌15克、当归20克、川芎15克、灵脂15克、红花15克、香附15克、生地20克、生水蛭75克、甘草10克。水煎服，每日2次。

9月12日复诊，服上方15剂，服6剂后，月经来潮时腹痛显著减轻，色稍红，黑块减少、饮食增加，继服药，腹痛进一步减轻，唯全身不适，脐下肿块见缩小，仍有触痛，照前方增减治疗。前方加桂枝15克、吴茱萸5克，水煎服，每日2次。

10月3日复诊：又服上方14剂，效果明显，月经恢复正常，色转红。黑块消退，肿块消失，腹部触之软，只是月经来潮次日，全身稍痛，半天即消失，其余无异常。此为癥消瘀开，气血通调之征兆，嘱继续服若干剂，停药观察。

11月18日复诊：据云按上方服6剂，月经来潮时，一切均无异常。下腹肿块全消。后生一女孩。

例二：陈某，女，35 岁，干部。1967 年 7 月 12 日就诊。下腹部有肿块，开始时经常窜痛，以后逐渐加重，现整日痛无已时，经行时腹痛剧，经过后痛虽减，但仍不休止，直到下月来潮前又剧痛，似此一月之间无间断时，左下腹触之有鹅卵大硬块，按之痛剧；月经量少，色紫黑有块，皮肤粗糙，颜面色泽黧黑。肌肉消瘦，手足发热，二目视物不清，舌紫，脉沉弦有力。曾在北京某医院诊断为："输卵管结核。"用中西药治疗，无明显效果。辨证为瘀血留于冲任，日久为癥。宜大黄䗪虫丸，攻逐瘀血法治疗。大黄䗪虫丸每次 1 丸，每日 2 次。服药后，腹痛逐渐减轻，月经量逐渐增多，服药至八百余丸，腹痛完全消失，月经来时腹亦不痛，月经量亦恢复正常，色转红，无血块，肌肤荣润，体重增加，症状全部消除，但迄今未孕育。

按：本案中医诊断为"血癥"。属于瘀血留于冲任，日久为症。由于血瘀日久，影响新血的生成，无以荣养灌溉周身，故皮肤粗糙，面色黧黑，肌肉消瘦，手足发热等。

本病俗称"干血劳"，因系干血内结，非寻常活血祛瘀草木之品所能奏效。大黄䗪虫丸方中䗪虫、蛴螬、水蛭、虻虫、干漆皆攻逐陈久性瘀血之峻剂，大黄、桃仁、赤芍、黄芩活血化瘀清热，干地黄补血润燥，构成扶正逐邪之剂。用丸药者，因癥瘕日久，故用丸药缓缓图之，方不致误伤正气。

《金匮要略》用大黄䗪虫丸治"五劳虚极羸瘦，腹满不能食，食伤，忧伤，内有干血，肌肤甲错，两目黯黑。缓中补虚，大黄䗪虫丸主之"。

内有瘀血，则影响新血的生成，肌肤失其营养，故粗糙如鳞甲状，两目黯黑亦为瘀血之特征。

本方作用为祛瘀，瘀血祛则新血生，营养自能恢复，渗透灌溉分肉肌腠。即所谓"缓中补虚"。干血即"干瘀"，一般称为"干血劳"，临床表现多为少腹有硬块，按之痛不移，面黄消瘦，肌肤甲错，两目呈青黑色，舌上有瘀点，脉多弦中带涩象。本病笔者见之甚多，临证表现虚劳体质羸弱，饮食减少，经闭，用此药皆效。盖人身之血内通脏腑，外溉周身。《难经》谓："气主煦之，血主濡之。"血一停滞，气化即不能健运，虚劳因之而成，是故肌肤甲错，血不华色，虽日食珍馐参茸，而分毫不能长肌肉，且更加消瘦支离，日甚一日。缘因血瘀经络，阻塞气化。仲景血痹与虚劳并列一门，可见二者有密切关系。王清任制活血逐瘀诸汤，按上中下部分消瘀血，谓瘀血祛而诸症愈，确有主见。然治干血内停，用一般活血逐瘀之剂，力难胜任，则必须用大黄䗪虫丸，或用抵当汤，水蛭等，方能达到消坚破积之目的。

例三：李某，女，37岁，护士。1982年5月15日就诊。月经愆期，逐渐错后，经行腹痛难忍，量少紫污带块，经行少腹及肛门下坠，恶心反胃，吐逆，少腹有一块状物时聚时散，婚后十年未孕，形体丰腴健壮，脉沉弦舌紫，经中西医治疗，用活血化瘀方药百余剂，无明显效果。笔者初以寒凝血滞施治，用温经活血之剂有小效。但经行时腹痛不减。余羔亦无显效。因思之此病当属癥瘕，血凝较为牢固，血不得下行，故经行时冲气上逆，非寻常活血之剂即能奏效，治法虽符合病机，但选择用药亦至关重要。丹皮15克、赤芍20克、玄胡15克、乌药15克、当归20克、川芎15克、灵脂15克、红花15克、三棱15克、莪术15克、茴香15克、炮姜15克、土虫10克、甘草10克。生水蛭研粉，每次服5克，胶囊盛装吞服，每日2次与汤剂同服。

6月12日复诊：服上方12剂，月经来量较多，甚通畅，腹痛大减。腹一阵痛即下白状物（黏膜样）。少腹及肛门下坠俱随之大减，自感从未有此现象。继以上方调治，坚持用生水蛭末不减量，至10月4日，共服药50剂，腹已不痛，诸症消失，越一年，生一男孩，来院向余表示感谢。

水蛭，味咸，色黑气腐，善入血分，破血。张锡纯谓："其气味与瘀血相感应，不与新血相感应，故但破瘀血不伤新血。且其色黑下趋，又善破冲任之瘀，盖其破瘀血者，乃此物之良能。《神农本草经》谓：'主妇人无子，因无子者多系冲任瘀血，瘀血去自能有子也．'凡破血之药多伤气分，唯水蛭味咸，专入血分，于气分丝毫无损，且服后腹不觉痛，亦不觉开破，而瘀血默消于无形，其良药也。"余治一少妇，少腹有一条杠起，上至脐，中医谓之"疝"（谢观谓：近脐左右各有一条筋脉杠起，大者如臂如筒，小者如指如笔管，如弦），用生水蛭研粉，每次服2.5克，装胶囊吞服，每日2次。1周后，少腹柔软如常，询问患者毫无开破之感，可见张氏"默消于无形"之说，确系从临证实践中总结而来，并非臆测假想之论。

三、热入血室

热入血室一证，在《伤寒论》、《金匮要略》中均有相同记载，属外感病的范畴，历代注家对血室有冲脉、肝脏、子宫等不同看法。笔者认为近人刘奉五氏"当以胞宫为主体，包括与其相连属的冲任二脉，以及肝脏等"之看法较宜，因冲脉为血海，任脉主于胞宫，为妇女生养之本，肝脏络于阴器，又为藏血之脏。所以对血室的概念应该全面地概括，才能符合临床实际，不能单纯局限地把血室看做某一器官。

（1）"妇人中风，七八日续来寒热，发作有时，经水适断，此为热入血室，其血必结，故使如疟状，发作有时，小柴胡汤主之"。

（2）"妇人伤寒，发热，经水适来，昼日明了，暮则谵语，如见鬼状者，此为热入血室，治之无犯胃气及上二焦，必自愈。"（其余二条从略）

所谓"热入血室"多指妇女感受风寒或其他外邪，适值月经来潮或月经将净，甚或产后气大伤之际，血海空虚，外邪乘虚而入，与正气相争，搏结于血室，即称为"热入血室"。从其热型上来看，除了"往来寒热"、"如疟状"的常见热型外，也可以表现为不典型的热型，如时发寒热等。从经血情况看，热入血室后，不但可以见到经水适断，经血不畅等阻于胞宫的情况，或热入血分，迫血妄行；或经血淋漓不断，或血崩下血等；也可以表现为经后血室空虚，邪热内结，不能随经血而解，瘀阻于胞宫的不同情况。

对于热入血室的治疗原则，因为血海本已空虚，不论是热被血结，或邪热瘀阻于胞宫，都不能妄行破血之法。即或是热迫血行，也不能单纯清热凉血。因为清热凉血的药物，虽然能够解热清血，但不能透邪外出。所以给邪热找出路，使之能以透达外出是当务之急。足厥阴肝绕阴器（环绕胞宫），在血室的外围，从厥阴肝经着手，可透达血室的邪热，又因肝胆互为表里，所以治厥阴，必须治少阳，从少阳以解厥阴之热。一方面提透下陷之邪，清解内陷之热，清透兼施；另一方面也要照顾到正气，使之能够驱邪外出，方用小柴胡汤。方中柴胡、黄芩是主要药物，柴胡可以疏解肝气，透达陷入血室之邪，使之透达而出；黄芩苦寒清热，使半里之热邪得以内彻；人参、姜、枣等调和营卫之品，旨在扶正以驱邪外出。当然还可以随证加减，若兼有血块，小腹胀痛，说明瘀血内阻，可以加益母草、泽兰叶、红花、当归以活血疏导化瘀；若邪热较重，兼见冲任失调，肝不藏血，热迫血行淋漓不止，须加清热凉血的药物，如生地、牡丹皮等；如出血较多可加棕炭、侧柏叶、莲房炭以固冲任；如邪从热化，热邪与瘀血搏结，随冲任二脉上逆出现口苦，头痛面赤，烦躁，轻者可以加栀子、黄连，重者可加大黄。

例一：吴某，女，37岁，干部。1981年5月16日初诊。

一年余夜寐不安，一人不敢独自在室内，闭眼则似有异物在侧。其爱人外出时，需人陪伴。经西医治疗罔效，来院求诊。余询其致病之由，谓得之于分娩出血后：询问其有无寒热之感，答以整年发冷微热，以为感冒，但用感冒药无效，诊其脉弦滑，舌苔薄白。辨证为热入血室。处方如下：柴胡20克、半夏15克、人参15克、黄芩15克、甘草10克、生姜15克、大枣3枚、丹皮15克、赤芍15克。连服6剂，其症大减，夜间虽仍有恐惧但已大减，闭目已无异常现象出现，继服3剂，诸症悉除而愈。

例二：刘某，女，29 岁。1982 年 3 月 19 日初诊。

患者于 1981 年 10 月产后曾患外感发热，经治疗热退后经常失眠，心烦乱，幻视。近 1 周来，夜间恐惧不敢熄灯睡觉，多梦纷纭，自觉一人卧于身旁，夜见昼消，头痛，头晕，时觉身热恶寒。辨为产后外感，余邪未尽，热入血室。治以和解肝胆，清热安神。

柴胡 20 克、黄芩 15 克、党参 15 克、半夏 15 克、甘草 10 克、生姜 15 克、红枣 3 枚、栀子 10 克、丹皮 15 克、益母草 25 克。

服上方 4 剂，诸症悉减，寒热退，能够熄灯入睡，幻视消失，仍有头晕，恶心，胸胁胀。继服 3 剂，诸症皆愈。

按：《素问·五脏生成篇》谓："故人卧，血归于肝，肝受血而能视……""肝藏魂"，邪热扰于肝，则魂不藏，故多梦纷纭，闭目则有奇怪之状。《灵枢·本神》："肝气虚则恐，实则怒。"《灵枢·邪气脏腑病形》曰："胆病者，善叹息……心中憺憺，恐人将捕之……"邪气扰于肝胆，故有恐惧之感。柴胡去肠胃中结气，饮食积聚，寒热邪气，推陈致新。《名医别录》谓"除伤寒心下烦热……胸中邪逆"。《神农本草经》谓黄芩主治诸热，黄疸、肠澼、泄痢、下血闭……柴胡疏解邪气，能开气血之结，不能清气血之热，故黄芩协柴胡以清热，柴、芩合用，既解半表半里之邪，又清胸腹之蕴热。邪入少阳，正气逐渐减弱，出现正邪分争之势，如果只知散邪不知扶正，则邪气终不能除，故方中用人参以扶正除邪，生姜、半夏降逆止呕，甘草、大枣健脾和胃。一方之中，寒热并用，通补兼施，故能畅利三焦气机，宣通内外上下，使邪气去，正气复，则诸症愈。

四、崩漏

《金匮要略·血痹虚劳脉证并治篇》云："脉弦而大，弦则为减，大则为芤，减则为寒，芤则为虚，虚寒相搏，此名为革，妇人则半产漏下，男子则亡血失精。"又云："夫失精家，少腹弦急，阴头寒，目眩，发落，脉极虚芤迟，为清谷，亡血，失精。脉得诸芤动微紧，男子失精，女子梦交，桂枝龙骨牡蛎汤主之。"以上二条皆阴阳两虚的证候及治法。值得注意的是脉象，前条弦大而芤的革脉，后条是芤动微紧，就是说或则芤动，或则微紧。《素问·生气通天论篇》云："阴阳之要，阳密乃固。"阳失去阴的涵养，浮而不敛；阴失阳的固摄，走而不守，因而在男子有失精亡血，在女子有半产漏下的发生，实际是心肾不交，气血失依的局面，徐洄溪说："脱血脉大者气亦外脱也。"根据如此机理，笔者用桂枝龙牡汤与张锡纯之固冲汤加减化裁，治疗崩漏下血不止，脉虚大或弦芤者屡用屡效。固冲汤原方为黄芪、白术、龙骨、牡蛎、山萸、生芍、海蛸、茜草、棕炭、五倍子。此证血下脱气亦随之下脱，方中芪术益气，龙牡、山萸、海蛸、茜草收敛固脱，棕炭、五倍子敛涩止血，相须相使，故能奏效迅捷。此方龙牡常用至八钱皆煅用，张氏善用龙牡，实渊源于仲景之用龙牡。

仲景桂枝龙牡汤七味药组成，基于"阴阳之要，阳密乃固"而立方，意谓：阳失去阴的涵养，则火浮不敛，阴得不到阳的固摄则精血不能内守，故用桂枝汤调和阴阳，加龙牡以收敛固涩。

在妇科中用本方的要点：

（1）崩漏下血兼见头昏目眩潮热，口干唇燥，心悸烦惊，多梦；（2）脉阳浮阴弱，或弦大芤动微紧；（3）舌质淡嫩，苔薄白微干。根据笔者经验体会，凡因阴虚而阳不固密所致的上述诸症，投用本方均可收捷效。根据辨证可以灵活加减，如兼脉数发热为阴虚甚，可加生地黄、龟板、阿胶；更甚者加白薇；如兼脉迟而手足冷者宜加附子之类；如下血过多可加刺猬皮炭、鸡冠花炭、莲房炭之类。

龙骨"具有翕收之力，故能收敛元气，镇安精神，固涩滑脱。凡心中怔忡，多汗淋漓，吐血衄血，二便下血，遗精白浊，大便滑泻，小便不禁，女子崩带，皆能治之"。收敛中具有开通之力，故《本经》谓其"主泻利脓血，女子漏下，而又主癥瘕坚结也"。牡蛎"能软坚化痰；善消瘰疬，治女子崩带"，性善收敛。

病例一：刘某，女，47 岁。1983 年 5 月 15 日初诊。月经不止已半年。患者既往月经正常，半年前因生气诱发月经先后不定期，量多行经淋漓已半年，上月 10 日来潮量特多不止，色鲜红无血块，伴有心慌气短，手足热，口干唇燥，身倦无力，自汗，腰腿酸软，食纳差，血红蛋白 7.5 克，舌淡苔白干，脉弦大按之软。辨证为阴阳两虚，营卫不和，冲任不固，宜调和阴阳，收敛固脱。

桂枝 10 克、白芍 20 克、甘草 15 克、生姜 10 克、红枣 5 个、龙骨（煅）25 克、牡蛎（煅）25 克、海蛸 20 克、茜草 15 克、山萸 20 克、熟地 20 克、黄芩 15 克、棕炭 15 克。水煎服。

5 月 22 日复诊：服药 6 剂，月经已止，脉大见缩，略有缓象，仍全身无力，自汗，心慌气短，继用上方加黄芪 20 克，连服 6 剂而愈。

病例二：邵某，女，29 岁，干部。1983 年 3 月 11 日初诊。行经持续日久已近 10 年，最多持续 15～70 天，周期不规律，先后不定期，末次月经为 2 月 10 日，迄今未净，淋漓不断，色红有血块，伴头晕，多梦，烦急，胸闷，手足心热，口干，舌质暗，尖红，脉弦滑。辨证为阴虚血热，冲任不固，治宜清热和营，安冲调经。

桂枝 5 克、青蒿 20 克、白芍 30 克、生姜 10 克、红枣 3 个、甘草 10 克、丹皮 15 克、黄芩 15 克、煅牡蛎 40 克、煅龙骨 30 克、海蛸 20 克、茜草 15 克。水煎服。

3 月 15 日复诊：服药 3 剂阴道出血即止。继服 6 剂，于 4 月 10 日经复来潮，行经 6 天，周期血量均恢复正常。

按：本案属于营卫不和，冲任不固，阴虚血热，故用桂枝龙牡汤重用白芍以敛阴和营，复加青蒿、丹皮、黄芩以清热凉血，敛与清合用故能收效迅捷。

附论芍药：在金匮方剂中有 63 处应用芍药，芍药味苦微酸寒，入肝、脾、肺经，其功能为养血敛阴，柔肝止痛，用于血虚肝旺，头晕目眩，胁肋疼痛，四肢拘挛，腓肠肌痉挛，肝脾不和，腹中挛急作痛，泻利腹痛，营卫不固，自汗，以及月经不调，崩漏等症。在妇科中应用尤多，本方之用芍药，其义与桂枝汤同。

五、虚寒腹痛

《金匮要略·血痹虚劳脉证并治》云："虚劳里急，诸不足，黄芪建中汤主之。"妇女由于虚寒腹痛，肝旺脾虚，为应用本方之适应证。诸不足指气血阴阳俱不足；"里急"谓腹中拘急，是里气虚寒所致。里急者缓之以甘，不足者补之以温，故用小建中汤加黄芪补中气以缓急迫。诸建中汤皆重用芍药，李时珍谓芍药于"土中泻木"，建中汤之用芍药取其疏肝脾两脏之真阴，而疏达两脏之逆气，逆气平腹痛及心胃痛皆可消除。肝藏血，肝旺血虚，必用芍药以柔肝而养血，仲景用当归芍药散治疗孕妇腹中疼痛，此方不仅适应于妊娠腹痛，而且治疗经前后浮肿、更年期浮肿、泄泻等症。主要以芍药伍当归、川芎、茯苓、白术、泽泻乃水血同治之法。

枳实芍药散是治疗产后腹痛之方，芍枳并用，敛疏并进，芍药既防枳实攻伐太过，而又引气分达血分，以和营柔肝缓中止痛。故《金匮·妇人产后病》云："产后腹痛，烦满不得卧，枳实芍药散主之。"后世仿仲景立法颇多，如刘草窗的痛泻要方，抑肝扶脾，培土泻木，四味共奏条达肝木，升运脾土，定痛止泻之功。《伤寒论》凡腹痛者皆用芍药，可见其为治疗腹痛之要药。然芍药毕竟属酸寒之品，《伤寒论》有设行芍药大黄者宜减之之戒，故兼虚寒者用桂、姜、草、枣以辅弼之，气虚者加黄芪以益气，血虚者加当归以补血，余用此方治疗妇科属于血虚寒腹痛颇多，大多有效，仅举一例较难治之病案。

范某，女，49岁，家庭妇女，1975年4月19日初诊。患者家仕本省望奎县，2年前少腹胀满，经当地医生误诊为虹娠，误做人流手术刮漏子宫随得此病。下腹胀痛，怕惊终日似风吹样，白带淋漓不断，稠黏臭秽，阴道内如辣样刺激，全身倦怠乏力，难以支持，腰酸痛不敢伸，经用中药数百剂，有谓寒证，有谓热证，皆未收效，从外地来哈求治。患者腹痛呻吟不敢直腰，脉沉舌润，全面分析始为冲任虚寒，又误用手术刮漏子宫，引起脓疡，因而少腹痛白带稠枯奇臭，终年不愈，因用黄芪建中汤以补虚祛寒，合薏苡附子败酱散益气血生肌助阳以化脓疡，再加茯苓，白术以健脾除湿止带。

白芍 40 克、当归 20 克、桂枝 15 克、甘草 15 克、生芪 25 克、苡仁 30 克、附子 10 克、败酱草 30 克、茯苓 15 克、白术 15 克、生姜 10 克、红枣 5 枚。水煎服。

9 月 26 日患者由外地来哈复诊。服上方 40 剂，病情大好，全身较有力，少腹痛大减，似风吹样感亦大轻，白带明显减少，腰酸亦随之大好，患者喜形于色，以为病愈有望，脉沉滑，舌白渐化，此虚寒渐除，脓疡见复，病有转机，再用上方增减治疗。

桂枝 15 克、白芍 50 克、甘草 15 克、生姜 15 克、红枣 5 枚、当归 20 克，黄芪 30 克、附子 15 克，败酱草 50 克、白术 15 克、丹参 20 克。水煎服。

12 月 11 日复诊：服上方 50 剂，少腹亦不痛，怕风症状消除，已无白带，腰已不痛，全身有力，脉沉有力，病已痊愈，遂停药。

按：本案病情复杂，下腹胀痛畏冷，腰酸倦怠乏力为冲任虚寒之证，白带稠黏恶臭，阴道内灼热痛，得之于刮宫之后，又为湿热溃疡，因此在治疗上以当归建中汤补虚温中祛寒，苡仁、附子、败酱草温化寒湿清热以治脓疡，黄芪益气排脓，苓术以除湿，连服 50 剂，积年沉疴，竟获痊愈。

六、妊娠恶阻

妊娠早期可有不同程度的呕吐恶心厌食，轻者可自愈，或经治疗后迅速痊愈。严重者持续时间较长，呕吐频繁，滴水不入，精神萎靡，软弱无力，卧床不起，目眶下陷，重度脱水，甚则昏迷，危及生命，则需终止妊娠。

笔者临证体会，本病多由胃气不降，冲气上逆所致，以胃气虚，胃经热为多见，胃气虚，食入即吐，全身无力，嗜睡头晕，舌淡苔白，脉滑无力，以《金匮》干姜人参半夏丸为佳，笔者用此方以生姜易干姜加黄连、紫苏、砂仁、白术颇效。肝经热以剧吐胁胀，烦渴口苦，精神忧郁，苔微黄，脉弦滑为主证，可用加味温胆汤，黄芩、黄连、竹茹、枳壳、茯苓、橘皮、半夏、枇杷叶。重症妊娠恶阻，半夏用量大方能有效。1982 年笔者治一妇女，30 岁，呕吐甚重，粒米不能下咽，给予加味温胆汤初服有效，继服则呕吐如初，烦扰不宁，予原方半夏改为 30 克，服 1 剂呕吐即止，继服而愈，可见药物之用量与疾病之关系极为重要。附重症妊娠恶阻案一例：

罗某，女，30 岁，营业员。1983 年 3 月 27 日初诊。妊娠 2 个月，呕吐不止，粒米不能下咽，心烦搅闹不宁，势不能支，口干咽干，胸及胃脘灼热，呕吐物先是食物残渣，后则夹有血，脉滑有力，舌苔白干，辨证为胃气上逆，肝热上冲，宜清热和胃降逆。

川连 15 克、半夏 30 克、竹茹 15 克、陈皮 15 克、茯苓 15 克、枳壳 15 克、甘草 10 克、寸冬 20 克、生地 20 克、生姜 15 克。水煎服。

3 月 31 日二诊：服药 3 剂，烦不宁、搅闹已止，夜能安睡，呕吐已轻，但仍有恶心呕吐，夹有小量血，宜上方加龙胆草 10 克、芦根 50 克。继服。

4 月 7 日三诊：自诉用上方呕吐止，诸症皆除，但从本月 12 日又出现心中搅闹不安，反复颠倒，难以忍受，但未吐，改用栀子豉汤加味主治。

栀子 20 克、豆豉 15 克、芦根 50 克、竹茹 15 克、寸冬 15 克、陈皮 15 克、甘草 15 克、生地 15 克。水煎服。

4 月 17 日其婆母来诉：前药服后一天未发作，安睡一夜，今晨刷牙后又心烦搅闹不宁，难以忍受，呕吐，气上逆不通，不排气，由于患者痛苦已极，欲做人流，其婆母未同意，故来求设法，因思此患者之恶阻，为余生平所遇极为棘手之证，乃胃气不降，冲气上逆夹有热邪所致，必须重用赭石以降逆方能取效，因拟方如下：

栀子25克、豆豉15克、半夏20克、生赭石30克、竹茹15克、芦根50克。水煎服，每日3次。患者连服上方3剂诸症悉除，后未再发，至期生一男孩，母子身体均健壮。赭石、半夏均在妊娠禁忌之内，但此案患者胃气不降诸治罔效，故敢用之以收功。临证必须根据患者具体情况辨证论治，若因于碍胎不敢用则难以取效。即所谓"有故无殒亦无殒也。"

漫谈桂枝汤类方证治

　　《伤寒论》112 方，每一方都具备一系列证候为适用之范围，故后世以方名证，如麻黄证、桂枝证、白虎证、承气证等。这种以方名证的特点，体现了辨证论治、理法方药既有一定范围标准的原则性，又有随着证候的变化，可以增减的灵活性，在一定程度上反映了《伤寒论》内容的精粹，所以一直为后人奉为圭臬。

　　桂枝汤类证，加味者有六方，连同桂枝汤共七方，分别阐释于下。

一、桂枝汤证

　　原书共 19 条原文，太阳篇 15 条，阳明篇 2 条，太阴篇 1 条，厥阴篇 1 条。兹录其有代表性者 4 条。

　　12 条："太阳中风，阳浮而阴弱。阳浮者热自发，阴弱者汗自出，啬啬恶寒，淅淅恶风，翕翕发热，鼻鸣干呕者……"

　　2 条："太阳病，发热，汗出，恶风，脉缓者，名为中风。"

　　54 条："患者脏无他病，时发热自汗出而不愈者，此卫气不和也，先其时发汗则愈……"

　　95 条："太阳病，发热汗出者，此为荣弱卫强，故使汗出，欲救邪风者……"

　　外邪侵袭于卫分，卫气外浮与外邪相争则发热；风性疏泄，中于卫分，与营气不相协调，故汗自出；邪气在表故脉浮；汗出表虚则脉缓。

　　营行脉中，卫行脉外，两者相互依存保持着协调的关系，才能发挥营养肌体，抗御外邪的作用。"阳浮阴弱"是邪气侵卫则阳浮，营阴失守则阴弱，因而出现营弱卫强，营卫不和。

　　桂枝汤的作用为解肌祛邪、调和营卫，用微汗祛邪，邪去则营卫和而愈。

笔者运用此方治疗虚人感冒，自汗、发热、脉浮弱、舌白薄润颇效。本方的用法非常重要，必须恪宗《伤寒论》原方后服法，即"服已须臾，啜热粥以助药力，温覆令一时许，遍身漐漐微似有汗者益佳……"借热粥温覆微汗以解肌祛邪，则营卫和自愈。若汗出如水流漓，则邪反不能解。

余曾以此方治愈数例低热患者。如治吴某，年60岁，系科技人员出国援外，在国外罹病，全身乏力微热自汗，体温37.5℃，脉浮弱、舌白滑。X光、血沉等一系列检查，未发现异常，一年余不愈，亦未确诊。回哈后延笔者为其诊治，综合病史脉症分析，属中风表虚证。投以桂枝汤原方，连服药6剂，遍体微汗，体温35.6℃，从此而愈。

治一例温姓患者，发热汗出一年余不解，体温持续在37.2℃~37.8℃左右，曾用过中药龙骨、牡蛎、麻黄根等敛汗药无效。笔者细询其病情有畏风现象，脉浮弱，舌苔润，因思此证乃风邪客于卫分，营卫不和，宜桂枝汤主治。

处方：桂枝20克、白芍15克、甘草10克、生姜10克、红枣6枚（擘）。嘱患者服药后喝热粥，以助药力俾微汗，如法服3剂汗止大半，发热已退，体温35.7℃。继投前方加黄芪30克，连服数剂汗止而愈。

通过以上病例说明桂枝汤可以治疗经现代医学检查找不出阳性体征的无名热证，但必须见汗出身微冷，脉浮弱缓，舌白润，无内热者。如舌白少津尖赤，脉浮数则不可用。

原文53条："患者藏无他病，时发热自汗出，而不愈者，此卫气不和也。先其时发汗则愈，宜桂枝汤。"以上所举病例之证候与本条相符，故用此方而治愈。

二、桂枝加桂汤证

117条："烧针令其汗，针处被寒，核起而赤者，必发奔豚，气从少腹上冲心者，灸其核上各一壮，与桂枝加桂汤。"

奔豚气一病，为气从少腹上冲胸腔咽喉，发作时自觉痛苦不堪，有灭绝之感，兼见腹痛或往来寒热。其病因有二：一为肾脏阴寒之气上逆；二为肝经之气火上逆（详见《金匮》）。本条属于前者，为烧针误汗损伤心中之阳气，肾脏阴寒之气乘虚上犯，与桂枝加桂汤温助心阳，降逆止冲。

此证多因惊恐而得，惊则心乱，恐则肾动，以致心神外驰，肾阴上奔。临床表现亦多惊恐之兆，桂枝加桂以扶定心脏之阳神，镇伏肾脏之阴逆则病可愈。

1970 年笔者在某医院会诊，同室有一病者周某，54 岁，家住双城县，以梅毒性心脏病入院。据述此病系青年所得，二十余年来并未加重。新罹一病，自觉有气从少腹上冲至咽喉。发作时非常恐惧，有灭绝之感，手足厥冷，异常痛苦。每日数次发作，治疗无效。笔者诊其脉沉而紧，舌苔白滑。综合脉症为阴寒上逆之奔豚病，宜桂枝加桂汤主治。

处方：桂枝 50 克、白芍 20 克、甘草 15 克、生姜 25 克、红枣 12 枚。水煎服。

服药 3 剂后，上冲之力明显减弱，自觉上冲至脘部即缓解，连续用上方 15 剂，不复上冲而愈。

桂枝加桂汤治奔豚属于阴寒上逆者，据观察有效，但终嫌力弱，其降冲温化之功不如东垣之寒胀中满汤，该方中有川乌、干姜、吴萸等辛开之药，治奔豚不收，用多良效。

近人余无言、王邈达谓加桂当是肉桂。王氏更主张"加桂为末吞？以镇伏肾脏之阴翳"。录之供作参考。

三、桂枝加附子汤

20 条："太阳病，发汗，遂漏不止，其人恶风，小便难，四肢微急，难以屈伸者，桂枝加附子汤主之。"

太阳中风，误用麻黄汤一类峻猛发汗之剂，因而引起汗出过多，重伤卫阳，风邪仍留不去，是以恶风；由于汗出淋漓不止，故小便量少而难；卫阳虚不能温煦四肢，故筋脉拘急难以屈伸。用桂枝汤解肌祛邪，调和营卫，方后言"将息如前法"，谓仍如桂枝汤服法取微汗解肌祛邪，加附子以温阳固表，汗止液复，小便自然就不难了。此证液亏，是由于汗出过多，属于一过性的，汗止则液自复，故不须用滋养阴液的药物。

此方在《伤寒论》中属于误汗变证，但在临床运用中远不限于此，笔者以此方增味曾经治愈重症植物神经功能紊乱自汗证一例。

病例：李某，男，23岁，工人。1980年3月6日初诊。

头眩，夜眠多梦纷扰，健忘，手厥冷，自汗甚多，特别是在精神紧张时汗出不止。初次就诊，头面汗出如洗，遍身衣裳皆湿。一年余不愈，西医诊断为植物神经功能紊乱，用安定等药无效。脉沉，手厥冷，舌淡，苔白滑。初诊辨证为表虚不固，给予桂枝加龙骨牡蛎汤加黄芪治疗，连用8剂，头晕稍有好转，自汗仍不减。因思本案手脚厥冷，汗出淋漓不止，乃阳虚不能卫外。《伤寒论》曰："太阳病，发汗，遂漏不止，其人恶风，小便难，四肢微急，难以屈伸者，桂枝加附子汤主之。"症状与本案虽不完全相符，但"汗出遂漏不止"的主证则相同，因予桂枝加附子汤增味主治。

处方：桂枝20克、白芍20克、甘草10克、红枣5个、生姜10克、附子10克、煅龙骨20克、煅牡蛎20克、麻黄根15克、党参15克、黄芪50克、五味15克。水煎服。

6月8日复诊：服上方8剂，自汗明显减少。头晕减轻，全身较前有力，但仍手脚厥冷，颤抖，效不更方，继服原方。

7月1日复诊：连用上方20剂，附子逐渐增量，增至25克，已不汗出，手凉转温，睡眠亦大好，无梦。嘱继用10剂后停药观察。

随访患者1年来已不汗出，症状俱消失，远期疗效满意。

按：本案并非外感误汗后之"汗出遂漏不止，"但属于卫阳不固之病机则相同，故用桂枝加附子汤增味而治愈。《伤寒论》这方面的例子甚多，是值得我们很好学习的，我们必须恪遵"古为今用"原则扩大其应用范围，才能显示出其真正价值。

四、桂枝加葛根汤证

14 条："太阳病,项背强几几,反汗出恶风者,桂枝加葛根汤主之。"

"项背强几几"即项背强拘急不舒的症状。《明理论》云:"几,引颈之貌,几,短羽鸟也,短羽之鸟,不能飞腾,动则先伸引其头尔,项背强者动亦如之。"为风邪客于太阳经输,邪中较深的集中反应。汗出恶风则为风邪留表,表虚之证。故与桂枝汤解肌祛邪,加葛根直入经输以散邪。

葛根为治项背强之要药,适用于有表证而又有颈背挛缩紧张感(项背拘急,或项背强)者,因葛根能缓解颈、背肌肉紧张,且不仅限于外感病,对不属于外感的项背强硬亦有良效。《本草》谓葛根能"起阴气,濡筋脉",现代药理从葛根提出的黄酮,能增加脑及冠状血管血流量,故亦治脑动脉硬化的项背强。

笔者曾治一例森林性脑炎后弓反张,高热谵语用大剂白虎汤加葛根 60 克、蜈蚣 2 条治愈。曾治一例冠心病患者,项背强痛难以忍受。患者自述:冠心病尚不要紧,唯项背硬痛,非常痛苦。反复思考此非外感,乃属阴液不能营养筋脉之证,予桂枝加葛根汤,葛根用至 50 克,另加丹参 30 克。1 剂项背强大减,继续用 3 剂,项背强痛完全解除,可见葛根确为治项背强之要药。

五、桂枝加芍药汤,桂枝加大黄汤证

279 条:"本太阳病,医反下之,因尔腹满时痛者,属太阴也,桂枝加芍药汤主之。大实痛者,桂枝加大黄汤主之。"

"本太阳病"而误下之,损伤脾胃之阳气,肝气横逆乘虚而侮脾,故腹满而时痛,宜桂枝加芍药汤。姜桂温脾阳,草枣理脾和中,重用芍药以抑肝和脾。前症如兼腹满实痛者,多属肠内有宿食之类,可于原方中加大黄以泄实,则满痛自除。

笔者运用桂枝加芍药汤治疗胃肠痉挛痛(胃脘痛、腹痛)

效果甚佳。其中芍药治胃肠平滑肌挛缩颇效。日本医家吉益东洞谓："芍药主治结实拘挛也。"《伤寒论》29 条："……脚挛急，与芍药甘草汤其脚即伸。"足以说明芍药为治筋挛缩之有效药物。然芍药何以能治筋？《内经》谓"肝主筋"，"肝藏血"，血营筋，肝血充则筋得养，肝血虚则筋失营而筋不伸。芍药养血而柔肝，血充则肝柔筋疏。近人秦伯末用桂枝加芍药汤治疗胃十二指肠溃疡（属于虚寒者）。笔者治一郑姓青年，十二指肠球部溃疡，脘痛喜按，脉沉迟，舌润，属于虚寒胃脘痛。用本方芍药用至 50 克，加公丁香 10 克，1 剂痛立减，连服 6 剂痛全除。继续治疗，服药二十余剂经 X 线检查龛影消失。

桂枝加大黄汤，治痢疾初起有表证，又治外感夹有宿食者；笔者常用以治寒热凝结之腹痛较佳。

病例：王某，女，4 岁。1975 年 5 月 14 日初诊。

腹痛呕吐 4 天，饮食入口即吐，大便秘结，绕脐痛拒按，手心热，小便黄，舌苔白少津，脉滑有力。询问其父病前曾食何物？据云 4 天前，天热连吃冰棍数根后，即觉腹中不适，遂之即呕吐不止。从脉症分析，为肠胃素热，贪食生冷，寒热凝滞以致传导失职，胃气上逆，宜桂枝加大黄汤增味主治。

处方：桂枝 10 克、白芍 15 克、甘草 7.5 克、生姜 7.5克、红枣 3 枚、大黄 5 克、半夏 10 克。水煎 100 毫升，分 2次服。

二诊：服药后经过如下，头次药入口即吐出，2 次药后当时未吐，一天一夜吐 1~2 次，大便未行，腹痛减轻，能进少量稀粥，舌苔转厚，脉弦滑。此寒热通调气机疏畅之兆。继用前方，大黄改 7.5 克、莱菔子 10 克，连服 2 剂，大便得通而愈。

六、桂枝加厚朴杏仁汤证

43 条："太阳病下之，微喘者，表未解故也，桂枝加厚朴杏子汤主之。"

19 条："喘家作，桂枝汤加厚朴、杏子佳。"

误下后，表邪不解，尚有发热、汗出、恶风等症，加以微喘属肺气塞逆，宜桂枝汤解表邪，加厚朴、杏仁降逆平喘。

本方应用的准则为既有表证，又兼喘息，但以无里热证者为宜。辨别有无里热，应从舌脉及痰等方面诊察。如见舌红苔干，脉滑数、痰稠黏或黄痰不易咯出等脉证者，则为里热之候，不宜用此方。

赵某，男，3 岁。1972 年 3 月初诊。

在某医院住院 1 个月，诊断为病毒性肺炎，高热不退，体温 39.7℃，咳嗽、喘息、下利（溏泄），唇淡舌淡，苔白润，脉浮滑，足冷面青，指纹青透气关，喉中痰鸣。此为风寒犯肺，外邪内陷，肺气不宣，先宜桂枝加厚朴杏仁汤增味主治。

处方：桂枝 5 克、白芍 5 克、甘草 2.5 克、川朴 5 克、杏仁 5 克、生姜 1 片、红枣 1 枚、前胡 2.5 克、牛蒡 2.5 克。水煎频频灌之。

3 月 15 日复诊：服药 1 剂后，全身微汗，热渐退，体温 38℃。继又服前方 2 剂，全身不断汗出，发烧退，体温降至 36.2℃，唯喉中痰鸣不减，继用射干麻黄汤治愈。

按：本病例，虽高热不退，喘咳，似属热证，但唇淡、舌淡、苔白、足冷、下利、面青、指纹青色透气关，则非里热，乃表邪内陷，肺气不宣。此时愈用寒凉之药，则邪内陷愈甚，壅遏气机，病必不除。用桂枝汤辛温解表调和营卫，使内陷之邪，外达于表而解。厚朴、杏仁降肺气定喘，加前胡、牛蒡以助其宣通肺气。用药 3 剂全身漐漐汗出，发烧随之而退，喘咳亦轻，唯余喉中痰鸣，为水饮不除，又用射干麻黄汤宣肺化饮，以收全功。

以上用桂枝汤为主方，加味为六方，桂枝汤的作用为解肌祛邪、调和营卫。加桂则温寒降逆止冲以治奔豚；加附子则温阳和卫以固表止汗；加葛根则直入经输以解肌祛邪；加芍药则抑肝温脾，以治太阴病之腹满而痛；加大黄泄热结而治腹满实痛；加厚朴、杏仁以解肌和表降逆平喘。在桂枝汤的基础上，随着药物的增味而其作用与主治就迥然不同，可见古人制方之严密，用药之精细足为后人所师法。

再谈桂枝汤证类

《伤寒论》中，除了以前桂枝汤类七方外，尚有桂枝去芍药汤、桂枝去芍药加附子汤、桂枝甘草汤、桂枝去芍药加蜀漆龙牡救逆汤、桂枝加芍药生姜人参汤，小建中汤共六方。分别注评如下。

一、桂枝去芍药汤、桂枝去芍药加附子汤

原文："太阳病，下之后，脉促，胸满者，桂枝去芍药汤主之；若微恶寒者，桂枝去芍药加附子汤主之。"

太阳表证误下后，邪气欲内陷，而正气向外抗拒，所以胸满，脉促。脉促是阳气被遏不得舒展之象，邪气虽经误下，仍有外出之势，故用桂枝去芍药汤辛温通阳解肌祛邪，芍药偏于酸敛，于阳气被遏者不宜，故去之。

前症如兼微恶寒者，为阳气虚之候，宜加入附子以温阳。王叔和《脉经》谓"促脉来去数，时一止，复来。"主阳盛热实，血气痰食停滞。但必见脉来急促有力，呈不规则的间歇。例如34条葛根黄芩黄连汤证之脉促即是，本条的脉促则为数而无力时一止，属阳气虚被遏所致。指下细心体验自能鉴别。

笔者临床观察心肌炎后遗症，出现心律失常早搏、脉促多无力，用桂枝、附子以助心阳，合生脉散以益心气养心阴，调正心阴与心阳之平衡，辅以活血之剂收效甚佳。近治一房姓青年心肌炎后遗症一年余，心动过缓、心律不齐、早搏三联律二联律频繁发作，胸满气短。按上法治疗心率恢复65次/分，早搏消失全身有力，近期疗效较为满意。

二、桂枝甘草汤

原文："发汗过多，其人叉手自冒心，心下悸欲得按者。桂枝甘草汤主之。"

本条为发汗过多损伤心阳，心下悸动不宁，故欲叉手自冒心，喜按。徐灵胎曰："汗为心之液，多则心气虚，桂枝甘草补益心阳，心阳充则悸动自愈。"

临床观察此方不只限于发汗过多之心悸，凡属于心阳衰之心悸，结合脉弱全身无力气短等症，用之辄效。此方与茯苓桂枝甘草大枣汤差茯苓大枣二味。彼治脐下悸欲作奔豚，较心下悸欲得按为重，故用茯苓大枣以崇土制水。此证较轻故用桂枝、甘草以补心阳生心液。柯琴谓："此方以桂枝为君，独任甘草为佐，以补阳气生心液，甘温相得，斯气血和而悸自平。不须附子者，以汗虽多而未至阳亡，不须芍药者，以汗已止而嫌其阴敛也。"

三、桂枝去芍药加蜀漆龙骨牡蛎救逆汤

原文："伤寒脉浮，医以火迫劫之，亡阳，必惊狂，卧起不安者，桂枝去芍药加蜀漆龙骨牡蛎救逆汤主之。"

此条是误治的逆症，脉浮本应解表，误用火法（烧针火熏等）强迫其汗，汗出阳气浮越于外，神不内守，故出现惊狂卧起不安等症。原文只提亡阳，未举亡阳证候，着重在"惊狂"，可知为浮阳外越之候，与118条"火逆下之，因烧针烦躁者，桂枝甘草龙骨牡蛎汤主之。"病因病机皆同，只是此重彼轻，浮阳外越则一，故用龙骨牡蛎收敛浮阳。此证的狂为虚狂，与实热之狂不同，当从舌脉等鉴别。

《本草述》谓："龙骨可以疗阴阳乖离之病，如阴之不能守其阳，或为惊悸，为狂痫，为谵妄，为自汗盗汗。如阳之不能固其阴，或为久泄、为淋、为便数、为齿衄、溺血、便血、为赤白浊、为女子崩中带下、为脱肛。或阴不为阳守，阳亦不为阴固，为多梦泄精，为中风危笃，种种所患，如斯类者，咸藉此以为关捩子，而治以应证之剂。"

按：《本草述》论龙骨之作用甚精，可为仲景用龙骨诸方作参考故摘录之。

广东名医陈伯坛治一狂病，切脉洪数，断为此火病也，

《经》云"诸躁狂越，皆属于火"，与桂枝甘草龙骨牡蛎汤数剂而愈。

"诸躁狂越，皆属于火"，何以用龙牡桂甘而愈？实际上此乃虚阳外越之狂，外有余内不足之证也，脉洪数必不任重按，乃虚洪之脉。

蜀漆，即常山之苗，《神农本草经》以之治疟。《得配本草》谓："其气升散，其性飞腾，能开阴伏之气，能劫蓄结之痰，破血行水，消痞截疟。"与本条证候似风马牛不相及。注家多随文敷衍对用蜀漆的意义终不得解。笔者认为《本草纲目》有千金汤用蜀漆二钱，牡蛎一钱二分，水煎服，治小儿暴惊，猝死中恶，服药后当吐痰而愈。据此推测本证为夹蓄痰而致惊狂，故用蜀漆以除痰。我省齐齐哈尔市有一老医以治癫狂见长，恒用常山以取效，曾向余面谈用常山除痰治癫狂之经验。蜀漆与常山功效相同，据此可知本症为虚中夹实，用龙牡以敛阳气，用蜀漆以除痰，为虚实夹杂之治法。

四、桂枝加芍药生姜人参汤

原文："发汗后身疼痛，脉沉迟者，桂枝加芍药生姜各一两，人参三两新加汤主之。"

本条为发汗后，气营两伤，营血亏耗不能营养筋脉所致之身疼痛脉沉迟。程郊倩氏曰："其脉沉者，营气微也。""迟者营中寒，营主血少，则隧道滞涩，卫气不流通，故身疼痛"。本方倍芍药以和营敛阴，倍生姜温寒宣卫，俾从阴分而通阳宣痹，尤其重加人参以益气生血，气血充则筋脉得以濡养，身痛自然蠲除。不少注家认为本证尚有表邪不解，理由为仍用桂枝汤，不知此方乃桂枝汤之变法，纯属汗后表虚身疼痛，故提示脉沉迟以标明属虚而非外邪不解，重用芍药生姜又加人参则非桂枝汤原意了。

本方的应用范围，凡属表虚，气营不足的身疼痛皆可用，不必受发汗后的约束。

麻黄汤证是风寒束表的身疼痛，附子汤证为阳气式微的身痛。前者有无汗脉浮紧一系列寒邪束表的证候，后者有手足厥冷脉沉微一系列阳气式微证候，与本证属营血不足的身痛不难鉴别。

五、小建中汤

原文："伤寒，阳脉涩，阴脉弦，法当腹中急痛，先与小建中汤；不差者，小柴胡汤主之。"

原文："伤寒二、三日，心中悸而烦者，小建中汤主之。"

综合二条观之，前条阳脉涩阴脉弦谓浮取涩、沉取弦；涩为血不足，弦为少阳之邪相乘，血虚而寒，复为少阳之邪相乘，故腹拘急而痛，先与小建中汤温寒益气血，以扶正，扶正即祛邪。若不愈者再用小柴胡汤和解少阳以祛邪。二方一扶正一祛邪，以正虚为主者，着重扶正，以邪不解为主者，则应以祛邪为首务，必权衡轻重缓急而后施治之，方不致误。

后条心中悸而烦，悸为阳气虚，烦者营血弱，阳气不足则惊悸而心动，营血内虚则懊闷而内热。此为阳气与营血不足之证，故用小建中汤。饴糖甘温补中，倍用芍药以酸甘化阴，而补益营血，缓解急迫更用桂枝生姜以温中助阳，甘草大枣缓中益脾，以奏调理阴阳调和气血之功。

《金匮要略·血痹虚劳篇》云："虚劳里急，悸衄，腹中痛，梦失精，四肢酸疼，手足烦热，咽干口燥，小建中汤主之。"此证乃阴阳不和。营卫失调之证。阳不能与阴和，则阴寒独行，为里急，为腹中痛；阴不能与阳和则阳以其热独行，为手足烦热，咽干口燥。阴阳不和，非同阴阳之偏盛，故不能以寒折热或以热除寒。唯重用芍药合饴糖、甘草、酸甘化阴而和阳，俾阳就于阴，再用桂枝生姜辛温助阳而和阴，使阴就于阳，阴阳和，营卫调，则诸症自愈。

按：小建中汤有补虚、温中、缓急止痛之功。饴糖甘温补中，芍药酸甘益阴，桂枝、生姜辛温以除寒，甘草、大枣补中。古人谓此方甘与辛合而生阳，酸得甘助而生阴，故又有调和气血，平补阴阳之作用。

　　余运用本方治疗一李姓妇人，65 岁，腹痛喜按，面㿠白，手脚厥冷，脉象弦缓舌润口和。血红蛋白由 12 克下降至 8 克，全身无力，势不能支。其家属恐慌，入哈市某医院，系统检查除贫血外，其余无异常，转荐中医治疗。用本方去饴糖（因未买到）加当归 20 克、黄芪 40 克、白芍用至 50 克，他药皆用 15 克。服药 3 剂，腹痛大减，全身稍有力，脉象亦稍振。继用上方 15 剂，血红蛋白升至 11 克而愈。可见本方确对虚劳腹痛具有卓效。加黄芪为黄芪建中汤，治虚劳里急诸不足。"里急"多见于严重贫血。如"再障贫血"等病。患者自述心下空虚难以忍受，此即"里急"之候。轻者即"心中悸而烦。"常见输血后此证即顿时解除，血红蛋白下降后此证候又出现。于此可见小建中汤治"里急"、"心中悸而烦"，有其平补阴阳，补益气血之功。

　　1979 年 11 月，笔者治程某罹慢性肾炎三年余，蛋白（＋＋＋），血浆蛋白 3.2 克，全身倦怠乏力，面㿠白，气短声怯。突出的症状为心中难受，有空虚感，心烦坐卧不宁，两手掌红宛如肝掌，脉弦。自述大便后，心中空及烦即加重，用温热辛燥药患者即手足烦热，口干舌燥，用甘寒滋阴药即腹胀便溏。因思《金匮要略》、《伤寒论》小建中汤治"心中悸而烦"。"四肢酸痛，手足烦热咽干口燥"……乃阴阳不和之证，故用凉热温补药皆不受，其悸而烦乃属中气不足，血不营心。四肢烦热咽干口燥乃属阳气独行之阴阳不和，宜小建中汤（去饴糖）加味心中悸与烦皆愈。处方如下：白芍 50 克、甘草 15 克、桂枝 15 克、生姜 10 克、红枣 5 个、小麦 50 克、黄芪 50 克。后以此法平补阴阳、调和气血。经一年多的治疗，终于治愈，尿检及血生化检查全部恢复正常。

　　慢性肾小球肾炎及慢性肾功衰竭，多出现阴阳寒热错杂证候，治疗用药应全面考虑。温阳防伤阴助热；养阴又防抑阳助湿。小建中汤方中用芍药甘草酸甘化阴无抑阳助湿之弊。桂枝生姜虽属辛温助阳之品，但与芍药、甘草合用已削减其辛温助热之性，再用饴糖、大枣甘缓补中，合之为平调阴阳之剂。由于饴糖市面不易购买，用此方时多去之。

　　本方重用芍药，《伤寒论》凡腹痛皆用芍药，以芍药有抑肝扶脾之作用，肝脾和则腹痛愈。陈草窗"痛泻要方"用芍药治痛泻亦取其和肝脾之作用。现代药理实验证明其对胃肠平滑肌及子宫平滑肌有松弛和抑制作用，故前人谓有缓急止痛之功，以治挛急痛甚效。1981 年 7 月笔者治一党姓患者，乳腺癌术后一年余转移第 4 腰椎，胸肋痛自感胸肋肌肉如铁链向两侧牵拉剧痛，不能忍受，笔者用活络效灵丹与芍药甘草汤合用。方如下：当归 20 克、丹参 20 克、乳香 15 克、没药 10 克、白芍 50 克、甘草 15 克。用药 3 剂，牵拉剧痛大减，继用此方治疗而痛解除。治胃肠痉挛痛、腓肠肌痉挛不能伸者皆用芍药汤增味以收功。

整理后记

张琪教授是我国当代著名的中医学家，因其医德高尚、学验俱丰而名噪黑龙江，享誉海内外，受到了民众的尊崇。

张老临证五十余年，在医疗实践中兢兢业业，勤奋探索，积累了丰富的临床经验，创立了大量行之有效的治法方药，拯危救急、活人无数，为中医学术的发展和人民的健康事业作出了卓越贡献。

张老医术精湛，疗效卓著，长于治疗内、妇、儿各科疾病，尤其是在内科杂证的治疗中独具匠心，一些疑难重症常应手而瘥。精于辨证，灵活投药是张老的治法特点；刻意创新，不泥于古是张老的治学之道。临证有所得，心中有所悟，即笔之于书；研究有成果，实践有体会，即撰写成文。几十年如一日，从不懈惰。日积月累，积稿颇丰。这些经验是张老数十年的心血结晶，用之临床，屡验屡效，堪称中医宝库中的瑰宝。整理它、学习它、研究它，不仅有利于临床治疗水平的提高，而且有利于中医学术的进步。

吾等受业于张老之门，继承他的学术思想、总结他的临证经验，实为义不容辞之职责，故不揣浅陋，毅然接受了整理本书的任务。尽管我们水平有限，常有力不从心之感，但仍全身心地投入了紧张的工作。经过一年多的努力，终于告竣。最后经张老亲自审阅定稿，才付之梨枣，出版发行。

此书首发之日，适值张老七十诞辰之时，双喜临门，福音累属，但愿此书的出版能为橘井添一股清冽之泉，为杏林著一枝孕实之花。

整理者　张佩清　朱永志　张少林
1992 年 12 月